E-Book inside

Mit dem Kauf dieses Buchs erhalten Sie das zugehörige E-Book gratis. Sie können dabei aus zwei Dateiformaten wählen: EPUB (gängiges Format für E-Reader und Tablets) und PDF (für PC und Laptop). So kommen Sie an Ihr kostenloses E-Book:

Rufen Sie im Internet diese Website auf:
↗ http://www.junfermann.de/ebook-inside

Geben Sie den unten stehenden Code in das dafür vorgesehene Feld ein und klicken Sie → Code einlösen. Nach Eingabe Ihrer E-Mail-Adresse und Auswahl des E-Book-Formats erhalten Sie sofort einen Download-Link für das gewünschte E-Book an Ihre E-Mail-Adresse.

Bitte beachten Sie, dass der Code für Sie personalisiert wird und nur einmal gültig ist. Die Datei müssen Sie zunächst auf Ihrem Computer speichern, bevor Sie sie auf ein mobiles Endgerät überspielen können.

AF638611

Q18UP51S

Susan M. Johnson

Praxis der Emotionsfokussierten Paartherapie

Verbindungen herstellen

www.junfermann.de

planetpsy.de

blogweise.junfermann.de

www.facebook.com/junfermann

www.youtube.com/user/junfermann

www.instagram.com/junfermannverlag

SUSAN M. JOHNSON

PRAXIS DER EMOTIONSFOKUSSIERTEN PAARTHERAPIE

VERBINDUNGEN HERSTELLEN

2., ÜBERARBEITETE UND NEU ÜBERSETZTE AUFLAGE

AUS DEM ENGLISCHEN VON CLAUDIA CAMPISI

Junfermann Verlag
Paderborn
2021

Die 2., überarbeitete deutschsprachige Ausgabe entspricht der 3., überarbeiteten Auflage der englischsprachigen Originalausgabe.

Übersetzung Claudia Campisi

Fachlektorat Christine und Hendrik Weiß

Coverfoto © Mananya Kaewthawee – iStock

Satz Peter Marwitz, Kiel (etherial.de)

Junfermann Verlag GmbH, Driburger Straße 24d, D-33100 Paderborn, Tel.: +49 5251 1344-0, E-Mail: infoteam@junfermann.de

Bibliografische Information der Deutschen Nationalbibliothek Die Deutsche Nationalbibliothek verzeichnet diese Publikation in der Deutschen Nationalbibliografie; detaillierte bibliografische Daten sind im Internet über ↗ http://dnb.d-nb.de abrufbar.

ISBN 978-3-7495-0191-5
Dieses Buch erscheint parallel als E-Book
ISBN: ISBN 978-3-7495-0223-3 (EPUB), 978-3-7495-0225-7 (PDF).

„15 Jahre nach Ersterscheinung hat Susan M. Johnson ihre Emotionsfokussierte Paartherapie auf den neuesten Stand gebracht und gezeigt: Eine überzeugende Theorie kann sich durch systematische Forschung nur weiterentwickeln. Dieses Buch ist ein Muss für alle Therapeut*innen."

– John Gottman, Autor u.a. von *Die Vermessung der Liebe*

„In ihrem bemerkenswerten Buch bringt Susan M. Johnson die hochmoderne Praxis der sicherlich am weitesten verbreiteten Paartherapierichtung auf den Punkt. *Praxis der Emotionsfokussierten Paartherapie* erklärt genau, wie diese Methode ausgeführt wird, und gibt außerdem einen Überblick über die stichhaltige Evidenz in Bezug auf die zugrunde liegenden Elemente Emotion und Bindung sowie über die umfangreichen und beweiskräftigen Forschungsergebnisse in Bezug auf den Therapieerfolg. In der sorgfältig überarbeiteten und erweiterten Neuauflage des Klassikers werden vor allem die vielen bedeutsamen Fortschritte herausgestellt, die der evidenzbasierte Ansatz seit der letzten Auflage dieses Buches gemacht hat. Dieses verständlich und schön geschriebene und auf die Behandlung ausgerichtete Buch, mit überzeugenden Fallbeispielen gespickt, darf in keiner Paartherapiepraxis fehlen."

– Jay L. Lebow, Ph.D., ABPP, leitender Wissenschaftler und klinischer Professor, Family Institute der Northwestern University, Evanston, IL

Wie auch in den vorigen Auflagen widme ich dieses Buch meinem großzügigen und liebevollen Partner John Palmer Douglas – der Liebe meines Lebens.

Und allen meinen großartigen Kollegen und Kolleginnen am International Center for Excellence in Emotionally Focused Therapy (ICEEFT), die die EFT so leidenschaftlich und begnadet auf der ganzen Welt verbreitet haben.

Inhaltsverzeichnis

Einleitung 13

1. EFT und Paartherapie 15
1.1 Die Entwicklungsgeschichte der EFT 18
1.2 Emotionsfokussierte Therapie 26
1.3 Worin unterscheidet sich EFT von anderen Ansätzen? 27
1.4 Die Wurzeln der emotionsfokussierten Theorie der Veränderung 30
1.5 EFT in der Übersicht 31
1.6 Der Veränderungsprozess 33
Momentaufnahmen eines typischen Veränderungsprozesses 34

2. EFT: Liebe aus der Sicht der Bindungstheorie 37
2.1 Die Sichtweise der EFT auf die Liebe zwischen erwachsenen Menschen 37
2.2 Die zehn Grundprinzipien der Bindungstheorie 38
2.3 Erwachsenenbindung – eine Anmerkung 44
2.4 Bindung als integrative Perspektive 46
2.5 Veränderungen der Bindung 48
2.6 Die Bedeutung der Bindungstheorie für die Paartherapie 49

3. EFT und die Theorie der Veränderung: Intra- und interpsychisch 52
3.1 Die experientielle Sichtweise – das innere Erleben verändern 53
3.2 Systemtheorie: Interaktionsmuster verändern 57
3.3 Die Zusammenführung systemischer und experientieller Perspektiven 59
3.4 Zusammenfassung: Die Prämissen der EFT 61

4. Die Grundlage der EFT-Interventionen: Emotionen und der „EFT-Tango“ 63
4.1 Den Erlebensspielraum erweitern und Tänze gestalten 63
4.2 Die Schlüsselrolle der Empathie 65
4.3 Aufgabe 1: Ein therapeutisches Bündnis schließen und aufrechterhalten 67
4.4 Aufgabe 2: Emotionen erschließen und umformulieren 71
Emotionen in der EFT 71
Emotionen in Paarbeziehungen 73
4.5 Auf welche Emotion sollte man sich zuerst fokussieren? 77

Beispiel: Emotionen zusammenfügen 82
4.6 Der EFT-Tango: Sich selbst und das Beziehungssystem verändern 85
Tango-Move 1: Den gegenwärtigen Prozess spiegeln 86
Tango-Move 2: Die Affektelemente zusammenfügen und vertiefen 88
Tango-Move 3: Engagierte Begegnungen choreografieren 92
Tango-Move 4: Die Begegnung prozessieren 93
Tango-Move 5: Integrieren und Validieren 94
Die therapeutische Haltung im EFT-Tango 96

5. Die elementaren Mikrotechniken in der EFT: Experientiell und systemisch 98
5.1 Mikrotechniken und -interventionen für Aufgabe 2: Emotionen erschließen, regulieren und umstrukturieren 98
1. Spiegeln 98
2. Validieren 99
3. Evokatives Antworten: Spiegeln und fragen 100
4. Hervorheben 102
5. Empathische Vermutung / Interpretation 104
6. Disquisition 106
7. Selbstoffenbarung 108
5.2 Aufgabe 3: Interaktionen zu einer positiven Verbindung umstrukturieren 109
1. Interaktionen nachverfolgen und spiegeln 109
2. Neurahmen 112
3. Interaktionen umstrukturieren und neu gestalten 114
5.3 Techniken für therapeutische Sackgassen 119
Diagnostische Bilder und Narrative 120
5.4 Einzelsitzungen 121
5.5 Zusammenfassung 122
5.6 Wie Interaktionen ausgeführt werden 124
Wiederkehrende Prozesse und Interventionen 126

6. Assessment: Wie klingt die Musik, was ist das für ein Tanz? 127
6.1 Prozessziele 128
6.2 Der Therapieprozess 130
Persönliche Meilensteine, bestimmende Vorkommnisse und Verletzungen 131

	Meilensteine in der Interaktion	132
6.3	Einzelsitzungen	134
6.4	Therapeutische Prozesse	135
	Therapeutische Marker	135
	Intrapsychische Marker	135
	Interpersonelle Marker	136
6.5	Interventionen	137
6.6	Der EFT-Tango in den ersten Sitzungen	138
	Tango-Move 1: Den gegenwärtigen Prozess spiegeln	138
	Tango-Move 2: Die Affektelemente zusammenfügen und vertiefen	139
6.7	Mikrointerventionen in Anfangssitzungen	140
	1. Spiegeln	140
	2. Validieren	141
	3. Evokativ spiegeln und fragen	141
	4. Interaktionen nachverfolgen und spiegeln	142
	5. Neurahmen	143
6.8	Der Paarprozess am Ende der Anfangssitzungen	143
7.	**Die Musik verändern hin zu Deeskalation und Stabilisierung**	145
7.1	Marker der Phase 1	147
7.2	Wie sieht der EFT-Tango in dieser Therapiephase normalerweise aus?	148
7.3	Mikrointerventionen	151
	1. Validieren	151
	2. Evokatives Spiegeln und Fragen	152
	3. Hervorheben	153
	4. Empathisches Vermuten	153
	5. Interaktionsmuster und Teufelskreise nachverfolgen und spiegeln	155
	6. Das Problem im Kontext des Kreislaufs umdeuten	155
7.4	Zustand und Prozess des Paares am Ende von Phase 1	156
	Das Ende von Phase 1: Momentaufnahme und Übung	160
8.	**Anfang von Phase 2: Vertiefung des Engagements füreinander**	162
8.1	Marker	165
8.2	Beispiel für den EFT-Tango in Phase 2	168
8.3	Mikrointerventionen	170
	1. Evokatives Nachfragen	170
	2. Hervorheben	171

	3. Empathische Vermutungen	173
	4. Interaktionen umstrukturieren	176
8.4	Der Paarprozess am Ende von Phase 2	177
9.	**In Reichweite: Sichere Verbundenheit**	182
9.1	EFT-Veränderungsereignisse in Phase 2: Wiedereinbinden und Erweichen	182
9.2	Marker	185
9.3	Der Tango in den Veränderungsereignissen der Phase 2: Wiedereinbinden und Erweichen	186
9.4	Interventionen	187
	Evokative Resonanz: Spiegeln und fragen	188
	Empathische Vermutungen anstellen	189
	Den Kreislauf nachverfolgen und spiegeln	189
	Beispiel	190
	Neurahmen	190
	Interaktionen umstrukturieren	191
9.5	Veränderungsereignisse	192
	Wiedereinbinden der Rückzügler*innen	193
	Erweichen	194
10.	**Phase 3: Die Konsolidierung einer sicheren Basis**	197
10.1	Der Anfang von Phase 3	197
10.2	Marker am Beginn der Konsolidierung	199
10.3	Neue Positionen, Geschichten und Visionen konsolidieren	200
10.4	Marker am Ende der Therapie	201
10.5	Interventionen in der Konsolidierungsphase	202
	Neue Muster und Reaktionen spiegeln und validieren	202
	Evokative Reaktion	202
	Neurahmen	203
	Interaktionen umstrukturieren	203
10.6	Der Paarprozess am Ende der Therapie	204
10.7	Eine sicherere Verbundenheit fördern und erhalten	206
11.	**Der optimale Umgang mit Problemen während der Therapie**	208
11.1	Für welche Menschen / Paare ist EFT besonders geeignet und für welche nicht?	208

11.2 Wann ist EFT kontraindiziert? ... 212
11.3 Wie geht EFT im Allgemeinen mit Diversität um? ... 213
11.4 Wie gehen wir mit Sackgassen in der Therapie um? ... 214
11.5 Wie gehen wir mit der Vergangenheit um? ... 216
11.6 Werden Emotionen in der EFT je eingedämmt? ... 217
11.7 Verändert sich auch der Mensch durch EFT? ... 219
11.8 Woher wissen wir, auf welche Emotion wir fokussieren sollten? ... 222
11.9 Wie entfaltet sich das emotionale Erleben in der EFT? ... 223
Engagement erweitert Emotionen ... 223
Eine neue Erfahrung und eine neue Geschichte durch bestimmte Interaktionsaufgaben ... 224
Emotionale Verarbeitung geschieht von allein und geht eigene Wege ... 225
Anmerkung ... 226
11.10 Wie wird man EFT-Therapeut*in? ... 227

12. EFFT: Emotionsfokussierte Familientherapie ... 231
12.1 Die Bindung umstrukturieren ... 231
12.2 Grundlegende Ziele und Techniken ... 232
Format ... 233
Voraussetzungen und Kontraindikationen ... 234
12.3 Die ersten Sitzungen (1–2) ... 234
Der Ablauf der Sitzungen ... 235
12.4 Erstes Fallbeispiel einer EFFT: Ich will dich doch nur beschützen ... 236
Eine typische Sitzung ... 238
12.5 Unterschiede zwischen emotionsfokussierter Paar- und Familientherapie ... 242
12.6 Zweites Fallbeispiel einer EFFT: Halt mich fest, bevor ich gehe ... 244
12.7 EFFT aktuell ... 250

13. Beziehungstraumata und Bindungsverletzungen Vergebung und Versöhnung ... 252

14. Fallbeispiel: Phase 1 auf einem EFT-Basistraining ... 259

15. Fallbeispiel: Phase 2 einer emotionsfokussierten Paartherapie ... 279
15.1 Eine EFT-Sitzung während der 2. Phase ... 281
15.2 Der Tsunami der Missbilligung ... 294

Nachwort 297

Anhang 303
Lernressourcen für EFT 303
Programme zur Beziehungsedukation 303
Bibliografie 305
Literaturempfehlungen 317
Index 321

Einleitung

Seit der letzten Auflage aus dem Jahr 2004 hat sich so viel getan, dass es wirklich an der Zeit war für eine ausführliche Überarbeitung dieses Handbuchs, vor allem auch deshalb, weil die Therapierichtung, von der es handelt, sich ganz enorm weiterentwickelt hat.

Durch die Integration der auf Erwachsene angewandten Bindungstheorie – die unter anderem auch durch Bücher wie *Halt mich fest* (2019a) und *Liebe macht Sinn* (2014) in den allgemeinen Diskurs über die Kunst des Liebens eingeflossen und populär geworden ist – hat das konzeptionelle Fundament der EFT, das elementare Schwachstellen und Bedürfnisse in Liebes- und anderen engen Beziehungen verständlicher macht, an Tiefenschärfe gewonnen. Darüber hinaus haben etliche Untersuchungen zum Therapieerfolg, Erkenntnisse in Bezug auf den Veränderungsprozess sowie positive Folgestudien dafür gesorgt, dass das Modell zum Vorbild für empirische Paarinterventionen geworden ist.

Die EFT ist aber nicht nur in die Tiefe, sondern auch in die Breite gewachsen. Über kulturelle und ethnische Grenzen hinweg wird sie bei unterschiedlichen Problemen und Bevölkerungsgruppen, unabhängig vom Bildungsgrad, bei hetero- oder homosexuellen, religiösen oder nichtreligiösen Paaren angewandt. Als Brücke zwischen Paar- und Sexualtherapie ist sie inzwischen Standard, wenn die Beziehung zusätzlich durch eine klinische Depression, Angststörungen oder eine PTBS belastet ist. Auf diesem Modell baut auch das Trainingsprogramm „Halt mich fest: Sieben Gespräche über lebenslange Liebe" auf, das vor Kurzem auf Paare mit Herzproblemen zugeschneidert und getestet wurde, sich aber auch bei anderen körperlichen Krankheiten eignet. Und natürlich ist ein auf Bindungssicherheit ausgelegtes Trainingsprogramm gerade auch für Paare interessant, die beim Militär dienen und unter einsatzbedingter Trennung leiden. Dank der gut strukturierten und effektiven Didaktik dieses Ansatzes haben wir inzwischen eine enorme Anzahl an professionellen EFT-Anwender*innen, die an Basis- und weiterführenden Trainings teilnehmen und sich als EFT-Therapeut*innen vom Center for Excellence in Emotionally Focused Therapy (↗ www.iceeft.com) zertifizieren lassen, an das wiederum weltweit 65 EFT-Center angegliedert sind.

Ebenfalls erwähnenswert ist eine kürzlich durchgeführte Studie, die zeigt, dass EFT nicht nur bei Beziehungsproblemen hilft, sondern auch die individuelle Bindungsfähigkeit beeinflusst. Demnach bieten Liebesbeziehungen also in der Tat einen fruchtbaren Boden für die Entwicklung eines gefestigten und integrierten Selbstbewusstseins und des Gefühls, mit anderen verbunden zu sein und ihnen vertrauen zu können. Aber EFT war ja immer schon auf beides ausgerichtet, auf die Behandlung von Individuum und System, d.h., auf den Menschen, der seine emotionale Realität konstruiert sowie auf das Beziehungsdrama, das diese Realität formt und widerspiegelt. Weil sie sich an der Bindungswissenschaft orientiert, wird EFT vermehrt im Einzel- und Familiensetting angewandt (Johnson 2020). Mit ihrem doppelten Fokus – einerseits auf Bindung als einem Entwicklungsmodell des sozialen Selbst und andererseits auf der transformierenden Kraft der Emotion – bereichert sie über das Gebiet der Paarinterventionen hinaus auch die Psychotherapie insgesamt.

In diesem Band finden Sie Mikrointerventionen zum Gebrauch in EFT-Paarsitzungen sowie die systematische Darstellung einer Makrointerventionssequenz namens „EFT-Tango". Deutlich erweitert und aktualisiert wurden die theoretischen Ausführungen zum Thema Bindung, Emotion und emotionale Regulation. Dazu veranschaulichen zahlreiche Fallbeispiele den in den Sitzungen vollzogenen Veränderungsprozess.

Gleich geblieben ist die EFT an sich und der Grund für die Begeisterung, mit der sie angewandt wird: Zielgenau lenkt sie den Blick auf die Sackgassen, in welchen Menschen zuweilen stecken, sie zeigt anschaulich ein erstrebenswertes Gesundheitsmodell, gut nachvollziehbare Interventionen sowie einen Weg, *mit* unseren Klient*innen zu sein, der für Therapeut*innen wie Klient*innen gleichermaßen belebend ist. In einer Welt der Instant-Lösungen folgt sie der Maxime von Sir William Osler (1849–1919): „Der gute Arzt behandelt die Krankheit, der großartige Arzt den Patienten, der die Krankheit hat." Oder wie Rogers sagt: die „Ordnung in der Erfahrung genussvoll entdecken" und gemeinsam mit den Klienten wachsen.

Für die Gemeinschaft aller engagierten Therapeut*innen, Supervisor*innen, Forscher*innen und Trainer*innen waren die letzten Jahre eine berauschende Entdeckungsreise. Mein persönliches Vertrauen in die Kraft bewusst herbeigeführter emotionaler Erfahrung und in die Entschlüsselung der menschlichen Bindungsfähigkeit wächst mit jedem Klienten, jeder Klientin, jedem Workshop und jeder Forschungsstudie. Therapie ist so viel leichter, wenn wir den Veränderungsprozess mithilfe der ureigenen Dynamik der Emotionen und kraftvollen Motivationen anfeuern können, wie etwa die Sehnsucht nach Verbindung. Ich hoffe, dass dieses Buch erkenntnisreich und inspirierend ist und das Vertrauen stärkt, dass Menschen sich als Beziehungswesen verstehen und wir endlich einander ein Zuhause sein können.

1. EFT und Paartherapie

„Natürlich hatte ich von Anfang an gewusst, dass die Überzeugungskraft meiner Argumente allein nicht ausreichen würde, um eine Veränderung zu bewirken. Diese Erfahrung hatte ich oft genug schon gemacht (...) Nur wenn man eine Einsicht auch im Bauch spürt, hat man sie wirklich erreicht. Erst dann kann man damit arbeiten und etwas verändern (...) Es ist außerordentlich schwer, ja beängstigend, zu erkennen, dass du und nur du für deinen eigenen Lebensplan verantwortlich bist (...) Nur wenn in der Therapie tiefe Emotionen freigesetzt werden, wird sie zu einem machtvollen Instrument der Veränderung."

(Irvin Yalom 2013, S. 75 f.)

Im Feld der Paartherapie findet eine Revolution statt, und viele verschiedene Erkenntnisse und Forschungsstudien strömen hier zusammen (Johnson 2003a, 2014). Befunde über effektive klinische Interventionen decken sich mit neuen Forschungsergebnissen, etwa über unglückliche und zufriedene Liebesbeziehungen oder über den Einfluss negativer und positiver Beziehungen auf Gesundheit und Leistungsfähigkeit. Und sie alle verzahnen sich mit unzähligen Untersuchungen zum Bindungsverhalten in Liebesbeziehungen erwachsener Menschen. *Viele unterschiedliche Denkansätze und Forschungen weisen in dieselbe Richtung und setzen sich zu einem plausiblen und stimmigen Bild zusammen.* Wir haben verstanden, wie wichtig enge Beziehungen sind und wie Beziehungsstress entsteht. Wir wissen, welche Interventionen jeweils effektiv sind, und können den Veränderungsprozess skizzieren. Wir können die Prozesse erklären, durch die sich die Liebe zwischen Erwachsenen definiert. Und nun haben wir den kritischen Punkt erreicht, an dem wir Paartherapie als Kunst und Wissenschaft begreifen und sie wirklich beschreiben, erklären und Prognosen über sie erstellen können. EFT – sowohl ein Produkt dieser Revolution als auch ein Beitrag dazu – wächst und gedeiht immer weiter.

Paartherapeut*innen müssen nicht länger akzeptieren, dass Liebe – mit den Worten des Songtexters Lynn Miles – „ein warmer Wind ist, den du nicht festhalten kannst" und dass von daher die Heilung von Liebesbeziehungen ein nebulöses und dem Zufall unterworfenes Unterfangen sein soll. Dagegen spricht, dass wir heute empirisch validierte Muster von Beziehungsstörungen kennen sowie bindungsbasierte Leitfäden zur Begleitung unglücklicher Paare anwenden, die sich auf den Weg machen wollen zu einer stabileren und befriedigenderen Partnerschaft. Dieses Buch beschreibt die therapeutische Landkarte der EFT, die nun, angeregt von meinem zuletzt erschienenen Buch *Bindungstheorie in der Praxis: Emotionsfokussierte Therapie mit Einzelnen, Paaren und Familien* (Johnson 2020) in aktualisierter und überarbeiteter Form vorliegt.

Diese Neuauflage hat folgende Ziele:

1. Sie bietet Paartherapeut*innen eine elegante, klare und gut recherchierte Konzeptualisierung von Bindungsprozessen und der Liebe zwischen Erwachsenen.
2. Sie stellt die Prinzipien der EFT vor sowie die zur Heilung und Gesundung von Beziehungen notwendigen Phasen und Schritte.
3. Sie beschreibt die Abfolge einer zentralen Makrointervention (den EFT-Tango), spezifischere Mikrointerventionen und entscheidende Veränderungsmomente in der EFT, die auf eine verstärkte partnerschaftliche emotionale Responsivität fokussieren.
4. Sie erläutert im Einzelnen, wie EFT auf verschiedene Arten von Paaren und auch bei Familien (EFFT) angewandt werden kann.
5. Sie bietet ein Modell, wie im Laufe des Beziehungsheilungsprozesses Blockaden aufgelöst und Sackgassen geöffnet werden können, z. B. durch Vergebung für erlittene Verletzungen.

Im 21. Jahrhundert wissen Therapeut*innen viel mehr darüber, was Partnerschaftsstress im Wesentlichen ist: von negativen Emotionen überflutet zu werden und in einengenden und erstickenden Interaktionen gefangen zu sein (Gottman 1994). Die Paartherapieliteratur liefert scharf umrissene Veränderungstechniken in Form empirisch validierter Behandlungsverfahren (Snyder & Wills 1989; Johnson, Hunsley, Greenberg & Schlinder 1999; Jacobson, Christensen, Prince, Cordova & Eldridge 2000; Burgess-Moser et al. 2015). Während das Thema Liebe im Erwachsenenalter früher in der Paartherapie ignoriert wurde (Roberts 1992), erlebt es heutzutage geradezu eine Hochkonjunktur (Feeney 1999; Johnson 2014). Des Weiteren können Therapeut*innen auf neue Abhandlungen zu wichtigen Aspekten der Paartherapie zugreifen, wie etwa die Rolle der Emotion im Veränderungsprozess oder Interventionen für Veränderungsmomente (Bradley & Furrow 2004; Greenman & Johnson 2014). Da die Paartherapie als Disziplin nun langsam den Kinderschuhen entwachsen ist (Johnson & Lebow 2000; Johnson 2014), wird auch ihr Anwendungsspektrum immer breiter bzw. „spezifischer und umfasst auch Depressionen, Angststörungen und chronische Erkrankungen (Johnson 2002; Kowal, Johnson & Lee 2003; Dessaulles, Johnson & Denton 2003). Dies leuchtet ein, wenn man sich die Studien vor Augen hält, die den Zusammenhang zwischen physischer sowie psychischer Gesundheit und der Qualität intimer Beziehungen sowie sozialen Rückhalts offenbaren, etwa in Form eines effektiven Immunsystems oder einer Minderung von Stress und Trauma (Pietromonaco & Collins 2017; Kiecolt-Glaser & Newton 2001; Whisman 1999). Des Weiteren fördert eine tragfähige und liebevolle Beziehung das persönliche Wachstum und die Selbstverwirklichung und wird mit einem kohärenten positiven Selbstverständnis assoziiert (Ruvolo & Jobson Brennen 1997; Mikulincer 1995; Mikulincer & Shaver 2007).

Die tatsächlich sich häufenden Beweise, dass die „tröstliche Zuwendung" enger Beziehungen vor physischen und psychischen Krankheiten schützt und Resilienz stärkt (Taylor 2002), lassen die allgemeine Schlussfolgerung zu, dass Isolation für Menschen gefährlicher ist als Rauchen (House et al. 1988), und im Besonderen, dass Vertrauen in andere Menschen positive Auswirkungen auf das Herz-Kreislauf-System hat und bestimmten negativen Alterserscheinungen vorbeugt (Uchino, Cacioppo & Kiecolt-Glaser 1996). Außerdem, dass sozialer Rückhalt gesundes Verhalten optimiert (Pietromonaco & Collins 2017). Auch mit der Neurobiologie enger Beziehungen und bestimmten Schutzmechanismen wie der Ausschüttung des sogenannten „Kuschelhormons" Oxytocin hat sich die Forschung zunehmend befasst (Taylor et al. 2000). Zudem gilt inzwischen als weithin anerkannt, dass Einsamkeit und ein Mangel an sozialem Rückhalt Risikofaktoren für Krankheiten stärken, während umgekehrt die sichere Verbindung zu einem geliebten Menschen gesundheitsfördernd ist und wichtige Faktoren beeinflusst: z. B. auf der physischen Ebene den Blutdruck und die Cortisolregulierung, auf der psychischen die Stressreaktivität und auf der behavioralen das Gesundheitsverhalten. Es überrascht daher nicht, dass ein Mangel an emotionaler Verbundenheit zu anderen Menschen inzwischen als Risiko für die öffentliche Gesundheit gilt (Holt-Lunstad, Robles & Sbarra 2017) und lebenspartnerschaftlich fokussierte Interventionen zur Genesung von Herz- und anderen Krankheiten entwickelt und getestet werden (Tulloch, Greenman, Dimidenko & Johnson 2017).

Infolgedessen ist Paartherapie inzwischen eine anerkannte Methode zum Erhalt der psychischen Gesundheit, vielleicht auch aufgrund des erwiesenen negativen Einflusses von Scheidungen auf die Familie (Cummings & Davis 1994; Hetherington & Kelley 2002) und die Gesellschaft oder aufgrund des starken Rückgangs gemeinschaftlicher Lebensformen, besonders in westlichen Kulturen (Putnam 2000), wo der Verlust des „sozialen Kapitals" überdies mit einer Eskalation von Angst und Depression korreliert (Twenge 2000). Menschen brauchen Gemeinschaft und Geborgenheit, doch immer mehr finden die Erfüllung dieses Bedürfnisses ausschließlich in der funktionellen Zweierbeziehung, was deren Qualität einen immens höheren Stellenwert verleiht.

Liebesbeziehungen gelten nicht länger als der Macht des Schicksals, des Zufalls oder einer romantischen Anwandlung unterworfen, sondern als intentionaler Prozess (Douherty 2001), den man verstehen, beeinflussen und wiederherrichten kann. Deshalb rückt der Wert von Beratung und Therapie zur Verbesserung zerrütteter Paar- und Familienbeziehungen immer stärker in das Augenmerk der Öffentlichkeit. So nimmt die Zahl der Therapeut*innen, die regelmäßig auch Paare behandeln, obwohl sie das als besonders anspruchsvoll empfinden, stetig zu. Es besteht also ein dringender Bedarf nach einer umfassenden Ausbildung in einer praxiserprobten und kontinuierlich auf dem neuesten Stand gehaltenen Paartherapierichtung. Diesem Trend der Zeit nach einer exakt definierten, wissenschaftlich fundierten und wirksamen

Interventionsreihe und einer professionalisierten Ausbildung auf dem expandierenden Gebiet der Paartherapie, entspricht dieses Buch.

1.1 Die Entwicklungsgeschichte der EFT

Der Begriff „Emotionsfokussierte Therapie" (EFT) wurde als Reaktion auf den Mangel an klar beschriebenen und validierten Paarinterventionen in den frühen 1980er-Jahren geschaffen (Johnson & Greenberg 1985) und sollte die entscheidende Bedeutung in den Fokus rücken, die Emotionen und die emotionale Kommunikation in der Organisation von Interaktionsmustern und prägenden Erfahrungen in engen Beziehungen haben. Emotionen wurden nicht mehr nur als Teil von Partnerschaftsproblemen betrachtet, sondern als eine mächtige und notwendige Triebkraft für Veränderung. Dieses Bedürfnis nach einer Auseinandersetzung mit Emotionen wurde in der gängigen Paartherapieliteratur jedoch kaum gewürdigt, was wohl daran liegt, dass Paartherapie geradezu affektphobisch war bzw. noch immer ist und Emotionen als sekundäre Komplikation des Verhaltens und / oder der Kognition gelten – als gefährlicher Therapiestörfaktor oder zumindest als ineffizient für Veränderungen. Irgendwie war zwar klar, dass es für die Heilung von Beziehungen sehr auf die Veränderung der Affekte ankam, doch vollzogen werden sollte diese über Verhalten und Kognition.

Seit einigen Jahren nun wächst die Akzeptanz, dass Emotionen in Beziehungsstress und Paartherapie sehr wohl von Belang sind (Gottman 1994). Sie sind zudem immer besser erforscht (Plutchik 2000; Gross 1998; Gross, Richards & John 2006; Lewis & Haviland-Jones 2000; Sbarra & Coan 2018), im Detail beispielsweise auch die Schlüsselrolle von emotionaler Regulation und emotionalem Engagement in glücklichen und schwierigen Phasen einer Partnerschaft (Johnson & Bradbury 1999) sowie die Emotionalität von Bindung (Bowlby 2006c, 2018; Johnson 2003c). Neben der EFT konzentrieren sich inzwischen auch andere Ansätze mehr auf Emotionen (Cordova Jacobson & Christensen 1998; Gottman & Silver 2000), viele jedoch ignorieren sie völlig. Doch im Allgemeinen gibt es seit etwa zehn Jahren ein erkennbares Bewusstsein für die Notwendigkeit, sich mit Emotionen im Heilungsprozess von Beziehungen auseinanderzusetzen; folglich gibt es auch mehr Methoden und Interventionen für den Umgang damit.

Hervorgegangen ist das Interventionsmodell der EFT aus der systematischen Beobachtung von Paaren, die ihre Beziehung im gemeinsamen Therapieprozess retten konnten. Auch neuere Modelle zu Beziehungskrisen – z. B. von Gottman – sowie Modelle zu engen Beziehungen zwischen Erwachsenen – z. B. die Bindungstheorie – gründen sich auf die Beobachtung und Kodierung spezifischer Interaktionen zwischen einander sehr nahestehenden Menschen. Diese Übereinstimmung zwischen der EFT als Interventionsmodell, den erforschten deskriptiven Stressmodellen sowie Beziehungstheorien wie etwa der Bindungstheorie überrascht daher nicht. Mit dem Veränderungsprozess der EFT und den ihn bewirkenden Interventionen befasste sich auch das ursprüngliche Forschungsteam der Autorin. Für ihre erste Ergebnisstudie (Doktorarbeit) unterzogen sich Paare einer Intervention zur Stärkung der Verhaltens- und Kommunikationsfähigkeiten und wurden dann mit unbehandelten Paaren verglichen (Johnson & Greenberg 1985). Dies führte nicht nur zur Niederschrift des ersten EFT-Manuals, sondern war vom Resultat her so beeindruckend, dass die EFT über die folgenden drei Jahrzehnte weiter beforscht wurde.

Konsistent positive Ergebnisse aus 21 Studien nordamerikanischer Forscher*innen belegen, dass EFT in Partnerschaften Stress mindert und Zufriedenheit stärkt (diese und weitere Studien finden Sie auf ↗ www.iceeft.com; und eine Zusammenfassung bei Wiebe & Johnson 2016). Wie die Ergebnisstudien außerdem nahelegen, reduziert EFT effektiv zusammen mit Eheproblemen auftretende Symptome von Traumastress und Depressionen. Die Studien mit den strengsten Kriterien wurden in vier Meta-Analysen integriert. In diesem Zusammenhang seien auch die erstaunlichen Resultate der letzten groß angelegten Ergebnisstudie (Burgess-Moser et al. 2015) erwähnt, die auf Selbsteinschätzungen und der Kodierung des Bindungsverhaltens in Interaktionen basiert: EFT-Paarinterventionen erhöhen einerseits die Bindungssicherheit und mindern andererseits Bindungsangst und -meidung. Wie eine fMRT-Untersuchung belegt, verändert sich die Gehirnaktivität von Partnerinnen, die, nachdem sie die bindungsstärkenden EFT-Gespräche geführt haben, die Hand ihres Partners in einer Gefahrensituation halten (Johnson et al. 2013). Wie wichtig es ist, einen ‚Felt Sense', ein Gespür für sichere Bindung zu bekommen, wird klar, wenn man sich die unzähligen positiven Gesundheitsfaktoren vor Augen hält, die damit einhergehen (Mikulincer & Shaver 2007). Sicher gebundene Menschen schreiben sich eher ein positiveres, klareres und in sich stimmigeres Selbstverständnis zu, können sich besser in andere einfühlen und reagieren bei Stress selbstbewusster und resilienter. Fazit: Indem gute Paartherapie den Weg zu bindenden Interaktionen ebnet, fördert sie Wachstum und Heilung.

Auch die Follow-up-Daten, die nicht nur bei der laufenden Bindungsstudie, sondern auch bei zwei weiteren Studien erhoben wurden, ergaben noch zwei, drei Jahre nach Therapieende stabile Effekte und manche sogar eine Zunahme der Zufriedenheit. Diese Ergebnisse machen Mut – gerade auch im Hinblick auf das für Paartherapeut*innen zentrale Thema Rückfall. Sie zeigen die große Wirkung von EFT-Gesprächen und der in ihnen erzeugten emotionalen Verbundenheit. Was sich dort ereignet, wird zu einer verfügbaren Ressource – zum Kriterium für die natürliche Sehnsucht nach Geborgenheit in einer Lebenspartnerschaft und das daraus erwachsende Gefühl der Zugehörigkeit, das nachhaltige Veränderungen anstößt.

Wodurch genau diese Veränderungen geschehen, wurde in neun Prozessanalysen untersucht (Greenman & Johnson 2013), und deren Ergebnisse bestätigen die Theorie der EFT, dass Faktoren wie z. B. das tiefere emotionale Empfinden der Klient*innen und offenere, empathischere und responsivere Bindungsinterventionen durchweg eine Verbesserung der Beziehung bei Therapieende und auch im Follow-up prognostizieren. Bis dato zeigen drei Untersuchungen (Conradi, Dingemanse, Noordhof, Finkenhauer & Kamphuis 2017; Kennedy, Johnson, Wiebe & Tasca 2018; Wong, Greenman & Beaudoin 2017) die Effektivität des beliebten EFT-basierten Beziehungstrainings „Halt mich fest" (siehe auch das gleichnamige Buch, Johnson 2019a). Obwohl dieses Programm nicht explizit auf unglückliche Paare ausgerichtet ist, gibt es Hinweise darauf, dass sie trotzdem davon profitieren. Positiv klingen auch die Pilotdaten zu einer Variante des Programms (Tulloch et al. 2017), wo die Herzkrankheit des einen Partners von beiden eine effektive Zusammenarbeit erfordert.

Von den allgemeinen Ergebnisstudien befassen sich drei mit der Rolle von EFT auf die Verbesserung der Intimität und zwei mit der sexuellen Zufriedenheit (Wiebe et al. 2019). Bei einer weiteren, kleinen Studie geht es um die Effektivität Emotionsfokussierter Familientherapie (EFFT; Johnson, Maddeaux & Blouin 1998) bei Problemen wie z. B. Bulimie (die vollständige Liste siehe ↗ www.iceeft.com). Diese Studien sind im Allgemeinen sehr exakt, da die Einhaltung der EFT-Richtlinien aufseiten der Therapeut*innen stets überprüft wird. Außerdem wurde in zwei Studien untersucht, welchen Einfluss der zentrale Baustein in der EFT-Ausbildung – das EFT-Basistraining – auf die Kompetenz, das Selbstvertrauen und das Privatleben von Therapeut*innen hat (Sandberg, Knestel & Schade 2013; Montagno, Svatovic & Levenson 2011).

All diese Studien attestieren der EFT den höchsten Standard einer empirisch validierten Paartherapie. Als einzige erfüllt sie die aktuellen Kriterien des APA-Komitees (Sexton et al. 2011) und wird deshalb von diesem in der obersten Kategorie gelistet. Tatsächlich gibt es bislang einzig bei den behavioralen Modellen TBCT und ICBT (traditionelle bzw. integrative kognitive Verhaltenstherapie; Christensen et al. 2004) veröffentlichte Daten über die Ergebnisse von Paarinterventionen, während es bei den anderen an Daten fehlt.

Folgende Fakten aus der EFT-Forschung sind für praktizierende Therapeut*innen besonders wichtig:

- Die ursprüngliche Metaanalyse (Johnson et al. 1999) ergab eine sehr gesunde und ermutigende Effektstärke für EFT. Von den untersuchten Paaren konnten 70–73 % in 10 bis 12 EFT-Sitzungen von ihren Eheproblemen genesen (wenn auch mit klinischer Supervision der Therapeut*innen). 90% zeigten eine signifikante Verbesserung. Im Vergleich dazu waren von den Paaren, die sich einer traditionellen Verhaltenstherapie unterzogen hatten, nur 35% genesen (Jacobson et al. 1989). Das Wissen, dass EFT immer wieder getestet und als effektiv befunden wurde, dass die Resultate generell über längere Zeit stabil bleiben und dass spezifische Interventionen und die planmäßig initiierten Veränderungsmomente wie vorhergesehen zu positiven Ergebnissen führen, ist für ausgebildete EFT-Therapeut*innen wichtig. *Bei den meisten Paaren können wir deshalb zuversichtlich auf einen Therapieerfolg bauen und uns auf das Modell wie auf einen Kompass verlassen*, der uns *sicher an unser Ziel lotsen wird*. Dieses Vertrauen gibt auch unseren Klient*innen Sicherheit und hilft beim Aufbau eines guten therapeutischen Bündnisses.

Im Gegensatz zu *traditionellen* Verhaltensinterventionen scheint es bei der EFT kein Problem mit Rückfällen nach Therapieende zu geben (Jacobson & Addis 1993). So zeigt eine EFT-Studie, dass bei der Bevölkerungsgruppe mit dem höchsten Rückfallrisiko, nämlich Eltern chronisch kranker Kinder, die Resultate noch zwei Jahre später stabil blieben (Clothier, Manion, Gordon-Walker & Johnson 2002). Dieses signifikante Ergebnis, das mehr als nur eine kurze Linderung der Stresssymptome offenbart, nimmt Klient*innen wie Organisationen die Angst vor dem Therapieende.- Bewiesenermaßen hängt der prognostizierte Therapieerfolg mehr vom therapeutischen Bündnis und vom Vertrauen der Frau in die Zuneigung ihres Mannes ab, wohingegen der Grad der Belastung vor Therapiebeginn – normalerweise der wichtigste psychotherapeutische Erfolgsindikator – in der Prognose der Zufriedenheit des Paares vier Monate nach Therapieende keine große Rolle spielt. Auch die aktive Beteiligung des Paares an den Therapieaufgaben scheint mehr mit dem Erfolg zu korrelieren als der ursprüngliche Belastungsgrad. Allerdings scheint EFT bei konventionellen Paaren und bei Männern, die ein Problem mit Rückzug und dem Ausdruck von Emotionen haben (Johnson & Talitman 1997), effektiver zu sein. Diese Resultate unterstreichen den Fokus dieses Modells: zu beiden Teilen des Paares eine sichere Verbindung aufzubauen und diese die ganze Therapie hindurch beizubehalten. Sie erinnern uns zudem daran, dass es in jedem Moment weniger auf die eigentliche Intervention als auf den Motivationsgrad der Klient*innen ankommt. Statt uns vorzustellen, wo die Klient*innen sein sollten, holen wir sie dort ab, wo sie sich tatsächlich befinden, und führen sie in kleinen Schritten Stück für Stück weiter, damit sie sich ganz und gar auf den Prozess einlassen können. Dank der EFT-Methoden können wir getrost darauf vertrauen, dass wir es schaffen, unsere Klient*innen in Kontakt mit ihrem Gefühlsleben zu bringen, ihnen beim „Zusammenfügen" ihrer Emotionen zu helfen und sie über diese buchstäblich „zu bewegen": hin zu neuen Sichtweisen auf sich selbst und die andere Person, zu einem neuen zwischenmenschlichen Tanz.

- Der Veränderungsprozess in der EFT ist bereits hinreichend erforscht. Gerade auch weil die wichtigsten Variablen eines Therapiemodells nicht identisch sein müssen mit den aktiven Triebkräften der Veränderung, ist die Frage, wie dieser Wandel vonstattengeht, für Therapeut*innen besonders interessant. So ergab eine bekannte Verhaltensstudie zu depressionsmindernden Methoden, dass die Konfrontation mit dysfunktionalen Überzeugungen entgegen der Theorie nicht mit ihrer Veränderung korrelierte, sondern mit ihrem Weiterbestehen. Prognostizierbar wird eine positive Veränderung vielmehr durch eine Vertiefung der Emotionen. Zu den erfolgreich verändernden Schlüsselmomenten der EFT wurden bereits Untersuchungen durchgeführt und entsprechende Interventionen benannt (Bradley & Furrow 2004; Johnson 2003d). Darüber hinaus wurden neue Aufgaben und Prozesse konzipiert und getestet, wie etwa Vergebung und Wiederversöhnung zur Heilung von Bindungsverletzungen (Makinen & Johnson 2006). So wissen wir genau, was notwendig und angebracht ist, um eine Veränderung der Affektregulation zu bewirken: Modelle der Bindungsinteraktionen und -reaktionen, die die Beziehungszufriedenheit signifikant und permanent verbessern.

Die Erforschung von Beziehungsproblemen (Gottman 1994) und der Erwachsenenbindung (Cassidy & Shaver 2016; Johnson 2014) würdigt vor allem auch den Fokus der EFT auf den Therapieprozess und die Interventionsziele. Wenn, wie der Systemtheoretiker Bertalanffy (1968) sagte, der Fokus auf die definierenden und organisierenden Hauptvariablen eines lebenden Systems das A und O erfolgreicher Therapie ist, bedeutet das für uns: Wir fokussieren uns stets auf Emotionen, die Musik des engen Paartanzes, die trennenden Muster und den allmählich entstehenden sicheren Kontakt. Auf diese Weise behalten wir selbst im Wechselbad des leidenschaftlichen Dramas einer Beziehungskrise die Orientierung.

Bei jeder Intervention sollten wir uns folgende Fragen stellen:
1. Funktioniert sie stets und langfristig?
2. Wie genau funktioniert sie (d. h., was muss in der Therapiesitzung geschehen, damit sich etwas verändert)?
3. Was genau müssen wir für diese Veränderung tun?
4. Ist die Intervention auch für unterschiedliche Therapeut*innen praktikabel (d. h. ist sie erlernbar und gibt es eine effektive Ausbildung dafür?) bzw. eignet sie sich für unterschiedliche Klient*innen (d. h. mit verschiedenen Symptomen und Begleiterkrankungen)?

Die Erforschung unserer Interventionen hat nicht nur dazu geführt, dass wir diese Fragen klar beantworten können, sondern hat auch ihr theoretisches Fundament, die Konzeptualisierung von Liebesbeziehungen, verbreitert und gefestigt. Da es in der EFT schon immer um das emotionale Bündnis und Engagement ging und nicht – wie bei klassischen Paartherapien – um das Nachverhandeln von Abmachungen, vermitteln wir nicht den Aufbau von Fähigkeiten, sondern gestalten korrigierende emotionale Erfahrungen. So verzahnt sich bei den Interventionen und Veränderungsprozessen der EFT die kontinuierliche sozialpsychologische Erforschung von Liebesbeziehungen mit der zunehmend wichtiger werdenden Bindungstheorie (Bowlby 1969, 1988), die wohl die vielversprechendste Perspektive auf Liebesbeziehungen liefert (Johnson 2014) und zu den „umfassendsten, tiefgründigsten und kreativsten Forschungsrichtungen innerhalb der Psychologie des 20. Jahrhunderts" gehört (Cassidy & Shaver 2016). Galt eine Liebesbeziehung vormals als rätselhafte und daher erst recht nicht gestaltbare berauschende Mischung aus Sex und Sentimentalität, so verstehen wir sie nun als einen schon zu Urzeiten angeborenen Überlebenscode, der darauf ausgelegt ist, die Menschen, auf die man baut, in zugänglicher Nähe zu halten. Die exponentiell gewachsene Theorie von der Bindung im Erwachsenenalter spielt eine immer wichtigere Rolle in der EFT und dient uns Therapeut*innen als Landkarte für das Terrain einer Liebesbeziehung, aus der wir ablesen können, aus welchem Holz sie geschnitzt und was schiefgegangen ist, wie sie repariert werden kann und was die partnerschaftlichen Bande stärken könnte. Damit ist die EFT der einzige Paar- und Familientherapieansatz, der auf einer klaren Entwicklungstheorie der Bindungsbeziehung basiert, die von mehreren Tausend Studien zur Bindung zwischen Säugling und Mutter sowie weiteren hundert zur Bindung zwischen sich liebenden Erwachsenen fundiert.

Da der Therapieprozess ziemlich unwägbar und jedes Paar, jede Beziehung einzigartig ist, sollte die EFT so systematisch wie möglich angewandt werden. Wie das geht, erfahren Sie in diesem Buch.

Die Stärken der EFT sind:

- Präzise formulierte Maximen, Strategien und Interventionen; kurze Therapiedauer, für gewöhnlich 8 bis 20 Sitzungen; vielseitig einsetzbar; zahlreiche Paartherapeut*innen haben die Ausbildung erfolgreich absolviert. Während viele Paar- und Familientherapieformen nicht replizierbar von angeblich mit magischen Kräften ausgestatteten „Gurus" propagiert werden, liefert die wissenschaftlich fundierte EFT eine fokussierte und relevante phänomenologische *Beschreibung* gesunder und gestörter Kontaktfähigkeit; eine *Prognose* der Art und Weise, wie maßgebliche Variablen einander beeinflussen, definieren und sich somit aktiv gestalten lassen; eine *Erklärung,* ein kohärentes Bezugssystem für die logische Entfaltung der beschriebenen Phänomene. Da EFT bodenständig und praktisch ausgerichtet ist, können Paare in den Sitzungen lernen, konstruktiv mit Konflikten, Phasen der Entfremdung, Blockaden und Verletzungen umzugehen.
- Die Effektivität ihrer Anwendung ist sowohl bei der allgemeinen Bevölkerung als auch bei spezifischen Gruppen empirisch belegt, z. B. bei Eltern chronisch

kranker Kinder (Walker et al. 1996), und wird mit hohen Behandlungserfolgen assoziiert (Johnson et al. 1999). Daraus resultierte die Motivation, den Wandlungsprozess und die mit einem Behandlungserfolg assoziierten Schlüsselerlebnisse und Variablen zu untersuchen, um die Therapie individuell zuschneidern und zielgerichtet vorgehen zu können. Das Hauptziel besteht stets darin, allmählich emotional zugänglicher, responsiver und engagierter zu werden – alles Eigenschaften einer sicheren und lebenslang nährenden Bindung.

- Der klar durchstrukturierte Therapieprozess besteht aus drei Phasen, neun Schritten und dem EFT-Tango, einer sich wiederholenden Interventionssequenz, die sich wie ein roter Faden durch den ganzen Prozess zieht.

- EFT-Interventionen stehen auf einem schlüssigen theoretischen Fundament, der Theorie von Veränderung. Diese Synthese aus humanistischer erfahrungsbasierter Therapie und Systemtheorie integriert einen Fokus auf das Ich in Beziehung zu anderen Personen und klar umrissene Interventionen, bei denen die emotionale Realität der Klient*innen Priorität hat. Die Forschungsgrundlage für erlebnisintensive Interventionen ist umfangreich und expansiv (Elliot 2002).

- Alle Interventionen mit den bisher genannten Stärken werden im Rahmen der Bindungstheorie und -wissenschaft ausgeführt (dazu ausführlicher in Kapitel 2), und vielleicht ist diese Ansicht die größte Stärke der EFT: dass der Mensch ein sozial verbundenes Säugetier ist, das nur über enge und verlässliche Beziehungen zu anderen überlebt und gedeiht (Brassard & Johnson 2016; Johnson, LaFontaine & Dalgleish 2015). Das menschliche Nervensystem bildet sich in einer extrem verletzlichen und langen Kindheitsphase heraus, in der man nach anderen Menschen sucht, die als sicherer Ort dienen. Dieses Schutzbedürfnis bleibt ein Leben lang bestehen. Liebesbeziehungen werden also als Bindungsprozesse betrachtet (Mikulincer & Shaver 2007). Um die Ängste und Sehnsüchte des Menschen, den Einfluss bestimmter Kontaktverhaltensweisen und andere wichtige Variablen zu verstehen – sowohl die negativen wie z. B. Nörgeln oder Mauern als auch die positiven wie z. B. Vertrauen und einfühlsame Responsivität –, bedienen sich Paartherapeut*innen der umfangreichen Erforschung der sozialpsychologischen Entwicklung der letzten zwanzig Jahre. Im Bereich der Paar- und Familientherapie fehlte es bislang offensichtlich an einem wissenschaftlichen theoretischen Verständnis enger Beziehungen. Ohne einen solchen Kompass ist es jedoch sehr schwierig, Interventionen wirklich zielgerecht zuzuschneiden und zu wissen, welche Veränderungen notwendig und ausreichend sind.

- EFT ist bei vielen verschiedenen Menschen anwendbar, auch wenn die Partner*innen sich in kultureller oder sozialer Hinsicht voneinander unterscheiden (Denton,

Burleson, Clark, Rodriguez & Hobbs 2000; Parra-Cardona, Cordova & Holtrop 2009), dem gleichen Geschlecht angehören (Josephson 2003; Hardtke, Armstrong & Johnson 2010; Allan & Johnson 2016), Probleme mit der Sexualität haben (Wiebe et al. 2019; Johnson 2017a), älter sind (Bradley & Palmer 2003), an chronischen Krankheiten (Kowal et al. 2003), Depressionen, Angststörungen oder einer Posttraumatischen Belastungsstörung leiden (Johnson 2002; Priest 2013). Wie belegt ist, lindert EFT auch Depressionen (Dessaulles et al. 2003; Denton, Wittenborn & Golden 2012) und Bindungsunsicherheit bei ängstlichen und vermeidenden Partner*innen (Burgess-Moser et al. 2015).

- Das emotionsfokussierte Modell beschränkt sich nicht auf Paartherapie (EFPT), sondern wird auch im Einzel- (EFIT) und Familiensetting (EFFT) angewandt (Johnson 2020). In abgewandelter Form gibt es diesen Ansatz auch als Gruppenarbeit für Beziehungen (Hold Me Tight®: Conversations for Connection), christliche Paare (Johnson & Sanderfer 2016; Created for Connection) sowie Herzkranke (Tulloch et al. 2017; Healing Hearts Together). Das ursprüngliche Programm wie auch die beiden Varianten finden Sie auf der Website des ICEEFT und eine Online-Version auf holdmetightonline.com. Um mit Emotionen zu arbeiten und sie zur Gestaltung von Veränderungen zu nutzen, um lebensverändernde Begegnungen mit wichtigen Bezugspersonen zu ermöglichen, ob in echten Interaktionen oder imaginierten Dialogen, braucht es kontext- und modalitätsübergreifende Fähigkeiten.

- In vielen nordamerikanischen Großstädten, aber auch weltweit, gibt es EFT-Gemeinschaften (bis dato sind es 65, siehe Liste auf der Website des International Center for Excellence in Emotionally Focused Therapy: ↗ www.iceeft.com/eft-centres-and-communities). Dort finden Sie Unterstützung, Weiterbildungen, Vier-Tage-Basistrainings, Aufbautrainings „Core Skills“, Vorbereitungskurse für die Zertifizierung, Supervision sowie die Möglichkeit, sich als EFT-Supervisor registrieren zu lassen. ICEEFT-registrierte Trainer*innen bieten weltweit – zuletzt auch in Dubai, Ungarn, Südafrika und im Iran – EFT-Basistrainings an, die von den meisten Teilnehmer*innen als extrem gute Lernerfahrung bewertet werden und dazu anregen, die Ausbildung zu vertiefen. Die Website des ICEEFT bietet Informationen über die Zertifizierung und Zugang zu etlichen Trainingsressourcen wie etwa DVDs mit Sitzungen (für eine Zusammenfassung des EFT-Trainings, siehe Johnson 2017b).

1.2 Emotionsfokussierte Therapie

Was ist EFT?

EFT ist integrativ; der Blick geht sowohl ins Innere des Menschen als auch in den Raum, der sich zwischen ihm und einem anderen Menschen befindet. Das heißt, sie vereint den *intrapsychischen* Fokus auf die Verarbeitung der individuellen Erlebnisse – insbesondere der wichtigsten emotionalen Bindungserfahrungen – mit dem *interpersonellen* Fokus auf die Organisation von Interaktionsmustern und -kreisläufen. Das Ziel ist herauszufinden, wie das systemische Muster, das innere Erleben und das innere Modell von sich selbst und anderen einander bedingen und sich gegenseitig erschaffen.

An diesen beiden Prozessen des Erlebens und des Interagierens orientieren wir uns, um unglückliche Paare von negativen, d.h. rigiden inneren und äußeren Reaktionen hin zu Flexibilität und sensibler Responsivität zu führen – die Basis einer sicheren Bindung. Denn vermutlich werden die Positionen der Partner*innen durch ihre emotionale Erfahrung und Art der Regulation aufrechterhalten, d.h. über ihre intrapsychischen Realitäten und ihre gewohnten Interaktionstanzschritte, die sich wechselseitig bedingen und am Laufen halten. Um eine positive emotionale Verbundenheit zu erreichen, müssen beide zum Ausdruck gebracht und neu verarbeitet werden. Dadurch eine sichere Bindung zu kreieren, ist das ultimative Ziel der EFT.

EFT erweitert den Erfahrungs- und Interaktionshorizont. Wird dieser unterschwellig von rigiden emotionalen Reaktionen eingeengt, muss man zuallererst Zugang dazu finden und sie reprozessieren, den Zugang dann gestalten, um so eine durchlässigere und responsivere Haltung zu ermöglichen – die Grundsubstanz einer sicheren Bindung. Das zweite Therapieziel besteht darin, für neue Interaktionserfahrungen zu sorgen, durch die beide Seiten ihre Beziehung als Trost und Geborgenheit spendend erleben können. Das Reprozessieren des inneren Erlebens bereichert den interpersonellen Kontext (wenn etwa jemand erkennt, dass seine Frau nicht gemein zu ihm ist, sondern verzweifelt). Umgekehrt bereichert die Umstrukturierung der Interaktion durch ihre Bewusstseinserweiterung bei beiden das innere Erleben (etwa, wenn ein Mann seiner Frau gegenüber zugibt, dass er sie braucht, und sie dann nicht mehr auf seine emotionale Unerreichbarkeit fixiert ist, sondern ihre Angst spürt, auf ihn einzugehen).

*Eine gut durchgeführte EFT befähigt beide Partner*innen, einander Geborgenheit, Schutz und Zuwendung zu geben, sich dadurch gegenseitig bei der Regulation negativer Affekte zu unterstützen, bis schließlich beide ein positives und starkes Selbstverständnis entwickeln.* Die von den EFT-Therapeut*innen choreografierten bindungsfördernden Erlebnisse in der Sitzung bewirken eine tiefgreifende Neudefinition der Beziehung.

Das Ganze ist wie eine Reise:

- von Entfremdung zu emotionalem Engagement;
- von wachsamen Abwehr- und Selbstschutzmechanismen zu Offenheit und Risikobereitschaft;
- von der passiven Hilflosigkeit angesichts eines unerbittlichen Beziehungstanzes zu aktiver Kreativität;
- von verzweifelter Schuldzuweisung zu einem Verständnis dafür, wie beide Seiten es einander schwermachen, responsiv und liebevoll zu sein;
- von der Fixierung auf die Schwächen des anderen zur Entdeckung der eigenen Ängste und Sehnsüchte;
- doch vor allem: von der Isolation zur Verbundenheit (für die meisten Paare keine leichte Reise, auch nicht unter der Anleitung einer versierten Therapeutin).

Mit unserer Hilfe kann jede Person sich innerlich weiten und neu organisieren. Wenn sie dieser Erfahrung Ausdruck verleiht, zeigt sie sich von einer neuen Seite, tritt mit dem Partner neu in Beziehung und löst damit neue Reaktionen aus. Mit anderen Worten: Neue Erfahrung schafft eine neue Dialogform und diese wiederum neue Interaktionserlebnisse. Dies aber sind die neuen Schritte, die im Paartanz neue Muster anbahnen.

1.3 Worin unterscheidet sich EFT von anderen Ansätzen?

*Die Rolle der Therapeut*innen*

Wir sind keine Coachs. Wir vermitteln keine Kommunikations- oder Verhandlungsfähigkeiten. Genauso wenig sind wir Allwissende, die ihren Klient*innen Einsicht in deren Vergangenheit gewähren und darein, welchen Einfluss alte Familienmuster auf die gegenwärtige Beziehung ausüben. Wir vermitteln weder Strategien für „paradoxe Probleme“ noch lehren wir Paare, ihre irrationalen Erwartungen und Überzeugungen in Bezug auf Ehe und Beziehung zu revidieren. Wir sind *eher* Prozessberater*innen: Wir helfen, die Beziehung, besonders aber ihre emotionalen Seiten, neu zu verarbeiten. Außerdem sind wir *Choreograf*innen für Beziehungstänze* und unterstützen deren Umstrukturierung. In Therapiesitzungen sind wir mehr *Kooperationspartner*innen* als Expert*innen. Manchmal folgen wir, manchmal führen wir, aber Vorgaben machen wir nie. Vielmehr geben wir Paaren die Gelegenheit, neue Arten des Zusammenseins auszuprobieren und dann bewusst zu entscheiden, wie sie ihre Beziehung weiterführen wollen.

Der Hauptfokus liegt auf der Gegenwart

Wir haben stets das Verhalten im Hier und Jetzt im Blick. Wir wollen nachvollziehen, was im Inneren der Partner*innen vorgeht, wie beide miteinander agieren bzw. aufeinander reagieren, und diesen Spielraum dann erweitern. Infolgedessen erlebt sich das Paar in den Sitzungen anders als vorher und verändert sich. Im Gegensatz zu psychoanalytisch bzw. objektpsychologisch ausgerichteten Paartherapien oder auch zur Bowen'schen Familiensystemtheorie mit ihren Genogrammen, kommen wir in der EFT nur dann auf die Ursprungsfamilie zu sprechen, wenn sie sich in gegenwärtigen empfindlichen Reaktionen und Interaktionen bemerkbar macht. Seltener sind auch die in der Verhaltenstherapie üblichen zukunftsorientierten Interventionen wie Übungspläne und Hausaufgaben.

Behandlungsziel: Verlässliche Verbundenheit

Das Ziel der EFT besteht darin, die Verarbeitung von Erlebnissen und die Gestaltung der Interaktionen so zu verändern, dass sich beide Seiten fest verbunden wissen und sich aufeinander verlassen können. Verlässlichkeit umfasst gegenseitige emotionale Zugänglichkeit, Responsivität und Engagement. Somit liegt der Fokus immer auf Bindung – Geborgenheit, Vertrauen, Kontakt – und auf dem, was sie behindert. Weil wir davon ausgehen, dass unglückliche Paare im entscheidenden Moment – d. h. ausgerechnet dann, wenn sie besonders gestresst und verwundbar sind – gar nicht in der Lage sind, von Kommunikationsfähigkeiten Gebrauch zu machen, vermitteln wir auch keine. Genauso wenig decken wir unbewusste innerpsychische Konflikte auf, zum einen, weil die Problemursache im Allgemeinen nicht in Persönlichkeitsdefiziten der Einzelnen verortet ist, und zum anderen, weil das bei emotional stark aufgeladenen Interaktionsmustern keine Veränderung bewirkt. Wir wollen dem Paar auch nicht helfen, Abmachungen nachzuverhandeln oder durch eine neue Übereinkunft zu pragmatischen Lösungen zu finden, denn schließlich geht es bei der Beziehung ja in erster Linie um die Verbindung und nicht um rationale Handelsvereinbarungen. Unserer Meinung nach kann das Paar seine Verhandlungskompetenz überhaupt erst dann nutzen, wenn die Bindung stärker gefestigt ist. Sind Probleme nicht länger von Bindungskonflikten und Ungeborgenheit durchzogen, werden sie sich entschärfen und klären.

Ein emotionaler Fokus

Wie jede Kurzzeittherapie ist auch die EFT fokussiert. Im Drama der unglücklichen Beziehung spielen Emotionen die Hauptrolle, genauso wie beim Verändern dieses Leids. Emotionen sind die Musik, nach der die Bindung tanzt. Emotion organisiert das Verhalten, orientiert und motiviert unsere Reaktion auf andere und kommuniziert Bedürfnisse und Sehnsüchte. In der EFT werden Gefühle weder kleingeredet noch in Schach gehalten oder pauschal abgestempelt, sondern erschlossen und differenziert. Wir beschreiben dies häufig als *Entfaltung* emotionaler Realität – ein Prozess, in dem Emotionen wie zu einem Puzzle zusammengefügt werden. Viel stärker als in anderen nicht-experientiellen Therapieformen werden emotionale Erfahrung und emotionaler Ausdruck als Ziel und Motor von Veränderung betrachtet. Da Letztere im Wesentlichen durch das neue korrigierende Erleben von emotionaler Verbundenheit bewirkt wird, besteht die Therapieaufgabe vorrangig in der Artikulation und der Erweiterung des emotionalen Erlebens. *Die elementaren Emotionen zu entfalten und in therapeutischen Enactments zur Anbahnung neuer Reaktionen zu nutzen steht in der EFT im Mittelpunkt der Veränderung.*

Menschen nehmen, wie sie sind

In ihrer Beziehung unglückliche Menschen werden nicht in erster Linie als defizitär, entwicklungsgestört oder unfähig betrachtet. Wie auch andere Autor*innen nahelegen, ist die Ansicht, Beziehungsprobleme hätten generell mit einer signifikanten Entwicklungsverzögerung zu tun, meist unzutreffend (Gurman & Fraenkel 2002). Daher gelten Bedürfnisse, Wünsche und emotionale Reaktionen als grundsätzlich gesund und angemessen. *Erst in kritischen und scheinbar gefährlichen Situationen zeigt sich, ob sie problematisch sind.* „Niemals sind wir so verletzlich, als wenn wir lieben", heißt es bei Freud (1930). Störungen entstehen, wenn Emotionen wie z. B. Angst unterdrückt, verleugnet oder verzerrt werden. Folglich lehren wir unsere Klient*innen nicht, anders zu sein, sondern erkennen ihre Erfahrungen und Reaktionen an.

Menschen sind nicht mit Mängeln behaftet, sondern verfangen sich unter besonders strapaziösen emotionalen Umständen in Interaktionsteufelskreisen – und eben auch in der Art, wie sie ihr Gefühlsleben verarbeiten, organisieren und regulieren und wie sie miteinander umgehen. Und dafür haben sie, so nehmen wir an, nachvollziehbare und berechtigte Gründe. Unsere Aufgabe besteht also darin, diese „verborgene Vernunft" (Wile 1981) hinter den scheinbar destruktiven oder irrationalen Reaktionen zu begreifen.

1.4 Die Wurzeln der emotionsfokussierten Theorie der Veränderung

Bildlich gesprochen ist die EFT, als würden der experientielle Therapeut Carl Rogers (1951) und der Systemtherapeut Minuchin (Minuchin & Fishman 1992) sich zu einem Plausch treffen und den Fall einer Ehekrise besprechen. Naturgemäß werden Emotionen erlebt, und zugleich sind sie eine systemische Variable. Kommen sie zum Ausdruck, ruft das bei jemand anderem eine Reaktion hervor, welche wiederum die erste Person *beeinflusst und eine Rückkopplungsschleife bildet.* Damit ist eine Emotion eine Art Beziehungstanzmusik, die Interaktionen organisiert (Johnson 1998). Die EFT hat viel mit klassischen humanistischen Ansätzen gemeinsam (Johnson & Boisvert 2002; Cain & Seeman 2002), bei denen es in der Hauptsache darum geht, das unmittelbare Erleben der Klient*innen, besonders aber ihre Emotionen und ihren Bezugsrahmen, einfühlsam zu verstehen.

EFT ist experientiell, denn sie fokussiert:

- den gegenwärtigen aktiven Verarbeitungs- und Strukturprozess des Erlebens in der Interaktion mit der Umgebung.
- den Einfluss von Empathie und Validierung, damit ein möglichst positiver Kontext entsteht, in dem das Erleben erkundet und verändert werden kann. Die Akzeptanz und die Authentizität der Therapeut*innen vermitteln Sicherheit und setzen einen Selbstheilungsprozess in Gang. Das therapeutische Bündnis beruht auf Gleichberechtigung und Kooperation.
- die Ansicht, dass der Mensch seine emotionalen Reaktionen und Bedürfnisse positiv anpassen, sich verändern und wachsen kann. Sowohl Carl Rogers als auch John Bowlby (2006a) – der Begründer der Bindungstheorie, auf der die EFT aufbaut – haben Klient*innen entpathologisiert. Bowlby dadurch, dass er jede Reaktionsweise auf das Umfeld als potenziell adaptiv betrachtete, und Carl Rogers durch die Auffassung, dass Probleme erst durch eine maladaptive starre Haltung entstehen und wir das Erleben und die Beziehungsgrundhaltung unserer Klient*innen in ihrer ursprünglichen Struktur explizit machen und validieren sollten.
- die Art, wie die innere und äußere Realität einander definieren. Da Emotionen den Menschen auf seine Umgebung hin ausrichten und ihm mitteilen, was er braucht und fürchtet, spielen sie hier eine besondere Rolle.
- Emotionen verbinden das Selbst mit dem System, die Tanzenden mit dem Tanz. Wie sie kommuniziert werden und welche emotionalen Reaktionen sie hervorrufen, prägt die Beziehungsdefinition. Diese von Identitätsprozessen und Interaktionsmustern gebildeten Rückkopplungsschleifen (Mikulincer 1995) sind nicht nur für die Bindungstheorie interessant, sondern auch für die EFT.

- die Förderung und Verstärkung neuer korrigierender emotionaler Erfahrungen im Hier und Jetzt der Therapiesitzung als Hauptursache signifikanter und nachhaltiger Veränderungen.

EFT ist systemisch, denn sie fokussiert:

- das Verhalten beider Partner*innen im gegenseitigen Kontext, d. h., wie der eine, etwa durch Kritik und überzogene Forderungen, beim anderen Reaktionen provoziert – in diesem Fall Rückzug und Abschottung – und zwar meist vollkommen unabsichtlich. So entsteht Beziehungsstress.
- den Prozess, in dem Interaktionen strukturiert und organisiert sowie Muster aufrechterhalten werden, und verbalisiert ihn, z. B. wie Nähe / Distanz und Dominanz / Unterwerfung verteilt sind.
- den rigiden Interaktionsteufelskreis, den die Paare selbst erzeugen, der ein Eigenleben entwickelt und der Hauptfaktor für die Verschlechterung der Beziehung ist.
- nicht linear, sondern zirkulär verstandene Kausalzusammenhänge. Im Mittelpunkt stehen Muster und Sequenzen und wie sich die Elemente der Interaktionsmuster gegenseitig bedingen. Beispiel: „Ich ziehe mich zurück, weil du an mir herumnörgelst, und du nörgelst an mir herum, weil ich mich zurückziehe."

Als eine Synthese aus erlebensbezogenen und systemischen Ansätzen kombiniert die EFT das Intrapersonale mit dem Interpersonellen. Ihr Fokus auf den Ausdruck von Emotionen und deren daraus resultierende Neuverarbeitung bewirkt eine Verschiebung der Interaktionspositionen. Dazu leiten und choreografieren wir neue Interaktionen, die neue emotionale Reaktionen hervorrufen, welche wie gesagt sowohl den Paartanz als auch die emotionale Organisation der Einzelnen beeinflussen. Entsprechend der Bedeutung „heraus bewegen" des aus dem Lateinischen stammenden Wortes „Emotion" erweitern die Partner*innen mithilfe ihrer umgestalteten Emotionalität das Bewegungsrepertoire ihres Beziehungstanzes über bisherige Grenzen hinaus und nehmen Haltungen ein, die eine sichere Bindung begünstigen.

1.5 EFT in der Übersicht

EFT ist für 8–20 Paarsitzungen gedacht, wobei der Erfolg von einem positiven therapeutischen Bündnis zu beiden Partner*innen abhängt. Am erfolgreichsten ist sie bei Paaren, wo beide sich als Folge des Interaktionsteufelskreises (meist Vorwurf / Rückzug) voneinander entfremdet haben, darunter leiden und sich tiefere Verbundenheit wünschen. Außerdem eignet sie sich zur Behandlung von Problemen, die nicht unmittelbar mit der Beziehung zu tun haben. In einem für ein Ballungsgebiet zuständigen Krankenhauses wird sie bei mehrfach belasteten Paaren angewandt, beispielsweise bei Symptomen einer Posttraumatischen Belastungsstörung oder Depression, oder als ambulante Kurzzeittherapie bei Paaren, die unter einem Mangel an Intimität leiden oder wo ein äußerer Stressfaktor, etwa eine lebensbedrohliche Erkrankung, die Beziehung akut verändert hat. Die EFT ist auch bei homosexuellen Paaren Standard sowie im Fall von chronischen oder schweren Krankheiten (Kowal et al. 2003). Nur für Paare, die ihre Probleme mit Gewalt ausagieren oder schon dabei sind, sich zu trennen, ist sie nicht geeignet, zumindest nicht in dem hier vorgestellten Format. Als Beobachter würde man in einer EFT-Sitzung sehen können, wie die Therapeutin emotionale Momente und interaktionale Bewegungen mitverfolgt und dem Paar spiegelt. Sie hilft, innere emotionale Erfahrungen herauszufiltern und zu ordnen und bleibt dabei beweglich: Mal hilft sie, sie zusammenzufügen, und mal, neue Reaktionen auszuprobieren und etwa mit bestimmten Aufgaben („Können Sie ihm sagen ...?") Interaktionsprozesse in Gang zu setzen.

Der Veränderungsprozess des Paares gliedert sich wie folgt in drei Phasen und neun Schritte:

Phase 1: Deeskalation negativer Interaktionskreisläufe – Stabilisierung der Beziehung

Schritt 1: Ein therapeutisches Bündnis schließen und die für die Bindungsproblematik zentralen Konfliktthemen herausarbeiten.
Schritt 2: Den negativen Interaktionskreislauf erkennen, in dem diese Themen zum Ausdruck kommen.
Schritt 3: Implizite, den Interaktionspositionen zugrunde liegenden Emotionen erschließen.
Schritt 4: Das Problem im Rahmen des negativen Kreislaufs, der zugrunde liegenden Emotionen und der Bindungsbedürfnisse neurahmen und entsprechend umformulieren: Ursache der emotionalen Entbehrung und Belastung ist der Teufelskreis; er ist der gemeinsame Feind beider Partner*innen.

Phase 2: Interaktionspositionen verändern

Schritt 5: Die Identifizierung mit verleugneten Bindungsemotionen, Bedürfnissen und Ich-Aspekten und ihre Integration in die Beziehungsinteraktionen fördern.
Schritt 6: Die Akzeptanz des Erlebens *beider* Partner*innen fördern, damit beide anders miteinander interagieren.

Schritt 7: Den Ausdruck von Bedürfnissen und Wünschen bestärken, emotionales Engagement ermutigen und verbindende, die Partnerschaft neu definierende Erlebnisse ermöglichen.

Phase 3: Konsolidieren und integrieren

Schritt 8: Neue Lösungen zu alten Beziehungsproblemen anbahnen.
Schritt 9: Neue Positionen und neue Kreisläufe von Bindungsverhaltensweisen konsolidieren.

Phasen und Schritte der EFT

Phase 1: Deeskalation
Schritt 1: Therapeutisches Bündnis & Assessment
Schritt 2: Negative Kreisläufe / Bindungsprobleme identifizieren
Schritt 3: Zugrunde liegende Bindungsemotionen erschließen
Schritt 4: Kreisläufe, Bindungsbedürfnisse und -ängste umdeuten und neu formulieren

Phase 2: Umstrukturierung der Bindung
Schritt 5: Zugang finden zu verborgenen Bedürfnissen, Ängsten und Selbstmodelle
Schritt 6: Die andere Person akzeptieren – Tanzrepertoire erweitern
Schritt 7: Initiative & Reaktion strukturieren – Bindungsbedürfnisse ausdrücken – verbindende Erfahrungen gestalten

Phase 3: Konsolidierung
Schritt 8: Neue Lösungen fördern
Schritt 9: Neue Positionen, Kreisläufe und Narrative für sichere Bindung konsolidieren

1.6 Der Veränderungsprozess

Drei einschneidende Veränderungen charakterisieren den Wandlungsprozess:
- Am Ende der 1. Phase: die Deeskalation des negativen Kreislaufs
- In der 2. Phase: die Wiedereinbindung der Rückzügler*innen und damit die Umstrukturierung der Bindung
- Am Ende der 2. Phase: das Erweichen der Verfolger*innen und damit die Umstrukturierung der Bindung

Die erste Veränderung – die Deeskalation des Kreislaufs – ist eine Veränderung erster Ordnung: Die Art, wie Interaktionen organisiert werden, bleibt gleich, aber die Elemente des Kreislaufs werden leicht modifiziert. So riskiert der sich zurückziehende Partner, sich wieder mehr auf den anderen einzulassen, und der feindselige Partner, weniger reaktiv und zornig zu sein. Sie kommen einander wieder näher, schlafen vielleicht miteinander, und durch ihr Engagement in der Therapie bestärkt, schöpfen sie wieder neue Hoffnung für ihre Beziehung. Die anderen beiden erwähnten Veränderungen sind, da sie die Beziehungsstruktur betreffen, Veränderungen zweiter Ordnung.

Die zweite Veränderung geschieht, wenn sich die Rückzügler*innen wieder aktiver an der Beziehung beteiligen. Hierbei verschiebt sich auch die interaktionale Position im Hinblick auf Kontrolle und Kontaktbereitschaft. Statt zu mauern und die Partnerin zu meiden, offenbaren sie nun ihre Bedürfnisse und Wünsche und können sich in den Therapiesitzungen emotional besser einlassen.

Zur dritten Veränderung kommt es, wenn zuvor feindselige und aktivere Partner*innen sich trauen, ihre Bindungsbedürfnisse und verletzlichen Punkte zu zeigen, und damit Interaktionen ermöglichen, die zum Test für das Ausmaß an Vertrauen in die Beziehung werden. Zwecks Verdeutlichung werden diese Interaktionen hier separat und unabhängig voneinander vorgestellt. In der Praxis sind sie natürlich miteinander verflochten und bedingen sich gegenseitig. Lässt der Zorn der Verfolger*innen nach und nimmt das Engagement der Rückzügler*innen zu, werden Erstere ihre Bedürfnisse und Wünsche zum Ausdruck bringen und Letztere es leichter haben, responsiv zu sein. Solche Ereignisse stellen eine Wende dar: Sie re-organisieren die Paarinteraktionen, stärken den Zusammenhalt, machen zugänglich und einfühlsam. Auf diese Weise können beide Seiten offen über ihre Bedürfnisse und Ängste sprechen und ihr Band erneuern.

Diese drei Veränderungen werden in den folgenden Beispielen veranschaulicht.

Momentaufnahmen eines typischen Veränderungsprozesses

Ein Paar kommt zur Therapie: Sie klagt über fehlende Nähe und seinen Rückzug aus der Beziehung, er über ihre Aggressivität und Unvernunft, derentwegen er auf Abstand geht. Seine Lösung wäre, häufiger miteinander zu schlafen, und ihre, mehr miteinander zu reden. Die Therapeutin stellt eine Verbindung zu ihnen her und macht sich ein Bild von der Paarbeziehung. Sie erkennt bestimmte Muster: „Verfolgung / Anklage" und „Rückzug / Beschwichtigung" und beschreibt sie. Sie macht den beiden klar, dass sie sowohl Schöpfer als auch Opfer des Kreislaufs sind. Die wichtigsten Momente des Veränderungsprozesses könnten sich wie folgt abspielen.

Deeskalation des Kreislaufs

1. GAIL *(die Verfolgerin)*: Ich bin echt sauer. Er lässt mich einfach im Stich. Noch nie habe ich mich derart einsam gefühlt. Ich muss ihm unbedingt klarmachen, dass er mir das nicht antun darf.
2. BEN *(der Rückzügler)*: Was ich auch tue – sie ist enttäuscht. Sie reagiert immer so. Es ist, als würde sie eine andere Sprache sprechen, die ich nicht verstehe. Aber wie soll ich sie lernen? Ich weiß, ich laufe weg. Ich verstecke mich. Was bleibt mir denn anderes übrig?
3. GAIL: Mir ist klar, dass ich ihn mit meiner Art, dauernd auf ihm herumzureiten, davonscheuche, aber da ist halt diese Panik. (*Zu ihm:*) Ich finde keinen Zugang zu dir.
4. BEN: Wahrscheinlich bin ich inzwischen ein Meister im Verstecken. Dass du mich suchen könntest – darauf wäre ich von selbst nicht gekommen. Wir sind irgendwie in einer Sackgasse gelandet – ich weiß nicht weiter, also verstecke ich mich, und du fühlst dich immer einsamer, also legst du noch einen drauf und wirst sauer. Das verletzt uns ja beide.

Der Kreislauf ist also beiden bewusst. Beide übernehmen Verantwortung dafür, und statt einander anzuklagen bzw. zu meiden beginnen sie nun ansatzweise, ihre zutiefst empfundenen Gefühle zu äußern. An diesem Punkt hört man häufig Dinge wie: „In diesen Sitzungen finde ich heraus, wer du wirklich bist“ und: „Ich verstehe, wie dieser Tanz unsere Beziehung beherrscht und uns beiden am Ende wehtut.“

Die Wiedereinbindung der Rückzügler*innen

BEN: Ich bin kein Frauenheld und werde auch nie einer sein. Das setzt mich unter Druck, und das mag ich nicht. Und wenn ich schon mal was bei dir riskiere, dann brauche ich Herrgott noch mal ein wenig Anerkennung von dir! Wenn ich von dir weiterhin Zensuren bekomme, dann schwänze ich. Es geht mir gar nicht immer um Sex. Manchmal möchte ich, dass du mich einfach nur im Arm hältst, ich bin aber zu unsicher und schüchtern, um dich darum zu bitten. Ich will mich nicht so fühlen. Deswegen brauche ich deine Hilfe.

Mit dieser Äußerung bewegt sich Ben aus der selbstschützenden Distanz heraus in Richtung aktiven, selbstbewussten Engagements. Er spricht über sein Bedürfnis nach

Bindung und sein Selbstbild im Verhältnis zu seiner Frau. Er ist zugänglicher und engagierter.

Die Erweichung der Verfolger*innen

GAIL: Ob das überhaupt funktionieren wird? Ich bin mir da nicht so sicher. Ich habe Angst. Was ist, wenn ich dir langsam traue und du mir dann den Rücken zukehrst? Ich kann dir schon seit Langem nicht mehr richtig vertrauen.

GAIL: Ich möchte unbedingt von dir hören, dass ich bei dir an erster Stelle komme. Ich will Gewissheit, dass ich dir wichtig bin, dass du meine Nähe genauso brauchst wie ich deine. Dass ich wertvoll für dich bin.

Hier liefert sie sich ihrem Partner aus und zeigt ihm ihre verletzliche Seite. Kann er zugewandt und beruhigend darauf reagieren, ist das ein heilsames Bindungserlebnis, das einen neuen Kreislauf der Nähe und Bejahung anstößt.

In diesem Kapitel sollten Sie ein Gefühl dafür bekommen, was EFT ist und wo sie auf dem Gebiet der Paartherapie zu verorten ist. Wenden wir uns nun der Philosophie der EFT zu, zuerst dem Verständnis von intimen Beziehungen und im Anschluss daran der Philosophie therapeutischer Veränderungen.

2. EFT: Liebe aus der Sicht der Bindungstheorie

„Sind wir doch, von der Wiege bis zur Bahre, immer dann am zufriedensten, wenn sich unser Leben in Form längerer oder kürzerer Explorationen gestaltet, die von der verlässlichen Basis bedeutsamer Bindungsfiguren aus erfolgen."

(John Bowlby 2018, S. 48)

In Bezug auf die Probleme unserer Klient*innen müssen wir uns stets drei grundsätzliche Fragen stellen. Ihre Antworten bilden den Rahmen für das Verständnis der beobachteten multidimensionalen Phänomene, und dieser bestimmt den Therapiefokus und die Behandlungsstrategien.

Die drei Fragen lauten:
1. Was geschieht hier? Was ist das Problem? Was ist das Ziel der Intervention?
2. Was sollte hier geschehen? Was ist gesund? Was ist das Ziel der Behandlung?
3. Was muss das Paar tun, um das Problem zu verändern und zu einer gesünderen Beziehung zu gelangen? Wie kann ich diese Veränderung begünstigen?

Wir brauchen zum einen eine Theorie dafür, was ein gesundes Leben ausmacht und wie Probleme auftreten und Störungen verursachen können, und zum anderen eine Theorie für therapeutische Veränderungen. Und da die Klientin in der Paartherapie *die Beziehung* ist, brauchen wir auch eine Theorie der Intimität, ein Verständnis vom Wesen der Liebe im Erwachsenenleben. Damit befasst sich dieses Kapitel.

2.1 Die Sichtweise der EFT auf die Liebe zwischen erwachsenen Menschen

Fragen wir unsere Klient*innen nach der Grundlage einer glücklichen Lebenspartnerschaft, werden sie zweifellos mit einem Wort antworten: *Liebe*. Doch ausgerechnet im Bereich der Paar- und Familientherapie glänzt der Begriff durch Abwesenheit: Liebe ist eine vergessene Variable (Roberts 1992). Paar- und Familientherapie konzentriert sich meist auf Macht, Kontrolle, Autonomie und Konfliktmediation, aber nicht auf Liebe und Zuwendung (Mackay 1996). Daher ist es für die Paartherapie revolutionär, dass die Bindungstheorie neuerdings auch auf Erwachsenenbeziehungen angewandt wird, weil wir so erstmalig einen schlüssigen, relevanten und gut erforschten

Verständnis- und Behandlungsrahmen haben (Brassad & Johnson 2016; Johnson, LaFontaine & Dalgleish 2015). Aber die Revolution ist noch viel umfassender: Endlich widmen sich die Wissenschaften den „tiefsten Geheimnissen menschlicher Beziehungen“ (Berscheid 1999, S. 206).

Nichts ist so praktisch wie eine gute Theorie. Sie macht uns klar, wodurch sich das komplexe vielschichtige Drama der unglücklichen engen Beziehung kennzeichnet. Sie liefert uns eine Sprache, mit der wir die individuellen Erfahrungen unserer Klient*innen legitim beschreiben können. Sind die Kennzeichen erst einmal auf der Karte der Beziehungslandschaft eingezeichnet, ist diese überschaubarer und leichter zu bereisen – bis an ihre entferntesten Enden. Mithilfe einer Theorie der Liebe können wir verstehen, was in der Dyade schiefgelaufen ist, und zudem auch die relevanten Behandlungsziele bestimmen sowie die erforderlichen Schritte, um sie zu erreichen. Eine gute Theorie sorgt dafür, dass Interventionen „zielführend“ sind und den Kern der Sache treffen.

Wie lauten die ursprünglich von Bowlby (2006a, 2018) postulierten Grundprinzipien, die dann von Sozialpsycholog*innen und zunehmend auch von Ärzt*innen (Costello 2013; Magnavita & Anchin 2014) weiterentwickelt und auf Erwachsene angewandt wurden (Mikulincer & Shaver 2007)?

2.2 Die zehn Grundprinzipien der Bindungstheorie

1. Bindung ist eine angeborene Triebkraft. Den Kontakt zu Bezugspersonen zu suchen und aufrechtzuerhalten ist eine angeborene, primäre und lebenslange Motivation des Menschen. Folglich ist die in der westlichen Kultur verpönte und pathologisierte Abhängigkeit etwas zutiefst Menschliches und nicht das abzulegende unreife Verhalten eines Kindes. Das, was enge Beziehungen aber vor allem ausmacht – sozusagen unser therapeutischer „Dreh- und Angelpunkt“ –, sind Bindung und die dazugehörigen Emotionen. Die interkulturelle (van Ijzendoorn & Sagi 1999) Theorie der Bindung bezieht sich auf die Evolution des Menschen als soziales Tier und erinnert in ihrer Universalität daran, dass alle Menschen Angst vor Isolation und Verlust haben und damit im selben Boot sitzen.

2. Sichere konstruktive Abhängigkeit als Ergänzung zu Autonomie. Laut Bindungstheorie gibt es weder die vollkommene Unabhängigkeit noch die übermäßige Abhängigkeit von anderen Menschen (Bretherton & Munholland 1999), sondern Abhängigkeit kann nur effektiv oder ineffektiv sein. Sichere Abhängigkeit stärkt die Unabhängigkeit und das Selbstvertrauen. Es handelt sich also nicht um Gegensätze, sondern um die zwei Seiten ein und derselben Medaille. Und wie wir aus der Forschung wissen, korreliert eine sichere Bindung mit einem schlüssigen, klaren und positiven Selbstbild (Mikulincer 1995). *Wenn wir wissen, wohin wir gehören, werden wir zu uns selbst finden.* Je sicherer die Verbindung zu anderen, desto besser können wir uns von ihnen unterscheiden und entfernen. Nach diesem Modell zeigt sich Gesundheit nicht darin, dass man autark und von anderen getrennt ist, sondern in Form einer gefühlten Wahrnehmung wechselseitiger Abhängigkeit.

3. Bindung bietet einen essenziellen Zufluchtsort. Kontakt zu Bindungsfiguren ist ein angeborener Überlebensmechanismus. In ihrer Gegenwart – der Eltern, Kinder, Ehegatten oder Lebensgefährt*innen – findet man Trost und Geborgenheit, ihre Unzugänglichkeit verursacht Kummer. Nähe zu geliebten Menschen beruhigt das Nervensystem (Schore 1994). *Sie ist das natürliche Gegenmittel zu den Ängsten und Verletzlichkeiten, die nun einmal Teil des Lebens sind. Eine* positive Bindung ist für Menschen aller Altersstufen ein sicherer Ort, der nicht nur die Folgen von Stress und Unsicherheit abpuffert (Mikulincer, Florian & Wesler 1993), sondern auch optimale Bedingungen schafft für die kontinuierliche Entwicklung der Persönlichkeit.

4. Bindung ist eine sichere Basis. Von seiner sicheren Basis aus kann der Mensch sein Umfeld erkunden und angemessen darauf reagieren. Sie regt das Erkundungsverhalten an und die kognitive Aufgeschlossenheit für neue Informationen (Mikulincer 1997). Sie stärkt das Selbstvertrauen, etwas zu riskieren, zu lernen und die inneren Arbeitsmodelle von sich selbst, von anderen und der Welt auf dem Laufenden zu halten und so die Anpassung an neue Kontexte zu erleichtern. Eine sichere Bindung stärkt die Fähigkeit, mit einem Abstand zu sich selbst, die eigenen Verhaltensweisen und mentalen Zustände zu reflektieren (Fonagy & Target 1997). Eine sichere Beziehung ist tendenziell glücklicher, stabiler und befriedigender. In ihr kann man besser auf andere zugehen, sie unterstützen und gut mit Konflikten und Stress fertigwerden. Dieses Bedürfnis nach einer sicheren emotionalen Verbindung zu einem anderen Menschen, nach einer Verbindung im Sinne eines sicheren Orts und einer zuverlässigen Basis, ist das zentrale Thema unglücklicher Beziehungen und effektiver Heilungsprozesse.

5. Emotionale Zugänglichkeit und Responsivität sorgen für Verbundenheit. Ganz allgemein lässt sich sagen, dass Emotion das Bindungsverhalten aktiviert und organisiert, und im Besonderen, dass emotionale Zugänglichkeit und Responsivität die Bausteine verlässlicher Verbindungen sind. Eine Bindungsfigur kann physisch anwesend, emotional jedoch abwesend sein. Wird sie als unzugänglich wahrgenommen, kann das Trennungsschmerz verursachen. Es kommt also ganz wesentlich darauf an, wie stark diese Person emotional involviert ist und wie sehr man mit ihr rechnen kann, wenn man sie braucht. Bindungsmäßig gesprochen ist jede Reaktion (sogar

Wut) besser als keine. Ohne Kontakt, ohne Responsivität, wird die Botschaft der Bindungsfigur so verstanden: „Egal, welche Signale du gibst – zwischen uns besteht keine Verbindung." Die Theorie, nach der Emotion das zentrale Bindungselement ist, macht die Normalität extremer beziehungsstressbedingter Emotionen begreiflich: In der Bindungsbeziehung sind sie am stärksten und folgenreichsten; sie kommunizieren uns und anderen, was uns motiviert und was wir brauchen, sie sind die Musik zum Tanz der Liebenden (Johnson 2014, S. 80–83). Wie Bowlby sagte, „lässt sich die Psychologie und Psychopathologie der Gefühle weitgehend als die Psychologie und Psychopathologie der affektiven Bindungen erklären" (2001, S. 161).

6. Angst und Ungewissheit aktivieren Bindungsbedürfnisse. Fühlt sich jemand bedroht – etwa durch ein traumatisches Ereignis, Alltagsprobleme wie Stress oder Krankheiten oder wenn die Bindungssicherheit selbst in Gefahr scheint –, kochen mächtige Affekte und Bedürfnisse nach Trost und Verbindung hoch und schieben sich zwingend in den Vordergrund. Das aktiviert Bindungsverhaltensweisen, etwa den Wunsch nach Nähe. Sich mit dem geliebten Menschen verbunden zu wissen ist ein von Anbeginn eingebauter emotionaler Regulierungsmechanismus. Bindung zu Menschen, die einem wichtig sind, stellt „den primären Schutz gegen Gefühle der Hilflosigkeit und der Sinnlosigkeit dar" (McFarlane & van der Kolk 2000, S. 47). Anhand dieser Theorie wird verständlich, wie ein bestimmtes Vorkommnis wie der Flirt auf einer Party oder eine kurze Phase der Distanz ausgerechnet dann, wenn man den anderen dringend braucht, die Beziehung bedroht und in eine Abwärtsspirale führt.

7. Trennungsschmerz ist ein vorhersehbarer Prozess. Bringt das Bindungsverhalten keinen Trost, weil es bei der Bezugsperson weder Responsivität erzeugt noch Kontakt zu ihr herstellt, setzt das einen prototypischen Prozess zornigen Protests, des Anklammerns, der Depression und Verzweiflung in Gang, der irgendwann in Ablösung gipfelt. Depression ist eine natürliche Reaktion auf Bindungsverlust, während der Zorn in engen Beziehungen in Bowlbys Augen häufig einen Versuch darstellt, mit unzugänglichen Bindungsfiguren in Kontakt zu kommen. Bowlby unterschied dabei zwischen dem Zorn der Hoffnung und dem zunehmend nötigenden und bis zum Äußersten gehenden Zorn der Verzweiflung. *In sicheren Beziehungen wird der Protest gegen die Unzugänglichkeit gehört und akzeptiert.* EFT-Therapeut*innen erkennen elementare Unglücksdramen wie „Forderung / Rückzug" als Variationen von Trennungsschmerz.

8. Die Anzahl der Reaktionsmöglichkeiten bei unsicherer Bindung ist begrenzt. Wenn die Frage: „Kann ich mich auf dich verlassen, wenn ich dich brauche?" immer negativ beantwortet wird und man mit einer unzugänglichen Bindungsfigur emotional nicht in Kontakt kommt, bleibt, wie man inzwischen weiß, fast keine andere Wahl als Angst oder Vermeidung (Fraley & Waller 1998).

Ist die Verbindung zu einer unersetzlichen Person zwar gefährdet, aber noch nicht abgerissen, wird bei der ersten Strategie das Bindungssystem hyperaktiviert oder übersteuert. Das verstärkt intensive Bindungsverhaltensweisen wie ängstliches Anklammern oder aggressive Kontroll- und Erpressungsversuche, bis zur Eskalation. So gesehen verbirgt sich hinter dem in unglücklichen Beziehungen so verbreiteten kritisierenden, anklagenden und emotional aufgeladenen Verhalten meistens das Bestreben, Bindungsverletzungen und -ängste zu bewältigen.

Bei der anderen Art des Umgangs mit fehlendem sicherem emotionalem Engagement und bei einer verschwindend geringen Hoffnung auf Responsivität wird das Bindungssystem deaktiviert und das Bindungsbedürfnis unterdrückt. Meist beschäftigen sich die Betroffenen obsessiv mit ihren Aufgaben und schränken den Schmerz verursachenden emotionalen Kontakt zur Bindungsfigur ein oder meiden ihn ganz.

Diese beiden grundlegenden Strategien – das ängstlich-besorgte Anklammern und das vermeidende Ausweichmanöver – können sich zu gewohnheitsmäßigen Beziehungsstilen entwickeln. Durch die Bindungsbrille betrachtet, ist scharfe Kritik meist nichts anderes als die Bemühung, den Partner wieder zugänglicher zu machen, und eine Protestreaktion auf das Gefühl, isoliert und im Stich gelassen zu werden. Vermeidendes Rückzugsverhalten hingegen dient der Interaktionskontrolle und der Regulation von Angst, insbesondere der vor Zurückweisung oder davor, die Befürchtung, nicht liebenswert zu sein, bestätigt zu sehen.

Eine dritte Strategie der unsicheren Bindung ist im Wesentlichen eine Kombination aus den ersten beiden. Die Betroffenen suchen Nähe, doch weil diese gleichzeitig Furcht auslöst, vermeiden sie Nähe, wenn sie entsteht. Diese bei Kindern als „desorganisiert“ und bei Erwachsenen als „ängstlich-vermeidend“ bezeichnete Strategie (Bartholomew & Horowitz 1991) wird des Weiteren mit chaotischen und traumatischen Bindungen assoziiert, wo ausgerechnet die Person, die einen eigentlich aus furchterregenden Situationen retten sollte, selbst Furcht einflößt (Johnson 2002; Alexander 1993). Identifiziert wurde die ängstliche bzw. vermeidende Strategie zuerst in Experimenten, bei denen Mütter und Kleinkinder getrennt und wieder vereint wurden (Ainsworth, Blehar, Waters & Wall 1978). Manche Kinder konnten ihren Trennungsschmerz bewältigen, diesen bei Rückkehr der Mutter artikulieren und bei ihr Trost suchen. Durch ihre klaren Signale konnten sie einen beruhigenden Kontakt zur Mutter herstellen und im Vertrauen auf ihre bei Bedarf vorhandene Responsivität wieder zum Spielen und Erkunden übergehen. Damit galten sie als *sicher gebunden*.

Andere Kinder machte die Trennung extrem unglücklich. Ihnen fehlte wohl das sichere Gefühl, dass ihre Mutter zurückkehren würde. Beim Wiedersehen klammerten sie sich an sie fest oder reagierten wütend. Sie ließen sich nur schwer trösten, waren sehr um den Kontakt zur Mutter besorgt und daher *ängstlich gebunden*.

Die Kinder einer weiteren Gruppe zeigten signifikanten physiologischen Stress, aber kaum Emotion bei Trennung und Wiedersehen. Sie konzentrierten sich auf Aktivitäten und Aufgaben und galten als *vermeidend gebunden.*

Diese Stile sind „sich verselbstständigende soziale Interaktionsmuster und Emotionsregulationsstrategien" (Shaver & Clarke 1994, S. 119). Darin spiegeln sich die von Ekman und Friesen postulierten (1975) Regeln für das Ausdrücken von Emotionen, und zwar das Übertreiben und Ersetzen der einen Emotion durch eine andere – etwa Angst durch Wut – und das Herunterspielen.

Dank neueren Untersuchungen zu Bindungsstilen bei Erwachsenen weiß man inzwischen mehr über dieses Thema, etwa dass für ängstlich gebundene Erwachsene eine Trennung von der Bezugsperson ist, als wäre diese gestorben, also eine Katastrophe. Sicherer Gebundene sind hingegen aufgeschlossener für Neues. Sie können ihre Ansichten in Beziehungen ändern und sich effektiver rückversichern. Ängstliche Partner*innen neigen eher zu starker Wut, Vermeidende eher zu Feindseligkeit. In Momenten, wo die ängstlichen signalisieren, dass sie unglücklich sind oder Unterstützung brauchen, können die vermeidenden Partner*innen ihre feindselige Reaktion auf sie projizieren, obwohl sie, wie Forschungsergebnisse nahelegen, im Allgemeinen sozial kompetent sind. Wird ihnen ein Bindungsbedürfnis signalisiert oder entsteht in ihnen selbst eines, entziehen sie sich.

Zudem sind sie sexuell eher promiskuitiv (Brennen & Shaver 1995; Shaver & Mikulincer 2002). Generell begünstigen Ängstlichkeit und Vermeidung eine rigide überwachsame Haltung gegenüber Neuem und Ungewissem. Diese Wachsamkeit aufzugeben, wird als Hilflosigkeit empfunden. Hinter all dem verbergen sich, wie jede Paartherapeutin zweifellos erkennen wird, ein enges und rigides Interaktionsmuster und ein Mangel an der für Nähe und Verbundenheit nötigen flexiblen Aufgeschlossenheit.

Diese gewohnheitsmäßigen Formen, mit anderen in Kontakt zu treten, beinhalten spezifische Verhaltensreaktionen, um Emotionen zu regulieren und das Selbst vor Ablehnung und Verlassenwerden zu schützen, sowie kognitive Schemata oder Arbeitsmodelle von sich und anderen. Sie können durch neue Beziehungen verändert werden, aber sie können auch aktuelle Beziehungen prägen und sich leicht verselbstständigen. Zu den Begriffen „Bindungsstil" und „Bindungsstrategie" muss man sagen, dass sie häufig synonym verwendet werden, obwohl der erste sich auf das Merkmal eines Individuums bezieht und der zweite auf das Verhalten im Kontext. Ein dritter Begriff, „gewohnheitsmäßige Formen, mit anderen in Kontakt zu treten" (Sroufe 1996), hebt das Interpersonelle hervor. Diese Formen können sich durchaus verändern, so sich die Beziehung verändert, denn sie sind nicht absolut, sondern lassen sich am besten als Kontinuum denken (man kann sich mal mehr, mal weniger sicher fühlen). Sie sind, wie Sie sehen werden, Teil des Bindungstanzes und helfen Ihnen, hinter die Kulissen der inhaltlichen Aspekte und der dramatischen Nebenhandlungen zu blicken und zu den Tanzschritten und -haltungen vorzudringen, um die es eigentlich geht. Die Beschreibung dieser Strategien und Muster passt auch zu deskriptiven Studien, die sich mit Eheproblemen befassen, wenn zum Beispiel das Muster Anklage / Verfolgung mit dem Muster Verteidigung / Abstand beantwortet wird und die Beziehung daran zu scheitern droht.

Dass Studien den Einfluss des Bindungsstils bestätigen, überrascht also kaum. So geben Menschen in einer unsicher gebundenen Partnerschaft eine niedrigere Zufriedenheit an. Außerdem ist die Anpassungsfähigkeit dieser Paare geringer als bei Paaren, wo beide sicher gebunden sind (Feeney 1994; Lussier, Sabourin & Turgeon 1997). Diese gewohnheitsmäßigen Reaktionen und sich selbst am Laufen haltenden Interaktionsmuster bestätigen, dass die Bindungstheorie systemisch ist (Johnson & Best 2003): Sie befasst sich mit einem „System, das die Realität reflektiert, reguliert und kreiert" (Bretherton & Munholland 1999, S. 98).

9. Bindung prägt die inneren Arbeitsmodelle vom Selbst und von anderen. Der Mensch definiert sich über den Kontext seiner engsten Beziehungen. Bindungsstrategien geben wie gesagt Auskunft darüber, wie man mit Emotionen umgeht und sie verarbeitet. So empfinden die einen Zurückweisungen als Katastrophe und beklagen sich darüber, wohingegen andere tagelang schweigen. In ihren Reaktionsmustern stecken laut Bowlby kognitive Repräsentationen des Selbst und der anderen. Sichere Bindung entspricht einem Arbeitsmodell, sich selbst als liebenswert, selbstsicher und kompetent wahrzunehmen und es korreliert mit größerer Selbstwirksamkeit (Mikulincer 1995). Sicher gebundene Menschen glauben, dass andere bei Bedarf auf ihre Bedürfnisse eingehen werden, und gemäß ihres Arbeitsmodells von anderen Menschen sind diese zuverlässig und vertrauenswürdig. Diese aus Tausenden von Interaktionen herausdestillierten Arbeitsmodelle vom Selbst und von anderen werden zu Erwartungen und Vorurteilen, die für neue Beziehungen übernommen werden. Sie sind keine eindimensionalen kognitiven Schemata, sondern *prozedurale Skripte* dafür, wie man Zusammengehörigkeit schafft und Bindungsinformationen verarbeitet. Sie umfassen Ziele, Überzeugungen und Bindungsstrategien und sind stark von Emotionen durchsetzt. *Arbeitsmodelle werden durch emotionale Kommunikation gebildet, weiter ausgearbeitet, aufrechterhalten und – was für Paar- und Familienherapeut*innen am wichtigsten ist – verändert.* Erkennen können wir die Arbeitsmodelle unserer Klient*innen an eindringlichen emotionalen Äußerungen und stark aufgeladenen Interaktionen mit dem geliebten anderen. Sobald die in Not geratenen Partner*innen über ihre wütenden Proteste hinauswachsen, können sie Ängste und Zweifel offenbaren, ob sie es überhaupt wert sind, geliebt zu werden.

10. Isolation und Verlust sind von Natur aus traumatisierend. Bindungstheorie dreht sich eigentlich um Trauma, denn sie beschreibt und erklärt, wie traumatisierend es sein kann, ausgerechnet die Menschen, die man am meisten braucht, zu verlieren, von ihnen getrennt, im Stich gelassen oder zurückgewiesen zu werden, und welche drastischen Folgen das haben kann. Bowlby, der sich schon zu Beginn seiner beruflichen Laufbahn mit dem Einfluss von Trennung und fehlender mütterlicher Zuwendung auf Kinder beschäftigte, betrachtete traumatische Stressoren und die daraus hervorgehende Isolation als ungeheuer prägend für die Persönlichkeitsentwicklung und die spätere Stressbewältigungsfähigkeit. Wer zuversichtlich auf die Verfügbarkeit der Bindungsfigur vertrauen kann, neigt „weniger zu intensiver oder chronischer Furcht als ein anderes Individuum, das aus irgendwelchen Gründen diese Zuversicht nicht hat" (Bowlby 2006b, S. 321). Der von Trennung und Entbehrung verursachte Stress aber ist Protagonist im Dauerdrama des „alltäglichen" Beziehungskummers, mit dem Paar- und Familientherapeut*innen bestens vertraut sind. Tatsächlich sprechen Betroffene darüber wie über ein Trauma, mit drastischen Formulierungen, als stünde ihr Leben auf dem Spiel. Doch gerade weil die Bindungstheorie eine Theorie des Traumas ist, können wir mit ihrer Hilfe verstehen, was für eine Sprengkraft emotionale Verletzungen haben, die durch Ablehnung oder wahrgenommene Vernachlässigung durch einen geliebten Menschen entstanden sind. Wer unter traumatischen, von Isolation und Verlust hervorgerufenen Ohnmachtsgefühlen leidet, tendiert zu typischen Traumastressreaktionen wie Angriff, Flucht oder Totstellreflex. Die Traumaperspektive mit ihrem Fokus auf die Macht von Hilflosigkeit und Angst hilft uns, uns besser in die Realität dieser Menschen hineinzuversetzen und konstruktiv damit umzugehen.

2.3 Erwachsenenbindung – eine Anmerkung

Der Einfluss einer Kultur, die wie die unsere Wert auf Individualität und Unabhängigkeit legt, erschwert die Vorstellung von Liebesbeziehungen als Bindung, obwohl diese nach Bowlbys eigenem Verständnis lebenslang Thema bleibt. Daher möchte ich an dieser Stelle kurz innehalten und auf die grundsätzlichen Gemeinsamkeiten hinweisen, die zwischen der Erwachsenen- und der Eltern-Kind-Beziehung bestehen (in Anlehnung an Shaver, Hazan & Bradshaw 1988).

Beide charakterisieren sich durch eine tiefe Sehnsucht nach Aufmerksamkeit, emotionaler Zuwendung und gegenseitigem Interesse. Kinder wie Erwachsene, die ihre Bezugspersonen in Reichweite wissen und sich auf sie verlassen können, haben ein stärkeres Selbstbewusstsein, mehr Selbstvertrauen und können besser mit Belastungen fertigwerden. Die Wahrnehmung, dass ihre Bezugspersonen generell zugänglich sind und einfühlsam auf sie eingehen, macht glücklicher und kontaktfreudiger und hebt außerdem die Toleranzschwelle für Stress und ambivalente oder negative Beziehungserlebnisse. Verhält sich eine Bindungsfigur hingegen distanziert oder ablehnend, bekommen nicht nur Kinder, sondern auch Erwachsene Angst, werden unruhig und können sich nicht konzentrieren oder ihre Umwelt erkunden. Das Bedürfnis nach Kontakt und viel körperlicher Nähe, beispielsweise danach, gestreichelt, umarmt, gehalten und geküsst zu werden, ist bei beiden sehr stark. So wollen Erwachsene wie Kinder, gerade wenn sie sich fürchten, wenn sie krank oder überfordert sind, von ihrem geliebten Menschen im Arm gehalten und getröstet werden. In jedem Lebensalter sind vorübergehende oder endgültige Trennungen von der Bindungsfigur belastend und führen zu Verlustängsten. Ist man wieder mit ihr vereint, fühlt man sich getröstet und glücklich und zeigt das durch ausgestreckte Arme und eine freudige Begrüßung, vor allem dann, wenn das Wiedersehen ungewiss war. In Erwachsenen- wie in Eltern-Kind-Beziehungen erzählt man einander, was man erlebt hat, tauscht Geschenke aus, legt Wert auf Vertraulichkeit und denkt aktiv darüber nach, wie die geliebte Person auf Dinge oder interessante Erlebnisse reagieren würde. Es sind die einzigen Beziehungen mit langem intensivem Blickkontakt, einer Faszination von der Physis des anderen und dem Verlangen, diese zu erkunden. Sehr wichtig ist auch die nonverbale Kommunikation: Sowohl in der Liebes-Dyade als auch in der Eltern-Kind-Dyade wird gesungen und wortlos geturtelt.

Obwohl Erwachsene wie Kinder mehrere Bindungsfiguren haben können, hat meist nur eine Hauptbezugsperson die Rolle des „sicheren Orts“ bzw. der verlässlichen Basis. Altersunabhängig steigt das Verlangen nach diesem Menschen bei Widrigkeiten und Belastungen und löst ein intensives Bindungsverhalten aus. Egal, ob man sich verliebt oder mit einem Kind spielt – man stimmt sich empathisch ein, und wenn die Bindungsbeziehung nicht gut läuft, reagiert man überempfindlich auf Ablehnung und Einseitigkeit. Sowohl in Liebes-Dyaden als auch Eltern-Kind-Dyaden freut man sich riesig über Aufmerksamkeit, Lob und Zuwendung. Umgekehrt verursachen Beziehungsstörungen über die gesamte Lebensdauer starken Stress und erhöhen die Anfälligkeit für physische und psychische Probleme und Krankheiten. Von der Wiege bis zur Bahre sehnen sich Menschen nach einem Menschen, dem sie wichtig sind, der sie wahrnimmt und schätzt, ihren Schmerz stillt, ihnen in schwierigen Momenten beisteht und sie in die Arme nimmt, wenn sie Angst vor dem Dunkeln haben.

Doch es gibt auch drei gravierende Unterschiede:

1. Liebesbeziehungen zwischen Erwachsenen werden mehr mental abgebildet. Es fällt ihnen leichter, den anderen mittels der inneren Repräsentation bei sich zu haben und sich dadurch getröstet und bestärkt zu fühlen. Je kleiner das Kind, desto größer sein Bedürfnis nach sinnlich erfahrbarem physischem Kontakt.

2. *Erwachsenenbeziehungen umfassen auch Sex, und* Sex *ist eine Bindungsaktivität* (Johnson 2017a). Er befriedigt nicht nur das Verlangen nach Orgasmus oder Nachwuchs, sondern schafft auch Verbundenheit (Johnson 2017a) und zählt daher zum Bindungsverhalten. Das beim Orgasmus ausgelöste Kuschelhormon Oxytocin wird übrigens auch beim Stillen ausgeschüttet. In diesem Zusammenhang ist die Tatsache interessant, dass Sexarbeiter*innen Blickkontakt, Küssen und Streicheln mit der Kundschaft ablehnen.
3. Die Beziehung zwischen Erwachsenen verläuft auf Augenhöhe. Während Eltern die Bindung zu ihren Kindern erwartungsgemäß aktiv initiieren und lenken, beruht die Beziehung Erwachsener auf Gegenseitigkeit.

Möglicherweise brauchen Erwachsene auch länger, bis aus einer anregenden Freundschaft eine emotional enge Bindung erwächst. So besagt eine Theorie (Hazan & Zeifman 1999), dass Erwachsenenbeziehungen erst nach zwei Jahren die Merkmale einer Bindung aufweisen sowie dass das adaptive Verhalten sowohl von Kindern als auch Erwachsenen in der Beziehung zu ihrer Bindungsfigur *ausgesprochen sinnvoll ist, wenn sie selbst auf den vorübergehenden „Verlust" dieser Hauptquelle emotionaler und / oder physischer Sicherheit mit Angst und Protest reagieren – was* in der Therapiesitzung als „Kommunikationsschwierigkeit" oder fehlende Nähe zum Ausdruck kommt. Anzumerken ist, dass die gängigste Hypothese zu Eheproblemen und Scheidungen, wonach positive Gefühle wie Liebe, Vertrauen und Zuneigung von negativen Emotionen, Konflikten und destruktiven Interaktionen gemindert werden, wahrscheinlich nicht zutrifft (Roberts & Greenberg 2002; Huston, Caughlin, Houts, Smith & George 2001). Mehr bindungsorientiert ist hingegen die Auffassung, dass der Anfang einer unglücklichen Beziehung von einem Mangel an offenherziger und zugewandter Interaktion eingeläutet wird. So entstehen Konflikte und Krisen aufgrund von Vernachlässigung, Distanz und unbefriedigten persönlichen Bindungsbedürfnissen. Sobald in einer Beziehung mehr Offenheit für Bindungssignale herrscht und der Bindungsprozess verlässlicher geworden ist, gelingt es Paaren, ihren schwelenden Dauerstreit beizulegen und ihre Meinungsunterschiede auch in Zukunft so auszutragen, dass sie die Beziehung nicht gefährden.

2.4 Bindung als integrative Perspektive

Dass Paartherapie zunehmend integrativ wird, liegt vor allem an der integrativen Perspektive der Bindungstheorie. Diese ist einerseits eine systemische, auf kontextuelles Verhalten und Kommunikationsmuster sowie eine evolutionär ausgerichtete Theorie (Kobak & Duemmler 1994; Erdman & Caffery 2002), der zufolge die physische Nähe und Zuwendung, die Eltern oder andere Bezugspersonen ihren Kindern in kooperativer Zusammenarbeit entgegenbringen, von einem angeborenen Kontrollsystem aufrechterhalten wird. Andererseits fokussiert die Bindungstheorie auch auf die Dynamik des Individuums inklusive der Affektregulation und der Wahrnehmung anderer Menschen (Holmes 1996). Manche fassen Bindung sogar ausschließlich als einen inneren mentalen Zustand auf (Main, Kaplan & Cassidy 1985), während die Perspektive der Sozialpsychologie und Paar- / Familientherapie eher eine transaktionale ist. Demnach wird der Bindungsstil in der Interaktion mit dem geliebten Menschen ständig konstruiert und umgestaltet. Ein Mensch kann also zu verschiedenen Bezugspersonen qualitativ unterschiedliche Beziehungen haben und seinen Bindungsstil verändern, je nachdem wie er in seinen Beziehungen dazulernt und sich weiterentwickelt (Davila, Karney & Bradbury 1999). Optimal ist die Anwendung der Bindungstheorie in der angewandten Paar- und Familientherapie, wenn sie Selbst und System integriert. Moderne Varianten integrieren außerdem sexuelles, fürsorgegebendes und fürsorgesuchendes Verhalten (Feeney 1999).

Da die Bindungstheorie auf Emotionen fokussiert und das Bedürfnis nach Abhängigkeit anerkennt, stimmt sie mit bestimmten feministischen Sichtweisen überein, z. B. mit Baker Miller und Pierce Stiver (1997), Fishbane (2001) oder Theorien, die auf die Macht enger Beziehungen hinweisen und die Gefahr, das Bedürfnis nach Verbundenheit zu pathologisieren (Vatcher & Bogo 2001). Auch für die Bindungstheorie ist „die gleichgestellte gegen- und wechselseitig abhängige Intimität“ das Kennzeichen gesunder Beziehungen (Haddock, Schindler Zimmerman & MacPhee 2000). Vor allem aber ist die Bindungstheorie eine klinische Theorie, die die Liebe zwischen Erwachsenen entmystifiziert und den eigentlichen Inhalt des Beziehungsdramas offenlegt, damit wir es effektiv in neue Bahnen lenken können.

Was durch die Bindungsforschung und ihre Theorien entsteht, ist deswegen ein integratives Ganzes, weil es sich damit auseinandersetzt, wie man in einer Liebesbeziehung mit Emotionen umgeht, Informationen über sich selbst und die andere Person verarbeitet und organisiert und wie man miteinander kommuniziert. Dies hilft uns Paartherapeut*innen, die heftigen und reflexartigen emotionalen Reaktionen einer ängstlich Gebundenen zu verstehen, oder die Tendenz eines sich Zurückziehenden, ausgerechnet dann, wenn er selbst oder seine Partnerin sich in einem schwachen oder schwierigen Moment befindet, emotional unbeteiligt zu bleiben (Simpson, Rholes & Nelligan 1992). Bindungssicherheit öffnet für neue Sachverhalte und alternative Sichtweisen und trägt so zu einer kooperativen Problemlösung bei. In diesem Bewusstsein sorgen wir also zuerst für emotionale Geborgenheit und Bindungssicherheit und gehen dann erst zu pragmatischem Problemlösen oder Kompetenz aufbauenden Interaktionen über. Sobald beide Teile des Paars mit einem gewissen Grad an Ungewissheit zurechtkommen, können sie aus ihren Interaktionsteufelskreisen, wie z. B.

Forderung / Rückzug, aussteigen und aus einer Metaperspektive über ihre Gespräche reflektieren. Eine sichere Bindung fördert Aufgeschlossenheit, Kohärenz und Kompetenz in der Kommunikation. Wie Goleman in seinem Buch über emotionale Intelligenz schreibt: „Man muss eine gewisse innere Ruhe haben, um sich auf andere einstellen zu können" (1997, S. 146). Wie ich bereits an anderen Stellen ausführlicher zusammengefasst habe (Johnson 2002, 2014), hat sich in der Forschung ein Zusammenhang gezeigt zwischen Bindungssicherheit und bestimmten Verhaltensweisen, die für Paartherapeut*innen außerordentlich wichtig sind: ein gut ausbalanciertes Selbstbewusstsein und ein Fehlen verbaler Aggression. Sicher gebundene Menschen sind eher bereit, ihre Partner*innen zu unterstützen, und weisen sie seltener zurück.

Abschließend möchte ich anmerken, dass in der modernen Paartherapie Theorie, Forschung und Praxis ineinandergreifen und die Bindungstheorie auch dabei eine wichtige Rolle spielt. *Alle Daten weisen in dieselbe Richtung* und bestätigten, dass Teufelskreise wie Forderung / Rückzug zersetzend wirken und das Bedürfnis nach Tröstung und emotionaler Verbindlichkeit angeboren ist (Gottman, Coan, Carrere & Swanson 1998). Sowohl die Beschreibung von Liebesbeziehungen zwischen Erwachsenen entlang der Bindungstheorie als auch die Erforschung der Ergebnisse und Veränderungsprozesse, die EFT und andere Modelle durch ihren Fokus auf Emotionen und Interaktionsmuster erzielen, legen nahe: Die Auseinandersetzung mit der Sicherheit enger Bindungen ist der Schlüssel zu einer erfolgreichen Paartherapie.

2.5 Veränderungen der Bindung

Bindung kann sich auf mehreren Ebenen verändern: der des Verhaltens (beispielsweise indem man aufgeschlossener und empathischer reagiert), der emotionalen Regulation, der generellen und beziehungsbedingten Modelle des Selbst und anderen und schließlich auf der Ebene der Organisation von Informationen über die Beziehung. Bei all diesen multidimensionalen Veränderungsmöglichkeiten geht es in der Paartherapie jedoch in erster Linie darum, neue Bindungsreaktionen zu fördern, die die Beziehung umstrukturieren und so ihren Zusammenhalt stärken.

In seinen Schriften befasste sich Bowlby vornehmlich damit, wie jeder Klient durch die in der Therapie gewonnene Erkenntnis seine generellen negativen Bindungsmodelle verändern könnte. Moderne bindungsorientierte Therapeut*innen hingegen wollen dies hauptsächlich über die neuen emotionalen Erfahrungen erreichen, die die laufende Bindungsbeziehung am stärksten prägen. Sie neu zu erleben widerlegt frühere Ängste und Vorurteile (Collins & Read 1994), was eine Evolution und Erweiterung der Modelle und die Entstehung und Integration neuer Verhaltensweisen bewirkt (Johnson & Whiffen 1998; Johnson 2020).

Aus der systemischen Perspektive betrachtet, verändert sich die Bindung entlang der Achse Einschränkung / Flexibilität. Flexibilität gilt als gesund, wie auch die Fähigkeit, innere Arbeitsmodelle und Verhaltensweisen je nach Kontext anzupassen. So sind die inneren Arbeitsmodelle in Bezug auf Bindung aus Bowlbys Sicht (2006a) nur dann von Nutzen, wenn sie sich revidieren und aktualisieren lassen – ein Prozess, der von einer unflexiblen oder defensiven Haltung behindert wird. Daher fokussieren bindungsorientierte Therapeut*innen auf eine Erweiterung des Bindungsverhaltens und darauf, wie gewohnte als auch neue Bindungserfahrungen verstanden und verarbeitet werden.

Veränderungen geschehen im Herzen, im Kopf und in bestimmten Interaktionen. Damit ängstlich Gebundene sicherer werden, brauchen sie die Auseinandersetzung mit ihrer Neigung zu Überwachsamkeit und schneller Frustration. Zudem müssen sie die für sie neue Erfahrung machen, dass sie ihr Bedürfnis nach einer verlässlichen Verbindung zeigen dürfen und dass diese dann auch entsteht. Viele Paar- und Familientherapiemodelle befassen sich tendenziell entweder mit dem Verhalten, den Interaktionsmustern oder inneren Realitäten. Aus der Bindungsperspektive betrachtet, gilt es jedoch, diese drei im Sinne einer Veränderung zu integrieren. Sowohl die Bindungs- als auch die Systemtheorie erklären sich die Entstehung und die Aufrechterhaltung von Interaktionsmustern mithilfe des Konzepts der zirkulären Kausalität. In der Bindungstheorie geht man außerdem davon aus, dass die entscheidenden Reaktionen enger Beziehungen von bestimmten Formen der Angst und deren Regulation organisiert werden (Johnson & Best 2003). Die Realität der Bindung entwickelt sich also abhängig davon, wie das Paar miteinander tanzt, wie beide Seiten diesen Tanz begreifen und wie sie sich innerlich darauf einstellen.

2.6 Die Bedeutung der Bindungstheorie für die Paartherapie

Die Bindungstheorie beantwortet einige für menschliche Beziehungen fundamental wichtige Fragen: Wie kommt es, dass Menschen sich in kontraproduktive Strategien verstricken, durch die ihnen die Liebe, die sie sich von ihrer Partnerschaft oder ihrer Familie ersehnen, abhandenkommt? Warum kühlen Konflikte mit Bindungsfiguren kaum ab, indem man auf Abstand geht? Warum werden Beziehungen von manchen Erlebnissen stärker bestimmt als von anderen? Und – für Paartherapeut*innen besonders wichtig – wie können wir unsere Rettungsversuche so zielgerichtet wie möglich gestalten? Was stärkt die kostbaren Bande zum geliebten Menschen?

Die Bindungstheorie, vor allem aber die aktuellen Erkenntnisse in Bezug auf die Erwachsenenbindung, bietet Paartherapeut*innen neue Sichtweisen und Gestaltungsmöglichkeiten hinsichtlich der Beziehungsinteraktionen, im Besonderen:

- Einen klaren Begriff davon, was gesunde enge Beziehungen sind und welche Schlüsselmomente Gesundheit und Störung definieren: Daraus leiten sich die einzelnen Prozessziele ab sowie das Endziel der therapeutischen Reise, auf die sich das Paar begibt. Die wichtigsten Ziele der effektiven Paartherapie sind die Auseinandersetzung mit Bindungsängsten, die Minderung von Bindungsunsicherheit und die Entstehung eines verlässlichen Bundes. Dazu müssen wir prototypische bindungsfördernde Erlebnisse choreografieren, die für Vertrauen und eine sichere Bindung sorgen. Und da hauptsächlich gegenseitige Offenheit und Responsivität Letztere ausmachen, konzentrieren wir uns explizit darauf. Meiner Überzeugung nach liegt es an diesen Veränderungsereignissen, dass die EFT im Unterschied zu anderen Modellen so wirksam vor Rückfällen schützt.
- Eine dezidiert entpathologisierende Herangehensweise an Beziehungsstress mit einem spezifischen Vokabular zur Benennung der Verletzungen und Dilemmata des Paars: Sie macht die Therapiesitzung zu einem sicheren Ort; der Lernprozess beschleunigt sich, und die von Beziehungsstress beeinflussten Reaktionen beider Partner*innen werden neugerahmt, sodass Misstrauen und Entfremdung weichen und Platz machen für Mitgefühl und Verbundenheit.
- Eine Möglichkeit, die Hauptakteure des Beziehungsdramas – auf Bindung bezogene Emotionen Ängste, Sehnsüchte sowie die Interaktionsmuster, die den Trennungsschmerz aufrechterhalten – zu begreifen, zu beschreiben und so noch genauer zu fokussieren: Bowlby (2018, S. 113) wies darauf hin, wie wichtig es ist, den Klient*innen bei der Verarbeitung von „furchterregenden, fremd wirkenden und / oder unannehmbaren“ Emotionen zu helfen. Sie brauchen Hilfe, um ihre Bindungsunsicherheit zu artikulieren und konstruktiv mit Vernachlässigung und dem Nähe- und Vertrauensverlust umzugehen. In diesem chaotischen Drama nebst der inhaltlichen Beziehungsthemen nicht den Fokus zu verlieren, das ist die Kunst.
- Ein klares Verständnis der Veränderungsereignisse: Zielgerichtet strukturieren sie neue korrigierende emotionale Erfahrungen und verändern die Beziehung dank der Anpassungsfähigkeit des Nervensystems nachhaltig (Greenman & Johnson 2013).
- Ein neues Verständnis der Beziehungsblockaden und -verletzungen zur effektiven Auseinandersetzung damit: Mit dem bindungsorientierten Ansatz der EFT hinsichtlich Vergebung und Versöhnung beschäftigt sich Kapitel 13.

Vor vielen Jahren sagte Lynn Hoffman (1995), in der Familientherapie wisse man zwar, *wie* man etwas verändern kann, aber nicht, *was* da eigentlich verändert wird, weshalb jede Beschreibung notorisch unzulänglich sei. „Etwas ist im Busch (...), aber niemandem ist es gelungen, es zu finden und zu erklären, was das ist“ (S. 176). Die Wende kam mit John Bowlby und der Theorie der Erwachsenenbindung. Hat man das Drama einer in Not geratenen Beziehung erst einmal verstanden, braucht man eine Theorie der Veränderung – einen Interventionsansatz. Und so befasst sich das nächste Kapitel mit der in der EFT angewandten Integration des humanistisch-experientiellen und des systemischen Therapieansatzes.

3. EFT und die Theorie der Veränderung: Intra- und interpsychisch

„Bindungsfokussierte Interventionen betreffen die Emotionsregulation und die Herstellung eines emotionalen Gleichgewichts. Wir helfen unseren Klienten, die Art, wie sie ihre Emotionen regulieren, zu verändern, und wir benutzen Emotionen auch, um Menschen zu ‚bewegen' – neue Verhaltensweisen anzuregen und auszubilden. Diese Entwicklung ist ein angeborener, organischer und biologisch vorbereiteter Prozess."

(Sue Johnson 2020, S. 95)

EFT ist eine Synthese aus experientiellen und systemischen Therapieansätzen. Laut diesem Ansatz wird Beziehungsstress auf dieselbe Art und Weise aufrechterhalten, wie Paare ihre emotionalen Erfahrungen organisieren und verarbeiten und wie sie in wichtigen Beziehungen interagieren; welche Interaktionsmuster sie dabei einsetzen, die sich selbst verstärken und ein Eigenleben führen. Ein unglückliches Paar befindet sich in einem strapazierenden Zustand aus zwingenden, automatischen emotionalen Reaktionen und den damit korrespondierenden, rigide organisierten Interaktionen, der ihr Beziehungsleben einschränkt und verengt. So entsteht ein Teufelskreis aus Verletzung und Verzweiflung, in dem sich die emotionale Paartanzmusik und die Bewegungsmuster der einzelnen Partner*innen gegenseitig anfeuern und einander aufschaukeln. *Dieser beengte Zustand absorbiert alles, ohne dass etwas dabei herauskommt, und macht es beinahe unmöglich, füreinander emotional zugänglich zu sein und verständnisvoll aufeinander einzugehen.*

Laut Forschung zeichnen sich unglückliche Paare durch ihre rigide strukturierten Interaktionsmuster und ihren stark negativen Affekt aus. Wie verhelfen die beiden auf Veränderung angelegten Ansätze – der experientielle und der systemische – Paaren zu einer neuen Definition ihrer Beziehung? Die humanistisch erfahrungsorientierte Perspektive konzentriert sich auf die veränderte und erweiterte Art der Erfahrung und Verarbeitung, die systemische auf die Modifizierung der Interaktionsmuster.

3.1 Die experientielle Sichtweise – das innere Erleben verändern

EFT ist essenziell ein humanistischer Ansatz (Johnson & Boisvert 2002). In humanistischen Therapieansätzen wurde schon immer anerkannt, wie wichtig Emotionen sind. Mehr als andere Modelle haben sie sie systematisch als Teil des Veränderungsprozesses fokussiert. Doch welche Grundprinzipien humanistisch experientieller Therapieansätze sind relevant für die EFT?

1. **Prozessorientierung.** Der Mensch verarbeitet alles, was er erlebt, er konstruiert Erfahrung, symbolisiert sie von Augenblick zu Augenblick und *bildet Bedeutungsrahmen* (Cain 2002). Experte für diese Erfahrung ist der Klient, nicht der Therapeut. Dessen Aufgabe besteht darin, seinem Klienten zu helfen, den gegenwärtigen Augenblick der Sitzung bewusster zu erleben, zuvor ausgeklammerte Aspekte zu integrieren und neue Bedeutungsrahmen zu bilden. Der Therapiefokus liegt somit auf dem *gegenwärtigen Prozess.* Es geht also nicht nur um den Inhalt oder die Fakten eines Vorkommnisses, sondern darum, *wie* es verarbeitet wird. Die Therapeutin ist eine Prozessberaterin. Für sie und die Klientin ist die Therapie ein kooperativer Entdeckungsprozess. Wie Rogers sagte: Im therapeutischen Prozess erfreut sich der Therapeut daran, die Gesetzmäßigkeit der Erfahrung zu entdecken. Dieser Ordnungsprozess ist bei jedem Menschen andersgeartet. Die experientielle Perspektive respektiert individuelle Unterschiede und betrachtet jede Person und jede Beziehung als eine einzigartige Kultur, die wir erst einmal kennenlernen müssen. Diese Haltung des „wissentlich (‚Ich weiß, dass ich es nicht weiß') Nichtwissens" passt zur offenen Einstellung der Paar- und Familientherapie zu Diversität.
2. **Ein Fokus auf das Bedürfnis nach einem sicheren, kooperativen therapeutischen Bündnis.** Humanistische Therapeut*innen betrachten Menschen als primär soziale Wesen, die ein Bedürfnis nach Zugehörigkeit und Wertschätzung durch andere haben und die man am besten im Kontext ihrer zwischenmenschlichen Beziehungen versteht (Cain 2002). Was die Neuverarbeitung des Erlebens, die Konstruktion neuer Bedeutungen und ein neues Gefühl der Selbstwirksamkeit ganz wesentlich fördert, ist die Akzeptanz, die Empathie der Therapeutin. Ihre – wie Rogers (1951) es formulierte – „bedingungslos positive Zuwendung" ermöglicht eine neuartige Selbsterfahrung. So empfand Rogers das empathische Reflektieren eigentlich weniger als Reflexion, sondern vielmehr als Offenbarung, die die Erfahrung des Klienten so sehr ordnet und strukturiert, dass er seinen inneren Ängsten wertschätzend begegnen und sich mit ihnen auseinandersetzen kann. Wie bei anderen Richtungen der Postmoderne (Anderson 1999) auch, strebt der Therapeut nach Gleichberechtigung, Authentizität und Transparenz, um so das

Therapiezimmer zu einem *sicheren Ort* zu machen. Der Schlüssel dafür ist, emotional präsent zu sein und konstant einfühlsam auf seine Klient*innen einzugehen.

Besonders in diesem Sinne ist EFT eine perfekte Verschmelzung der auf das Verständnis menschlicher Erfahrung und auf persönliches Wachstum ausgerichteten Bindungsprinzipien mit Rogers' Interventionsprinzipien. Im geschützten Therapieraum können Menschen erkennen, welche Entscheidungen sie in ihren Beziehungen treffen – etwa zuzumachen und sich abzuschotten – und Verantwortung für die Folgen übernehmen, die diese Entscheidungen für sie selbst und die Partnerin haben. Damit die Paartherapie zu einem Schutzraum wird, muss man sich bewusst darum bemühen, das Erleben des einen Partners zu validieren, ohne das des anderen zu entkräften oder kleinzureden. Denn das letztliche Ziel der Paartherapie ist eine sichere und bejahende Verbindung zwischen beiden.

3. **Ein Fokus auf Gesundheit.** Der Mensch ist von Natur aus auf Wachstum und Entwicklung ausgerichtet; seine Bedürfnisse und Wünsche sind im Allgemeinen gesund. Problematisch wird es erst, wenn sie abgewürgt, verleugnet und unterbunden werden. Die Sichtweise, dass Einengung, Starrheit und eine „Verfestigtheit" in der Verarbeitung des Erlebens zu Problemen führen, entspricht dem interpersonellen systemischen Fokus auf der schwierigen Natur enger Interaktionsmuster. Bei beiden Modellen bedeutet Gesundheit, dass man mit einer aufgeschlossenen und responsiven flexiblen Haltung Neues lernen, mehr Wahlmöglichkeiten bekommen und sich besser an ungewohnte Umgebungen anpassen kann. Der experientielle Ansatz ist grundsätzlich ein nicht-pathologisierender. Es geht also nicht um die Korrektur eingewurzelter Mängel und Schwächen, sondern um das Streben nach Wachstum, indem man neue Erfahrungen macht und diese auf eine neue Art und Weise verarbeitet. Es wird davon ausgegangen, dass man unter eingeschränkten Wahlmöglichkeiten weniger gut mit Widrigkeiten zurechtkommt und dadurch Schwierigkeiten hat, das eigene Leben und Beziehungen zu anderen Menschen positiv zu gestalten. Alle Reaktionsweisen können unter einschränkenden Umständen „vernünftig" und adaptiv sein (Bowlby 2006a), gesetzt den Fall, dass sie sich als Reaktionen auf neue Kontexte entwickeln können. So schrieb Bowlby (2018, S. 123): „Zum Glück verfügt die menschliche Psyche, ähnlich unseren Knochen, über erstaunliche Selbstheilungskräfte, für deren Aktivierung der Psychotherapeut, vergleichbar dem operierenden Orthopäden, die äußeren Voraussetzungen schaffen muss." Damit wäre Rogers wohl vollkommen einverstanden gewesen.

4. **Ein Fokus auf Emotionen.** Emotionen gelten als essenziell adaptiv und kommen in der EFT wie auch in der Bindungstheorie an erster Stelle. Laut Bowlby und Emotionsforschern (Frijda 1986) erfahren wir über unsere Emotionen, was wir wollen und brauchen, und werden von ihnen zu entscheidenden Handlungen

getrieben, besonders in Beziehungen. Gerade im Zusammenhang mit frustrierenden oder befriedigenden Situationen, so die erfahrungsorientierte Theorie, bilden sich emotionale Rahmen oder *Schemata*, anhand derer Erlebnisse, Erwartungen und Reaktionen klassifiziert, differenziert und organisiert werden. Auf diese Weise kann der Mensch Dinge erleben, interpretieren, darauf reagieren und das Geschehen gedanklich antizipieren und steuern. Emotionen werden also nicht einfach nur abgespeichert, sondern rekonstruiert, nämlich durch die Auswertung einer Situation, die das Reaktionsschema wachruft. In der Therapie werden diese Schemata auch bewusst aktiviert, um sie zu erkunden, daran zu arbeiten und sie durch neue Erfahrungen zu modifizieren. Emotionen werden zugänglich gemacht, erschlossen und umstrukturiert. Sie werden evoziert, um die Konstruktionsweise des Erlebens und die Reaktionsweise auf andere im gegenwärtigen Prozess zu verändern. Sie sind sowohl treibende Kraft als auch Ziel der Veränderung.

5. **Ein Fokus auf korrigierende emotionale Erfahrungen.** Veränderungen geschehen im Jetzt, weniger als Folge von verbesserter Erkenntnis oder Kompetenz, sondern vielmehr als Folge der erweiterten Verarbeitung des Erlebten und der Erzeugung neuer korrigierender emotionaler Erfahrungen. Gefühle einfach herauszulassen reicht aber nicht. *Die Therapeutin führt den Klienten in das für ihn emotional am stärksten aufgeladene Erlebnis* HINEIN *und mitten* HINDURCH. So entsteht eine neue emotionale Erfahrung. Diese zu formulieren und auszudrücken hat einen starken Einfluss auf die Art, wie die Betroffenen ihr inneres Drama strukturieren, wie sie sich selbst sehen und mit anderen kommunizieren. Wie Untersuchungen zunehmend belegen, prognostiziert ein intensiver und emotional erlebter Therapieprozess gute Ergebnisse, sogar bei kognitiv-behavioralen Interventionen. So kamen Castonguay und Kolleg*innen in der Depressionsstudie des National Institute of Mental Health (NIMH) zu dem Schluss, dass mehr emotionales Engagement / Erleben aufseiten der Klient*innen mit einer positiven Veränderung korrelierte (Castonguay, Goldfried, Wiser, Raue & Hayes 1996), wohingegen ein Fokus auf verzerrtes Denken mehr depressive Symptome nach der Therapie wahrscheinlich machte.

Aus all dem folgt, dass Paartherapeut*innen, die mit einem experientiellen Ansatz arbeiten:

- das emotionale Erleben beider Partner*innen fokussieren, sich in dieses einstimmen und es kontinuierlich spiegeln;
- das Erleben akzeptieren und wertschätzen und nicht versuchen, es kleinzureden oder zu ersetzen;
- das Erleben empathisch erkunden und sich dabei auf das fokussieren, was am lebendigsten und eindrücklichsten ist: der noch nicht ausformulierte Felt Sense, der sich in spezifischen Interaktionen zeigt;

- ihre Klient*innen durch meist offene, d. h. „Was"- oder „Wie"-Fragen, Vermutungen und mit einer Technik, die wir „Affektzusammenfügung" nennen (siehe unten), behutsam und rücksichtsvoll bis an den äußersten Rand ihrer starken Emotionen geleiten, was sie „ängstigen, erschrecken, befremden" oder ihnen „unannehmbar" erscheinen kann (Bowlby 2018, S. 113).
- ihre Klient*innen dazu bewegen, sich Aufgaben vorzunehmen, durch die sie das, was sie erleben, anders verarbeiten können als bisher. Dafür könnten sie etwa die Aufmerksamkeit der Klient*innen auf eine bestimmte Komponente ihrer problematischen Reaktion richten (d. h. nicht auf die eigentliche Reaktion, sondern auf den Reiz, den Trigger), dass sie sich diese immer bewusster machen, bis schließlich neue Facetten ans Tageslicht dringen, die das Erlebte als Ganzes re-organisieren. Beispiel: Die Therapeutin hilft dem Klienten, durch die gewohnte ärgerliche Reaktion hindurch bis zu der darunterliegenden Verzweiflung und Sehnsucht vorzudringen. Hierfür gibt sie ihm in einer erfahrungsorientierten Einzelsitzung die Aufgabe, mit einer für ihn wichtigen Bindungsfigur, die sein Selbstbild deutlich beeinflusst hat, ein imaginiertes Gespräch zu führen und dabei auf seine emotionale Reaktion zu achten. Wie wir mit Emotionen arbeiten, wird im nächsten Kapitel ausführlich beschrieben.

Experientielle Interventionen waren ursprünglich für die Einzeltherapie gedacht, doch als Paartherapeut*innen müssen wir sowohl einer Partnerin beim Wiederverarbeiten ihrer Erfahrung helfen als auch dem beobachtenden Partner dabei präsent bleiben, damit die Interaktionen Wirkung zeigen. Es geht also nicht darum, mit einem Teil des Paares in Gegenwart des anderen eine Einzeltherapie durchzuführen. *Wir erkunden intrapsychische Vorgänge, damit sich der Kontakt verbessert – in den Paartherapiesitzungen wie auch außerhalb.* Dieses Ziel bestimmt das therapeutische Vorgehen. Paartherapie muss ausbalanciert sein: Beide Seiten sollten gleichviel Raum für intrapsychische Erkundungen bekommen, dazu Wertschätzung ihrer möglicherweise sehr unterschiedlichen Erlebensweisen und Ermutigung zur Interaktion. Wenn wir beispielsweise den einen wertschätzend spiegeln, dürfen wir nicht die Erfahrung der beobachtenden anderen abwerten, sondern müssen im Gegenteil sehr feinfühlig darauf achten, wie dieser das Geschehen und unsere Kommentare auffasst und darauf reagiert. Stellen wir die Fragen vom Anfang des Kapitels noch einmal im Licht der humanistisch-erfahrungsorientierten Theorie, tauchen folgende Antworten auf: Probleme entstehen oder dauern an, wenn zwei Menschen ihre Erfahrung engherzig organisieren oder verarbeiten, was ihr Bewusstsein unscharf und ihr Verhalten unflexibel macht. Das Ziel der Therapie besteht darin, dass Klient*innen Dinge vielfältiger verarbeiten und sie so symbolisieren können, dass sie mit ihren adaptiven Bedürfnissen und Sehnsüchten in Kontakt kommen und anders auf ihre Umwelt, einschließlich ihrer Partner*innen, reagieren. Die bewusste Wahrnehmung von Emotionen ist sehr wichtig für die Gesundheit des Menschen, da sie ihn auf seine Bedürfnisse und Sehnsüchte aufmerksam machen und ihn zu ihrer Erfüllung beflügeln. Ein derartiger Veränderungsprozess erfordert eine intensivere Auseinandersetzung mit dem eigenen Erleben und die Entstehung neuartiger Erlebnisse und Bedeutungen, die zu adaptivem Verhalten motivieren.

3.2 Systemtheorie: Interaktionsmuster verändern

Welche Grundsätze der Systemtheorie (Bertalanffy 1968) gelten auch in der EFT?

Da es so viele verschiedene Arten der Systemtheorie gibt, möchte ich als Erstes definieren, wie ich den Begriff verwende, nämlich gemäß der systemisch-strukturellen Auffassung von Minuchin und Fishman (1992). *Systemtheorie* fokussiert den Kontext, d. h. die gegenwärtigen Interaktionen und deren richtungsweisenden und einschränkenden Einfluss auf das individuelle Verhalten. Markenzeichen aller Familiensystemtherapien ist ihr Bestreben, die repetitiven Interaktionskreisläufe problematischen oder symptomatischen Verhaltens zu unterbrechen.

1. Die Systemtheorie regt dazu an, nicht ein oder zwei Elemente isoliert voneinander, sondern in einem bestimmten Kontext als miteinander interagierende Teile eines Ganzen zu betrachten. Dabei stehen Muster und Verhaltenssequenzen im Mittelpunkt. So, wie die Teile nur im Kontext des Ganzen Sinn ergeben, so wird auch das Verhalten der einen nur im Kontext des Verhaltens der anderen verstehbar. Entsprechend stehen hier Interaktionsmuster und -kreisläufe im Mittelpunkt.
2. Die Elemente eines Systems stehen immer in Beziehung zueinander. Ihre organisierte, berechenbare Interaktion führt zu Stabilität und Kohärenz. Um Veränderungen anzuregen, konzentriert sich eine Systemtherapeutin eher auf die Art, wie Elemente eines Systems sich zueinander verhalten und wie das System organisiert ist, als auf die Elemente selbst. Verändert sich nur ein Element (wenn ein Klient sich z. B. weniger feindselig verhält), spricht man von einer Veränderung erster Ordnung. Sie ist unzureichend. Verändert sich hingegen die Organisation des Systems, handelt es sich um eine Veränderung zweiter Ordnung, und diese ist für einen signifikanten und nachhaltigen Wandel unerlässlich (Watzlawick, Weakland & Fisch 2013). Daraus ergibt sich ganz von selbst ein Fokus auf den Interaktionsprozess und dessen Organisation in stabilen selbsterhaltenden Mustern. Hat sich das Muster erst einmal gebildet, wirkt seine Kohärenz einschränkend auf ihm nicht entsprechende, außergewöhnliche Verhaltensweisen. Wenn zum Beispiel eine normalerweise zurückhaltende Frau sich öffnet und auf ihren Mann zugeht,

reagiert dieser auf dieses ungewöhnliche Verhalten häufig misstrauisch und hört nicht auf, sie anzugreifen. Infolgedessen zieht sich die Frau wieder zurück.

3. Die Kausalität ist zirkulär, d. h., nicht eine Verhaltensweise beeinflusst einseitig eine andere, sondern jede ist in einem Kreislauf an andere Verhaltensweisen gekettet, wenn etwa jemand auf den Rückzug der Partnerin mit Nörgeln reagiert und diese sich daraufhin noch weiter zurückzieht. Der Fokus liegt nicht auf inneren Motiven und Intentionen, sondern auf der *wechselseitigen Zugkraft beider Verhaltensweisen*. Diese Sichtweise ermutigt uns dazu, herauszufinden, wie die einen die negativen Reaktionen der jeweiligen anderen in dem kreisförmigen Rückkopplungssystem unabsichtlich mit hervorbringen.

4. Im Vordergrund stehen die kommunikativen Aspekte des Verhaltens, die die Beziehung definieren: Das Verhältnis zwischen Sprechenden und Zuhörenden wird weniger davon bestimmt, was man sagt, als davon, *wie* man es sagt. Somit konzentrieren wir uns darauf, wo sich jede*r Partner*in in der Interaktion in Bezug auf Nähe und Distanz, Autonomie und Kontrolle befindet. Dies ist maßgeblich, um die Kreisläufe zu verstehen und wie sich einzelne Personen darin verhalten. Wie jemand in der Kommunikation mit einem wichtigen Menschen definiert wird, hat außerdem Einfluss auf die Selbstwahrnehmung. Verändert sich die Beziehungsstruktur, verändern sich also auch die intrapsychischen Eigenreaktionen.

5. Die Therapeutin hat die Aufgabe, den negativen Interaktionskreislauf, in dem das Paar kontinuierlich stecken bleibt, zu verändern. Dafür gibt es mehrere Möglichkeiten: durch Neurahmung der Interaktionspositionen, die neue Wahrnehmungen und Reaktionen hervorrufen, oder durch Unterbrechung des Kreislaufs mit Aufgaben, beispielsweise Ängste miteinander zu teilen, die zu einer neuen Art von Dialog führen. Damit diese Wirkung eintritt, muss die Therapeutin sich dem Paarsystem anschließen und eine gute Allianz schaffen.

6. Das Ziel strukturell-systemischer Interventionen besteht darin, die Interaktionen so umzustrukturieren, dass die Partner*innen flexibler werden, sich infolgedessen effektiver an verschiedene Kontexte und Bedürfnisse anpassen können und in der Beziehung wachsen. Mit anderen Worten: Das Ziel ist die Schaffung eines Systems, das sowohl das Gefühl der Zugehörigkeit als auch die Selbstständigkeit unterstützt, individuelle Unterschiede und Wünsche zulässt und gleichzeitig den Kontakt fördert. In einer sicheren Bindung stellen individuelle Unterschiede keine Gefahr dar, sondern wirken tatsächlich belebend. „Die Erkenntnis, jeder einzelne ist ein wichtiger Teil des Ganzen, befähigt Familienmitglieder, mehr sie selbst und mehr zusammen zu sein" (Minuchin & Nichols 1995, S. 430). Abgesehen davon konzentrieren sich Systemtheoretiker*innen häufig ausschließlich auf Grenzen

und Kontrolle und nicht etwa auf Themen, die mit einem achtsamen Miteinander und Verbundenheit zu tun haben.

Wie beantwortet die Systemtheorie die zu Anfang des Kapitels gestellten Fragen in Bezug auf das Problem, das Therapieziel und die Veränderung? Systemisch gesprochen, besteht das Problem in der Beziehungsstruktur, in den einzelnen Positionen und im Interaktionsprozess – d. h. in den engen, repetitiven Sequenzen der einander verstärkenden Reaktionen, wie man sie so oft in unglücklichen Beziehungen antrifft. Hier gilt es, flexiblere Positionen und neue Formen der Interaktion zu fördern, wodurch beide Seiten das Gefühl bekommen, die Kontrolle zu behalten und trotzdem dazuzugehören. Die Bindungswissenschaft als ein systemischer Ansatz mit dem Fokus auf selbsterhaltende Interaktionsmuster und ihren prägenden Einfluss auf intra- und interpersonellen Realitäten beschreibt noch genauer, welche neuen Interaktionsarten eine verbesserte Anpassung nach sich ziehen.

3.3 Die Zusammenführung systemischer und experientieller Perspektiven

Diese beiden Veränderungsansätze – der systemische und der erfahrungsorientierte – sind wie füreinander geschaffen. Sie sind ein gut eingespieltes Paar, lassen sich leicht integrieren und ergänzen einander mit ihren verschiedenen Perspektiven, der intrapsychischen und der interpersonellen. Und sie haben einiges gemeinsam.

Beide betrachten den Menschen weniger als ein Wesen mit einem psychogenetisch festgelegten Charakter, sondern vielmehr als ein kontinuierlich im Fluss und im Schaffensprozess befindliches System. Beide interessieren sich weniger für die Vergangenheit, in der sie die Ursache für bestimmte Verhaltensweisen vermuten, sondern vielmehr für die Gegenwart. Beide fokussieren das Prozesshafte – wie das Erleben und der Interaktionstanz strukturiert werden.

Bei beiden Ansätzen werden Menschen nicht als krank oder defizitär bezeichnet, sondern als „vorübergehend in einer Sackgasse steckend". Im experientiellen Ansatz verfangen sich Menschen in ihrer Art, Informationen zu verarbeiten, und geraten in negative emotionale Zustände, die ihnen die Energie rauben und sie in ihren Reaktionen einschränken. In systemischen Ansätzen sind es die Interaktionsmuster oder Regeln der Beziehung, die einschränken. Bei beiden Ansätzen kommt es ganz und gar darauf an, dass die Therapeutin sich mit den Partner*innen solidarisiert und ihnen hilft, neue flexiblere Positionen und Muster zu finden und die Verarbeitung ihres Innenlebens zu verändern.

Wir brauchen also ein Veränderungsmodell, das sowohl das Intrapsychische als auch das Interpersonelle umfasst, sodass beide einander ergänzen und bereichern. Die Kritik an der Systemtheorie lautet jedoch, ihre Techniken seien zu unpersönlich und ihre Epistomologien zu abstrakt und die Frage, wie Familienangehörige ihre Beziehungen erleben, bekomme zu wenig Aufmerksamkeit (Nichols 1987). Außerdem sei es falsch, Abhängigkeit beziehungsweise starken Zusammenhalt mit „Verstrickung" oder einem ungesunden Mangel an Eigenständigkeit gleichzusetzen (Green & Werner 1996).

Diese intrapsychische Lücke in der Feedbackschleife der Systemtheorie füllt die EFT mit ihrem experientiellen und auf fürsorgliche und sichere Bindung bedachtem Fokus. Denn erst die sichere Bindung ermöglicht ein Maximum an Differenzierung (wenn man sicher an die Menschen gebunden ist, von denen man abhängt, hat man es leichter, ganz man selbst zu sein) und ein Maximum an emotionaler Nähe und Intimität. Außerdem ist eine sichere Bindung flexibilitätsfördernd und stärkt die Fähigkeit, erst einmal nachzudenken, statt sofort zu reagieren. Wo viele systemische Therapeut*innen eine Verstrickung sehen, sprechen emotionsfokussierte Therapeut*innen von ängstlicher oder ängstlich-vermeidender Bindung.

So gesehen, haben rigide Interaktionsmuster nicht einfach nur mit systemischer Kohärenz und Feedbackschleifen zu tun, sondern auch damit, wie bestimmte interpersonelle Haltungen sich mit Bindungsemotionen verzahnen und wie Letztere Menschen „bewegen" und ihre Schritte im Beziehungstanz steuern. Laut dem Begründer der Systemtheorie, Ludwig von Bertalanffy, kann eine kleine Veränderung in einem Teil des Systems mit Leit- oder Organisationsfunktion tiefgreifende Veränderungen im Gesamtsystem bewirken. Das Verständnis von Bindungsemotionen als systemleitend bzw. als Signalsystem enger Beziehungen vereinfacht die Integration von Gefühlen und emotionalen Wandlungsprozessen in die systemische Perspektive (Johnson 1998). Tatsächlich ist Bindung eine systemische Theorie, die das Selbst und das System, das Innen und das Zwischen, in ein kohärentes Ganzes integriert.

Laut einer anderen Theorie (Nichols 1987) braucht Therapie die wechselnde Einstellung zwischen Tele- (für das, was im Inneren der Person vorgeht) und Weitwinkelobjektiv (für den interpersonellen Tanz). Nur eine Linse zu verwenden würde die Realität in der Tat verzerren und in die Irre führen. Dass es falsch war, zur Bestimmung der Interaktionsqualität enger Beziehungen nicht auch den Einfluss der Emotionalität zu berücksichtigen und sich damit nicht intensiver zu befassen, das räumte Minuchin sogar später selbst ein. Für den Zugang zum Erleben und den Ausdruck von Emotionen und eine neue Art ihrer Verarbeitung – die wichtigste organisierende Variable im Tanz enger Beziehungen – können sich Therapeut*innen am experientiellen Modell orientieren und zur Neustrukturierung der Interaktionen am systemischen Modell.

3.4 Zusammenfassung: Die Prämissen der EFT

Die EFT, die zum Verständnis von Liebesbeziehungen auf der Bindungstheorie basiert und den systemischen sowie den erfahrungsorientierten Ansatz für therapeutische Veränderungen nutzt, geht von folgenden Grundannahmen aus:

1. Für Intimität zwischen Erwachsenen passt das Paradigma der emotionalen Bindung am besten. Wie sicher diese ist, ist das Kernthema in Partnerschaftskonflikten. Emotionale Zugänglichkeit, Responsivität und Engagement wirken sich auf die Qualität der zwischen dem Paar und anderen Familienmitgliedern bestehenden Bande aus. Diese Bande befriedigen das Bedürfnis nach Kontakt, Schutz und Geborgenheit. Wird die Frage: „Bist du für mich da – und zwar verlässlich, was bedeutet: zugänglich, auf mich eingehend und mir zugewandt?" – negativ beantwortet, birgt und strukturiert dies Konflikte in Bezug auf Unterschiede und vordergründigen Machtkämpfe in der Paarbeziehung.

2. Emotionen sind außerordentlich wichtig in der Organisation der Bindung und der Art, wie man sich selbst und die andere Person in der Bindungsbeziehung erfährt. Sowohl die Bindungs- als auch die experientielle Theorie heben die Wichtigkeit emotionalen Erlebens und Ausdrucks hervor. Emotionen lenken die Wahrnehmung und verleihen ihr Bedeutung. Sie regen zum Handeln an und vermitteln sich anderen Menschen. Sie sind in der Paartherapie ganz wesentlich sowohl Ziel als auch Motor der Veränderung. Ein neues emotionales Erleben zu ermöglichen gilt deshalb als Hauptfaktor intrapsychischen und interpersonellen Wandels.

3. Beziehungsprobleme werden aufrechterhalten durch die Art, wie beide Partner*innen ihre Emotionen erleben und ihre Interaktionen organisieren. Die Wechselseitigkeit dieser Elemente wird in der Therapie genutzt, damit beide Seiten einander beeinflussen und neu definieren.

4. Bedürfnisse und die Sehnsucht nach Bindung sind grundsätzlich gesund und adaptiv. Was Probleme verursacht, ist die Art, wie sie im Kontext wahrgenommener Unsicherheit ausagiert werden. Die Bindungstheorie wie die experientielle Sichtweise attestieren den meisten Bedürfnissen und Sehnsüchten eine potenziell adaptive Natur. Werden sie geleugnet und abgeblockt, kommt es zu Problemen. Sie als legitim anzuerkennen ist ein wesentlicher Bestandteil der EFT.

5. In der EFT bedeutet Veränderung, dass die Partner*innen Zugang finden zu den mit ihrer jeweiligen Position verbundenen Emotionen und sie neu verarbeiten. Emotionen strukturieren die zentralen Paarinteraktionen, metaphorisch gesprochen: den Tanz – und diesen verändert man am besten, indem man die emotionale Musik ändert. Wenn wir dem Paar nicht helfen, eine spürbar andere

> Musik zu spielen, wird es bei neuen Tanzschritten ins Stolpern geraten. Neuartige emotionale Erlebnisse und Ausdrucksmittel sorgen tendenziell für neue Reaktionen, Positionierungen und Schlüsselinteraktionen, welche dann die Beziehung umdefinieren. Zum Beispiel löst der Ausdruck von Verletzlichkeit beim anderen liebevolle Zuwendung und Verbundenheit aus, kritisierendes Verhalten jedoch Ablehnung und defensiven Rückzug. Veränderung geschieht nicht in erster Linie durch Einsicht, Katharsis oder Verhandlung, sondern durch ein anderes emotionales und interaktives Erleben. Wie Einstein einmal sagte: „Durch bloßes logisches Denken vermögen wir keinerlei Wissen über die Erfahrungswelt zu erlangen; alles Wissen über die Wirklichkeit geht von der Erfahrung aus und mündet in ihr" (2005, S. 127).

Indem wir unsere Klient*innen und ihre Beziehung durch den doppelten Rahmen – den humanistisch-experientiellen und den systemischen Bindungsrahmen – betrachten und entsprechend behandeln, können sie sich sicher fühlen und sich weiterentwickeln. Bindung ist sozusagen das Objektiv, durch das unsere systematischen Interventionen, die auf 35 Jahre der Ergebnis- und Veränderungsprozessforschung aufbauen, gezielt diejenigen Elemente anpeilen, die die Qualität einer engen Beziehung letztendlich ausmachen.

Dieses Kapitel war eine Zusammenfassung der Prämissen und theoretischen Perspektiven, an denen die EFT ihre Interventionen ausrichtet. Eine ausführlichere Erläuterung der Bindungstheorie und -wissenschaft finden Sie in meinem Buch *Bindungstheorie in der Praxis* (Johnson 2020). Das nächste Kapitel widmet sich den wichtigsten therapeutischen Fähigkeiten und Interventionen, die für eine erfolgreiche Anwendung der EFT notwendig sind.

4. Die Grundlage der EFT-Interventionen: Emotionen und der „EFT-Tango“

„[Die] meisten klinisch relevanten Erfahrungen (sowie die Erinnerung an sie und ihre Repräsentation) [sind] durch den Affektzustand bedingt (...) der Affektzustand bildet das entscheidende organisierende Element.“

Daniel Stern (1992), *Die Lebenserfahrung des Säuglings* (S. 341)

4.1 Den Erlebensspielraum erweitern und Tänze gestalten

THERAPEUTIN: Wenn er sich, wie jetzt gerade, vorbeugt und sagt, ich brauche dich, und damit auf Sie zugeht – was geht da in Ihnen vor? *(Die Klientin faltet ihre Hände, presst sie zusammen und blickt zu Boden.)* Es ist kaum zu ertragen, Sie suchen Halt – halten Sie deswegen Ihre Hände umklammert?

FRAU: Ja, ich halte mich fest. Ich glaube ihm nicht. Was ist, wenn ich auf ihn eingehe und dann ... *(Sie faltet ihre Hände wieder auseinander und lässt die Arme hängen.)*

THERAPEUTIN: Wenn Sie also Hoffnung und Vertrauen zulassen – etwas riskieren – und er womöglich plötzlich verschwindet – Sie praktisch hängen lässt – das wäre schrecklich – unerträglich? *(Klientin nickt energisch.)*

FRAU: (*zur Therapeutin*) Ohne Sie würde ich auf der Stelle aus dem Zimmer rennen.

THERAPEUTIN: Aha, durch mich ist es ein bisschen sicherer, ja? (*Klientin nickt.*) Können Sie ihm sagen: „Ich habe solche Angst, zu hoffen – mich in deine Hände zu begeben“? Geht das?

MANN: (*zur Therapeutin*) Sie wird es nicht riskieren.

THERAPEUTIN: Es fällt ihr schwer. Können Sie ihr helfen? Können Sie sich ihr zuwenden und sie anschauen – damit sie sieht, dass Sie auf sie zugehen? Können Sie ihr mit ihrer Angst helfen? Wie Sie das in der letzten Sitzung gemacht haben, wenn ich mich recht erinnere ...

Dieser Dialog veranschaulicht die drei Aufgaben der EFT:

1. Ein sicheres therapeutisches Bündnis schließen und damit das Engagement im Veränderungsprozess stärken.
2. Emotionale Reaktionen im Bindungskontext zugänglich machen, Affektelemente zusammenfügen und erweitern.

3. Neue Reaktionssequenzen choreografieren, um maßgebliche Interaktionen in Richtung einer positiven Verbindung und konstruktiver Abhängigkeit umzustrukturieren.

Als EFT-Therapeut*innen müssen wir in der Lage sein, einen sicheren Kontext – bindungstheoretisch gesprochen: eine sichere Basis – herzustellen, sodass beide Partner*innen Zugang zu ihren Emotionen bekommen, damit arbeiten und ihre Interaktionen umstrukturieren können. Dazu müssen wir uns flexibel zwischen den zu verarbeitenden individuellen inneren Erlebenswelten und den zu choreografierenden paarinternen Interaktionen hin- und herbewegen. Wir folgen den Geschehnissen und Interaktionen, bleiben ihnen auf der Spur, um sie dann zu erweitern, ihnen Richtung zu geben und sie vorwärtszubewegen. Wir brauchen die Fähigkeit, gleichzeitig mehrere – experientielle und systemische – Realitäten aufzufangen und auszuhalten: den schweigsamen Rückzug eines Mannes als beinahe unausweichliche Reaktion auf das Verhalten seiner Frau wahrzunehmen, als persönliche Art der Organisation von Erfahrung, Bindungs- und Copingstrategien, die den Rückzug mitbewirken und dazu neigen, das Verhalten seiner Partnerin zu diktieren. Mit der Bindungstheorie als übergeordnetem Rahmen behalten wir sowohl die innere Realität des Individuums als auch die der Interaktion im Auge. Beide Seiten des Paares bringen im Kontext ihres Bindungstanzes die emotionale Musik zum Klingen. Wie und was sie spielen, bestimmt die Richtung, in die sich beide jeweils bewegen.

EFT lernt sich leichter, wenn wir über die oben erwähnte Flexibilität verfügen, entspannt mit emotionalem Erleben umgehen, und bereit sind, Interaktionen aktiv zu lenken. In Schlüsselmomenten beinhaltet der Prozess der EFT die Förderung intensiver Erfahrungen und pointierter, manchmal dramatischer Begegnungen. Es handelt sich um einen nahbaren Therapiestil und nicht um einen, der eine distanzierte therapeutische Haltung vertritt. Damit muss sich die Therapeutin wohlfühlen. Engagiert und flexibel loten wir gemeinsam mit unseren Klient*innen die Möglichkeiten ihrer Paarbeziehung aus. Die Person des Therapeuten spielt hier eine wichtige Rolle, außerdem gibt es natürlich festgelegte Techniken und Interventionen. Ein wichtiger Faktor ist auch der Kontext, in dem wir diese anwenden, sowie die Verbindung zum Erleben der Klient*innen, die wir durch unsere Person bzw. unsere persönlichen Ressourcen schaffen. Damit EFT erfolgreich ist, müssen wir drei Hauptaufgaben bewältigen: 1. ein kooperatives Bündnis schließen und aufrechterhalten, 2. emotionales Erleben zugänglich machen und auffächern, und 3. Interaktionen umstrukturieren. Dazu komme ich später.

4.2 Die Schlüsselrolle der Empathie

Bevor ich mich mit den Hauptaufgaben der EFT befasse, möchte ich zunächst einmal erläutern, was Empathie ist und was sie bedeutet. *Empathy* wird im englischen Sprachraum als Übersetzung des deutschen Wortes „Einfühlung“ gebraucht (und geht ursprünglich auf das griechische *empátheia* zurück, Anm. d. Ü.). Die aktive Einfühlung ist unabdingbare Voraussetzung und generell wesentlicher Bestandteil aller humanistischer Therapieansätze (Rogers 2005) und somit auch aller EFT-Interventionen.

Diesbezüglich ist die EFT einer Meinung mit Rogers (2005, S. 82): „Der ideale Therapeut ist zuallererst empathisch.“ Gut eingestimmte empathische Reaktionen haben einen mannigfaltigen Einfluss:

1. Wir bestätigen unseren Klient*innen, dass ihre Erfahrung von einem anderen Menschen verstanden wird, und verringern damit „die Angst vor dem Unbekannten“ (Warner 1997, S. 134). Weniger klare Erfahrungen lassen sich so besser begreifen und als zugehörig annehmen. Eine aufgeschlossenere Haltung aber ermöglicht eine laufende Revision des Erlebten.

2. Wir ermutigen unsere Klient*innen, einfühlsamer auf sich selbst und ihre Liebsten zu achten. Unsere empathische Reaktion ist Vorbild für eine akzeptierende Haltung allen Anwesenden gegenüber, sodass neue Facetten und Sichtweisen ihres Erlebens erkannt und miteinbezogen werden können. Wenn wir uns auf unsere Klient*innen einstimmen und sie nicht beurteilen, fühlen sie sich gut aufgehoben und tendieren weniger dazu, sich gegen schwierige Erfahrungen zu wehren, mit denen sie konfrontiert werden. Empathie ist ein notwendiger Wegbereiter für die in der EFT so zentrale Validierung, denn was man nicht begreift, nicht versteht, das kann man nur schwer validieren.

3. Wir richten unsere Aufmerksamkeit auf die Verarbeitung und die Entfaltung spezifischer Erlebnisse, aber so langsam, dass die Klient*innen sie achtsam „halten“ und weiterverarbeiten, schließlich in einem neuen Licht sehen und sich auf ihr inneres Erleben tiefer einlassen können.

4. Wir organisieren und ordnen das, was chaotisch oder ambivalent ist, und fügen es zu einem integrierten und bedeutsamen Ganzen zusammen. Schwierige Emotionen wachzurufen und sie erfahrbar zu machen ist das A und O der EFT, aber das ist noch nicht alles: Wir müssen sie auch regulieren, ordnen und normalisieren. Und dafür schlüpfen wir in die Haut unserer Klient*innen und verarbeiten die Emotionen gemeinsam mit ihnen.

5. Wir vermitteln Ruhe und Sicherheit, damit unsere Klient*innen nicht von schwierigen Emotionen überflutet werden. Was die Intensität einer Sitzung reguliert und die therapeutische Beziehung über die Maßen stärkt, sind empathische Reaktionen. Nichts sonst bewirkt so effektiv eine gute „Arbeitsdistanz" zu Emotionen. Droht eine Überflutung, wirken sie wie ein Staudamm, fangen auf, geben Halt und Stütze. Geteiltes Leid ist eben halbes Leid und daher besser erträglich (Siegel 2010).
6. Wir wollen, dass die Bedeutung des Schlüsselerlebens gespürt, überprüft, erforscht, differenziert und revidiert wird.

Alles in allem stärkt sensibel kommunizierte Empathie also das Gefühl für Sicherheit, sie rückt die Gestaltung des Erlebens und seiner Bedeutung in den Fokus und ermöglicht neue Reaktionsweisen. Insofern stellen wir uns an die Seite unserer Klient*innen und begleiten deren Prozess. Durch verschiedene Arten empathischer Responsivität *fügen wir die Elemente ihres Erlebens neu zusammen, ordnen und vertiefen es*. Über den Kontakt zu uns und dem Partner kommen unsere Klient*innen in Kontakt mit ihrer eigenen, immer klarer sich abzeichnenden Wirklichkeit und umgekehrt.

Empathie entspricht dem, was für experientielle Therapien das konkrete Erleben bzw. die unmittelbar gefühlte Wahrnehmung (felt sense) und ihr Entstehungsprozess ist. Der Prozess, etwas zu erfahren und diese Erfahrung zu begreifen, ist nie abgeschlossen. Erfahrung ist „wortloses Wissen: ein Wissen, das vor dem Wort kommt und das Wort hervorbringt" (Vanaerschot 2001, S. 142). Gesundes Erleben entwickelt sich ständig weiter, und damit auch dessen Bedeutung und Umsetzung in die Tat.

Sich empathisch auf andere einzustellen und auf sie einzugehen kann anstrengend sein. Wir müssen also gewillt sein, uns in die Erfahrungswelt unserer Klient*innen hineinzubegeben, mit ihnen mitzuerleben und *mitzuschwingen*. Das ist eine Technik, an der man arbeiten kann, die aber auch Aufgeschlossenheit, Neugier und einen Hang zum Nachbohren erfordert. Das Erleben des Klienten wird *entdeckt*, von ihm selbst und von der Therapeutin. Um einen hohen Grad an empathischem Verständnis zu erreichen, muss sie nicht nur in die Welt ihres Klienten eintauchen, sondern auch Zugang zu ihrer eigenen haben, um sich mithilfe dieses Bezugspunktes in das einzufühlen, was der Klient selbst vielleicht nur vage spürt, was aber eine bestimmte Form, Gestalt und Farbe hat. Um damit in Kontakt zu kommen, ohne sich darin zu verlieren noch davon überwältigt zu werden, muss sie sich selbst „nutzen" und doch gleichzeitig „nur so tun als ob". Häufig hat sie die Worte, die der Klient nicht findet, und kann ihm helfen, die impliziten oder verborgenen Aspekte wichtiger Erlebnisse zutage zu fördern. Fokussiert und empathisch dabeizubleiben gelingt ihr besser, wenn sie mit den Anteilen ihres Klienten zurechtkommt, die bei ihr selbst heikle oder wunde Stellen berühren, und wenn sie es schafft, ihre eigenen Maßstäbe und Meinungen zumindest vorübergehend außer Kraft zu setzen. Außerdem sollte sie fähig sein, empathisch mit dem Klienten zu kommunizieren, ohne seine Partnerin abzuwerten. Somit ist Empathie eine facettenreiche Art des Umgangs: Sie ist ein Zustand intensiver zielgerichteter Aufmerksamkeit und zugleich eine vielschichtige, stets anspruchsvolle Aufgabe, eine komplexe Fähigkeit sowie eine aufrichtige Verbindung.

Empathische Fragen beziehen sich in der EFT häufig auf Emotionen, genauer gesagt, auf die im Laufe des Bindungsdramas hochkochenden Bedürfnisse und Ängste. Unsere Empathie ist wie ein sanftes Licht, das uns bedachtsam durch die Therapiesitzung leitet und das wir zur weiteren Erkundung auf bestimmte Momente und Aspekte richten. Dank unseres Einfühlungsvermögens können wir von Moment zu Moment nachverfolgen, wie es unseren Klient*innen ergeht, und so einen Geschmack davon bekommen. Es ist nützlich, aber nicht, weil wir dadurch objektiv oder präziser sind – manche Formulierung wird unausweichlich danebentreffen –, sondern weil wir uns so auf das Erleben unserer Klient*innen besser einlassen und ihnen beim Erkunden helfen können.

4.3 Aufgabe 1: Ein therapeutisches Bündnis schließen und aufrechterhalten

Was macht das therapeutische Bündnis in der EFT aus? Die Fähigkeit, bei der Person zu sein, die sich gerade mit ihren emotionalen Reaktionen zeigt und ihre Position in der Beziehung einnimmt. Die Verarbeitung des Erlebens ist wie ein Puzzlespiel, bei dem wir *als kooperative Partner*innen* mitmachen und die Kreation eines neuen Beziehungstanzes anleiten. Dabei sind wir weder Expert*innen für das Innenleben unserer Klient*innen noch Meisterarchitekt*innen von Liebesbeziehungen, sondern *Prozessberater*innen*. Zu einem positiven therapeutischen Bündnis gehören drei Elemente (Bordin 1994):

1. Die *Verbundenheit*, die die Klient*innen über unsere als angemessen wahrgenommene Wärme und Solidarität spüren;
2. als relevant und hilfreich empfundene *Aufgaben* und
3. übereinstimmende therapeutische *Ziele*.

Durch das Bündnis sind die Klient*innen sich unserer Akzeptanz sicher und wissen, dass wir bereit sind, ihnen bei den schmerzhaften Erfahrungen und destruktiven Beziehungsstress-Kreisläufen zu helfen. In Bezug auf die Ergebnisprognose der EFT hat sich die Aufgabe als wichtigstes Element erwiesen (Johnson & Talitman 1997). Dass das Engagement für die Therapieaufgaben der entscheidende Ergebnisfaktor ist, entspricht auch unserer praktischen Erfahrung. Die in Studien auffällig geringe Anzahl der Behandlungsabbrüche liegt vermutlich auch daran, dass die

Fokussierung auf Emotionen als auch Bindungsbedürfnisse und -ängste als relevant wahrgenommen werden. Die Klient*innen wissen, sie werden in ihrer Herzensangelegenheit gehört und darin unterstützt. Auch das Formulieren gemeinsamer Ziele ist ein zentraler Teil des therapeutischen Bündnisses und der ersten Sitzungen. Obwohl die meisten Klient*innen das nicht so zum Ausdruck bringen, geht es ihnen weniger darum, Konflikte zu reduzieren und Probleme zu lösen, sondern eigentlich um eine sicherere emotionale Verbindung.

Wie wichtig die Qualität des Bündnisses ist, bestätigt eine Untersuchung des EFT-Prozesses (Johnson & Talitman 1997), bei der dieser Wirkfaktor 20% der Ergebnisvarianz ausmachte – das Doppelte der für die Psychotherapieforschung üblichen 10% (Beutler 2002). Ein positives Ergebnis erfordert eine positive therapeutische Beziehung – das ist wissenschaftlich belegt und leuchtet auch ein. Mehr noch: Sie ist erst recht wichtig, wenn für die Veränderung das emotionale Engagement im Therapieprozess signifikant ist und dieser sich um schwierige riskante Interaktionen mit geliebten Menschen dreht.

Damit es zu diesem Bündnis kommt, braucht es zu Anfang der EFT wirksame, auf den Einzelnen als auch auf die Interaktion abzielende Interventionen. Diese bestehen hauptsächlich in der Spiegelung und Validierung dessen, wie und von welcher Position aus die Einzelnen ihre Beziehung erfahren, sowie in der urteilsfreien Beschreibung dessen, wie sie ihre Interaktionen organisieren. Sie bekommen so das Gefühl, dass wir uns in sie einfühlen können und es auch tun, und dass wir außerdem die Macht des Interaktionsnetzes kennen, in dem sie sich verfangen haben. Mehr über diese Interventionen erfahren Sie in den Kapiteln 5 und 6.

Den größten Einfluss auf die Entstehung des therapeutischen Bündnisses hat aber letztlich unser Verhalten im Umgang mit unseren Klient*innen, ihrem Kummer und den Veränderungen. Dazu haben wir in der EFT folgende Haltung:

1. Verständnisvolle Empathie: Wir bemühen uns stets darum, uns verständnisvoll in jede Person einzufühlen und jederzeit bereitwillig auf sie einzugehen. Empathie wird als ein *Akt der Vorstellungskraft* beschrieben, die Fähigkeit, für eine Weile in der Welt der Klient*innen mitzuwohnen (Guerney 1994). Diese Haltung und ihre Kommunikation an die Klient*innen wird in experientiellen Ansätzen seit jeher als heilsam betrachtet (Rogers 1951). Empathie wirkt bei den Klient*innen wie gesagt angstmindernd und erlaubt ihnen, sich vollständiger auf das innere Erleben einzulassen. Wir werten ihre Äußerungen nicht und bilden uns kein Urteil darüber, ob sie stimmen, realistisch oder dysfunktional sind, sondern kümmern uns nur darum, in ihre Welt einzutauchen und uns zu fragen: Wie ist es, dieser Mensch in diesem Kontext zu sein, und wie erlebt er das? Wir finden die Antwort, indem wir zuhören, einen Zusammenhang zur eigenen Erfahrung herstellen und dann bei dieser subjektiven

Perspektive bleiben können. Wie man aus der Entwicklungsforschung weiß, geschieht Affektabstimmung nonverbal, z. B. über das Spiegeln der körpersprachlichen Signale und ihrer impliziten Emotionen (Stern 1992, Watson 2002).

2. Akzeptanz: Eine urteilsfreie Haltung ist das A und O in der Entstehung eines tragfähigen Bündnisses. Sie hängt gewissermaßen von unserer Person ab und davon, wie gut wir unsere eigenen Schwächen und Launen kennen, aber auch von unseren Theorien und Überzeugungen. Die Orientierung an einem Therapiemodell etwa, das Menschen als defizitär oder defekt ansieht, würde eine urteilsfreie Haltung und deren Kommunikation erschweren. Mit einem positiven Menschenbild und dem Vertrauen in die Fähigkeit zu Veränderung und Weiterentwicklung – wie bei experientiellen Therapieansätzen der Fall – gelingt das besser. Klient*innen werden *so akzeptiert und anerkennt, wie sie sind*, auch dann, wenn sie selbst sich nicht akzeptieren und anerkennen können und das Ambivalenz auslöst: Wir tolerieren sie. Gemeinsam mit uns und unterstützt durch unsere akzeptierende und respektvolle Haltung können sich Klient*innen Dingen stellen, die sie ansonsten vermeiden oder vor ihren Partner*innen verbergen würden. Manchmal geraten wir in die Zwickmühle, denn nicht alle Verhaltensweisen sind ohne Weiteres tolerabel. In diesem Fall können wir versuchen, die emotionale Realität zu validieren, die hinter dem Verhalten steckt. Bei Kontrollzwang wäre das beispielsweise die Befürchtung, die Partnerin zu verlieren, oder bei verbaler Aggression wären es diverse Ängste. Außerdem thematisieren wir die schädlichen Folgen, die solche Verhaltensweisen für beide Seiten individuell, aber auch für die Beziehung insgesamt haben. Die verständnisvolle Akzeptanz subjektiver Wahrheiten hat immer Priorität vor Änderungs- oder Lösungsversuchen. Sie erfordert eine aktive wertschätzende Haltung gegenüber beiden Personen. Das geschieht nicht passiv, etwa indem man das Pathologisieren unterlässt – das wäre wirklich zu wenig –, sondern aktiv: indem wir negative Verhaltensweisen als kreative Form der Anpassung an unerträgliche Notlagen neurahmen und Lernbereitschaft als Ausdruck von Mut und Stärke (Johnson 2002, 2020).

3. Aufrichtigkeit: Das Bündnis hängt von unserer Fähigkeit ab, authentisch präsent zu sein. Nicht impulsiv oder offenherzig, sondern zugänglich und responsiv, damit die Klient*innen uns vertrauen können. Machen wir einen Fehler, können wir ihn zugeben und damit *zulassen, von Klient*innen zu lernen*. Kurzum: Die therapeutische Beziehung ist eine echte menschliche Begegnung, die wir integer annehmen, wenngleich sie in der Paartherapie nicht so intensiv ist wie in der Einzeltherapie, da die Anwesenheit der Partner*innen – normalerweise die wichtigsten Bindungsfiguren – die Intensität mindert. Zur Aufrichtigkeit gehört also auch eine gewisse Transparenz, die Bereitschaft, gesehen zu werden. So ist es in der EFT durchaus normal, bereitwillig zu erklären, welche Interventionen wir gerade durchführen und wie diese dem Therapieprozess nützen. Wie viel Selbstoffenbarung angemessen ist, erfahren Sie weiter unten.

4. Stetige aktive Beobachtung. Damit diese Art Bündnis während der ganzen Therapie über bestehen bleibt, müssen wir es stets im Auge behalten. Wir müssen uns aktiv darum kümmern, es immer wieder überprüfen und gegebenenfalls auch wiederherstellen. Genauso aktiv achten wir auf die Verbindung sowohl zum Paar als Ganzen als auch zu beiden Teilen. Wie verhalten wir uns gegenüber beiden, und wie sehr lassen wir uns auf sie ein? Deutet sich nur der kleinste Riss im Bündnis an, hat dessen Reparatur Priorität – und zwar sofort. Die Therapeutin könnte fragen, wie bestimmte Bemerkungen oder Interventionen bei den Klient*innen angekommen sind, und dazu einladen, Meinungen und Wünsche zu äußern. Eine empathische Frage beugt Störungen des Bündnisses vor und stärkt es. So können wir dem Paar am Ende der Sitzung sagen, wenn es ziemlich intensiv gearbeitet hat, und um Rückmeldung bitten, insbesondere in Bezug auf den Sitzungsprozess oder -inhalt, falls hier Verunsicherungen oder Ängste aufgetreten sind.

5. Teil des Systems werden. Wir verbünden uns nicht nur mit beiden Partner*innen, sondern auch mit dem Beziehungssystem. Wir achten auf die Beziehungsstruktur zu Therapiebeginn und akzeptieren sie so, wie sie ist. Systemisch gesprochen, werden wir Teil des Systems. Wir beschreiben und verknüpfen die Positionen, Muster und Kreisläufe der Beziehung. Empathisch und respektvoll spiegeln wir auch die unter Beziehungsstress entwickelten idiosynkratischen Muster und Interaktionssequenzen (am häufigsten: Fordern / Kritisieren / Verfolgen, gefolgt von Abwehren / auf Abstand gehen / Mauern), damit das Paar seine Interaktionen aus einer Metaperspektive betrachten kann. Auf diese Weise können beide Partner*innen die Verantwortung für die Entstehung des Musters übernehmen und gleichzeitig als dessen Opfer anerkannt werden.

Wir müssen außerdem fähig sein, die Beziehungserfahrung und -position der Klientin in Gegenwart ihres Partners zu validieren und dessen Erfahrung in keinster Weise abzuwerten. Der eine Teil des Paares sieht, wie wir mit dem jeweils anderen Teil umgehen. Das ist nicht nur von entscheidender Wichtigkeit für das Bündnis, sondern auch für den Veränderungsprozess überhaupt. Vielleicht zeigt sich eine*r von beiden in der Interaktion mit uns von einer ganz neuen Seite. Wir brauchen also ein gutes Gespür dafür, wie unsere Intervention mit der einen Seite auf die andere wirkt (und umgekehrt), und müssen bereit sein, unsere Aufmerksamkeit darauf zu richten. So kann ich mich zum Beispiel bei der einen Partnerin erkundigen, wie sie auf das Gespräch zwischen mir und ihrem Partner oder ihrer Partnerin reagiert. Vielleicht hat sie das Gefühl, dass ich die andere vorziehe, oder fragt verärgert, warum sie mir gegenüber aufgeschlossener sei.

Die oben beschriebene Haltung bewirkt zwischen den Klient*innen und uns eine kooperative Partnerschaft, deren Konturen sich durch die Ermittlung der Therapieziele und Aufgaben immer deutlicher abzeichnen. Die Klärung der individuellen Ziele, deren Vereinbarkeit und auch die Erwartungen beider Seiten an die Therapie sind in der EFT Teil des Assessment.

4.4 Aufgabe 2: Emotionen erschließen und umformulieren

Während des gesamten EFT-Prozesses wird das emotionale Erleben nicht nur fokussiert, sondern auch einer Art „Montage“ (s. u.) unterworfen. Es wird um die empfindsameren Gefühle erweitert, sodann umformuliert und umstrukturiert. *Der Ausdruck einer neuartigen und / oder facettenreicheren Erfahrung ermöglicht die Reorganisation der Positionen, die die Partner*innen in ihrer Interaktion einnehmen.* Hier ein Beispiel: Findet eine offensiv kritisierende, feindselige Partnerin Zugang zu ihrer verzweifelten Einsamkeit, geschieht Folgendes: (1) Die Feindseligkeit bekommt einen neuen Bedeutungskontext; (2) sie kann anders – in diesem Fall als Verzweiflung – verarbeitet und von der Partnerin wahrnehmbar in ein neues Selbstbild integriert werden; (3) die Korrektur der Wahrnehmung der Partnerin als feindselig ermöglicht dem Partner, anders auf sie zu reagieren. Zugang zu Emotionen zu finden ist für bestimmte Therapiephasen besonders wichtig, z.B. für Schritt 3 und 5 sowie in den Veränderungsereignissen (s. u.).

Emotionen in der EFT

Bevor ich näher auf die für diese Aufgabe erforderlichen fundamentalen Fähigkeiten eingehe, möchte ich erklären, wie Emotionen in der EFT verstanden werden, nämlich nicht als eine primitive irrationale Reaktion, sondern als hochgradiges Informationsverarbeitungssystem. Tatsächlich ist mir als Therapeutin noch nie eine Emotion begegnet, die mir, im Kontext betrachtet, unsinnig erschienen wäre. Mit dem allgemeinen Begriff „Emotion“ wird eine ganze Bandbreite von Gefühlen bezeichnet, angefangen bei Verlegenheit bis hin zur Verzweiflung. Ich möchte deshalb darauf hinweisen, dass der Begriff sich hier auf die kleine Anzahl *universeller Grundemotionen* bezieht, wie sie von den wichtigsten einschlägigen Theoretikern definiert wurden (Plutchik 2000; Tomkins 1991; Izard 1981). Damit meine ich in diesem Buch Wut, Angst, Überraschung, Freude, Scham / Ekel, Kränkung / Schmerz und Trauer / Verzweiflung.

Jede Emotion ist mit einem bestimmten und universell erkennbaren Gesichtsausdruck verbunden. Emotionen haben eine angeborene neurologische Basis. Ihnen kommt eine soziale Funktion zu, die uns hilft zu überleben und Einfluss auf andere zu nehmen. Sie treten unmittelbar und unwillkürlich auf und entwickeln sich schon kurz nach der Geburt (Izard 1992).

Ich verstehe Emotionen hier im Sinne der Prozessierung von Informationen. Was sie ausmacht, sind physiologische Reaktionen, Bedeutungsschemata, Handlungstendenzen und selbstreflexive Wahrnehmung. Versteht man eine Emotion als *Prozess*, dann ist sie, wie Magda Arnold (1960) es vor vielen Jahren als Erste formulierte, eine Sequenz. Wenn Sie auf einem Waldweg etwas Langes, Schwarzes erblicken (einen Trigger), reagieren Sie als Erstes mit einer kurzen, schnellen, unwillkürlichen und pauschalen *Einschätzung:* gut oder schlecht, gefährlich oder ungefährlich? Hier spielt Exaktheit keine Rolle, es geht einzig darum, schnell zu sein. Und dafür ist das limbische Gehirn zuständig, genauer gesagt, die Amygdala. Als Nächstes folgt die physiologische Erregung. Ergibt die Einschätzung „Schlange" und „Gefahr", pumpt Ihr Herz Blut durch den Körper und macht ihn bereit zum Spurt. Meistens folgt darauf eine Neueinschätzung, die differenzierter ausfällt, mehr kognitiv abläuft und daher im Neokortex stattfindet. Hier wird der Situation eine Bedeutung zugewiesen, zum Beispiel: „Das ist nur ein Ast" oder: „Das ist eine riesige Kreuzotter". Prompt fühlen Sie sich dazu veranlasst zu handeln. Sie werden entweder erleichtert aufatmen und über sich selbst lachen oder aber sich in Sicherheit bringen.

In einer Paartherapiesitzung könnte sich das folgendermaßen abspielen: Sie fragt ihn, ob er sie liebt. Er verzieht das Gesicht, hebt eine Augenbraue. Diese ambivalente Reaktion macht auf die Frau einen negativen Eindruck, stellt für sie eine Gefahr dar. Ihre Muskeln spannen sich an wie zum Kampf. Mit zusammengepressten Lippen fragt sie ihn: „Und was hat diese blöde Grimasse zu bedeuten?" Daraufhin schaut er weg. Und nachdem sie die Situation neu eingeschätzt hat, sagt sie: „Keine Antwort, wie immer. Warum frage ich überhaupt? Wie dumm von mir!" Dann beugt sie sich vor und geht zur Attacke über: „Du bist ein emotionaler Krüppel. Warum bin ich eigentlich heute hierhergekommen?" Die Emotion hat sie in eine Angriffsposition „bewegt", die bei ihrem Partner einen massiven defensiven Shutdown auslöst. Prozessorientierung öffnet hier der Therapeutin die Tür zur emotionalen Reaktion, um diese zu erweitern, indem sie einzelne Aspekte herausgreift, klärt oder umdeutet.

Daher sind Emotionen äußerst aufschlussreich: Sie enthalten jede Menge aussagekräftiger Informationen über äußere Einflüsse. Rückmeldungen regulieren die Reaktionen und organisieren das Verhalten, sodass der emotionale Ausdruck mit der Zeit immer differenzierter wird und die Interaktion steuert. Emotionen haben also eine soziale Funktion, wobei die wichtigste vielleicht die ist, schnell mit wichtigen zwischenmenschlichen Begegnungen klarzukommen (Ekman 1992). Wie eine Art Kompass richten Emotionen den Menschen auf seine Umwelt aus und versorgen ihn mit entscheidenden Informationen über das, was er erlebt und was es für ihn bedeutet. Sie teilen ihm mit, was er will und was er braucht. Ohne sie würden Handlungsentscheidungen tatsächlich schwerfallen (Damasio 1994). Emotionen sind auch eine starke motivierende Urkraft: Wut erzeugt Energie für den Kampf, schüchtert Angreifer ein und bewahrt vor Verletzungen. Trauer begehrt gegen einen erlittenen Verlust auf und sorgt für Zuwendung und Hilfe von anderen Menschen. Aus Scham zieht man sich zurück und geht in Deckung, um nicht den Platz in seiner sozialen Gruppe zu verlieren. Furcht rüstet zum Angriff oder zur Flucht und schützt.

Emotionen werden in der EFT grundsätzlich als ein adaptives Reaktionssystem verstanden, das fähig ist, das eigene Verhalten zum Zweck der Sicherheit, des Überlebens oder der Befriedigung von Bedürfnissen schnell umzuorganisieren.

Emotionen in Paarbeziehungen

- *richten die Aufmerksamkeit der Partner*innen auf deren Bedürfnisse und äußeren Trigger:* „Wenn ich traurig bin, spüre ich mit einem Mal, wie sehr ich Kontakt brauche, und dann reagiere ich besonders sensibel auf Distanzsignale meines Partners.“
- *sorgen dafür, dass Dinge auf eine bestimmte Art wahrgenommen und interpretiert werden*: „In meiner Wut nehme ich Anstoß am Verhalten des anderen, und dann fallen mir all die anderen Male ein, wo es mir genauso ergangen ist.“
- *bahnen Reaktionen an und organisieren sie, besonders aber Bindungsverhalten:* „Wenn ich Angst habe, suche ich bei meinem Partner Zuspruch und Beruhigung.“
- *aktivieren prinzipielle Denkweisen in Bezug auf sich selbst, die andere Person und die Beziehung:* „In einer emotional stark aufgeheizten Interaktion kommen mir automatisch Gedanken, die mit meinem Selbstbild zu tun haben, z. B.: ‚Vielleicht habe ich diese Reaktion verdient. Ich bin eine Versagerin.‘“
- *dienen der Kommunikation:* Emotionen haben von Natur aus eine soziale Funktion. Sie sind das ursprüngliche Signalsystem in Interaktionen, die die Beziehung definieren. Offen gezeigte Emotionen lösen bei den anderen bestimmte Reaktionen aus, etwa komplementäre Emotionen, und spielen daher eine entscheidende Rolle in der Organisation von Interaktionen. Werden beispielsweise in einem Bindungskontext Angst oder Kummer gezeigt, löst das Anteilnahme und den Wunsch

zu trösten aus. Komplementärreaktionen sind zentral in der Verliebtheitsphase, am Anfang der Beziehung und bei einer Versöhnung (Keltner & Haidt 2001). Während der Ausdruck von Verletzlichkeit im Allgemeinen eher entwaffnet und Mitleid erregt, sorgt Wut dafür, dass die andere Person nachgibt und / oder sich zurückzieht. Heftige Emotionen verdrängen alle anderen Anliegen und erzwingen Reaktionen wie Kampf / Flucht oder Annäherung / Vermeidung, die sich nur schwer beherrschen oder unterdrücken lassen und die Betreffenden in ihren Verhaltensmöglichkeiten einschränken. *Emotionen sind, wie gesagt, die Musik des Paarbeziehungstanzes. Ändern wir die Musik, ändern wir auch den Tanz.*

Wird die Kraft von Emotionen, die ja in Paarbeziehungen besonders stark ist, nicht in den Dienst der Therapie gestellt, ist sie im besten Fall vergeudet und im schlechtesten aktiv zersetzend. Emotionen können bewirken, dass Reaktionen rasch umorganisiert und die Perspektive bzw. der Bedeutungsrahmen verändert werden. Auch deshalb ist es effizient, sie zu fokussieren. Emotionen sind laut Sartre (2010, S. 294) „eine Transformation der Welt". Wenn das stimmt, dann kann man die Welt damit auch *positiver* gestalten, und dann steckt sie voller neuer Möglichkeiten. Auch die Welt der Traurigen, in der es immer regnet.

Emotionen haben also oberste Priorität. Gerade bei starkem emotionalem Beziehungsstress kann eine Korrektur nur über sie laufen. Wie aber vollzieht sich eine Veränderung? Indem man etwas verändert. Nach dem Motto: „Gedanken ändern sich nur durch Denken und Gefühle nur durch Fühlen" (Guidano 1991, S. 61). Interessanterweise wird häufig versucht, eine bedrohlich erscheinende Emotion mithilfe ihres Gegensatzes zu bewältigen und umzuorganisieren, beispielsweise Angst mithilfe von Wut.

Emotionen lassen sich in drei Kategorien unterscheiden: 1. primäre Kernemotionen, 2. sekundäre reaktive Oberflächenemotionen und 3. instrumentelle Emotionen. Kernemotionen sind direkte und elementare Reaktionen im Hier und Jetzt. Eine sekundäre Emotion ist eine Bewältigungsreaktion auf eine Kernemotion. Sie geht nicht so tief wie die ursprüngliche Kernemotion und macht sie häufig unkenntlich. Beispielsweise wird in Partnerschaftskonflikten anstelle eines Schmerzes, einer Angst oder eines anderen primären Affektes häufig ein defensiver Ärger zum Ausdruck gebracht. Instrumentelle Emotionen schließlich dienen der Manipulation.

Wie Emotionen problematische Verhaltensweisen verschärfen können:

- Unverarbeitet treten sie im falschen Kontext auf und behindern die Verarbeitung der gegenwärtigen Situation. So ist das relationale Erleben von Menschen, die Gewalt erfahren haben, häufig von der damit verbundenen panischen Angst gefärbt. Schmerzhafte Emotionen werden oft nicht verarbeitet und integriert, sondern unterdrückt, was jedoch nichts bringt und zudem sehr anstrengend ist (Gross & Levenson 1993).

- Nicht regulierbare, überwältigende Emotionen können die Sinne überfluten und das Blickfeld verengen. Insbesondere starke Angst übt eine derart strenge Kontrolle über die Informationsverarbeitung aus, dass alles, was nicht der unmittelbaren Rettung dient, ausgeblendet wird (Izard & Youngstrom 1996). Von panischem Schrecken gepackt sieht man nichts anderes als Gefahrenzeichen und Fluchtwege.
- Werden Emotionen nur eingeschränkt wahrgenommen oder zum Ausdruck gebracht, kann man weniger verständnisvoll auf andere eingehen und verfängt sich in einer *Spirale negativer Emotionen und Interaktionen.* Für gewöhnlich interagieren unglückliche Paare auf der Ebene der reaktiven Oberflächenemotionen, mit denen die Partner*innen einander zu negativen Reaktionen provozieren und die negativen Emotionen letztendlich aufrechterhalten.

Wir fokussieren uns in erster Linie auf die vernachlässigten, undifferenzierten oder verleugneten Kernemotionen, doch da wir das Paar ja dort abholen, wo es sich gerade befindet, beginnen wir die Therapie in der Regel mit den auffälligsten Emotionen des Teufelskreises, unter dem es leidet (z. B. Ärger), und stellen sie in den spezifischen Kontext. Im geschützten Raum der Sitzungen werden eingeschränkte, überwältigende oder unverarbeitete Emotionen anerkannt und verdeutlicht und im laufenden Therapieprozess anders verarbeitet und reguliert. Infolge dieser Veränderungen können schwierige Emotionen dann auch in der Beziehung adaptiv ausgedrückt, reguliert und schließlich umorganisiert werden. Wenn ein Klient beispielsweise sich selbst und auch seiner Partnerin gegenüber eingestehen kann, dass er bei zu großer körperlicher Nähe Panik bekommt, wird das bei ihr Mitleid und Trostverhalten auslösen. Durch solche neuen heilsamen emotionalen Erlebnisse in der Beziehung verringert sich die Panik und verwandelt sich in etwas anderes.

Die Erfahrung und der Ausdruck der hinter den Interaktionspositionen liegenden primären Kernemotionen – der Verlustschmerz hinter dem Nörgeln oder das Gefühl, ein hilfloser Versager zu sein hinter dem Rückzugsverhalten – sorgen in der Paartherapie potenziell für neue Ebenen des emotionalen Engagements und für die Veränderung problematischer Interaktionskreisläufe. Im Lauf der Therapie lassen sich diese Emotionen wie von allein immer leichter voneinander unterscheiden.

Klärungsbedarf besteht auch in Bezug auf den Grad der Emotion und den Umgang damit in der EFT:

- **Engagement:** Unsere Haltung in der EFT gegenüber dem emotionalen Erleben ist grundsätzlich weder distanziert noch unbeteiligt. Das wäre nicht effektiv. Emotion soll vielmehr so lebendig wie möglich erfahrbar werden. Durch diese intensive

Beschäftigung mit emotionalen Reaktionen lernen die Partner*innen neue Aspekte aneinander kennen und können ihre Reaktionen neu organisieren. Damit sie mit ihrer Erfahrung in Kontakt kommen, sollten unsere Sprache und Bilder möglichst einfach und konkret sein. Überwältigende Emotionen können wir beruhigen, indem wir sie spiegeln und ordnen. Sie in den Kontext des negativen Kreislaufs und der Bindungsängste zu stellen, macht sie außerdem verständlich und daher handhabbar. Gendlin (1996) zufolge sollten Klient*innen mithilfe der experientiellen Therapie eine *sichere Arbeitsdistanz* zu ihren Emotionen gewinnen, aus der sie diese intensiv erfahren können, ohne überwältigt zu werden. Dies erinnert an die emotionale Intelligenz (Salovey, Hsee & Mayer 1993), durch die der Mensch nicht nur weiß, was er gerade fühlt, sondern auch in der Lage ist, seine Gefühle so zu regulieren, dass sie ihn nicht überwältigen, über sie zu reflektieren, eventuell auftretende Impulsivität in Schach zu halten und emotional klug zu entscheiden und zu handeln. Da sensibles und mitfühlendes Verhalten wesentlich ist für sicher gebundene Interaktionen, helfen wir den Partner*innen, feinfühlig in die primären Emotionen der jeweils anderen hineinzuhören, sie zu erkennen und darauf einzugehen.

- **Erkundung:** Weder stecken wir Klient*innen in Schubladen, noch lehren wir sie, sich „besser“ auszudrücken. Unser Ziel ist vielmehr ein emotionaler Erkundungsprozess, bei dem beide Seiten des Paares neue Facetten ihrer Beziehung erleben können. Dafür müssen wir uns auf das fokussieren, was bisher unklar erscheint und vielleicht übersehen wurde, um es dann in differenzierte Worte zu fassen. Man kann sich das durchaus so vorstellen: Eine mit „wütend“ etikettierte Schublade wird *ausgeleert,* und dann genau geschaut, was sie im Einzelnen enthält: genervt, verbittert, hilflos, erschrocken. Außerdem kann man sich auf die verschiedenen Komponenten der Emotion fokussieren (wie man sie fachgerecht zu einem kohärenten Ganzen zusammenfügt, erfahren Sie weiter unten), wenn beispielsweise jemand spürt, wie sich sein Magen zusammenkrampft, und zwar immer kurz bevor er zu seiner Frau auf Abstand geht und erstarrt. Dies zu erkunden, ist eine ausgesprochen bereichernde Erfahrung, die man dann umorganisieren kann. So fördert eine ausgiebigere Verarbeitung des Erstarrens vielleicht Hilflosigkeit und Trotz zutage. Kann er seine emotionale Reaktion anders regulieren und mit ihr in Kontakt kommen – d. h., sie differenzierter erleben und ausdrücken –, dann wird sein Selbstbild über die Erstarrung hinauswachsen. Zu sagen, dass man sich wie erstarrt fühlt, ist häufig der erste Schritt, der aus der Erstarrung heraus und hinein in die Verbindung zur Partnerin führt. Diese kann dann das Auf-Abstand-Gehen in einem neuen Kontext verorten und verstehen. In der Folge entsteht ein neuartiger Dialog.

Diese zunehmende Unterscheidungsfähigkeit ist laut Lisa Feldman Barretts (2004) „Granularitätstheorie" wichtig für die komplexe Konstruktion von Erfahrung, vor allem aber unter intensivem Stress, weil man so besser die Nerven behält, weniger unter Depression und Ängsten leidet und kaum auf negative Regulationsstrategien wie Selbstverletzung oder Alkoholexzesse zurückgreift. Wer bei Feldman Barretts Versuchen über schwierige Situationen Tagebuch schrieb und dort detailgenau – „feingekörnt" – von seinen Emotionen erzählte, war weniger gestresst und kam besser zurecht. Diesen Präzisierungsprozess kennen wir auch von EFT-Interventionen. Wie ich an anderer Stelle (Johnson 2020, S. 66) bereits sagte: „Im Grunde verwandeln EFT-Therapeuten flüchtige, vage emotionale Hinweise und geflüsterte Andeutungen laufend in konkretes, spezifisches Erleben. Dies macht sie zu Granularitätsexperten!" Was konkret und präzise benannt werden kann, verliert meiner Erfahrung nach seine Bedrohlichkeit und Macht. Wenn ich irgendwann feststelle, dass ich mich im Flugzeug nicht vor einem Absturz fürchte, sondern vor den unangenehmen Gleichgewichtsstörungen und Turbulenzen, die in mir die physischen Symptome meiner Vernachlässigung als Kind wachrufen, dann wechselt meine „Angst vorm Fliegen" Form und Farbe und wird eindeutiger, was heißt: Ich kann sie besser greifen und bewältigen.

- **Neue Emotion:** Emotionen wahllos, sozusagen kathartisch abzureagieren ist nicht Teil des EFT-Prozesses und für die Paartherapie sogar eher schädlich. Der wiederholte Ausdruck sekundärer reaktiver Emotionen ist jedoch typisch für die problematischen Interaktionen des alltäglichen Beziehungsstresses. Was in der Paartherapie nützt, ist die Entdeckung und die Entwicklung eines neuen oder bisher nicht erkannten emotionalen Erlebens. In der EFT werden Emotionen erweitert, revidiert und restrukturiert, und zwar von unten nach oben, nicht umgekehrt. Das heißt: Nicht durch logische Argumente gelingt die Befreiung aus der Fessel eines emotionalen Zustands, sondern durch die Ermutigung, unbekannte Aspekte des Erlebens zu erkunden und sich neu einzubringen.

4.5 Auf welche Emotion sollte man sich zuerst fokussieren?

In der EFT orientieren wir uns folgendermaßen: Wir fokussieren …

1. in erster Linie den Teil des Erlebens, der *am stärksten hervorsticht und lebhaft erfahren wird,* z. B. Tränen, dramatische Gesten, suggestive Metaphern oder hartnäckige Pauschalurteile. Einfühlsam gegenüber unseren Klient*innen lauschen wir auch auf unsere eigenen Reaktionen. Auf der EFT-Trainings-DVD „Shaping Secure Connection" beschreibt ein sehr rational wirkender Mann mit vagen, intellektuellen Begriffen, wie er die Wut seiner Frau erlebt. Plötzlich rutscht ihm

der Ausdruck „überrumpelt" heraus. Für die Therapeutin ist das ein emotionaler Türöffner zu der Beklemmung und der Hilflosigkeit, die der Mann in Wahrheit empfindet. Sie greift das Wort auf, wiederholt es und geht darauf ein. Um Verletzlichkeit erfahrbar zu machen, müssen wir stets auf solche Türöffner achten und sie nutzen.

2. die Emotion, die *am auffälligsten ist* in Bezug auf die *Bindungsbedürfnisse und -ängste*. Auf teilnahmslose, unsensible Bindungsfiguren wird meist mit Wut reagiert, gefolgt von Traurigkeit und Schwermut, Verlustangst und Hilflosigkeit. Wenn jemand nicht darum bitten kann, dass man seine oder ihre Bedürfnisse erfüllt, beispielsweise die Sehnsucht nach Nähe, steckt oft Scham dahinter oder das Gefühl, Liebe und Zuneigung nicht wert zu sein oder sie nicht verdient zu haben. Bei Beziehungsstress sind Angst und Verletzlichkeit, die ja auch im Zentrum der Bindungstheorie stehen, am häufigsten vertreten. Empfindsamere Emotionen wie diese werden mit allerhand Mühe unterdrückt und geleugnet, doch als Therapeut*innen werden wir selbstbewusst darauf bestehen, sie zu erkunden. Wer sich gut auf dem natürlichen emotionalen Terrain von in festen Beziehungen lebenden Säugetieren auskennt, weiß beispielsweise, dass Ablehnung – besonders aber die der Menschen, von denen man abhängt – im Gehirn als konkretes Gefahrensignal und ähnlich wie physischer Schmerz kodiert ist (Eisenberger & Lieberman 2004). Deshalb legen wir *immer wieder den Finger in die Wunde, bieten jedoch gleichzeitig genau die Empathie an, die den Schmerz aushaltbar macht.*

3. die Emotion, die *an der Organisation negativer Interaktionen beteiligt ist und* die Zugänglichkeit sowie die Responsivität unterbindet. So fokussieren wir uns auf den Auslöser für gewohnheitsmäßigen Rückzug, z. B. auf einen flüchtigen ängstlichen Gesichtsausdruck kurz bevor der distanziertere Mann sich resigniert zu den Anklagen seiner Frau äußert. Oder in der Familientherapie, wenn die wütende Trotzhaltung eines Teenagers von der stillen, aber verzweifelten Sehnsucht nach Geborgenheit und Verbundenheit organisiert wird.

Die Frage zu stellen, welche Emotion man aufgreifen und erörtern soll, ist bei Traumatisierungen komplizierter, weil dort viele starke und widersprüchliche Emotionen gleichzeitig auftreten und zum Konflikt führen (s. Johnson 2002, Kap. 6). Normalerweise beginnen wir mit der hinter Kritik verborgenen Wut und mit der Beklemmung und der Hilflosigkeit des Rückzugs. Und dann folgen wir den Spuren der Angst, der Unruhe und der Bindungsunsicherheit.

Im Allgemeinen hängen Art und Grad der fokussierten und zu bearbeitenden Emotion von der jeweiligen Therapiephase ab. In den ersten Sitzungen werden *geflissentlich übersehene sekundäre Oberflächenemotionen explizit angesprochen,* z. B. indem wir die Wütenden dazu bringen, die Verantwortung dafür bei sich selbst zu verorten, statt ständig die Fehler der anderen anzuprangern und verletzende Situationen aufzulisten. Später bringen wir die sekundären Emotionen beider Partner*innen (z. B. die Schimpftiraden der Wütenden und die Erstarrung der Überwältigten) *in einen Zusammenhang*, den Kontext des negativen Kreislaufs, und validieren sie. *Erst in der mittleren Therapiephase* fokussieren und vertiefen wir die unter den Paarinteraktionen *liegenden primären Bindungsemotionen* (z. B. Hilflosigkeit als Antrieb der sekundären Wut). Die eher unterschwelligen primären Emotionen sind noch nicht artikuliert oder klar formuliert. Sie befinden sich gewissermaßen am äußersten Rand des Erlebens (Wile 1994). Außerdem können bestimmte Emotionen Gefühle auslösen, wenn man beispielsweise Angst vor der eigenen Wut hat oder sich schämt, weil man Angst hat. Damit die Betreffenden ihre Gefühle akzeptieren können, brauchen sie unsere Validierung und Unterstützung.

Auch uns Therapeut*innen sind Emotionen nicht immer geheuer, etwa unsere eigenen oder wenn wir bei unseren Klient*innen heftige Gefühlsausbrüche auslösen, wie das bei traumatisierten Menschen vorkommt, die vor der Auseinandersetzung mit schwierigen Emotionen wie vor einer Katastrophe zurückschrecken. Mit solchen Ängsten müssen wir umgehen können. Sie lassen sich leichter in den Griff kriegen, wenn wir sie auf den Punkt bringen. Da gibt es zum Beispiel die Angst, dass frei herausgelassene Emotionen und die damit verbundenen Schmerzen ewig andauern, nie aufhören und es keinen Ausweg gibt. Oder die Angst, überflutet zu werden und sich nicht mehr selbst organisieren können, die Kontrolle über die Emotion zu verlieren, Opfer der eigenen Impulsivität zu werden und die Dinge zu verschlimmern oder aktiv Schaden anzurichten, die Emotionen nicht mehr aushalten zu können und „verrückt“ zu werden, von den anderen als komisch oder unakzeptabel abgeurteilt zu werden, wenn man emotional reagiert. Derartige Ängste können unsere therapeutischen Fähigkeiten blockieren, uns daran hindern, auf Emotionen einzugehen, sie zu akzeptieren und ihnen Raum zur Entfaltung zu geben, um so eine Veränderung zu bewirken. Überdies machen sie auch die Klient*innen unfähig, tiefer mit ihren Emotionen in Kontakt zu kommen. Diese Gefahr kann verringert werden, indem man die Ängste in der Sitzung benennt und bearbeitet.

Da wir unsere Klient*innen im Hier und Jetzt abholen, sind ihre Bereitschaft und Fähigkeit, auf Interventionen zu reagieren und bei ihrer Emotion zu bleiben – sie gewissermaßen zu bewohnen –, maßgeblich für die Intensität des therapeutischen Fokus. So mag eine Partnerin zu gegebener Zeit bereit sein, Verwirrung oder Unbehagen als Teil ihres Erlebens zu benennen, die Angst jedoch noch nicht. Ordnet sie ihre Emotionen jetzt anders ein als vorher, übernehmen wir ihre Einordnung. Schreckt sie bei dem Wort „Wut“ zurück und beharrt auf „Frustration“, oder kann sie zwar problemlos über ihre „Verärgerung“ sprechen, fühlt sich aber zu entblößt, um sie als

„Traurigkeit" zu bezeichnen, dann akzeptieren wir das, weil sie dann eher bereit ist, sich ihren Gefühlen zu nähern.

Stellen Sie sich die verschiedenen Türöffner vor, die wir aktiv betätigen, um die Arbeit mit Emotionen zu ermöglichen: ein Kommentar, *ein Pauschalurteil oder ein abstraktes Bild* (wenn z. B. jemand sagt „Das ist zu schwierig", oder: „Das regt mich auf" oder: „Das ist doch völliger Mist"). Wir greifen sie auf und gehen ausführlich darauf ein, auch auf die Reaktionen auf bestimmte Interaktionen oder *Dialogsequenzen* zwischen den Partner*innen (z. B. indem wir fragen: „Was geht in Ihnen vor, wenn sie ihm sagen, dass …", oder: „Was macht das mit Ihnen, wenn Ihr Mann zu Ihnen sagt, dass …"). Wir können außerdem die Emotionen spiegeln, die das Paar explizit oder implizit über ihren *exemplarischen Teufelskreis* zum Ausdruck bringt. Und wir können die *im Narrativ* des Paares eingeschlossenen Emotionen heraushören und erkunden. Vielleicht werden auch wichtige *Bindungserlebnisse* offengelegt – in der Sitzung und auch außerhalb.

Um Emotionen zu erkunden und schließlich anders zu regulieren, müssen Klient*innen sie erst einmal fühlen und mit ihnen in Kontakt kommen. *Nahtlos auf die emotionale Ebene umschalten zu können ist in der EFT eine der wichtigsten Fähigkeiten.* Dazu ein Beispiel: Es ist eine der ersten Paarsitzungen. Beide verhalten sich steif und distanziert, reden abstrakt, allgemein und unverbindlich. Doch dann erzählt der offensichtlich in der Rolle des Anklägers und Verfolgers steckende Mann folgende Geschichte: Sie waren am Vorabend zu einer Party unterwegs. Ihm ging durch den Kopf, dass seine Frau schon längere Zeit keinen Sex mit ihm wollte. Zum Trost genehmigte er sich gleich als Erstes ein paar Gläschen. Als er nach seiner Frau Ausschau hielt, sah er sie, wie sie sich – in seinen Augen – intensiv mit einem ausgesprochen attraktiven Mann unterhielt, „so einem blöden Covermodel-Typ". Er „marschierte" schnurstracks auf sie zu und fragte, ob sie etwa mit diesem „Idioten" die ganze Nacht lang „flirten und rummachen" wolle. Darauf antwortete sie frostig, dass das Gespräch „ein Genuss" sei und sie es gerne weiterführen würde, er könne ja gehen. Wütend stürmte er davon und fuhr nach Hause. Danach sprachen sie kein einziges Wort miteinander, bis zur Sitzung.

Die Therapeutin deutet diese Begebenheit als Musterbeispiel für den negativen Kreislauf, bei dem der Mann an die Decke geht, wütend oder anstrengend wird und seine Frau sich verletzt und resigniert von ihm zurückzieht, worin er wiederum all seine schlimmsten Ängste bestätigt sieht. In der Regel wird der Prozess (um überhaupt den Einstieg zu ermöglichen) erst einmal verlangsamt und das Erlebnis noch einmal gemeinsam und unter Berücksichtigung der emotionalen Reaktionen schrittweise rekapituliert: der initiale Trigger; die unmittelbare Wahrnehmung eines schwierigen, schädlichen, gefährlichen, schmerzvollen oder anderweitig negativen Erlebnisses; die

Körperempfindung; die kognitive Konstruktion der Bedeutung; schließlich die Handlung und ihre Folgen. Alle genannten Komponenten werden durch den detailgenauen Fokus konkretisiert und präzisiert.

In diesem Fall greift die Therapeutin die offensichtliche Wut des Mannes auf und konzentriert sich als Erstes auf deren Auslöser, indem sie sich eingehend erkundigt: Als er seine Frau suchte und sie mit einem anderen Mann im Gespräch fand, was sah er da? Und was war das Herausstechendste an diesem Anblick? Was genau brachte ihn dazu, sich zu ärgern, und zwang ihn, schnurstracks auf sie loszumarschieren, um das, was sich da abspielte, zu unterbrechen? Was spürt er jetzt, während er darüber spricht, in seinem Körper, und was sagt er zu sich selbst? Doch er beantwortet die Fragen nicht, sondern wiederholt lediglich die abfälligen Bemerkungen über seine Frau. Unbeirrt stellt die Therapeutin die gleichen Fragen noch einmal, extra langsam und ruhig. Nun denkt er scharf nach und sagt: „Es war die Art, wie sie ihn angeschaut hat.“ Auf diesen Trigger geht die Therapeutin näher ein. Dann werden seine Augen mit einem Mal feucht. „Mich schaut sie nicht mehr so an“, sagt er mit tränenerstickter Stimme.

Dies eröffnet den Prozess, in dessen weiterem Verlauf die Bindungsbedürfnisse und -ängste des Mannes erkundet werden sowie die Art, wie er sie seiner Frau mitteilt. Diese kann nun langsam und mit einiger Unterstützung die Verletzlichkeit hinter dem feindseligen Verhalten erkennen. Der Mann befürchtete, seine Frau zu verlieren, ignorierte diese Angst und auch sein heftiges Herzklopfen jedoch und versuchte stattdessen, die Situation mit reaktiver Wut zu bewältigen. Jetzt könnte die Therapeutin sich nach weiteren Komponenten erkundigen, etwa danach, was er beim Ausschauhalten nach seiner Frau körperlich empfunden hat. Um mehr über sein Bedeutungs- und Bewertungsschema zu erfahren, könnte sie ihn fragen, was er zu sich selbst sagte während er auf seine Frau losging, oder im Hinblick auf seine Motivation, was er seiner Frau gerne noch sagen würde. „Das kannst du mir doch nicht antun“, könnte seine Antwort lauten. Egal, welches Element man zur Erzeugung von Emotionen aufgreift und erörtert – es erweitert das Gesamtbild und organisiert es um, die persönliche Erfahrung wird kohärenter, und das Paardrama verändert sich.

In der EFT haben wir besonders bei Aufgabe 2 das Ziel, zentrale Bindungsemotionen explizit zu machen, weiterzuentwickeln und sie umzuformulieren. Außerdem die Bedeutungsrahmen mithilfe neuartig formulierter *vollständigerer* Emotionen zu erweitern, das Paar mittels der Emotion zu neuen Reaktionen zu „bewegen“ und ihm neue Möglichkeiten zu eröffnen, sich aufeinander einzulassen.

An dieser Stelle möchte ich auf sprachliche Änderungen hinweisen, die sich im Lauf des langjährigen Entwicklungs- und Wandlungsprozesses der EFT hinsichtlich der Arbeit mit Emotionen ergeben haben. Während im ursprünglichen Behandlungsmanual der emotionale *Vertiefungsprozess* im Mittelpunkt stand, ist nun die Rede davon, dass der erste Schritt zur Veränderung der Emotion darin besteht, sie in der Anfangsphase des Prozesses *zusammenzufügen.* Außerdem spricht man heutzutage auch mehr über emotionale *Regulation,* in dem Sinne, wie dieser Begriff in der Bindungstheorie und -wissenschaft gebraucht wird. Daher stammt auch die Erkenntnis, dass eine sichere Bindung wichtig ist für eine positive Anpassung, weil sie die Fähigkeit stärkt, die eigene Realität inklusive existenzieller Ängste und Bedürfnisse kohärent und selbstbewusst zu verbalisieren: *Sicher gebundene Menschen können ihrer Realität vertrauen und sie klar formulieren.* Eine emotionale Reaktion wird im wahrsten Sinne des Wortes „aufgesucht", kontextabhängig verstanden und normalisiert. Das ist damit gemeint, wenn von dem systematischen Zusammenfügen der Emotion zu einer kohärenten Form die Rede ist (mehr darüber im Abschnitt 4.6 über den „EFT-Tango"). Hier noch einmal die Elemente, aus denen sich die Emotion zusammensetzt:

- Trigger oder Reiz (bei negativen Emotionen ist das meist eine Gefahr oder Schwierigkeit)
- unmittelbare Wahrnehmung / initiale Bewertung (häufig implizit)
- körperliche Reaktion
- Bedeutungszuschreibung / Interpretation (meist in Bezug auf Bindungsthemen, z. B. ob man liebenswert ist)
- Handlungstendenz / Motivationsimpuls

Der Mensch ist mit Emotionen ausgerüstet, die sein Innenleben und seinen Tanz mit anderen organisieren. Nichts liegt also näher, als diese organisch-biologisch angelegte Kraft eines so grundlegenden Erfahrungsaspekts wann immer möglich für einen intrapsychischen und interpersonellen Wandel zu nutzen, vorausgesetzt, man kennt die wenigen, aber für das Innenleben und die Interaktion so wichtigen Emotionen, ihre Beschaffenheit, ihren Stellenwert und ihre Bestandteile, und die bewährten Methoden zu ihrer Veränderung.

Beispiel: Emotionen zusammenfügen

FRAU: Du bist so schwierig – ich finde das unerträglich. *(Der Mann reißt die Hände hoch, wendet sich ab und schaut aus dem Fenster.)*

THERAPEUTIN: *(zum Mann)* Was geht in Ihnen vor, wenn Ihre Frau sagt, „…"?

MANN: Nichts – ich bin daran gewöhnt. Sie sagt ständig solche Sachen.

THERAPEUTIN: Macht Ihnen das nichts aus, wenn sie „…" sagt? *(Wiederholt den Trigger.)*

(Die Therapeutin beharrt auf ihrer Frage, weil „nichts" keine Option ist für ein „Beziehungstier" und es anstrengend, wenn nicht sogar unmöglich ist, Emotionen über jeden Trigger erhaben immer weiter zu unterdrücken.)

MANN: Es passiert andauernd – ich sage mir, dass es egal ist – versuche, es zu vergessen – *(wechselt in den Bewältigungsmodus)*

THERAPEUTIN: Sie versuchen zu vergessen, dass Sie ihr manchmal zu schwierig sind? *(Er nickt.)* Wenn Sie das sagt – was passiert in der Zehntelsekunde, bevor Sie „egal" denken?

MANN: Keine Ahnung. Ich verziehe mich einfach.

THERAPEUTIN: Weil es doch irgendwie schlimm ist? Verletzend? So schlimm, dass Sie es nicht aushalten? *(Er nickt.)* Was hören Sie sie sagen? *(Zielt auf die initiale Bewertung ab.)*

MANN: Na, dass ich ein hoffnungsloser Fall bin, dass unsere Beziehung sowieso nicht mehr zu retten ist, dass sie den Bach runtergeht. *(Das ist allerdings keine Wahrnehmung, sondern schon eine Bedeutungszuschreibung: die Interpretation der Situation als Bedrohung.)*

THERAPEUTIN: *(Fokussiert auf seine körperliche Erregung)* Sie heben die Hände? Kapitulieren Sie? Weil der Fall hoffnungslos ist? *(Greift seine Interpretation auf.)*

MANN: Irgendwie schon, ja.

THERAPEUTIN: Hände hoch – Sie geben sich geschlagen – es ist hoffnungslos. *(Fast immer beruht Rückzug aus der Beziehung auf dieser emotionalen Realität.)*

MANN: Ja. *(Spricht leise mit gesenktem Blick.)* Ich kann nichts dagegen tun.

THERAPEUTIN: *(Ihr Fokus bleibt auf der wiederholten Interpretation, um sein Engagement zu verstärken.)* Sie hören, dass Sie zu schwierig sind – Sie haben jede Hoffnung verloren – Sie wollen es beiseiteschieben – aber Ihrem Körper merkt man die Resignation an, die Sie fühlen, wenn Sie zu sich selbst sagen – wie war das noch mal? „Ich habe es vergeigt – habe sie schon verloren"?

MANN: Genau. Ich habe es total vergeigt. Ich werde nie Erfolg bei ihr haben. Sie hat halt ihre Ansprüche, und ich kann nicht – nie kann ich ... *(Bekommt feuchte Augen.)*

THERAPEUTIN: *(Fokussiert die Handlungstendenz.)* Also geben Sie auf und ziehen sich aus Selbstschutz zurück – machen vor dem Schmerz und der Hoffnungslosigkeit dicht. Und Sie *(zur Frau)* werden dann erst recht wütend *(Frau nickt)* und das ist der Teufelskreis, der Ihre Beziehung dominiert und Sie voneinander trennt *(die Bedeutung für die Bindung)*. Weinen Sie deshalb?

MANN: Nein, mir tränen nur die Augen.

THERAPEUTIN: Sie sagen zu sich selbst: „Ich habe es vergeigt – habe sie verloren – ich werde nie Erfolg bei ihr haben"? Ein Teil von Ihnen will irgendwie aufgeben und sagen: „Ich werde es ihr nie recht machen können – ihre Liebe gewinnen." Stimmt das so? *(Wiederholt den Bedeutungsrahmen.)*

MANN: Ja – mein Bruder hat gesagt, alles hat seine Zeit, auch das Heiraten, und ich wäre noch zu jung dazu gewesen – aber wie das nun mal so ist – in meiner Familie haben alle früh geheiratet. *(Weicht vom eigentlichen Thema ab.)*

THERAPEUTIN: Ich würde gerne wieder zum Thema zurückkommen. *(Refokussiert.)* Wenn Sie also die Wut Ihrer Frau hören, wenden Sie sich ab – wollen vergessen – und sie sieht – was hat sie gesagt? „Kälte"? *(Frau nickt.)* Aber eigentlich reißen Sie die Hände hoch – Sie versuchen, mit dem heftigen Gefühl der Niederlage fertigzuwerden – des Versagens – der Angst, ihr nichts recht machen zu können – also machen Sie dicht und lassen Sie nicht mehr an sich heran. Verstehe ich das richtig? *(Zusammenfassung aller Elemente des emotionalen Erlebens im Teufelskreis.)*
MANN: *(unter Tränen)* Ja, genau – ich glaube, ja – so ist es.

Ist das emotionale Erleben aufgefächert und sinnvoll zu einem Ganzen zusammengesetzt – und ist der Klient stark genug damit verbunden –, initiieren wir normalerweise ein Enactment.

THERAPEUTIN: *(Schlägt ein Enactment vor.)* Könnten Sie Ihre Frau anschauen und ihr sagen: „Ich höre, ich bin ein hoffnungsloser Fall – ich habe dich schon verloren, und damit das nicht wehtut, mache ich dicht." Können Sie ihr das sagen?

Mithilfe der Therapeutin kann die Frau eine Antwort formulieren und darauf reagieren.

Im weiteren Verlauf dieses Dramas wird dann eine Makro-Intervention angewandt, für die sich der Name „EFT-Tango" eingebürgert hat und die ich im Folgenden vorstelle – eine detaillierte Beschreibung finden Sie in meinem Buch *Bindungstheorie in der Praxis: Emotionsfokussierte Therapie mit Einzelnen, Paaren und Familien* (Johnson 2020). Wie der Untertitel schon vermuten lässt, ist diese systematische Interventionssequenz für alle EFT-Modalitäten geeignet. In der Paartherapie befähigt sie die Klient*innen, sich systematisch tiefer auf ihr emotionales Erleben und dessen Erkundung einzulassen, ihre inneren Arbeitsmodelle vom Selbst und vom anderen zu revidieren und so ihre Interaktionsdramen neu zu choreografieren. Die Effektivität dieser Makrointervention konnte durch neun Veränderungsprozessstudien (Greenman & Johnson 2013) belegt werden. Eine weitere Untersuchungsreihe zeigt, dass EFT für Paare sich nicht nur positiv auf Beziehungsstress auswirkt, sondern auch auf den Bindungsstil der Einzelnen (siehe ↗ www.iceeft.com). Im Anschluss an den Abschnitt über den EFT-Tango folgen einige nach dem Vorbild von Carl Rogers und Salvador Minuchin entwickelten Mikrointerventionen.

4.6 Der EFT-Tango: Sich selbst und das Beziehungssystem verändern

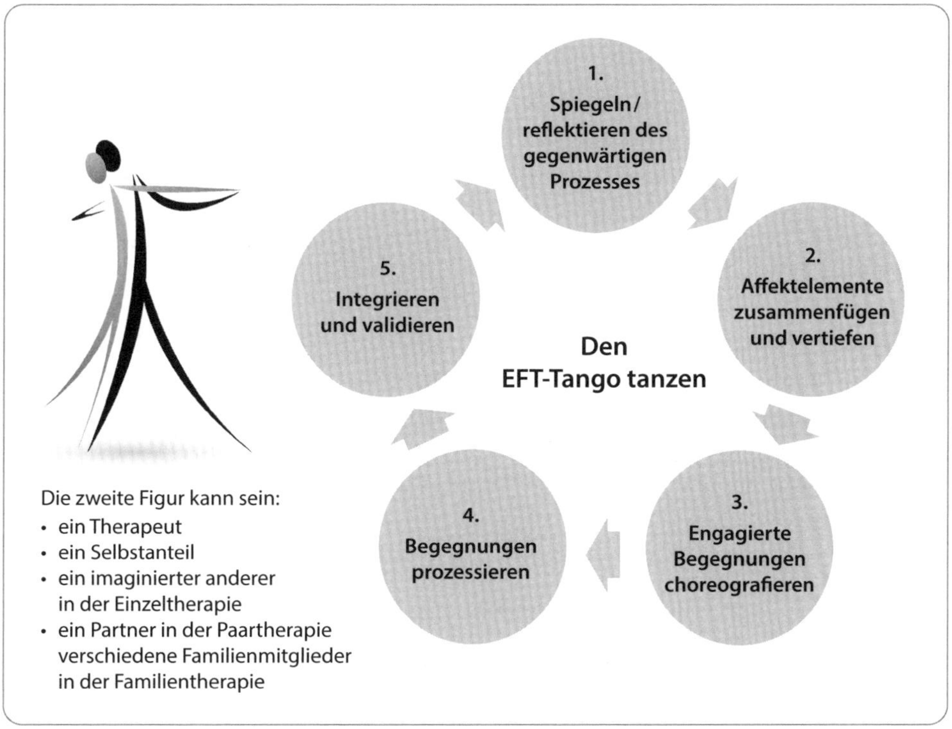

Abbildung 1: Die fünf EFT-Tango-Moves

Dieses Interventionsset aus fünf verschiedenen „Tango-Moves“ (siehe Abb. 1) wird in allen drei Phasen verwendet: Deeskalation, Umstrukturierung der Bindung und Konsolidierung, wobei Tempo und Dynamik je nach Kapazität und Bedürfnis der Klient*innen wechseln.

1. **Den gegenwärtigen Prozess spiegeln:** Wir stimmen uns einfühlsam auf den jeweiligen Affektregulationskreislauf unserer Klient*innen ein (z. B. wenn Erstarrung in Wut umschlägt, diese sich in Scham auflöst und dazu führt, dass man abtaucht) sowie auf den Interaktionskreislauf (z. B.: „Wenn ich abtauche, hältst du mir eine Strafpredigt, daraufhin schotte ich mich stärker von dir ab, was dich noch aggressiver macht.“). Der Fokus liegt darauf, wie Klient*innen in der Gegenwart aktiv, und meist ohne sich dessen bewusst zu sein, ihre inneren emotionalen und interpersonellen Interaktionsrealitäten in sich selbst wiederholenden Kreisläufen konstruieren.

2. **Die Affektelemente zusammenfügen und vertiefen:** Gemeinsam mit unseren Klient*innen ermitteln wir die Elemente der Emotion, fügen sie zusammen und stellen sie in einen interpersonellen Kontext, in dem sie zusammenhängend ein „Ganzes" ergeben, was häufig das Bewusstsein für darunterliegende emotionale Elemente oder Erlebenstiefe erweitert.

3. **Engagierte Begegnungen choreografieren:** Wenn durch angeleitete und strukturierte Interaktionen, die erweiterte und vertiefte innere Realität mitgeteilt wird, entsteht ein innerer Prozess mit neuen Möglichkeiten, zu interagieren und mit dem anderen in Beziehung zu treten, mit einem neuen Verhaltensrepertoire. Durch die neue emotionale Musik entsteht ein neuer gemeinsamer Tanz und in den Tanzenden ein neues Selbstverständnis.

4. **Die Begegnung prozessieren:** Hier wird das neue Interaktionsverhalten erkundet und integriert. In der Paar- und Familientherapie werden die hierbei auftretenden Blockaden oder negative Antworten von der Therapeutin aufgefangen oder weiter bearbeitet. Jede neue Begegnung macht das Paar zugänglicher, responsiver und engagierter, und bewegt die Partner*innen weiter in Richtung einer sicheren Verbindung.

5. **Integrieren und validieren:** Hier geht es darum, die Kompetenz und das Selbstvertrauen beider Partner*innen zu stärken, indem wir alle Erkenntnisse und neuen positiven Interaktionsweisen hervorheben, validieren und reflektieren. Hervorgehoben werden sowohl die Veränderungen der inneren Erfahrung als auch die Art, wie dadurch neue Interaktionsmuster und eine neue interpersonelle Verbindung entstehen und verstärkt werden. Die innere Erfahrung und das Selbstverständnis beider Seiten beeinflussen sich gegenseitig. Die Ermutigung zu wachsen, mehr Selbstvertrauen und Kompetenz zu gewinnen ist die neue Botschaft, die die alte überschreibt: Erfahrungen können bewältigt und Beziehungen gestaltet und sogar neu gestaltet werden.

Werfen wir nun einen genaueren Blick auf die einzelnen Tango-Moves (siehe auch Johnson 2020).

Tango-Move 1: Den gegenwärtigen Prozess spiegeln

Die erste Tanzbewegung initiieren wir im Kontext eines wachsenden therapeutischen Bündnisses. Feinfühlig bieten wir unseren Klient*innen eine einfache Beschreibung dessen, was sich vor unseren Augen im Hier und Jetzt abspielt. Dafür ist es notwendig, die Prozesse des Erlebens und der Interaktion nachzuverfolgen – sowohl die innerhalb der Person als auch die außerhalb, d. h. zwischen den Klient*innen oder zwischen Klient*innen und Therapeutin. Essenziell ist, (nicht wertend) einfach zu beschreiben, zu normalisieren und Gefühle ausdrücklich einzuladen, um eine engagierte Erkundung des inneren Erlebens am äußersten Rand des Bewusstseins der Interaktionsmuster zu ermöglichen, statt auf intellektueller oder rationaler Ebene zu belehren. Wir erspüren und spiegeln emotionale Äußerungen / Botschaften und assoziierte Gedanken, körperliche Empfindungen, Handlungen, Interaktionspositionen und -bewegungen. Angefangen bei dem an der Oberfläche explizit Erwähnten tasten wir uns vorsichtig zum Impliziten vor. Jede Interaktion, ob sie nun als Imagination gehalten (etwa, dass der Partner negativ reagiert) oder mit uns oder der Partnerin in der Sitzung ausagiert wird, fassen wir in einfache Worte und würdigen sie in ihrer ganz eigenen, sich verselbstständigen dynamischen Art. Die Klient*innen sind Opfer des Dramas, das sie uns präsentieren und das wir *auf seine ursprüngliche Essenz reduzieren,* und sie sind zugleich als Schaffende daran beteiligt. Sie bringen es sozusagen auf die Bühne, und wir erfassen es, spiegeln es ihnen wider, betonen dabei sein Eigenleben und laden sie dazu ein, es – d. h. sich selbst – aus einem sicheren Abstand anzuschauen.

Beispiel für Tango-Move 1 während der Deeskalations- oder Stabilisierungsphase einer Paartherapiesitzung:

Therapeut: Sam, ich höre, dass Sie sich sehr über Ihre Freundin aufregen und wütend auf sie sind, das aber für sich behalten wollen. Sie fühlen sich als Versager abgestempelt und ungerecht behandelt. Ihrer Ansicht nach ist das die Ursache für Ihren „düsteren Depressionsnebel“. Wenn ich Sie richtig verstanden habe, sitzen Sie darin wie in einer Falle und werden immer trauriger. Weil Sie glauben, dass sie schon beschlossen hat, Sie zu verlassen, schweigen Sie oder bekommen ab und an einen Wutanfall. Das ist bestimmt ganz schön schwierig. Sich still zu verhalten scheint am sichersten, aber das klappt nicht immer. Ihre Frau empfindet das jedenfalls als „Schweigemauer“, hinter der Sie sich vor ihr verschanzen und sie mit ihrer Frustration allein lassen.

Hier geht es hauptsächlich darum, den Prozess mitzuverfolgen, doch das Thema Verbindung und Trennung zeichnet sich bereits ab.

Beispiel für Tango-Move 1 während der Deeskalations- oder Stabilisierungsphase einer Familientherapiesitzung:

Therapeutin: Sam [Vater], können wir an dieser Stelle kurz unterbrechen? Sie haben soeben von Ihrem Sohn gefordert, dass er tut, was Sie sagen. Haben versucht, ihm mit Argumenten beizukommen. Das muss anstrengend für Sie sein, sagt mir mein Gefühl. Sie glauben, dass er eh nicht zuhört, und schauen deswegen zum Fenster hinaus. Und Mary [Mutter], Sie stehen Ihrem Mann zur Seite und geben Ihrem Sohn zu verstehen, dass er schwierig ist und der Familie schadet. Tim [unkooperativer Teenager mit Neigung zu heftigen Wutanfällen], du ballst die Hände zu Fäusten und weigerst dich, deinem Vater Folge zu leisten. Das ist ein klares „Nein". Liege ich richtig? *(Tim nickt.)* Dein Vater will dich überzeugen, bleibt aber irgendwie distanziert, deine Mutter hält dir immer wieder Vorträge über die Regeln, und du sitzt wütend da und widersetzt dich. Ist das der Familientanz? Dein Vater bevormundet dich, deine Mutter setzt dich aufgeregt unter Druck, und du wirst immer wütender? Und dieser Tanz hat die gesamte Familie im Griff?

Tango-Move 2: Die Affektelemente zusammenfügen und vertiefen

Wie helfen wir unseren Klient*innen, ihr emotionales Erleben auf eine für sie greifbare und relevante Weise zu erfahren? Wir fokussieren uns auf jedes Affektelement einzeln und *fügen sie gemeinsam* mit den Klient*innen zu einem kohärenten Ganzen zusammen, das bei ihnen ein Aha-Erlebnis auslöst: „Ja, genau so fühle ich mich! Jetzt verstehe ich es!" Solche Erlebnisse öffnen die Tür zu weiteren Entdeckungen und einem tieferen Bewusstsein dafür, dass da vielleicht noch andere Emotionen bisher unerkannt oder verborgen schlummern. Hat man das Terrain der Emotionen erst einmal genau kartiert und die Zusammenhänge für den Bedeutungsrahmen erfasst, ist das Zusammensetzen recht einfach, aber für die therapeutische Praxis ausgesprochen nützlich. Manchmal ist emotionales Erleben jedoch so chaotisch, dass es schier unmöglich scheint, es systematisch zu ordnen, wie oft man es auch dreht und wendet. Vielleicht werden sie deshalb in vielen anderen Therapiemodellen ausgeklammert, obwohl es ja wie gesagt eigentlich nur sechs Kernemotionen sind: Traurigkeit, Angst, Scham sowie Wut, Freude und Überraschung, wobei die ersten drei, empfindsameren, sich oft hinter reaktiver Wut oder Gefühlserstarrung verbergen (welche über sich wiederholende rationalisierende Erklärungen oder oberflächliche, teilnahmslose Beschreibungen von Problemen oder Erlebnissen zum Ausdruck gebracht wird).

Stellt man sich Emotionen als mehrschichtig vor, können wir eine spezifische emotionale Reaktion in ihre Bestandteile auffächern und so ihre Essenz herausdestillieren. Und dann helfen wir unseren Klient*innen, sie wieder zu einem sinnvollen Ganzen zusammenzufügen und mit ihren Interaktionsgewohnheiten in Verbindung zu bringen. Dieser Prozess schafft mehr Bewusstsein und emotionale Ausgeglichenheit. Nach dem Motto: Gefahr benannt – Gefahr gebannt.

Jede Emotion beinhaltet eine dezidierte Handlungstendenz, Angst z. B. löst Flucht, Lähmung oder Angriff aus. Die Handlung verbindet im Paartanz das Affektregulationsmuster mit einem entsprechenden Interaktionsmuster. *Emotion verbindet das Selbst mit dem System:* Sie organisiert das eigene Verhalten gegenüber anderen Menschen und bestimmt umgekehrt den Eindruck, den man vom Verhalten der anderen bekommt. So entsteht eine Rückkopplungsschleife, die die persönliche Erfahrung des Menschen prägt. Die Rückkopplungsschleife der zur Gewohnheit gewordenen emotionalen Regulation und die wiederholten Interaktionsdramen erklären die verzwickte Lage, in der sich so viele Klient*innen befinden. Noch wichtiger für die Therapie ist jedoch folgende Schlussfolgerung: *Wenn Emotionen zu Handlungen bewegen, dann können wir über das bewusste Herbeiführen von Emotionen die Betreffenden auch zu neuen Handlungsweisen bewegen: dazu, wie sie sich selbst und die anderen sehen, wie sie miteinander umgehen und wie sie aufeinander reagieren.*

Der Prozess des Auffächerns in die fünf Hauptelemente und ihr Zusammenfügen zu einem überschaubaren und konkreten Ganzen lockt implizite Emotionen nach außen; sie werden sichtbar, benennbar, verknüpfbar und vertiefbar. Jedes Element muss zuerst evokativ erschlossen und erfasst werden, um sie dann mit den anderen Komponenten zu verbinden. Mit welcher man beginnt, ist egal. Häufig läuft es so ab: Eine bisher unbeachtete, aber offensichtlich bedeutsame emotionale Reaktion, erregt unsere Aufmerksamkeit (z. B. ein abrupter Wechsel im Ausdruck). Wir verlangsamen und suchen ihren Auslöser (1), indem wir spiegeln und evokative Fragen stellen.

In der Paartherapie könnte dieser Erschließungsprozess folgendermaßen aussehen:

THERAPEUTIN: Dan, würden Sie mir auf die Sprünge helfen? Marnie hat gerade über ihre Kränkung gesprochen, und Sie haben sich kopfschüttelnd abgewendet. Was war da los? Was ist passiert, dass Sie Ihren Kopf so geschüttelt haben?

DAN: Ich vermute mal, wegen ihrem Ton.

Darin sieht er den *Trigger* für seine Angewohnheit, sich von seiner Frau zurückzuziehen. Allgemeine Fragen der Therapeutin nach seinen Gefühlen hat er bisher gar nicht oder mit „Weiß ich nicht“ beantwortet. Fragt sie hingegen genauer nach dem Auslöser für ein bestimmtes Verhalten, ist er zu einer Antwort fähig. Dann lädt sie ihn ein, die anderen Elemente seiner gegenwärtigen Erfahrung *aufzuspüren*. Sie konzentriert sich auf die Körperempfindung:

THERAPEUTIN: Können Sie mir helfen? Was geht in Ihrem Körper vor, wenn Sie sich abwenden? Wie fühlt sich das an, jetzt, in diesem Moment?

DAN: *(blickt verständnislos)* Ich mache einfach dicht. Wie sich das anfühlt? Gar nicht. Da ist nichts.

Danach erforscht die Therapeutin die *unmittelbare Wahrnehmung* – häufig ein erster vager Eindruck.

THERAPEUTIN: Aha. Sie wollen dichtmachen. Ist es so schlimm?
DAN: O ja, sogar sehr schlimm, eigentlich wie: nix wie raus hier. Also wende ich mich ab.

Hier erfahren wir Dans unmittelbare Wahrnehmung sowie seine *Handlungstendenz:* Flucht.

Die Therapeutin fasst die Elemente so weit zusammen und fokussiert sich nun auf die *Bedeutung*:

THERAPEUTIN: Sie hören den Ton in ihrer Stimme, und es fühlt sich so an, dass etwas Schlimmes passieren wird – Was genau hören Sie denn in ihrer Stimme?
DAN: Sie redet ständig davon, wie „verletzt" sie ist. Für mich hört sich das aber an wie: „Du hast es mal wieder verkackt. Du bist ein Loser."

Da die Elemente der emotionalen Reaktion nun komplett sind, setzt die Therapeutin sie gemeinsam mit Dan zusammen und spiegelt ihm das Ganze, und zwar im Kontext seiner laufenden Bindungsbeziehung und seines damit verbundenen Selbstbilds. Je weiter das emotionale Erleben gemeinsam konstruiert wird, desto spezifischer und „feinkörniger" wird es. Auf diesen Prozess kann sich Dan mehr und mehr einlassen. Sein Toleranzfenster weitet sich, da ihm seine Erfahrung nun nachvollziehbar erscheint. Er kann zu ihr stehen und sie integrieren. *Die Fähigkeit, die eigene Erfahrung wahrzunehmen, ihren Sinn zu begreifen und ihr zu trauen, ist die Grundlage positiver Anpassung.* Die Therapeutin würdigt Dans Fähigkeit als „angemessen" und bittet ihn, seine Frau daran teilhaben zu lassen (s. Tango-Move 3).

In diesem Prozess des Zusammenfügens werden Emotionen zugleich reguliert, wenn sie aktiviert und destilliert sind. Sobald klar ist, welche Emotionen jeweils am wichtigsten sind und wie ihre Elemente aussehen, lassen sich selbst die komplexen und widersprüchlichen Reaktionen infolge eines Traumas zusammenpuzzeln und in den Kontext ihres interpersonellen Bindungsdramas einfügen. Diese emotionale Neuformulierung ist aber nicht nur in Bezug auf Anpassung höchst aufschlussreich, sondern auch im Hinblick darauf, welche Bedürfnisse an erster Stelle stehen und welche neuen Verhaltensweisen im Umgang mit anderen möglich sind. Ändert sich die emotionale Musik, werden wir naturgemäß auch anders dazu tanzen.

Mit der Affektzusammenfügung ist es aber noch nicht getan. Sie ist lediglich ein Vorspiel für den nächsten Teil des zweiten Tango-Moves – zur Vertiefung der emotionalen Kernerfahrung. In Bezug auf das Beispiel oben heißt das: Immer, wenn Dan eine Äußerung seiner Frau als Kritik auffasst und als Drohung, ihn zu verlassen, lenkt die Therapeutin seine Aufmerksamkeit auf seine Körperreaktion, dass er sich wie „gelähmt“, wie „erstarrt“ fühlt. Dan staunt, als er merkt, wie laut und schnell sein Herz klopft und dass er nach Luft ringt. „Fast als würde ich mich fürchten“, sagt er, „vielleicht tu ich das auch, aber das wäre doch absurd.“ Manchmal kommt man mit tiefer liegenden Emotionen relativ leicht in Kontakt – meist wenn es sich um Angst in Begleitung von Hilflosigkeit, Scham oder Traurigkeit handelt –, manchmal aber nur mit erheblicher Mühe. Tempo und Intensität des „Vertiefens“ hängen davon ab, wie aufgeschlossen und tolerant Klient*innen auf das reagieren können, was fremd, sonderbar und daher bedrohlich erscheint. Und von der jeweiligen Therapiephase und der Tragfähigkeit des therapeutischen Bündnisses. Oft brauchen wir eine „neue“ und tiefer liegende Emotion nur zu berühren oder anzustoßen, und schon können wir unsere Klient*innen in den Prozess hineinführen, bei dem wir die Essenz der Emotion destillieren (bzw. uns mit den Blockaden beschäftigen, die das verhindern). Danach ermutigen wir sie dazu, bei ihrer Emotion zu bleiben und sie auf einer tieferen Ebene zu erkunden. Was wir damit bezwecken ist Klarheit über die emotionale Realität: die Ängste und Sehnsüchte, die ein um Probleme und Dilemmata gesponnenes Narrativ antreiben.

Das Vertiefen der Deeskalationsphase könnte folgendermaßen aussehen:

THERAPEUT: Paul, Sie sind also „kurz vorm Ausrasten“, wie Sie das gerade formuliert haben, ja? Mary hat nie Zeit für Sie, Sie wollen mit ihr darüber sprechen und regen sich dabei immer mehr auf. Sie wollen Ihre Behauptung mit Beweisen untermauern, schauen dabei aber seufzend zu Boden. Können Sie mir helfen, dieses Seufzen zu verstehen? Könnte es ein Echo von dem sein, was Sie letzte Woche sagten: das mulmige Gefühl, ihr nichts zu bedeuten? Das tut sicher weh. Und es fühlt sich so an, als könnten Sie nichts dagegen tun? *(Paul nickt, bricht in Tränen aus und dreht sich weg.)*

PAUL: Wieder mal stehe ich allein da. Das verletzt mich. Immer allein. Sie schert sich doch einen Dreck um mich. Habe ich überhaupt eine Frau?? Ich komme mir vor wie ein Kind, das von seiner Lehrerin aus dem Klassenzimmer geschickt wird. Was soll das? Das fühlt sich an wie in meiner ersten Ehe. Vielleicht ist das halt so mit der Liebe. *(Er steigt aus und plaudert über Liebe.)*

THERAPEUT: Können wir bitte wieder zum Thema zurückkehren? Ich möchte nur sichergehen, dass ich Sie richtig verstanden habe. Was steckt hinter all Ihren „Beweisen“? Eine tiefe Kränkung über das, was sich wie ein Verweis anfühlt, wie eine Abwertung? Liege ich da richtig? *(Paul bejaht unter Tränen.)*

Von diesem emotionalen Schmerz ausgehend kann Paul nun über Dinge sprechen, die er sich bisher noch nie eingestehen konnte und die auch für seine Frau neu sind.

Tango-Move 3: Engagierte Begegnungen choreografieren

Mit dieser Tanzbewegung verlagert sich das paarinterne Drama auf die interpersonelle Bühne. Dort können sich die Partner*innen von uns geleitet über die im zweiten Tango-Move zusammengefügten und destillierten (und manchmal auch vertieften) emotionalen Realitäten austauschen. Während der Klient sein emotionales Erleben mit einem bedeutsamen Menschen teilt, wird eine neue oder erweiterte emotionale Realität greifbar und explizit, und der Klient macht sie sich zu eigen.

Dieser bedeutsame Mensch kann die einfühlsame Therapeutin oder eine Bindungsfigur sein. Egal, ob eine Bindungsfigur emotional zugänglich, responsiv und engagiert oder eher teilnahmslos und womöglich sogar feindselig ist – die Verbindung zu ihr wird von der Therapeutin erkundet und richtungsgebend moderiert. In negativen wie positiven Begegnungen lädt die neue emotionale Musik zu einem neuen Tanz ein, in dem die Verbindung in der Regel anders ist als bisher. Den Partner, die Partnerin vielleicht zum ersten Mal als verletzlich zu erleben erweitert das Verhaltensrepertoire und löst potenziell neue positive Reaktionen aus. Ein Gefühl geltend zu machen führt außerdem dazu, es tiefer zu erfahren und zu integrieren. Auch Modelle des Selbst und der anderen werden durch das Enactment revidierbar.

Der dritte Tango-Move erinnert an Expositionstherapie. In einem geschützten Raum steuern die Klient*innen sicher und fachgerecht begleitet auf eine Herausforderung zu: die interpersonelle Begegnung. Sie ist das Terrain, wo sie auf alte Wunden und Ängste treffen, das sie aber auf neue Art und mit anderen Konsequenzen durchqueren. Wie in der Expositionstherapie titrieren wir das Risiko und „schneiden es in dünnere Scheiben" (Salamitaktik), z. B. so: „Vielleicht ist das gerade zu schwer. Können Sie ihm einfach nur sagen ‚Es ist einfach zu schwer, dir davon zu erzählen – ich kann das noch nicht'." Auch solche Begegnungen sind entscheidende emotionale Erfahrungen, die Lebensdramen und bedeutsame Beziehungen verändern.

Beispiel für Tango-Move 3 in der Phase der Bindungsumstrukturierung:

THERAPEUT: *(spricht ruhig und langsam)* Wir haben darüber gesprochen – wenn Sie, Carl, Ihre Frau mit Vorwürfen bedrängen, dann möchten Sie sie dazu bringen, dass sie ihre Treue unter Beweis stellt. Das ist eine Möglichkeit, wie man mit der

Angst, betrogen zu werden, umgehen kann, aber nicht die einzige. Kennen Sie noch eine andere? Wir hatten ja schon den Punkt erreicht, wo Sie anerkennen konnten, dass Sie diese Angst schon immer begleitet hat. Obwohl Sie so lange zusammen sind, können Sie sich nicht wirklich entspannen und darauf vertrauen, dass Sie ihr am Herzen liegen, und geraten in Panik. *(Carl nickt und bekommt feuchte Augen.)* Aber dann haben Sie gesagt, wovor Sie am meisten Angst haben: zu wissen, dass Sie ohne sie völlig allein sind – richtig? *(Er nickt, stimmt zu.) (Der Therapeut doppelt Carl, spricht stellvertretend für ihn, noch langsamer und leiser.)* Können Sie ihr bitte sagen: „Ich werde so aufdringlich, weil ich mich ganz verzweifelt nach deiner Bestätigung sehne, dass ich keine Angst zu haben brauche. Ohne dich bin ich total allein, versinke in ‚Dunkelheit‘, wie damals bei meinem Auslandseinsatz.“ Können Sie das jetzt zu ihr sagen? Geht das? *(Carl wendet sich ihr zu und beginnt zu sprechen.)*

Tango-Move 4: Die Begegnung prozessieren

Der Interaktionsprozess – das transaktionale Drama der neu erschlossenen, in direktem Kontakt offenbarten Emotionen – wird im vierten Tango-Move gespiegelt und zusammengefasst. Gemeinsam mit unseren Klient*innen erkunden wir, wie es ihnen beim Enactment ihrer Emotion ergangen ist und wie sie die Reaktionen darauf gehört und integriert haben. Genauso gehen wir auch bei etwaigen Blockaden vor, wenn zum Beispiel in der Paartherapie die offenbarte Verletzlichkeit bei der Partnerin auf Ablehnung stößt. Dann schreiten wir ein und „fangen die Kugel ab“ (was das genau ist, erfahren Sie weiter unten), d. h. wir arbeiten an der Schwierigkeit, diese unbekannte Seite, die der andere von sich gezeigt hat, auf sich wirken zu lassen, anzunehmen und darauf zu antworten. So entwickelt sich eine neue emotionale Erfahrung zu einem neuen Interaktionsdrama, das man wiederum gründlich erkunden, spiegeln und zudem in die Arbeitsmodelle integrieren kann, die die Betreffenden von sich selbst, von ihren Partner*innen und der Beziehung haben. In der sicheren, strukturierten, achtsamen und zugleich dynamischen Therapieatmosphäre können unsere Klient*innen zunehmend größere Risiken auf sich nehmen und die effektiv generierten Informationen und Erfahrungen verarbeiten.

Beispiel für Tango-Move 4 in der Deeskalations- oder Stabilisierungsphase einer Familientherapie:

THERAPEUTIN: Wie war das für dich, als du die Arme nach deinem Vater ausgestreckt und zu ihm gesagt hast: „Du bist doch mein Vater, ich will, dass du mir nah bist"? Das war ganz schön mutig. *(Es habe ihm gutgetan, bestätigt Jacob grinsend.)* Und Sam? Wie ist das für Sie, wenn Sie das hören?

SAM: Es bewegt mich. Es bewegt mich, Jacob. Aber innerlich bekomme ich Muffensausen. Vater sein? Keine Ahnung, wie das geht, deshalb fühle ich mich wie gelähmt. Ich enttäusche dich, und das macht mich traurig, macht mir Angst. Dabei möchte ich gern dein Vater sein.

Um dem Gefühl der Inkompetenz auf die Spur zu kommen, das Sam daran hindert, seinem Sohn nahezukommen und verständnisvoll auf ihn einzugehen, bittet ihn die Therapeutin, seine Worte zu wiederholen.

Beispiel für Tango-Move 4 in der Umstrukturierungsphase einer Paartherapiesitzung:

THERAPEUT: Paul, wenn Sie zu Mary sagen: „Du hast recht. Ich werde wirklich wütend. Ich sitze total allein da und kann nichts tun", wie fühlt sich das für Sie an?

PAUL: Authentisch. Es tut gut. Gibt mir Halt. Es stimmt. Ich möchte nicht allein sein und will ihr das zeigen.

Der Therapeut fragt Mary nach ihrer Reaktion.

MARY: Ich bin etwas verwirrt. Paul hat für mich noch nie etwas Verletzliches gehabt. Ich höre das zum ersten Mal. Dass er nur deswegen in Rage gerät, weil ich nichts sage! Wer hätte das gedacht?

Tango-Move 5: Integrieren und Validieren

Der letzte Move in diesem neuartigen und intensiven Prozess, bei dem unsere Klient*innen mit ihren Gefühlen und den für sie wichtigen Menschen in Kontakt kommen, besteht darin, die bereits erfolgten vier Tango-Moves aus der Metaperspektive zu reflektieren. Um unsere Klient*innen in ihrer Kraft und ihrem Mut zu bestärken, rufen wir noch einmal alle Schlüsselmomente und -erlebnisse ins Gedächtnis. Das signalisiert ihnen, dass man die eigenen Emotionen tatsächlich anders erleben und man auch anders damit umgehen kann, dass man sich selbst und die anderen verstehen und den lebenswichtigen Beziehungstanz durchaus lernen kann. Der fünfte Tango-Move rundet und schließt die Intervention ab, die zur Grundlage für den weiteren Therapieprozess wird. Auch mit den positiven Emotionen der Klient*innen, die hier oft zum Ausdruck kommen, arbeiten wir weiter, heben sie hervor und finden Bilder für sie. Denn erwiesenermaßen haben positive Emotionen einen günstigen Einfluss auf die Aufmerksamkeit, das Vorstellungsvermögen und die Kreativität (Frederickson & Branigan 2005). Sie motivieren Annäherungs- und Erkundungsverhalten und bewirken ein Nachlassen in der Wachsamkeit. Die Tangosequenz erzeugt Energie zur Veränderung, sie stärkt das Vertrauen in die eigene Kompetenz, macht das Innen- und Beziehungsleben verständlich und gestaltbar. So endet die Tangosequenz idealerweise mit dem positiven Gefühl, dass *etwas erreicht wurde und die Dinge sich im Gleichgewicht befinden,* was für eine „Affektgleichgewichtstherapie“, wie der Neurowissenschaftler Jaak Panksepp (2009) experientielle Therapien bezeichnet hat, ja auch ganz passend ist.

Alles in allem ist der EFT-Tango nicht nur ein Basisinterventionsset und ein Metakommunikationstool, sondern dient uns auch als Orientierungshilfe, wenn wir nicht mehr weiter wissen oder verwirrt sind. Nicht immer werden alle fünf Tango-Moves in einer Sitzung vollständig „getanzt“. Jeder der Moves – vor allem in den hochintensiven Sitzungen der Umstrukturierungsphase – kann viel Zeit in Anspruch nehmen. Wie Studien zur EFT-Paartherapie und zur EFT-Familientherapie darlegen, werden die Tango-Moves 2, 3 und 4 im Veränderungsereignis des Erweichens (auch „Halt-mich-Fest-Gespräche“ genannt, mehr darüber in Kapitel 9) intensiver und mehrmals wiederholt, damit die Partner*innen noch gezielter aufeinander zu- und eingehen. Diese wiederholten Enactments tieferer Emotionen und die folgende Verarbeitung der Begegnung dienen häufig dazu, neue sichere Bindungsszenarien zu choreografieren.

Haben wir die Grundschrittsequenz des EFT-Veränderungsprozesses erst einmal gemeistert, können wir kreativ improvisieren. Denn wenn wir wissen, wie man in der Zusammenfügungs- und Vertiefungsphase Zugang zu Emotionen findet und mit ihnen arbeitet, wie man Interaktionsmuster in explosiven Begegnungen ändert und neue, konstruktive Bindungserfahrungen gestaltet, dann sind wir nicht nur stark genug, um in der Sitzung authentisch und präsent zu sein, sondern wir können sogar spielen! In jedem Prozess hören wir gemeinsam mit unseren Klient*innen auf die emotionale Musik, variieren sie, finden neue zwischenmenschliche Bewegungen und choreografieren individuelle Tänze im sicher verbundenen Stil, die zu adaptiven Veränderungen des Selbst und des Systems führen.

Die therapeutische Haltung im EFT-Tango

Die grundlegende Plattform aller Veränderungsprozesse der EFT ist der Beziehungskontext, d. h. die implizite Kommunikation zwischen uns und jedem Klienten, jeder Klientin. Damit die fünffigurige Tangosequenz – der Bezugsrahmen unserer Interventionen – effektiv ist, müssen wir Therapeut*innen menschlich vollkommen präsent und authentisch beteiligt sein und zugleich professionell vorgehen, d. h. strukturieren und leiten. Wir sind also immer gleichzeitig auf verschiedenen Ebenen präsent und achtsam.

Erstens stimmen wir uns in die emotionale Musik der Sitzung ein, nehmen ihre Schwingungen auf und versetzen uns mithilfe des Feedbacks unserer eigenen Emotionen empathisch in den Zustand unserer Klient*innen und ihrer Probleme hinein.

Zweitens behalten wir ständig das therapeutische Bündnis im Auge und schützen es ggf. auch aktiv. Wenn wir zum Beispiel einem sehr sensiblen Klienten sein problematisches Verhalten spiegeln, tun wir dies sanft und akzeptierend und verbinden es sogleich mit einer wertschätzenden Bemerkung. Verbindlich und gezielt vermitteln wir die Botschaft, dass die Sitzung ein sicherer Ort ist, wo Risiken titriert werden und die Empathie nie nachlässt. (Es ist die Haltung liebevoller Eltern, die ihr Kind sicher vor den Turbulenzen des Lebens bewahren und es trösten.) Im Umgang mit unseren Klient*innen bemühen wir uns stets, emotional *ansprechbar, responsiv* und *engagiert* zu sein (die drei Hauptfaktoren der sicheren Bindung; A.R.E: accessible, responsive, engaged). Ist diese sichere Verbundenheit einmal nicht mehr spürbar, halten wir inne und kümmern uns zuerst um ihre Wiederherstellung.

Drittens erforschen wir neugierig die Welt unserer Klient*innen, stehen ihnen in jedem Moment zur Seite und begleiten ihre Prozesse, in denen sie Kontakt aufnehmen zu ihrem Erleben, es organisieren und darin auf ihre abgespaltenen, verleugneten und vermiedenen Anteile stoßen. Durch das sichere Bündnis können sie sich auf das, was auftaucht, auf einer neuen Ebene einlassen. Laut neurowissenschaftlichen Vermutungen (Coan 2008, persönliche Mitteilung) stellt dies eine Herausforderung für die neuronalen Schaltkreise dar, wodurch sie aber optimal geformt und umgeformt werden: *Was geschieht, schreibt sich ins Gehirn ein.*

Viertens machen wir es uns zur Gewohnheit, den ganzen Sitzungsprozess im Hinblick auf die einzelnen Phasen und Therapieziele zu spiegeln. Damit sind wir unseren Klient*innen eine sichere Basis, auf der wir sie am äußersten Rand ihrer Komfortzone herausfordern, beispielsweise tiefer in ein schwieriges oder traumatisches Erlebnis einzutauchen oder sich auf existenziell beängstigende Weise mit einer Bindungsfigur auseinanderzusetzen.

Fünftens behandeln wir unsere Klient*innen nicht von oben herab, sondern erforschen gemeinsam mit ihnen, sozusagen auf gleicher Ebene, die Paradoxien des menschlichen Daseins und wie man sie bewältigt. Wir legen unsere Expertenjacke ab und machen unseren Klient*innen klar, dass ihre Probleme universell und eindeutige Lösungen selten sind. Auch Selbstoffenbarungen von uns Therapeutinnen können hierbei eingesetzt werden (s. S. 108).

Kurzum: Unsere emotionale und persönliche Präsenz in diesem spezifischen therapeutischen Bündnis ist sowohl Voraussetzung als auch Kontext für den Veränderungsprozess in der EFT. In diesem Kapitel wurde als erste Aufgabe die Schaffung eines therapeutischen Bündnisses beschrieben; als zweite Aufgabe die Emotionsarbeit. Mit dem sogenannten EFT-Tango wurde eine Makrointervention vorgestellt, die neben den ersten beiden Aufgaben auch neue emotionale Signale für Interaktionen beinhaltet, die die Tür zu einer positiven Verbindung öffnen. Die dritte Aufgabe wird im nächsten Kapitel erläutert.

5. Die elementaren Mikrotechniken in der EFT: Experientiell und systemisch

„So habe ich gelernt, mich zu fragen: Kann ich die Klänge der inneren Welt meines Gegenübers hören und deren Gestalt erahnen? Kann ich mit seinen Worten so tief mitschwingen, dass ich nicht nur die Bedeutungen spüre, deren er sich bewusst ist, sondern auch jene, vor denen er Angst hat und die er dennoch mitteilen möchte?"

(Carl Rogers, *Der neue Mensch*, 1981)

Ursprünglich waren die EFT-Techniken eine Synthese aus den Ansätzen von Carl Rogers (1951, 1975) und von Systemtheoretikern wie Minuchin und Fishman (1992). In den mehr als 30 Jahren, in denen die EFT nun praktiziert wird, hat sie sich weiterentwickelt – beeinflusst von zahlreichen Forschungsarbeiten, einem breit gefächerterten Kontext und Klientel und der Orientierung an der Bindungstheorie, als Leitfaden für die Praxis. Vergleicht man Transkripte von EFT-Sitzungen aus jüngerer Zeit mit denen von Rogers' Sitzungen (Farber, Bring & Raskin 1996), wird deutlich, dass sie noch systematischer und strukturierter ablaufen als die von Rogers. Dafür beherrschen EFT-Therapeut*innen eine Reihe von Mikrotechniken, die wichtig sind für den Veränderungsprozess. Sie legen das Fundament für die Makrointervention namens EFT-Tango, regulieren Emotionen und strukturieren sie um (Aufgabe 2). Sie gestalten aber auch neue Interaktionen, die die Entstehung einer sicheren Bindung unterstützen (Aufgabe 3). Damit dies möglich ist, müssen wir jedoch erst einmal mit jedem Klienten und jeder Klientin ein gut eingestimmtes und respektvolles Bündnis schließen und an dessen Aufrechterhaltung arbeiten (Aufgabe 1). Wenden wir uns nun den Interventionen für die Aufgaben 2 und 3 zu.

5.1 Mikrotechniken und -interventionen für Aufgabe 2: Emotionen erschließen, regulieren und umstrukturieren

1. Spiegeln

Wir befassen uns mit der jeweils prägnanten Emotion und spiegeln sie. Wir zeigen Verständnis für das, was unsere Klient*innen erleben, und lenken ihre Aufmerksamkeit darauf. Spiegeln ist keine Wiederholung des Gesagten mit denselben oder anderen Worten, sondern ein sehr intensives und empathisches Eintauchen in die Erfahrung unserer Klient*innen. Wir stimmen uns auf sie ein, erleben mit ihnen mit und verarbeiten diese Erfahrung mit ihnen, immer darauf achtend, wie sie sie von Moment zu Moment konstruieren. Verändert sich dabei etwas, gehen wir darauf ein und fassen es in Worte, z. B. wenn jemand mehr oder weniger emotional engagiert ist als vorher oder wenn jemand um Worte verlegen ins Stocken gerät.

Kompetentes Spiegeln macht die Therapiesitzung zu einem sicheren Ort und uns zu Bündnispartner*innen. Es bewirkt das Gefühl, gesehen und bestätigt zu werden, *richtet die Aufmerksamkeit* der Klient*innen auf die Entfaltung ihrer inneren Erfahrung, *schärft ihr Bewusstsein dafür* und *verlangsamt* den emotionalen und zwischenmenschlichen Prozess der Sitzung. Es unterstreicht die Bedeutung bestimmter Äußerungen und fokussiert den Therapieprozess. *Durch das Spiegeln kommt etwas in Bewegung, die Perspektive ändert sich, neue Facetten gelangen ans Licht.* Was vorher vage und abstrakt schien, wird nun be-greifbar. Je nach Einsatz kann Spiegeln die Wogen glätten oder hochschlagen. Mit diesem Grundwerkzeug *fokussieren* wir die Sitzung und *leiten* sie. Eine gute Spiegelung ist der erste Schritt, um die Erfahrung der Klient*innen lebendig werden zu lassen, zu konkretisieren, greifbar zu machen, sie zu präzisieren (granulieren) und zu etwas zu machen, das man aktiv gestalten kann (also nicht passiv erleidet).

Beispiel

THERAPEUTIN: Ellen, können Sie mir bitte auf die Sprünge helfen? Sie geben Peter zu verstehen: „Mein Gefühl sagt mir, dass du mich nicht brauchst, dass ich dir nicht fehle. Was ich sehe und höre, ist: Ich bin dir nie genug. Ich enttäusche dich. Ich werde unter die Lupe genommen und für unzureichend befunden. Ich fühle mich gedemütigt und abgelehnt." Ist es das?

FRAU: Absolut. Es ist genau so. Wie am Pranger.

2. *Validieren*

Wir vermitteln beiden Partner*innen, dass ihre Erfahrungen und emotionalen Reaktionen legitim sind und Gültigkeit haben. Gegebenenfalls differenzieren wir ausdrücklich zwischen dem, was wie gemeint ist, und dem, wie es auf der anderen Seite ankommt. So ist das Gefühl einer Partnerin, gehasst zu werden, auch dann legitim, wenn der andere keinen Hass verspürt. Unsere Haltung, dass keine Reaktion falsch, irrational, unfähig, peinlich oder abartig ist, kommunizieren wir über respektvolles und achtsames empathisches Spiegeln, aber nicht nur. Damit sich die Partner*innen in ihrer Beziehungserfahrung angenommen fühlen, müssen wir diese *explizit* validieren. Das Sicherheit vermittelnde und bestätigende Gefühl des Angenommenseins ist das beste Heilmittel bei Beziehungsstress. Es wirkt nicht nur gegen die typische Angst, die Minderwertigkeitsgefühle und die Defensivität, sondern auch gegen die Einengung in Bezug auf die Selbsterfahrung und -darstellung, weil man mit sich selbst zu hart ins Gericht geht oder das von anderen befürchtet. Empathisches Spiegeln und Validieren ermutigt dazu, sich mehr auf die eigene Erfahrung einzulassen, sich ausgiebiger damit zu befassen und sie so zu verändern.

Beispiel

Therapeut: Das kann ich verstehen. Als er sagte, wie deprimiert er war, hat Sie das überfordert und Ihnen Angst gemacht. Das war, als würden Sie von einem schweren Gewicht erdrückt. Sie liegen darunter und bekommen keine Luft. Natürlich wollen Sie nicht ersticken und versuchen, ihn wegzuschieben. Weil Ihr Mann Ihnen nicht hilft, ärgern Sie sich über ihn. Also ziehen Sie sich zurück oder sagen ihm, er solle sich gefälligst zusammenreißen. Ist das so?

3. Evokatives Antworten: Spiegeln und fragen

Wenn jemand sich vorsichtig an etwas herantastet und nicht klar ist, was er oder sie empfindet, gehen wir darauf ein und ermutigen ihn oder sie, sich näher mit der Empfindung zu beschäftigen und sie zu erkunden. Der Begriff „evokativ" kommt aus dem Lateinischen, von „evocare", was so viel bedeutet wie „herausrufen" oder „einladen". Wir umgehen die oberflächlicheren Nebenthemen eines Gesprächs und gehen direkt auf die Emotionen zu bzw. laden sie ein, sich zu zeigen. Wir zielen auf die Qualität des Geschehens, das Implizite, ab, wollen es so anschaulich wie möglich erfassen, damit es in aller Breite, Tiefe und Schärfe erfahrbar wird.

Unsere Reflexionen sind keine Sachverständigengutachten, sondern sich *vortastende Angebote:* Sie dürfen gekostet, anprobiert, korrigiert, umgestaltet oder übernommen werden. Sie spiegeln wider, wie Reize und Signale aufgenommen und verarbeitet wurden, sie beziehen sich auf die prominenten Aspekte einer emotionalen oder physischen Reaktion, die darin sich abzeichnenden Wünsche, Sehnsüchte, Konflikte, Intentionen und Handlungstendenzen. Wir geleiten unsere Klient*innen bis an den *äußersten Rand ihrer Erfahrung* und laden sie dazu ein, einen Schritt weiterzugehen und sie zu formulieren und zu symbolisieren.

Beispiele

1. THERAPEUTIN: Was in Marys Tonfall ist es gerade, dass Sie dadurch das Gefühl bekommen, Ihnen wird der Boden unter den Füßen weggerissen?
2. THERAPEUT: Sam, wenn Sie sagen, dass Sie Marys Bedürfnissen vielleicht nicht entsprechen, dann höre ich da ein Stocken in Ihrer Stimme. Als würde es bereits schmerzvoll für Sie sein, das in Worte zu fassen?
3. THERAPEUTIN: Das ist mir nicht ganz klar. Irgendwie höre ich heraus, dass Sie bei ihrem Gesichtsausdruck am liebsten sofort losrennen und sich verstecken möchten. Trifft das zu? Können Sie mir helfen, das zu verstehen?
4. THERAPEUT: Sie wollen weglaufen und in Deckung gehen, aber da ist noch ein anderer Teil in Ihnen, der Standhaftigkeit verlangt, richtig?
5. THERAPEUTIN: Wenn Sie das hören, will ein Teil von Ihnen aufschreien – der kämpferische: Das wirst du mir nie wieder antun! Ist das so?

Fragen wie z. B.: „Was geschieht mit Ihnen, wenn Sie …?"; „Was geht in Ihnen vor, wenn er … sagt?"; „Wie ist das für Sie, wenn …?" sind eine direkte Aufforderung, mehr von dem wahrzunehmen, was gerade passiert, im Inneren oder in der Interaktion.

1. THERAPEUT: Was geschieht mit Ihnen, wenn, wie Sie gerade gesagt haben, dieses Gefühl der Hoffnungslosigkeit in Ihnen aufsteigt?
2. THERAPEUTIN: Was ist gerade passiert, Mary? Als Jim sich auf den Schenkel geklopft hat, sind Sie zusammengezuckt und haben dann nichts mehr gesagt. Was ist da in Ihnen vorgegangen?

Um zu begreifen, was in unseren Klient*innen vorgeht, können wir die Aufmerksamkeit gezielt auf etwas Bestimmtes richten, entweder indem wir beiläufig gemachte oder hinterher beschönigte markante Bemerkungen wiederholen oder um ihre Wiederholung bitten. Zum Beispiel so:

1. THERAPEUT: Können Sie das wiederholen, Mary? Die Stelle, wo Sie gesagt haben: „Ich lass mich von dir nicht fertigmachen!"

Mit diesen Interventionen laden wie die Partner*innen zur Erkundung und Neuverarbeitung ein. Je mehr sie sich auf ihre Erfahrung einlassen, je tiefer sie darin eintauchen, desto mehr Neues werden sie entdecken, was ihre Erlebensweise beeinflusst. Evokatives Antworten ist unser Hauptwerkzeug, mit dem wir Klient*innen aus der Emotionsverleugnung oder -projektion heraushelfen, wenn sie beispielsweise andere beschuldigen oder demütigen („Du bist eben einfach blöd!"). Oder wenn wir sie an ihren eigenen sekundären Affekt heranführen (sodass sie statt „Du bist immer so schwierig" nunmehr „Ich bin sehr wütend auf dich" sagen), bis sie schließlich die eigentliche zugrunde liegende Emotion verbalisieren können („Ich bin so verzweifelt, so machtlos. Ich mach dich runter, aber eigentlich will ich nur, dass du reagierst.").

Es gibt auch eine spezifische Art des evokativen Antwortens, bei dem wir Anteile der Klient*innen oder die Stimme einer Bindungsfigur ihrer Partner*innen evozieren, um das Erleben zu erweitern und aufzuarbeiten. Dann können wir einen kontrastierenden Teil evozieren, um ein Dilemma hervorzuheben oder das Erleben zu vertiefen. Wir können auch die Stimme evozieren oder als Bindungsfigur sprechen, um die Angst der Klient*innen zu validieren, oder als Gegenmittel bei überwältigender Angst.

Beispiele

1. Therapeutin: Also, Amy, ein Teil von Ihnen sagt: „Tu's nicht. Riskier das nicht. Du bist schon mal verletzt worden." Doch ein anderer Teil von Ihnen ist einsam und traurig. Dieser Teil will, dass Sie auf ihn zugehen – um das zu bekommen, wonach Sie sich so sehr sehnen. Was meinen Sie?
2. Therapeut: Stimmt das? Dass die Angst gerade sagt: „Mach einfach dicht, fühle gar nichts mehr und halt dich fern. Das wird doch eh nichts"?

Mithilfe dieser Interventionen können sich die Klient*innen noch mehr auf den Prozess im Hier und Jetzt einlassen. Mal geht es mehr um den Kontakt der Klient*innen mit dem, wie sie sich selbst und den Partner in der Beziehung erleben, mal darum, eine besonders explosive Reaktion anders zu verarbeiten, die mit der jeweiligen Position in der Interaktion zu tun hat. Oder es geht auch darum, bestimmte vehemente Emotionen so zu restrukturieren, dass beide Partner*innen zugänglicher und responsiver werden.

4. Hervorheben

Wenn wir die Prozesse nachverfolgen, die im Inneren einer Person und zwischen beiden Personen ablaufen, können wir bestimmte Reaktionen und Interaktionen hervorheben und verstärken. In klinischen Gesprächen wird dafür manchmal auch der Begriff „Vertiefen" verwendet. Da dieser in der EFT den Prozess bezeichnet, bei dem Klient*innen ein tieferes Bewusstsein ihrer innersten emotionalen Realität erlangen, es hier aber um das Verhalten der Therapeut*innen geht, sprechen wir stattdessen von „Hervorheben". Hierfür wählen wir Reaktionen und Interaktionen aus, die in der Aufrechterhaltung destruktiver Interaktionen eine entscheidende Rolle spielen, aber auch positive und neu auftretende. Das Hervorheben der Emotion hilft den Klient*innen, sich anders als vorher auf sie einzulassen und eine neue Form des partnerschaftlichen Gesprächs zu finden. Um Erlebnisse und Interaktionen umzuorganisieren, machen wir bisher Verborgenes nutzbar, indem wir es ins Licht rücken. Das kann man auf verschiedenen Wegen erreichen, z. B. durch:

- das Wiederholen eines bedeutungsvollen Satzes, um seine Wirkung hervorzuheben.
- die Intensivierung des Erlebens durch nonverbale Kommunikation, etwa indem wir uns nach vorne lehnen und zur Hervorhebung weicher oder verletzlicher Reaktionen leiser und langsamer und zur Hervorhebung heftiger Reaktionen lauter sprechen.
- die Verwendung deutlicher, prägnanter Bilder und Metaphern, die das Erleben herauskristallisieren.
- angeleitete emotionale Enactments, um intrapsychisches Erleben in interpersonelle Botschaften umzuwandeln.
- einen beharrlichen, bisweilen sogar *unerbittlichen* Fokus, der keine Notausgänge oder Veränderungen des Erlebensflusses zulässt, weil das die emotionale Intensität des Augenblicks wahrscheinlich mindern würde.

Beispiel

THERAPEUTIN: Jim, könnten Sie das noch einmal sagen: „Ich kann mich einfach nicht öffnen und mich verbindlich auf sie einlassen."

JIM: Ja. Ich kann das einfach nicht. Ich bringe das nicht über mich. Ich schotte mich ab. Lasse sie nicht an mich heran.

THERAPEUTIN: Was fühlen Sie, wenn Sie das sagen?

JIM: Traurigkeit, aber das ist in Ordnung. Fühlt sich so besser an.

THERAPEUTIN: Ihnen ist wohler, wenn Sie die Tür vor ihr zumachen und sie draußen bleibt, in sicherer Entfernung.

JIM: Ja, genau so ist es. Da wo ich herkomme –

THERAPEUTIN: Sie lassen Sie nicht an sich heran. Sie schotten sich ab und schließen die Tür fest zu. Weil Ihnen da wohler zumute ist?

JIM: Ja.

THERAPEUTIN: Könnten Sie ihr denn Folgendes sagen? „Ich lasse dich nicht an mich heran, halte dich auf Sicherheitsabstand. Es ist egal, was du tust – ich kann mich einfach niemandem ausliefern. Ich möchte nicht, dass du mir nahekommst."

Diese Fassung wiederholt Jim noch einmal mit eigenen Worten. Dann bricht er in Tränen aus. Er hat seine Interaktionsposition explizit mitgeteilt und sie intensiver erfahren.

5. Empathische Vermutung / Interpretation

Den nonverbalen, kontext- und interaktionsabhängigen Signalen unserer Klient*innen entnehmen wir, in welchem Zustand sie sich jeweils befinden. Damit sich ihre Erfahrungen organisch weiterentwickeln und eine neue, überzeugende und ganz persönliche Bedeutung bekommen, helfen wir den Klient*innen, ihnen Form, Farbe und Textur zu geben. Wir kommentieren dabei jedoch keine psychogenetischen Ursachen oder Profile und verhelfen auch nicht zur „besseren" Interpretation der Erfahrungen. Wir vermitteln weder Informationen noch Erkenntnisse. Genauso wenig stecken wir Erfahrungen in kognitive Schubladen und schließen sie buchstäblich weg. Wir wollen im Gegenteil ihre Intensivierung fördern, weil sich daraus spontan ein neuer Sinn ergibt. Empathisch tauchen wir in ihre innere Welt ein und gelangen im Wissen um die speziellen Interaktionspositionen und Muster des Paares und den zentralen Stellenwert der Bindung in Erwachsenenbeziehungen – der Basis der EFT – zu bestimmten Schlussfolgerungen.

Bei experientiellen Ansätzen ist man bei Interpretationen eher vorsichtig, man will sie auf keinen Fall aufzwingen und damit der Bewusstwerdung der Klient*innen zuvorkommen. In der Paartherapie ist diese Gefahr von vornherein geringer, weil das System und die problematischen Reaktionen für uns Therapeut*innen sichtbar sind. Außerdem kommunizieren wir unsere Interpretationen sehr vorsichtig. Wir laden immer zu Feedback ein und lassen uns gerne korrigieren, wenn wir falschliegen.

Schlussfolgerungen betreffen in der EFT meist *defensive Strategien, bindungsrelevante Sehnsüchte, entsetzliche Kernbindungsängste und -fantasien.* Vermutungen äußern wir, wenn die Partner*innen ein Bedürfnis nach Selbstschutz oder Bindungsreaktionen zeigen: Etwa wenn sie sich vor lauter Trauer nicht helfen können oder getröstet werden wollen, wenn sie eine existenzielle Furcht packt, verschlungen, unterworfen, abgelehnt oder verlassen zu werden. Genauso verfahren wir mit den im Paardialog implizierten Selbstdefinitionen, zum Beispiel mit der Wahrnehmung, überflüssig oder nicht liebenswert zu sein. Wir machen jene Elemente explizit, die die Klient*innen noch nicht als ihr Eigenes anerkennen oder nicht in Worte fassen können, und gehen dazu näher auf ihre Erfahrung ein.

Beispiele

1. THERAPEUT: Also, Sam, ich verstehe das folgendermaßen: Einerseits möchten Sie Marie sagen, „Hau doch ab, ich will nicht von deinen Erwartungen und Forderungen bedrängt werden, ich lasse mich nicht in Beschlag nehmen", haben aber

eigentlich diese verzweifelte Angst davor, dass sie wütend wird, Sie zurückweist und Ihnen dann den Laufpass gibt. Ist das ihr Dilemma?

SAM: Jawohl. Das trifft den Nagel auf den Kopf.

2. THERAPEUT: Carrie, wo sind Sie denn gerade?

CARRIE: Keine Ahnung.

THERAPEUT: Was ist los?

CARRIE: Weiß nicht – mir ist irgendwie nicht nach Reden.

THERAPEUT: Mit scheint, dass Sie sehr weit weg sind, ganz woanders.

CARRIE: Ja, ganz woanders.

THERAPEUT: Wo Sie niemand verletzen kann? *(Carrie nickt energisch)* Andernfalls haben Sie nicht das Gefühl, in Sicherheit zu sein?

CARRIE: Richtig. Ich trete geistig ab.

THERAPEUT: Wie fühlen Sie sich denn dann?

CARRIE: Irgendwie leer, das ist aber immer noch besser als *(lange Pause).*

THERAPEUT: Vielleicht als gedemütigt und beschämt zu werden?

CARRIE: Ja. Ich frage ihn, und er lacht mich aus, gerade eben hat er gelacht.

THERAPEUT: Als wären Sie oder auch Ihre Sehnsucht egal, als wären Sie nichts. So in etwa?

CARRIE: Ich werde weder bitten noch betteln, da kann er lange drauf warten. Ich werde nicht darum kämpfen, dass er mir zuhört.

THERAPEUT: Sie gehen dorthin, wo er Sie nicht finden kann, und besiegen ihn damit, ja? *(Carrie nickt.)* Dort fühlen Sie sich zwar leer und einsam, dafür aber unversehrt?

In den Veränderungsereignissen der zweiten EFT-Phase, wenn wir Interaktionen umstrukturieren und uns um die Wiedereinbindung der Rückzügler*innen und die Erweichung der Ankläger*innen kümmern, vermuten wir auf besondere Art, nämlich indem wir *Bindungssamen säen:* Wir betten Ängste in blockierte Bindungsimpulse ein. Diese Intervention besänftigt nicht nur, sondern ist auch eine Form der Hervorhebung und Würdigung. Mit unserer Vermutung, die wir immer so einleiten: „Sie könnten also niemals …", validieren wir zuerst die Sackgasse, in die die Betreffenden vor lauter Angst geraten sind, und stellen dann mögliche Szenarien für ein angstfreieres Leben in Aussicht. Darin machen wir die durch die Angst blockierten Bindungswünsche und Verhaltensweisen explizit und zeichnen ein Bild von dem möglichen Bindungsverhalten, das wir im späteren Therapieprozess zu fördern versuchen.

Beispiele

1. THERAPEUTIN: *(mit leiser, evokativer Stimme zu einer Klientin, die ihren Partner gerne bitten würde, auf sie einzugehen, aber gerade merkt, dass sie Angst hat, sich damit zu entblößen)* Sie könnten also niemals auf ihn zugehen und sagen: „Komm zu mir. Sei einfach bei mir, weil ich dich brauche und in diesem Moment das Bedürfnis habe, an erster Stelle zu stehen.“ *(Die Frau schüttelt den Kopf.)* Das könnten Sie niemals, nie über sich bringen. Es macht zu viel Angst. Sie haben es auch nicht anders verdient. Stimmt das so?

PRUE: Ich kann’s nicht. Echt nicht.

2. THERAPEUT: *(zu einem Klienten, der sich seiner Partnerin wieder annähern möchte)* Sie könnten ihr also nicht sagen, dass, ich zitiere, „ihr ewiges Nachprüfen“ Sie belastet und zum Rückzug zwingt. Sie könnten es niemals wagen, sie direkt zu fragen und sich selbst damit die Chance geben, Nähe zu erfahren?

Mit dieser Intervention fordern wir unsere Klient*innen gleichwohl empathisch validierend heraus und führen ihnen stets Möglichkeiten vor Augen, wie sie sich mehr aufeinander einlassen können.

6. Disquisition

Wenn unsere Vermutungen keine Wirkung zeigen, weil ein oder beide Partner*innen sich ihnen verschließen oder mit Widerstand reagieren, greifen wir manchmal zu einer Technik, die wir Disquisition nennen, d. h. wir erzählen etwas Allgemeines über Paare und verschiedene Arten von Beziehungsproblemen, die vielleicht Ähnlichkeit haben mit dem, was die Klient*innen aus eigener Erfahrung kennen. In diese Geschichten flechten wir Vermutungen über tiefer liegende Emotionen ein, sodass sie die typischen Reaktionen des Paares metaphorisch beschreiben. Sie spiegeln ihm auf indirekte, diskursive und unbedrohliche Art wider, wie wir seine intrapsychische und intrapersonale Realität verstehen. Meist handelt es sich um eine erweiterte, von den Emotionen, den Erfahrungen und dem damit zusammenhängenden Verhalten bereicherte Version des in der Therapie präsentierten Paarnarrativs. Und fast immer enthält sie einen Aspekt, den eine/r oder beide auf sich selbst beziehen und mit dem sie sich identifizieren. Bei einem relativ verschlossenen Paar ist das eine indirekte und nicht sehr bedrohliche Vorgehensweise, um nach bestimmten Erfahrungen zu forschen.

Beispiel

Die Therapeutin kann Disquisitionen verwenden, um die Erfahrung eines Partners im destruktiven Kreislauf zu erschließen:

THERAPEUTIN: Irgendetwas daran erinnert mich an ein anderes Paar, mit dem ich gearbeitet habe. Vielleicht ist es bei Ihnen ja ganz anders, vielleicht sogar kein bisschen ähnlich, aber es gibt solche Paare, wo die aktivere Person an den Punkt kommt, an dem sie den anderen verletzen will. Einfach weil sie sehen will, dass sie auf diesen so beherrscht und gleichgültig wirkenden Menschen einwirken kann. Und dann fliegen die Fetzen, nur um zu demonstrieren, dass sie sich nicht wie Luft behandeln lässt und diese Herabsetzung nicht duldet. Der andere Partner erfährt das als einen gnadenlosen, ihn überwältigenden Angriff, also duckt er sich immer tiefer in seinem Schützengraben, verschanzt sich, schottet sich ab. Das ist wie eine Art „Katz-und-Maus-Spiel", aber es ist ermüdend, immer auf das Knallen der Gewehre zu lauschen und in Habachtstellung zu gehen, immer weglaufen oder sich verstecken zu müssen. Am Ende ist das für beide furchtbar. Können Sie damit vielleicht etwas anfangen?

Disquisition dient auch dazu, über etwas zu sprechen, das verleugnet wird, zum Beispiel das übergriffige Verhalten eines eifersüchtigen, aber sehr unkommunikativen Ehemannes, der mithört, wenn seine Frau mit Freunden telefoniert, aber unfähig ist, in der Sitzung darüber zu sprechen.

Beispiel

THERAPEUTIN: *(zur Frau)* Na schön, ich höre, dass Teds Verhalten Ihnen unbegreiflich ist und er Schwierigkeiten hat, darüber zu sprechen. Aber worum es hier eigentlich geht, ist mir trotzdem nicht ganz klar. Dass Sie wütend sind, das schon. Es erinnert mich aber entfernt an einen früheren Klienten, der es hasste, mit seiner Frau auf Partys zu gehen. Er wurde sich dessen erst bewusst, als er hörte, wie sie sich mit ihren Freunden unterhielt. Ihre Stimme hatte dabei so einen gewissen Klang, erinnerte ihn an früher, als sie auch so mit ihm sprach und ihm damit das Gefühl gab, etwas Besonderes zu sein und geliebt zu werden. Das tat weh, denn es war nicht mehr so, er hatte es irgendwie verloren und sehnte sich sehr danach. Aber wenn sie mit ihm redete, klang sie nicht mehr so. Er fühlte sich ausgeschlossen und war traurig. Da wurde er sehr wütend und fragte sie aus über ihre Gespräche, bis ihr das zu aufdringlich wurde. So war das jedenfalls bei diesem Klienten. Vielleicht hat das gar nichts mit Ihnen zu tun, ist Ihnen gar nicht ähnlich.

Obwohl diese Intervention an die Adresse der Ehefrau gerichtet ist, dient sie in erster Linie dazu, einen Zugang zum Erleben des Ehemanns zu finden.

7. Selbstoffenbarung

Im Repertoire von EFT-Therapeut*innen ist nicht viel Raum dafür. Wir sprechen nur selten über uns selbst, es sei denn, es dient einem bestimmten Zweck, etwa dem Aufbau des Bündnisses, der Verstärkung einer Validierung oder um Klient*innen mit dieser solidarischen Geste zu mehr Selbsterkenntnis und Selbstakzeptanz zu verhelfen.

Beispiele

1. MANN: Ich komme mir so blöd vor, weil ich vor lauter Angst noch nicht einmal mehr meine Frau höre.

THERAPEUT: Naja, also wenn ich Angst habe, dann nehme ich überhaupt nichts mehr um mich herum wahr. Sie nimmt einen ja total in Beschlag.

2. MANN: Ich werde wohl mit allem fertig. Im Moment fühle ich kaum etwas.

THERAPEUTIN: Sie finden sich selbst ziemlich robust. *(Er nickt.)* Dann möchte ich Ihnen gerne erzählen, wie ich mich fühle, wenn ich sehe, wie Sie beide miteinander ringen, wie Sie sich hinter Ihrer Mauer verschanzen, sobald Ihre Frau auf Sie zugeht: traurig. In diesem Moment erscheint es mir traurig.

Alle Interventionen dienen im Besonderen dazu, Klient*innen, die anscheinend keinen Zugang zu ihren eigenen Gefühlen haben, eine emotionalere Reaktion zu entlocken, und um ihre Reaktionen zu validieren und zu normalisieren.

Zusammenfassung

Die in diesem Abschnitt beschriebenen Interventionen bauen darauf auf, dass beide Partner*innen zuerst so akzeptiert werden, wie sie sind und dadurch ein Kontext für eine detaillierte Erkundung des Erlebens entsteht. Potenziell negative Reaktionen und Positionen werden nicht konfrontiert oder durch „kompetentere“ ersetzt, sondern näher erkundet und weiterentwickelt. So helfen wir einem zu Wut oder schweigendem Rückzug neigenden Partner, dem auf die Spur zu kommen. Wir validieren ihn, wir erteilen ihm keine Belehrungen oder unterbreiten Vorschläge für alternative Verhaltensweisen.

Es ist vielmehr ein kreativer Erkundungsprozess, bei dem Klient*innen in einer Bindungsbeziehung Zugang zu sich selbst und zum anderen finden, das Erlebte neu verarbeiten und falls notwendig neu organisieren können. Sie entdecken bisher verleugnete, abgelehnte oder einfach unausgesprochene Details ihres inneren Erlebens.

5.2 Aufgabe 3: Interaktionen zu einer positiven Verbindung umstrukturieren

Die beiden Aufgaben „Emotionen erschließen und neu einordnen bzw. zusammenfügen und vertiefen“ und „Interaktionen umstrukturieren“ werden hier der Klarheit halber getrennt behandelt, sie sind in der Praxis jedoch stets miteinander verknüpft. Wir nutzen immer neue emotionale Erfahrungen, damit ein neuer Dialog entsteht und sich dann mit diesem die Interaktion verändert und das emotionale Innenleben der Partner*innen beeinflusst.

Die Regulation, die Handhabung und der Ausdruck von Emotionen einerseits und der Kontakt zu anderen Menschen andererseits sind nur zwei Seiten derselben Medaille. So regt der Ausdruck von Verletzlichkeit einen neuen Dialog an über die Sehnsucht, von der Partnerin getröstet zu werden, was bei dieser neue Reaktionen auslöst. Traut sich der verletzliche Partner während des Gesprächs zu zeigen, was er braucht, und bekommt er es dann, wird er seine Sehnsucht anders erleben, darüber hinauswachsen und langsam Vertrauen entwickeln. Das Selbst und das System, die Tanzenden und der Tanz, spiegeln einander und erschaffen sich gegenseitig. Die dritte Aufgabe besteht darin:

- die Interaktionsmuster und -kreisläufe nachzuverfolgen und zu reflektieren.
- Probleme im Kontext neuzurahmen, d.h. sie anhand von Kreisläufen und Bindungsprozessen zu betrachten.
- neue Erlebnisse zu choreografieren, die die Interaktionspositionen verändern, und darüber die Interaktionen umzustrukturieren.

1. Interaktionen nachverfolgen und spiegeln

So, wie wir den Erlebensprozess im Inneren der einzelnen Partner*innen simultan mitverfolgen, tun wir das auch mit dem, was sich zwischen beiden abspielt, der Interaktion. Deren Prozess und Struktur beschreiben wir und fokussieren uns dabei genau auf die zu klärende Art der Beziehung. Aus den Erzählungen der Partner*innen und aus unseren Beobachtungen fügen wir in der Anfangsphase der Therapie ein Bild ihrer typischen problematischen Interaktionssequenz zusammen und spiegeln es ihnen, damit sie darin wiederkehrende Muster erkennen, (meist Anklage / Abwehr oder Verfolgung / Rückzug). Dabei stellen wir klar, dass sie nicht nur unter ihren negativen Interaktionskreisläufe leiden, sondern sie unwissentlich auch erschaffen.

Die obige, während der gesamten Therapie beibehaltene Vorgehensweise ähnelt den narrativen Therapieansätzen (White & Epston 2013): Sie externalisiert das Problem, statt es auf einen Defekt im Inneren des Partners zurückzuführen. So werden destruktive Streits, die eigentlich nur der Schuldzuweisung dienen, entschärft. Beide Partner*innen können Verantwortung für die Entwicklung der Beziehung übernehmen, da nicht länger die eigene Unzulänglichkeit oder der Partner als „Feindbild“ betrachtet wird, sondern der destruktive, gewissermaßen ein Eigenleben führende Interaktionskreislauf, der die Bemühungen des Paares um einen liebevollen Kontakt durchkreuzt. Auf diese Weise können beide langsam aufeinander zugehen und sich zusammen ihrem Feind stellen, der sie ihrer Beziehung beraubt – eine gemeinsame Erfahrung, die das Paar zusammenschweißt.

Mit den Interaktionsmustern wird also genauso verfahren wie mit der inneren Erfahrung: Ihre Beschreibung zieht sich durch die gesamte Therapie, wird mit der Zeit immer detaillierter und differenzierter. Um die Interaktion zu erweitern, fokussieren wir uns auf *prototypische* Interaktionsmomente, in denen die negativen Muster aktiv sind, und erschließen die darunterliegenden Emotionen. Alternativ spiegeln und / oder rekonstruieren wir die Interaktion und enthüllen damit den Paartanz. Dazu stellen wir Fragen wie beispielsweise diese:

- Was ist gerade passiert? Sie haben ... gesagt und dann gesagt, dass ...
- Wie reagieren Sie, wenn er auf diese Art und Weise über ... spricht, oder wie wollen Sie dann reagieren?

Um die Positionierung der Partner*innen in Bezug auf Nähe / Kontakt und Macht / Kontrolle sowie die Interaktionssequenzen zu verdeutlichen, werden sie noch einmal zurückverfolgt, beschrieben und dann zusammengefasst.

Beispiele

In der ersten Sitzung wird ein destruktiver Kreislauf gespiegelt:

Therapeut: Schauen wir mal, ob ich verstehe, wie das bei Ihnen in der Regel abläuft: Jane, Sie wollen mehr Nähe zu Walt und versuchen, mit ihm über Ihre Gefühle und die Beziehung zu reden, und Sie, Walt, wollen sich gar nicht so lange damit beschäftigen, weil Sie lieber etwas unternehmen oder sich mit Ihrem großen Freundeskreis treffen. Und eigentlich wissen Sie gar nicht genau, was Jane meint, wenn sie mit Ihnen reden will. Sodass Sie, Jane, ihn mittlerweile nicht mehr als Ihren Partner, sondern eher als Mitbewohner empfinden. Sie ärgern sich über ihn und kritisieren ihn, und Sie, Walt, gehen dem aus dem Weg und verbringen immer weniger Zeit mit ihr. Stimmt das so?

Der gleiche Kreislauf noch einmal, aber in einer späteren Therapiephase gespiegelt:

THERAPEUTIN: Ist das wieder einmal solch eine Situation, wo Sie, Jane, das Gefühl haben, allein zu sein, als wären Sie Walt gleichgültig? Sie fühlen sich unsichtbar, und das empört Sie *(die Worte „unsichtbar", „empört" äußerte Jane in einer früheren Sitzung).* Sie protestieren. Sie werden wütend und – ich zitiere: „hauen ihm das vor die Rübe".

JANE: Ja, und dann kommt er mir mit seiner „Nichts wie weg hier"-Nummer.

WALT: Wozu soll ich auch dableiben.

THERAPEUTIN: Das klingt, als erschiene Ihnen die Sache hoffnungslos, weil Sie eh nichts tun können.

WALT: Absolut richtig, also haue ich ab. Zu meinen Freunden.

THERAPEUTIN: Sie flüchten dorthin, wo es sicherer ist, wo sich niemand über Sie ärgert, enttäuscht ist von Ihnen. Sich das anzuhören, das fällt Ihnen sehr schwer, oder?

In der folgenden Situation greift der Therapeut einen bestimmten Moment auf, in dem der Kreislauf ausagiert wird, und verdeutlicht die Position des einen Partners.

THERAPEUT: Mary, was war gerade? Als Sie verstummt sind und mit zusammengekniffenen Lippen aus dem Fenster geschaut haben? Und Peter, Sie haben gesagt: „Vielleicht sollte ich mir eine andere Frau suchen, eine, die mir zuhört, du tust das ja nie." Darauf haben Sie, Mary, geantwortet: „Na gut, vielleicht hast du recht." Das klingt eigentlich nach: „Ich will ja gar nicht zuhören. Ich lasse mich nicht länger kritisieren. Ich verstumme, ziehe mich zurück und halte dich von mir fern." *(Die Position ist jetzt explizit und aktiviert.)* Peter, das klang gerade ganz schön wütend und vorwurfsvoll von Ihnen, Sie haben Mary ja praktisch mitgeteilt, dass Sie sogar mit ihr Schluss machen könnten, das ist eine ziemlich massive Drohung, richtig? Und Mary – trifft „Ich halte dich von mir fern" auf Sie zu?

MARY: Ja, das trifft den Nagel auf den Kopf. Ich will mich nicht ständig kritisieren, analysieren, zur Schnecke machen lassen, absolut nicht, also hocke ich mich vor die Kiste und tue genau das, was er mir vorwirft. Ich halte ihn von mir fern.

THERAPEUT: Das ist, als ob Sie sich schützen wollten. Weil Sie sonst zur Schnecke gemacht würden.

MARY: Ich wäre ein Nichts, ein Niemand, wenn ich ihm zuhören würde. Nie genüge ich ihm. Wenn ich ihn tatsächlich dermaßen anwidere – warum sucht er dann überhaupt meine Nähe?

THERAPEUT: Bei der Vorstellung, ihn heranzulassen, erwarten Sie also die Botschaft, dass Sie ihn anwidern, ein Nichts sind und eigentlich nicht wert sind, geliebt zu werden. *(Sie stimmt zu.)* Also halten Sie ihn von sich fern. *(Sie nickt.)*

2. Neurahmen

Anhand der mitverfolgten, identifizierten und näher untersuchten Interaktionskreisläufe können wir nun die Verhaltensweisen beider Partner*innen, ähnlich wie in der strukturell-systemischen Familientherapie, etwa bei Minuchin und Fishman (1992), im wechselseitigen Kontext betrachten und schließlich umdeuten und neurahmen. Das ist jedoch weniger eine willkürliche Strategie, sondern ergibt sich aus der immer detaillierter sich abzeichnenden emotionalen Realität des Paares.

Eine verzweifelte Sehnsucht nach Zuwendung zum Beispiel würde weder auf die Ursprungsfamilie bezogen (ihr Partner erinnert die Frau an ihren herzlosen Vater) noch als Charakterdefizit (sie ist zu anhänglich), sondern immer in Relation zur aktuellen Beziehung neugerahmt. Das heißt: Der von ihr empfundene Liebesentzug ist das Pendant zur Distanzhaltung des Partners, welche wiederum als Selbstschutz vor der wütenden Verfolgerin und nicht als Gleichgültigkeit deklariert wird. Durch solche Umdeutungen können die Partner*innen besser verstehen, wie sie unwillentlich zum Leid des anderen und zur Entstehung negativer Reaktionen beitragen.

In der EFT geht es aber nicht nur um den wechselseitigen Kontext des Verhaltens und der Interaktionsmuster, sondern gemäß unserer Perspektive auf Liebesbeziehungen auch um den Kontext der engen Bindung. *Unter den interaktionalen Reaktionen befinden sich empfindliche Stellen, die mit Bindung und Bindungsprozessen zu tun haben.* Demnach könnte Wut als ein verzweifelter Protest gegen die wahrgenommene Unerreichbarkeit und eine Reaktion auf Trennungsschmerz gedeutet werden. Und das mit dem Scheitern von Ehen assoziierte Mauern (Gottman 1991) des distanzierten Partners könnte man als Versuch sehen, Bindungsängste zu regulieren und die Beziehung vor der Eskalation zu retten. Der Hinweis darauf, dass jemand mit Wut oder Rückzug reagiert, weil er die Partnerin als lebenswichtige Bindungsfigur wahrnimmt, kontrastiert mit der Art, wie die Betroffenen das meist selbst sehen, nämlich als Mangel an Zuwendung und Liebe. Es reicht jedoch nicht, dass wir die Reaktionen einfach nur umetikettieren. Damit sie effektiv eine andere Bedeutung bekommen, müssen die Klient*innen bei ihren Erkundungen ihres inneren Erlebens und durch die Versinnbildlichung ihrer Interaktionsprozesse selbst darauf kommen.

Die drei wichtigsten und häufigsten Neurahmungen in der EFT sind: Wut zu Bindungsprotest, Rückzug zu Angst und das Feindbild „Partner" bzw. dessen „Defekt" zum Feindbild „Teufelskreis". Außerdem werden Rückzug und Abwehr nicht als Kälte oder Gleichgültigkeit verstanden, sondern als Möglichkeit, mit der Unsicherheit einer wichtigen Bindung fertigzuwerden.

Beispiel

THERAPEUT: Also, natürlich ist es schwierig, sich zu öffnen und ihr zu zeigen, wer Sie sind, wenn Sie doch davon überzeugt sind, dass sie Sie nicht mag, so wie Sie sind, und sie Ihnen das auch sagen wird, oder wenn Sie sich sicher sind, dass sie wütend wird.

GARY: Ich fühle gar nichts mehr. Meine innere Stimme sagt mir: „Sie wird mich verlassen, wie all die anderen auch." Ich erstarre vor Schreck, und sie wird immer wütender.

THERAPEUT: Sie haben sie eh schon verloren, oder fast. Das ist gefährlich, und Sie erstarren.

GARY: Wenn ich gar nichts mehr sage und ganz still werde, dann kommt sie vielleicht runter und beruhigt sich.

THERAPEUT: Die Gefahr geht vorüber, wenn Sie mucksmäuschenstill bleiben? (*Er nickt.*) Die Vorstellung, verlassen zu werden, macht Angst. Sie gehen auf Tauchstation und erstarren.

GARY: Genau, und genau das macht sie fuchsteufelswild, das weiß ich.

SUE: Für mich bist du dann unerreichbar.

Obige Neurahmungen verbinden die Reaktion des einen mit dem Verhalten des anderen, mit dem Interaktionskreislauf und dem Bindungsanliegen und bieten eine Metaperspektive auf die Art, wie die Beziehung von einem Augenblick zum nächsten konstruiert wird. Im eigenen Prozess wird dem Paar unmittelbar klar, wie jede Hälfte den Tanz in eine bestimmte Richtung bewegt und nach bestem Wissen die Bindung zu sichern sucht.

3. Interaktionen umstrukturieren und neu gestalten

Damit das Paar sich anders erlebt als gewohnt und dadurch die Beziehung neu definiert, choreografieren wir neue Interaktionen zwischen den Partner*innen. Kein anderer Teil der EFT ist so dramatisch wie dieser und verlangt, dass wir die Führung übernehmen. Wir bringen die eine Seite dazu, auf eine bestimmte Weise auf die andere zu reagieren, bestärken jede im Ausdruck einer neuartigen emotionalen Erfahrung oder beide im direkten Äußern von Bedürfnissen und Wünschen. Da die Beziehung in diesen Momenten Neuland betritt, brauchen beide unsere Unterstützung und Anleitung. Damit wollen wir bezwecken, dass:

1. die jeweils aktuellen Positionen sich im Enactment herauskristallisieren und sich entfalten;
2. die neuen emotionalen Erfahrungen bei den Partner*innen neue Reaktionen hervorrufen und damit alte Verhaltensmuster infrage stellen;
3. neue oder selten auftretende Reaktionen deutlich werden, die bei den Partner*innen potenziell einen Positionswechsel bewirken;
4. wir Veränderungsereignisse choreografieren können.

1. Enactment, direktes Erleben und Erweiterung der aktuellen Positionen

Hier stehen die wesentlichen Interaktionen im Mittelpunkt, die die Beziehungsstruktur aufrechterhalten. Sie werden beleuchtet und immer expliziter ausagiert, um die Blockaden in der Beziehungsinteraktion unmittelbar und wirksam zu erfassen und ihre Veränderung zu ermöglichen.

Beispiel

Das Paar ist seit zehn Jahren zusammen. Der Mann will sich nicht festlegen und besteht darauf, seine eigene Wohnung zu behalten. Er sucht regelmäßig das Weite, um dann einige Wochen später sehr verliebt wieder aufzutauchen.

José: Wissen Sie, irgendwie kann ich den Sprung nicht wagen. Ich hab gern meine Ruhe. Vielleicht sollten wir die Sitzungen für ein paar Monate unterbrechen. Das halte ich für das Beste, eine Alternative kommt für mich nicht infrage. Meine Schöne – bitte nimm das nicht persönlich!

Marie: Ich weiß ja, wie schwer dir das fällt, dass wir einander näherkommen, dieser Sprung.

Therapeutin: José, was ist denn das für eine Option, für die Sie keine Alternative sehen? Helfen Sie mir bitte, das zu verstehen.

José: Dass ich nach ein paar Monaten Distanz vielleicht merke, was mir fehlt.

Therapeutin: Geht es Ihnen darum, sich zurückziehen? (*Er nickt.*) Getrennt zu sein? (*Er nickt wieder.*) Dann sagen Sie ihr das bitte: „Ich lasse dich nicht an mich heran, höchstens bis hierher, aber weiter nicht."

José: Hm, ich – ich bin nicht sicher, ich glaube, das kann ich nicht.

Therapeutin: Können Sie ihr vielleicht sagen: „Ich lasse dich nicht an mich heran. Das habe ich noch nie – und ich will das ja auch gar nicht. Keine Frau wird jemals den Punkt erreichen, wo sie mich wirklich verletzen kann."

José: (*Seufzt*) Wie traurig. Muss ich das wirklich sagen?

Therapeutin: Habe ich es vielleicht falsch gesagt? Trifft es nicht auf Sie zu?

José: Doch, ich glaube schon. (*Langes Schweigen*) Aber es fällt mir schwer, es auszusprechen.

Therapeutin: (*Nickt und zeigt Verständnis*) Ich halte es für wichtig. An diesem Punkt sind Sie beide schon so oft angelangt. (*Beide nicken.*)

José: (*Blickt Marie an*) Ich – ich lasse dich nicht an mich heran. Ich habe noch nie jemanden an mich herangelassen. (*Ihm kommen die Tränen.*) Noch nie, nein.

Therapeutin: José, könnte sie irgendetwas tun, um das zu ändern? Marie gibt sich nämlich schon lange sehr viel Mühe.

José: Nein, nein ... (*zu Marie*) Du kannst gar nichts tun. Ich muss für mich entscheiden, ein Risiko einzugehen.

Um den Teufelskreis oder zumindest eine der Sackgassen zu erfassen, können wir bestimmte Interventionen wiederholen. Dazu ziehen wir aus dem fortlaufenden Dialog einen kurzen, aber wichtigen Interaktionsabschnitt heraus – sozusagen einen Beziehungsmikrokosmos – und heben ihn hervor.

Beispiel

1. Therapeut: Was war gerade? Alison, Sie haben gesagt, „Das tut mir weh", und Tim, Sie haben gesagt, „Das glaube ich nicht." Das geschieht bei Ihnen öfter, oder? Sie sagen, „Das tut mir weh" und Sie, Tim, „Nein, ich habe dir doch nichts getan." Können wir das noch einmal aufgreifen? Würden Sie, Alison, ihm erzählen, was das für ein Schmerz ist?
2. Therapeutin: Das gerade eben ist wie der Vorfall zu Hause, den Sie vorhin beschrieben haben, nicht? Chris, gestern Nacht haben Sie sich einen kleinen Schritt vorgewagt, als Sie mit dem Knie Marys Bein berührt haben, in der Hoffnung, sie würde diese Nähe zulassen. Aber sie hat es weggezogen, stimmt's? Und Mary, gerade eben hat sich Chris wieder einen kleinen, einen klitzekleinen Schritt vorgewagt und Sie haben gesagt: „Das merke ich. Aber wenn er meint, dass ich darauf eingehe – und ihn wieder näher an mich heranlasse –, dann irrt er sich."

Als müsse er sich irgendwie erst einmal beweisen. (*Mary nickt.*) Sie, Chris, Sie geben dann auf und werden deprimiert. Und das, Mary, bestärkt Ihre Machtlosigkeit und Schutzbedürftigkeit. Das heißt, diese wagemutigen Schritte, diese kleinen wagemutigen Schritte, die der Anfang eines neuen Weges sein könnten, führen ins Nichts. Trifft das zu?

2. Umwandlung der neuen emotionalen Erfahrungen in entsprechende Reaktionen

Hat jemand mit unserer Unterstützung eine emotionale Erfahrung erforscht, ist daraus eine neue Erfahrung hervorgegangen und hat er sie dem Partner gegenüber auf direkte Weise ausgedrückt, sind wir auf dem besten Weg, um eine neue Art von positivem Dialog zu schaffen und die Positionen der Partner zu verändern. Doch das allein reicht noch nicht. Veränderung entsteht in der EFT nicht nur durch eine Aufarbeitung innerer emotionaler Erfahrungen, sondern aus neuen Dialogen, die aus dieser Erfahrung hervorgehen. Dafür kristallisieren wir die Erfahrung in zwischenmenschlicher Hinsicht heraus, d.h. in Bezug auf den anderen Partner. Wir verwenden hier so weit wie möglich die Worte der Betreffenden und bitten sie, diese Version der Partnerin gegenüber auszudrücken. In der Regel tun sie das in leicht abgewandelter Form, um sich besser damit zu identifizieren. Fühlt sich jemand dazu nicht in der Lage, gehen wir dem nach.

Beispiele

1. THERAPEUTIN: Können Sie sie anschauen? Können Sie ihr sagen: „Ich traue mich nicht, auf dich zuzugehen, weil ich solche Angst habe. Du würdest mich sicher abblitzen lassen."

2. THERAPEUT: Irgendwie ist da eine starke Sehnsucht. *(Klient nickt.)* Sie bleibt immer unausgesprochen. Können Sie ein wenig mit ihm darüber reden? Wie sehr Sie sich danach sehnen, im Arm gehalten und getröstet zu werden?

3. THERAPEUTIN: Habe ich das richtig verstanden? Obwohl Sie wütend sind, sagen Sie weiterhin: „Ich liebe dich, ich tue alles für dich." *(Klientin nickt.)* Könnten Sie ihr vielleicht stattdessen sagen: „Mit meiner Kälte schütze ich mich. Ich will Sicherheit, und auch Nähe, aber nicht zu deinen Bedingungen." *(Klientin nickt wieder.)*

3. Neue Reaktionen hervorheben

Wir lenken die Aufmerksamkeit gezielt auf alle Reaktionen, die nicht dem gewohnten negativen Muster folgen und potenziell eine neue Art des Engagements bewirken. Manchmal ergeben sie sich von selbst, laufen jedoch Gefahr, im üblichen Dialog unterzugehen.

Beispiel

THERAPEUT: Was war da gerade los? Das war anders als sonst. Wie war das für Sie, Mike, als Sie das gerade sagten?

MIKE: Na ja, ich denke, es hat sich ja auch etwas verändert, vielleicht war auch ich ein bisschen anders als sonst, es war wie – als könnte ich wagen, ich selbst zu sein.

THERAPEUT: Ich glaube, Sie sagten zu Joan so etwas wie: „Schreibe mir nicht vor, wer ich zu sein habe, damit verschreckst du mich." Können Sie das wiederholen? *(Der Therapeut fasst klärend zusammen und bittet den Klienten, seine neue Reaktion noch einmal auszuagieren.)*

4. Veränderungsereignisse choreografieren

Mit den in der Therapie auftauchenden neuen emotionalen Erfahrungen und persönlichen Eigenschaften treten auch Bindungsprobleme in den Vordergrund. Die infolgedessen von uns angeregten Interaktionen ermöglichen zunehmend eine Neudefinition der Beziehung entlang von Autonomie / Kontrolle und Nähe / Distanz und bilden die Grundlage für mehr emotionales Engagement und eine sicherere Bindung. Wir nennen das bewusst „choreografieren", weil wir diesen Tanz unter Mitwirkung der sich darüber ausdrückenden Tänzer*innen Schritt für Schritt kreieren, strukturieren, und anleiten.

Im Grunde genommen zielen alle bisher beschriebenen Interventionen auf mehr Ansprechbarkeit, Responsivität und Engagement ab und münden in hochemotionale Momente, die entweder zusammenschweißen oder trennen. Wie auch immer – an dieser Stelle beginnt ein neuer Tanz. Dazu werden alle in der Therapiesitzung neu entstandenen Erfahrungen und Interaktionsbewegungen miteinander kombiniert, um die Beziehung und die Positionierungen darin umzudefinieren.

In einem typischen Kreislauf nach dem Anklage-Rückzugs-Muster, müssen sich die Positionen doppelt verschieben, und zwar so: Wer auf Rückzug geht, wird zugänglicher und emotional engagierter, sowohl sich selbst als auch dem / der anderen gegenüber, und wer in der Anklagerolle steckt, zeigt sich nicht mehr wütend oder erpresserisch, sondern verletzlich und bindungsbedürftig. Dies führt zu Situationen, in denen beide Partner*innen Kontakt zueinander aufnehmen, Zugang finden, einfühlsam aufeinander eingehen und wieder eine stärkere Verbundenheit spüren. *Wird die Interaktion durch solche expliziten Neupositionierungen reorganisiert, haben wir es mit einem Veränderungsereignis zu tun.*

Wir behalten die Interaktion kontinuierlich im Auge, erlauben weder Um- noch Fluchtwege, wir evozieren und präzisieren den Ausdruck von Emotionen und geleiten das Paar vorsichtig in Richtung emotionales Engagement. Schauen wir uns ein kurzes Beispiel an, wo die EFT-Therapeutin die dauernde Wiedereinbindung eines den Rückzug pflegenden Ehemanns choreografiert und die kritische Ehefrau zum Nachgeben bewegt und schließlich beides in einem Bindungsereignis gipfelt.

Beispiel

MARY: Als ich dich gefragt habe, wie es dir geht, hast du geantwortet, gut, doch dann hast du dir etwas anzutun versucht und haufenweise Tabletten geschluckt. Warum hast du mir denn nicht gesagt, dass du so depressiv bist?

TED: Weil du mich dann bestimmt zu meinem Therapeuten geschickt hättest, damit ich mit ihm darüber spreche. Weil ich dachte, du hättest kein Verständnis für mich.

THERAPEUTIN: Das wäre ganz schön riskant gewesen und Sie fühlten sich sowieso schon so schwach. *(Er nickt.)* Und außerdem wollen Sie, dass Ihre Frau sich um Sie kümmert und nicht der Therapeut.

TED: Auf jeden Fall. Wenn ich es geschafft hätte, auf sie zuzugehen und von ihr getröstet zu werden, dann wäre das anders ausgegangen, aber das Risiko war mir zu groß.

THERAPEUTIN: Der Gedanke, eine Abfuhr zu bekommen, war Ihnen so unerträglich, dass Sie aufgegeben haben?

TED: Ja, und jetzt möchte ich, dass sie *(die Therapeutin bedeutet ihm mit einer Geste, er möge seine Frau direkt ansprechen),* dass du von deinem Panzer runterkommst, von deiner Dampfwalze, dass du aufhörst, Probleme zu lösen und mich zu verhören. Erst dann kommen wir zusammen. Genau das brauche ich. *(Mary schaut weg.)*

THERAPEUTIN: Mary, was ist los mit Ihnen?

MARY: Ich bin verunsichert, ich bin doch gut im Problemlösen, das ist halt meine Art. Ich weiß nicht, was ich sagen soll.

THERAPEUTIN: Wie ist das für Sie, wenn Ted sagt, er braucht Sie?

MARY: Es fühlt sich gut an, aber ich weiß nicht, was ich machen soll. Als hätte ich die Orientierung verloren. Brauchst du mich denn mehr als deine Freunde auf der Arbeit? *(Fluchtweg in die alte Ausfragegewohnheit.)*

THERAPEUTIN: Mary, können Sie ihm sagen: „Ich bin verunsichert“?

MARY: Ja – ganz schön heiß hier. Wenn ich keine Lösung für sein Problem finden soll, was will er dann von mir? *(Die Therapeutin blickt Ted an.)*

TED: Na dich – ich will keine Problemlöserin, sondern dich.

MARY: *(Weinend)* Touché. Wenn ich nicht die tolle Chefin, die Lokomotive, die Managerin bin – dann fühle ich mich ganz schön ausgeliefert. Und das verunsichert mich immens. *(Reibt sich heftig die Hände.)*

THERAPEUTIN: Das ist Neuland für Sie, nicht wahr? *(Mary nickt.)* Sie sind verunsichert, fühlen sich ausgeliefert und wissen, dass Ted das mitkriegt. Das ist anders als sonst, vielleicht ein wenig unheimlich oder beängstigend?

MARY: O ja, und wie! Ich bin nicht so taff, wie alle glauben.

THERAPEUTIN: Können Sie ihm das sagen? „Es macht mir Angst, aus dem Panzer auszusteigen und mich verletzlich zu zeigen."

MARY: *(Zu Ted)* Ganz genau. Das verunsichert mich. Willst du das? Das habe ich noch nie getan.

TED: *(weinend)* Ich will, dass wir zusammen sind. *(Er faltet die Hände vor der Brust.)* Nicht, dass du mich managst. Schaffen wir das? *(Er kann sich nun emotional auf seine Frau einlassen und ihr zeigen, was er braucht.)*

MARY: Ich werde es versuchen.

In diesem Beispiel läuft der Prozess, bei dem das Paar auf der Grundlage neuartiger Reaktionen zu einem neuartigen Dialog findet, glatt. Jetzt könnten wir die neuen Positionen und Dialoge, wie auch deren Folgen für die Beziehung, explizit machen. Doch manche Partner*innen haben Schwierigkeiten, die neuen Reaktionen wahrzunehmen, zu verarbeiten und anzuerkennen.

5.3 Techniken für therapeutische Sackgassen

In schwierigen Situationen, wo die EFT zu stagnieren droht, können wir auf folgende Techniken zugreifen:

- Um dem Paar zu verdeutlichen, worin die Blockade besteht und es mit deren Folgen für die Beziehung zu konfrontieren, präsentieren wir ihm die Bilder und Narrative, die wir aus den Interaktionen diagnostiziert haben.
- Bestimmte Blockaden, etwa in Form von Bindungsverletzungen, können in Einzelsitzungen untersucht werden.

Bilder und Narrative

Wir machen uns ein Bild der Positionen und Kreisläufe des Paares und schauen uns näher an, wie es mit dem Prozess gerade steht. Einleiten können wir das beispielsweise so: „Haben Sie auch den Eindruck, dass wir hier in einer Art Sackgasse stecken? Wie kommen wir da wieder heraus, und was passiert, wenn uns das nicht gelingt?"

Auf der Grundlage dessen, was in den vorangegangenen Sitzungen abgelaufen ist und wie der Prozess wahrgenommen wurde, machen wir uns ein möglichst konkretes und detailliertes Bild vom aktuellen Beziehungszustand und geben es an die Paare weiter, damit sie sich der Sackgasse bewusst werden, in der sie momentan stecken, aber auch Optionen für den weiteren Verlauf ihrer Beziehung erkennen können. Infolgedessen können sie neue Risiken eingehen oder anders reagieren als sonst und so die Blockade letztlich durchbrechen.

Am häufigsten beobachten wir die Art von Blockade, wo jemand der neuen Zugänglichkeit des zuvor weniger engagierten Partners nicht über den Weg trauen kann und abwehrt. Eine Möglichkeit besteht darin, die gesamte Geschichte der Therapie noch einmal nachzuerzählen und dann ein Bild der aktuellen Interaktionsmuster zu malen, aus dem klar wird, wie beide die Beziehung in die Sackgasse getrieben haben.

Beispiel

THERAPEUTIN: Wir sind jetzt an dem Punkt angekommen, wo Sie, Terry, sich eine richtig enge Beziehung mit Sarah wünschen. Sehe ich das richtig? Und dass Sie sie einladen, mit Ihnen zusammen zu sein, dass Sie sich also weder verstecken noch sie dazu drängen wollen, sondern ihr einfach nur die Hand entgegenstrecken? *(Er nickt.)* Merken Sie das auch, Sarah?

SARAH: Irgendwie schon, doch, ja ja. Ich finde, er hat sich wirklich verändert.

THERAPEUTIN: Aber Sie verschanzen sich immer noch hinter Ihrer Mauer, wie Sie sagen. Liegt das vielleicht daran, dass Sie sich nicht sicher sind, ob Sie sich damit anfreunden können, ihm zu vertrauen?

SARAH: Ich wollte halt, dass das Streiten aufhört, und das hat es ja auch. Was die Nähe betrifft, da bin ich unsicher, das ist eine ganz andere Sache. Vielleicht möchte ich eine lockerere Beziehung als er.

Die Therapeutin hilft Sarah, ihre Vorbehalte gegen eine engere Beziehung auszusprechen. Für sie ist das wie „Bungeejumping". Anschließend kann das Paar darüber reden, welche Folgen es hätte, wenn es dort bliebe, wo es sich gerade befindet – in der Sackgasse. *Die Therapeutin hat die Aufgabe, Optionen aufzuzeigen, die dem Paar offenstehen.* Sie darf nicht darüber richten, ob seine Entscheidungen angemessen sind oder nicht, oder ihm Vorschriften hinsichtlich Wertvorstellungen oder Präferenzen machen. Das Paar soll selbst entscheiden, womit es leben will und kann. Auch wenn das dem zuwiderläuft, wie sich die Therapeutin eine gute Beziehung vorstellt oder für sich selbst wünscht.

Manchmal trifft man mithilfe dramatischer Narrative oder Allegorien den Wesenskern der Sackgasse. Ein Mann, der unter einer Posttraumatischen Belastungsstörung litt und in einer Krise steckte, begann seine Frau derart mit Forderungen zu erpressen, dass es gefährlich wurde. Der Therapeut erzählte ihm eine Geschichte, die die emotionale Realität und die Positionen des Paares in der Beziehung widerspiegelte. Sie begann so: „Es war einmal ein kleiner Junge, der an einem sehr gruseligen kalten Ort wohnte. Er lernte eine junge Frau kennen und bat sie, ihn auf den Arm zu nehmen. Sie kam seinen Wunsch nach, denn sie hatte den kleinen Jungen gern, aber dann taten ihr langsam die Arme weh und sie wollte ihn für eine Weile absetzen. Da flehte der kleine Junge sie an, es nicht zu tun, denn er glaubte, sie wolle von ihm fortgehen, und war entsetzt. Doch schließlich musste sie ihn einfach absetzen, so sehr schmerzten ihr die Arme. Er geriet in Zorn und trat nach ihr. Sie zögerte noch eine Weile, aber dann ging sie schweren Herzens fort." Geschichten wie diese dienen dazu, die größeren Zusammenhänge in der Beziehung zu erkennen und den engstirnigen Fokus auf einen einzelnen Aspekt zu weiten. Das funktioniert jedoch nur, wenn das Paar „mitzieht" und, davon angeregt, seine Situation neu überdenken kann.

5.4 Einzelsitzungen

Für versierte EFT-Therapeut*innen sind Einzelsitzungen eine relativ seltene Option, aber wenn wir uns dafür entscheiden, dann sollte die Anzahl für beide Partner*innen gleich sein. In der Regel fokussieren wir uns auf spezifische emotionale Reaktionen, die in den Paarsitzungen besonders problematisch sind, weil sie das emotionale Engagement blockieren oder den therapeutischen Prozess am Fortschreiten hindern, zum Beispiel: Wenn jemand wiederholt mit Schlussmachen droht oder sich aus Scham nicht dazu überwinden kann, die Partnerin zu bitten, auf seine Bindungsbedürfnisse einzugehen.

Damit diese problematischen Reaktionen neu verarbeitet werden können, verwenden wir sowohl erfahrungs- als auch aktiv bindungsbezogene Techniken und initiieren Dialoge mit Bindungsfiguren. Klient*innen zum Beispiel, die aus einem starken Minderwertigkeitsgefühl heraus glauben, es nicht verdient zu haben, geliebt zu werden, bitten wir, sich in die imaginäre Begegnung mit einer früheren positiven Bindungsfigur hineinzuversetzen, etwa mit der Mutter, und sich vorzustellen, was diese zu ihnen sagen und wie sie die derzeitige Beziehungssituation beschreiben würde. Damit stellen wir ihr negatives Selbstbild infrage und helfen ihnen, sich mit einem wohlwollenderen und verständnisvolleren Auge zu betrachten und das entsprechend zu formulieren. Solche Techniken nützen wie gesagt nur, wenn die Betreffenden sich dabei emotional stärker engagieren.

Hilfreich sind Einzelsitzungen auch in Krisen, die den therapeutischen Prozess lahmlegen – beispielsweise, wenn der Tod eines Elternteils zum plötzlichen Rückzug aus der Paarbeziehung führt und dies die bereits erzielten Paartherapiefortschritte gefährdet.

5.5 Zusammenfassung

Wenn es darum geht, emotionale Erfahrungen und Interaktionen in Relation zur Partnerin neu zu verarbeiten und so zu organisieren, dass sie emotionales Engagement und einen sicheren Bindungsstil fördern, sind wir als Therapeut*innen gewissermaßen wegweisend und beratend tätig. Dieser Prozess, bei dem nicht nur erkundet wird, wie die Partner*innen einer Bindungsbeziehung normalerweise miteinander umgehen und in Kontakt treten, sondern auch der Umgang mit eigenen Emotionen, Bindungsbedürfnissen und Selbstrepräsentationen, verändert wirksam und nachhaltig. Auf diese Weise soll das emotionale und interaktive Erleben des Selbst in Relation zum anderen korrigiert und der Mensch befähigt werden, seine Beziehungen wunschgemäß selbst zu gestalten.

Was wir in einer typischen Paartherapiesitzung tun:

- **Das therapeutische Bündnis im Auge behalten:** „Ich habe das Gefühl, dass dieser Prozess schwierig ist für Sie. Wie könnte ich Sie dabei unterstützen?“
- **Die reaktiven Oberflächenemotionen spiegeln:** „Und wenn das passiert, werden Sie *(zur einen Partnerin)* richtig wütend, weil es sich anfühlt wie eine Pattsituation. Und für Sie *(zum anderen Partner)* kommt diese Wut völlig unerwartet.“
- **Die ursprünglichen primären Emotionen spiegeln:** „Geraten Sie vielleicht in Panik, wenn er Ihnen die kalte Schulter zeigt? Und könnte es sein, dass Sie das jetzt gerade – da er sich von Ihnen abwendet – auch so empfinden?“
- **Augenblickliche Reaktionen validieren:** „Ich glaube, jetzt verstehe ich langsam. Was Sie als ‚Shutdown‘ bezeichnen, ist Ihr natürlicher Modus vivendi. Genau genommen hat er Sie Ihr Leben lang beschützt. Deswegen können Sie, wenn Sie die Alarmglocken hören, nur so reagieren.“

- **Die neue Erfahrung primärer Emotionen validieren:** „Zu hören, wie Ihre Frau sagt, dass Sie sie enttäuscht haben, ist bitter für Sie. Nach außen hin scheint Sie das nicht weiter zu stören, aber in Wirklichkeit geht Ihnen dabei ein Messer durchs Herz. Das schmerzt höllisch, und deswegen sind Sie wie betäubt."
- **Evokatives Reagieren:**
  a) „John, was passiert, wenn Sie Ihre Frau so reden hören? Dass sie sich in die Ecke gedrängt und wie eingesperrt fühlt. Wie fühlen Sie sich, wenn Sie ihr zuhören?"
  b) „Alan? Als Mary sagte, dass sie sich in der Beziehung mit Ihnen eigentlich nie gut aufgehoben fühlt, haben Sie die Lippen zusammengekniffen und die Arme über der Brust verschränkt – was war da mit Ihnen?"
  c) „Und dieser Teil von Ihnen – der Ihnen vorschreibt, sich niemals zu öffnen, sich niemals wieder verletzten zu lassen –, was sagt er Ihnen in diesem Moment?"
- **Hervorheben:** „Evan, vorhin sagten Sie: ‚Wo bist du? Ich kann dich nicht erreichen.' Können Sie das bitte wiederholen und sie dabei anschauen?"
- **Empathische Vermutungen anstellen:** „Ich bin nicht sicher, ob ich das richtig verstehe. Geht es vielleicht in diese Richtung: ‚Wenn sie nicht jeden Tag Lust auf mich hat, habe ich sie verloren. Dieses Zeichen brauche ich, um mich davon zu vergewissern, dass sie noch immer da ist, dass sie mich will.' Stimmt das so in etwa?"
- **Interaktionen nachverfolgen und spiegeln:** „Was da gerade passiert ist, Sie sagten ... und dann ..."
- **Das Verhalten beider Partner*innen einzeln im Kontext des Kreislaufs neurahmen:** „Also das ist jetzt gerade für Sie beide ein Minenfeld. Sie haben das Gefühl, protestieren zu müssen, dagegen, dass Jim sich so weit von Ihnen entfernt, aber Sie, Jim – Sie haben genau davor Angst. Sie fühlen sich dadurch erst recht bestätigt, dass Sie sich besser ein Versteck suchen sollten, oder?"
- **Das Verhalten der Einzelnen im Kontext der Bindungsbedürfnisse neurahmen:** „Wenn Sie ihn, wie Sie es nennen: überfallen, dann zwingen Sie in zum Reagieren. Sie brauchen die Gewissheit, dass Sie Einfluss auf ihn haben, dass da noch eine Beziehung ist, eine Verbindung – ist das so korrekt?"
- **Interaktionen umstrukturieren:** „Tom, können Sie ihr sagen: ‚Ich weiß nicht, wie ich dir näherkommen, dir nahe sein kann, ich weiß nicht, wie'? Können Sie ihr das sagen?"

5.6 Wie Interaktionen ausgeführt werden

In der EFT legt man besonders Wert auf Kongruenz, d. h. die Übereinstimmung der verbalen und nonverbalen Kommunikation. Letztere färbt den Inhalt und bestimmt die Reaktion der Zuhörenden, weshalb es nicht von ungefähr heißt: Der Ton macht die Musik. Aus diesem Grund lehren wir auch in unseren Trainings, wie wir *Klient*innen mit unserer Stimme im gegenwärtigen Augenblick halten.* Wir achten stets auf unseren nonverbalen Ausdruck: Über Gestik, Tonfall und Blickkontakt vermitteln wir Sicherheit und Verbundenheit, was nicht nur das therapeutische Bündnis stärkt, sondern auch dazu *einlädt*, sich tiefer auf das Erleben einzulassen. Diese Kombination von Sicherheit und Engagement bewirkt eine *Arbeitsdistanz* zu starker Emotionalität, sodass sie differenzierter erlebt werden kann und sich weiterentfaltet. Sollen Klient*innen Zugang und Kontakt zu schwierigen Emotionen bekommen – die ein *Risiko* darstellen –, empfiehlt sich „*RISSSC*". Hinter diesem Akronym verbirgt sich ein Gerüst aus dem EFT-Training, mit dem wir das Bewusstsein für nonverbale Kommunikation schärfen wollen:

- **Repeat:** Schlüsselwörter und -sätze unbedingt mehrmals wiederholen.
- **Image:** Bilder und Metaphern verwenden, weil sie für Emotionen häufig treffender und griffiger sind als abstrakte Wörter.
- **Simple:** Sich einfach und klar ausdrücken.
- **Slow:** Verlangsamen und der emotionalen Erfahrung Zeit zur Entfaltung geben.
- **Soft:** Mit einem warmen, sanften Ton beruhigen und zu Tiefgang und Risikobereitschaft ermutigen.
- **Client's words:** Auf Formulierungen der Klient*innen achten und sie in kooperativer und validierender Art und Weise verwenden.

Bei der Arbeit mit besonders schwierigen und anstrengenden Emotionen und im *Prozess des Zusammenfügens und Vertiefens* kommt es ganz auf das Verhalten und die Stimme an, bei anderen Aufgaben, etwa wenn es um den Kreislauf oder einen Streit geht, sind sie weniger wichtig.

Damit Klient*innen besser erkennen, was in ihnen vorgeht und sich damit auseinandersetzen können, achten wir darauf, ob sie sich abstrakt oder undifferenziert äußern. Wir verlangsamen den Therapieprozess, um mithilfe von RISSSC Begriffe aufzugreifen wie beispielsweise „dunkel", „kompliziert", „geht gar nicht" oder „erstarrt".

Beispiel

DENNIS: *(spricht schnell mit schriller Stimme und wirkt fahrig)* Darüber zu reden geht gar nicht. All die Probleme – die Sache mit dem Ferienhaus, die finanzielle Situation – ich habe eigentlich nichts zu sagen. Das ist alles so kompliziert zwischen uns. Ich fühle gar nichts – nur Leere.

THERAPEUT: *(spricht langsam und ruhig)* Wenn Ihre Frau Ihnen sagt – so wie gerade vorhin –, dass sie aufgibt – aus Verzweiflung, weil sie Ihnen nicht nahe sein kann – dann meinen Sie nichts sagen zu können – Sie fühlen nichts – nur Leere? *(Er nickt.)* Und dieses Nichts – wie ist das?

DENNIS: *(nun auch langsamer und ruhiger)* Keine Ahnung. Na ja – eben dunkel.

THERAPEUT: Eben dunkel. Wenn Ihre Frau sagt, dass sie am Verzweifeln ist – die Beziehung aufgibt, dann gehen Sie ins Nichts – ins Dunkle – ins Leere?

DENNIS: Ja – bringt ja eh nichts. Ich erstarre einfach. Wozu das Ganze. Ich weiß nicht, wie ich diesen Beziehungskram hinkriegen soll.

THERAPEUT: *(verwendet RISSSC)* Sie erstarren, gehen ins Dunkle, ins Leere. Angenommen, das passiert Ihnen zu Hause, dann würden Sie sich einfach zurückziehen. Ja? *(Er nickt.)* Und das hält sie dann für gleichgültig – für lieblos. Obwohl Sie in Wahrheit überfordert sind – „Es ist alles so kompliziert“, wie Sie sagten, und dunkel – Sie wissen nicht, was Sie tun sollen. *(Er nickt und bekommt feuchte Augen.)* Dieses Dunkel fühlt sich bestimmt furchtbar an – im Dunkeln findet man sich nicht mehr zurecht – ist das nicht auch irgendwie beängstigend?

DENNIS: Doch, schon. *(Er zuckt die Achseln.)*

THERAPEUT: Aber Sie können nichts tun – oder glauben das zumindest – Sie finden sich im Dunkeln nicht mehr zurecht, irren orientierungslos herum – und das fühlt sich leer an und beängstigend. Können Sie ihr vielleicht sagen: „Wenn du mir sagst, dass …, dann ist das für mich …“?

Was Klient*innen dazu ermutigt, engagierter und gründlicher auf ihr Erleben einzusteigen, sind nicht nur die Interventionen und unsere Präsenz im gegenwärtigen Augenblick und das, was sich darin entfaltet – es kommt eben auch darauf an, *wie* wir dies tun.

Um die Emotionen unserer Klient*innen zu intensivieren, filtern wir die essenziellen, im Laufe der Sitzung auftauchenden emotionalen Realitäten heraus und sprechen stellvertretend für die Betreffenden. Beispiel: „Können Sie ihm sagen: ‚Du tauchst ab, und ich stehe da wie ein begossener Pudel (das haben Sie doch vor ein paar Minuten so gesagt, oder?), so entblößt – ganz allein. Und das macht mir schreckliche Angst.‘“ Das klingt anders als: „Würden Sie Ihrem Partner sagen, dass Sie Angst bekommen, wenn er Sie auflaufen lässt? Sie fühlen sich alleingelassen und entblößt.“

Da Paartherapie ein vielschichtiges Drama ist, das sich über mehrere Sitzungen hinweg abspielt, variieren die Interventionen je nach Ziel und Aufgabe der verschiedenen Phasen und Schritte des Veränderungsprozesses. Ein Prozess jedoch kehrt in jeder Sitzung wieder, und um diesen geht es im Folgenden.

Wiederkehrende Prozesse und Interventionen

EFT bezieht sich auf den *Prozess*. Jede Sitzung dreht sich um den fortlaufenden Prozess, d. h., wie jede/r Einzelne die Beziehung, besonders aber die eigenen Bindungsemotionen, erlebt und konstruiert, und wie beide miteinander umgehen. Diesen Prozess fokussieren und entwickeln wir weiter, indem wir die inneren Reaktionen und Interaktionsbewegungen und -muster nachverfolgen und spiegeln. Im Vertrauen auf die Kraft korrigierender emotionaler Erfahrungen und der Sehnsucht nach Bindung und auf die natürliche Wachstumsfähigkeit unserer Klient*innen lassen wir diese zunächst ihre Beziehungserfahrungen spüren und auskosten. Erst dann beleuchten wir das Beziehungsgeschehen und die Interaktionsmuster von allen Seiten und stellen die Zusammenhänge zwischen ihnen her. Stets begreifen wir Emotionen als Musik zum Paartanz und den Tanz als Komponisten der Musik. Indem wir beide ins Licht rücken, bewirken wir eine Metamorphose:

- Vages wird lebendig
- Diffuses wird deutlich
- Allgemeines wird nuanciert
- Damals wird unmittelbar jetzt
- Globales wird persönlich
- Passives wird aktiv
- Abstraktes wird konkret

Jede Sitzung hat denselben Ablauf. Eine Kurzanleitung würde folgendermaßen aussehen:

- Nachverfolgen, spiegeln, validieren und offenbaren Sie emotionale Prozesse; stellen Sie den Zusammenhang zu Bindung und Interaktionskreisläufen her; choreografieren Sie Entactments und entwickeln Sie daraus den Plot des Dramas.
- Nachverfolgen und spiegeln Sie Interaktionsmomente; stellen Sie den Zusammenhang zu Bindung und dem gesamten Interaktionskreislauf her; lauschen Sie auf die emotionale Musik dieser Momente; enthüllen Sie die zentralen Bindungsaffekte.

Spontane emotionale Momente und Interaktionsbewegungen und -muster und damit auch die Bindungsrealitäten ins Leben zu rufen, ist also unsere ständige Aufgabe.

Wenden wir uns nun dem Therapieprozess zu, in dem die erörterten Techniken und Interventionen miteinander kombiniert und gezielt angewandt werden.

6. Assessment: Wie klingt die Musik, was ist das für ein Tanz?

„Das merkwürdige Paradoxon (...): wenn ich mich so wie ich bin akzeptiere, dann ändere ich mich."

(Carl Rogers 2006, S. 33)

„Menschen sind genauso wundervoll wie ein Sonnenuntergang, wenn ich sie sein lassen kann (...) Wenn ich einen Sonnenuntergang betrachte, (...) höre ich mich nicht sagen: ‚Bitte das Orange etwas gedämpfter in der rechten Ecke' (...) Ich versuche nicht, einem Sonnenuntergang meinen Willen aufzuzwingen. Ich betrachte ihn mit Ehrfurcht."

(Carl Rogers 1981, S. 32)

In diesem Kapitel geht es um Schritt 1 und 2 der ersten EFT-Phase, der Deeskalations- bzw. Stabilisierungsphase: Hier werden die Konfliktthemen und negativen Interaktionskreisläufe diagnostiziert, infolge derer Paare ihre Bindung nicht als sicher empfinden können und immer weiter leiden.

In experientiellen Therapieansätzen wie der EFT wird nicht zwischen Assessment und Behandlung getrennt. Wir lernen sozusagen nie aus, sondern erfahren ständig etwas Neues über unsere Klient*innen und ihre Bedürfnisse. So werden *die ersten beiden Paarsitzungen sowie die darauffolgenden zwei Einzelsitzungen* als Assessment verstanden, obwohl sie eigentlich schon den Beginn der aktiven Behandlung ausmachen. Sie verfolgen den Zweck,

- eine Verbindung zu beiden Partner*innen herzustellen und ein therapeutisches Bündnis aufzubauen, in dem sich beide sicher und angenommen fühlen und zunehmend darauf vertrauen können, dass wir ihre Bedürfnisse und Ziele verstehen und in der Lage sind zu helfen;
- herauszufinden, worin das Problem besteht, wie die Beziehung beschaffen ist und ob Paartherapie, insbesondere EFT, indiziert ist;
- zu prüfen, ob die Absichten und Vorstellungen beider Partner*innen realistisch und nicht nur untereinander, sondern auch mit unseren therapeutischen Fähigkeiten und Vorgehensweisen kompatibel sind;
- im gegenseitigen Einvernehmen hinsichtlich der therapeutischen Ziele und der Vorgehensweise einen Vertrag mit dem Paar zu schließen.

Der Vertrag kann nicht zustande kommen, wenn die Absichten der Partner*innen stark voneinander abweichen und / oder einander widersprechen. Wenn zum Beispiel für den Mann die Trennung schon vollzogen ist, aber seine Frau ihn in ihrer Verzweiflung davon abzubringen sucht und zur Paartherapie nötigt, empfehlen wir ihr eine Einzelberatung oder -therapie. Doch selbst dann können einige Paarsitzungen nützlich sein, um die Beziehung zu klären und die verlassene Partnerin in den Trauerprozess hineinzubegleiten.

Manche Paare kommen mit Vorstellungen in die Therapie, auf die wir nicht eingehen können, etwa wenn ein Mann wütend darauf besteht, dass seine Frau sich gefälligst unterzuordnen hat, und nur eine Absicht verfolgt: dass wir sie dazu überreden, seine Forderungen zu erfüllen, und ihre Weigerung als Symptom einer psychischen Störung bestätigen. In Fällen wie diesen ist die beste Intervention der Verzicht auf eine Paartherapie.

Wann EFT kontraindiziert ist, erfahren Sie in Kapitel 11. Das ist z. B. bei körperlicher, psychischer oder sexueller Gewalt in der Beziehung der Fall. Wenn etwa ein Mann mit Neigung zu verbaler Gewalt seine Frau in der Sitzung gnadenlos niedermacht, wäre es riskant für sie, sich verletzlich zu zeigen und offen über ihre suizidale Depression zu sprechen, weil er sie wahrscheinlich nur verhöhnen würde. Mehr über die Frage, inwieweit Paartherapie im Zusammenhang mit Gewalt indiziert ist, erfahren Sie bei Bograd und Mederos (1999).

6.1 Prozessziele

Im Verlauf des Assessments werden Probleme wie die oben erwähnten mithilfe folgender Prozessziele erkennbar:

- Wir beginnen, uns in das Erleben beider Partner*innen hineinzuversetzen, und erspüren, wie sie die Erfahrung ihrer Beziehung konstruieren und ihre Emotionen regulieren, besonders aber, wie sie mit Verletzlichkeit umgehen.
- Mit ersten Vermutungen tasten wir uns an wunde Punkte und Bindungsmuster heran, auf deren Grundlage die Beziehungspositionierungen erfolgen.
- Wir versuchen, die typischen, sich wiederholenden Interaktionssequenzen, die den Beziehungsstress am Laufen halten und aus denen wir die Positionen beider Partner herauskristallisieren, nachzuvollziehen und zu beschreiben.
- Um immer besser zu verstehen, wie die Beziehung ihren aktuellen Zustand erreicht hat und warum das Paar sich einer Therapie unterziehen will, hören wir uns die Geschichte an, die es von seiner Beziehung erzählt.

- Wir stellen Vermutungen dazu an, wodurch die sichere Bindung und das emotionale Engagement sowohl innerhalb der einzelnen Personen als auch zwischen ihnen behindert werden, und erkunden diese Blockaden. Wollen beide die gleiche Art von Beziehung? Können sich beide verbindlich darauf einlassen?
- Intuitiv nehmen wir wahr, wie das Paar auf Interventionen reagiert, und prognostizieren, ob der Therapieprozess eher leicht oder eher schwierig wird. Übernehmen beide Verantwortung für die Beziehungsprobleme? Wie aufgeschlossen sind sie gegenüber Risiken, und wie bereitwillig nehmen sie sie in den Sitzungen auf sich? Wir achten auf rigides Ausagieren von Positionen und auf reflexartige Reaktionen.
- Wir ermitteln die Stärken der Partner*innen und die positiven Aspekte der Beziehung.

Mit einer topografischen Karte der prototypischen, die Paarbindung definierenden Interaktionen haben wir Klarheit über die Positionen und Muster und verstehen, wie sie emotional erlebt werden. So können wir uns am Ende der Assessmentphase bei zunehmendem emotionalem Engagement in die Bindungsrealitäten des Paares hineinbegeben und dem Ton der Beziehung, der Musik des Tanzes, lauschen.

Werden diagnostische Fragebögen verwendet, dann meist der Couple Satisfaction Index (CSI; Funk & Rogge 2007) oder die erste Fassung der Dyadic Adjustment Scale (DAS; Spanier 1976), die schon in vielen EFT-Forschungsstudien verwendet wurde. In Gebrauch sind außerdem der A.R.E.-Fragebogen aus meinem Buch *Halt mich fest* (Johnson 2019a) zur schnellen und intuitiven Erfassung der Art, wie Klient*innen mit ihren Bindungsängsten und -bedürfnissen umgehen, sowie die Experiences in Close Relationship Scale – Revised (ECR-R) zur Messung der Bindungssicherheit (Fraley, Waller & Brennan 2000).

Getreu der experientiellen Orientierung beurteilen wir den Zustand der Beziehung jedoch hauptsächlich anhand der reichhaltigen Informationen, die wir in den Sitzungen erhalten, wo wir empathische Gespräche mit den Partner*innen führen und uns direkt in die Interaktion zwischen ihnen einfühlen. Wenn es um ihre psychische Gesundheit geht, empfehle ich das mit der bindungsorientierten EFT kompatible Modell von David Barlow (Unified Protocol for Emotional Disorders, Barlow et al. 2011), das ich an anderer Stelle (Johnson 2020) ausführlich erläutert habe. So werden die bei Angststörungen und Depressionen zentralen Probleme – eine erhöhte Wachsamkeit für wahrgenommene Gefahren und ein alles beherrschende Gefühl der Machtlosigkeit – von ineffektiven Affektregulationsstrategien wie z. B. Vermeidung verschärft sowie von der Unfähigkeit, zu anderen eine positive Beziehung aufzubauen und davon zu profitieren.

6.2 Der Therapieprozess

Wie sehen die ersten EFT-Sitzungen aus? Wie geleiten wir das Paar durch die ersten beiden Therapieschritte?

Um Ihnen einen Überblick über den typischen Sitzungsablauf zu geben, möchte ich einige Fragen aufgreifen, die uns Therapeut*innen vor allem während der ersten Sitzungen durch den Kopf gehen:

- Was sind das für Menschen? Wie ist ihr Lebensstil im Großen und Ganzen? Welche Eckdaten können wir sammeln?
- Wie gehen sie mit ihren Emotionen um? Sind sie sich ihrer bewusst? Können sie sie akzeptieren, in Worte fassen, kommunizieren?
- Wie kommt es, dass sie sich gerade jetzt für eine Therapie entschieden haben?
- Was sieht jede/r Partner*in als die Probleme in der Beziehung? Können sie ihre Sichtweisen austauschen und dabei im Dialog bleiben, oder sind ihre Standpunkte extrem unterschiedlich und / oder halten sie starrköpfig daran fest?
- Erkennen beide die Stärken ihrer Beziehung? Was hält sie zusammen? Wie beschreiben sie einander? Welche problematischen Interaktionen beschreiben sie in den Geschichten, die sie erzählen, und wie haben sie ihre Schwierigkeiten zu bewältigen versucht?
- Wie betrachten sie die Geschichte ihrer Beziehung, und was hat sie ihrer Ansicht nach zusammengeführt?
- Wie stellen sie sich selbst und ihre Geschichte in der Therapie dar? Deutet irgendwas daran auf Probleme hin, z. B. im Zusammenhang mit der Bindungsfähigkeit?
- Wie interagieren die Partner*innen in der Sitzung im Allgemeinen miteinander? Und wie, wenn man sie auf ein bestimmtes Thema anspricht? Welche nonverbalen Botschaften vermitteln sie einander?

In der Regel erleben Paare diese Sitzungen als recht intensiv und emotional. Sie werden dazu ermutigt, die Geschichte ihrer Beziehungskrise, ihre Auseinandersetzungen und Probleme zu erzählen, aber auch über ihre positiven Momente, und zu Gesprächen über schwierige Themen. Wir gewähren ihnen Freiraum, um beispielsweise über ihren letzten Streit zu reden, ihre verschiedenen Standpunkte darzulegen oder ihre Konflikte anhand der Familiengeschichte zu erklären. Wir lenken die Sitzung aber auch mit gezielten Fragen auf die Bindungsthematik, die emotionale Erfahrung und die Interaktionssequenzen.

In einer Paarsitzung geschieht so viel auf so vielen verschiedenen Ebenen, dass selbst versierte Therapeut*innen manchmal vor einem Wimmelbild aus Fakten, Gefühlen, Vorkommnissen und Interaktionen sitzen und nicht wissen, worauf sie zuerst achten sollen. Kurzzeittherapie ist immer fokussiert – man entscheidet, was man in den Fokus rückt, ausblendet oder im Hintergrund behält. In den ersten Sitzungen wird meist über einschneidende gemeinsame Erlebnisse gesprochen, die sich auf die individuelle Beziehungsempfindung und das jeweilige Selbstbild im Verhältnis zur Partner*in auswirken. Außerdem werden Interaktionssequenzen ausagiert, die wir manchmal intensivieren, wenn sie die essenzielle Qualität der Beziehung nachdrücklich offenbaren. *Diese persönlichen und interaktionalen Orientierungspunkte der Beziehungslandschaft* helfen uns, das langsam entstehende Bild immer klarer zu zeichnen. Diese Punkte charakterisieren sich immer durch eine intensivere Affektwahrnehmung. Während der Beschreibung oder des Enactments solcher Vorkommnisse achten wir besonders auf die Formulierungen, um zu verstehen, wie die Betreffenden etwas erlebt haben, wie sie sich selbst gegenüber dem / der anderen und wie sie sich in Beziehung miteinander definieren. Damit Sie sich eine Vorstellung davon machen können, folgen einige Beispiele.

Persönliche Meilensteine, bestimmende Vorkommnisse und Verletzungen

Diese werden in den Interaktionen immer wieder erwähnt, häufig als Waffe gegen den Partner / die Partnerin und ohne zu verstehen, dass sie für ihn oder sie bindungsrelevant sind. Sie können sie weder vergessen noch hinter sich lassen und im aktuellen emotionalen Beziehungsklima auch nicht überwinden.

- Eine Frau erzählt, ihre Eltern hätten sich einen Jungen gewünscht und sie als hässlich und geistig zurückgeblieben bezeichnet. Aber nicht das bringt sie zum Weinen, sondern dass ihr Mann sie seiner Familie als gute, wenn auch nicht gerade hübsche Tochter aus gutem Hause beschrieben habe. Während sie unter Tränen darüber spricht, lächelt ihr Mann und gießt mit Bagatellisierungen noch Öl ins Feuer. Sie wird wütend und fühlt sich noch stärker von ihm entfremdet. Eigentlich habe sie nie recht gewusst, wie viel sie ihrem Mann wert sei, bemerkt sie schließlich.
- Eine Frau erzählt, ihr Mann habe sich geweigert, sie zu einem möglicherweise traumatischen Krankenhaustermin zu begleiten, weil sein Freund ihn angerufen habe und sich mit ihm treffen wollte.

- Ein zurückhaltender Mann, der sich rational und distanziert gibt, behauptet hartnäckig, keine Eheprobleme zu haben. Seine Zurückhaltung wirkt auf seine Frau jedoch nicht beschwichtigend, sondern abstoßend. Dann erzählt er von einer kurzen Affäre, die er vor zehn Jahren hatte. Seine Geliebte habe ihm gegenüber einmal geäußert, sie fände ihn gut aussehend und attraktiv, sagt er, und fängt hemmungslos an zu weinen.

Solche Vorkommnisse sind wie Türöffner: Sie offenbaren, wie die Beziehung erlebt wird, und lassen erahnen, wie die Betreffenden sich selbst in Relation zum anderen sehen und wo ihr Schmerz sitzt. Bindungsspezifisch geht es hier um Themen wie Verlassen- und Verratenwerden, um alte Verletzungen und Sehnsüchte. Indem wir das zulassen und validieren, kann der oder die Betreffende ausführlicher über die Erlebnisse und deren Bedeutung für die Beziehung sprechen. Uns dienen sie in späteren Sitzungen als Anhaltspunkte für die emotionale Erfahrung der Klient*innen in der Beziehung.

Meilensteine in der Interaktion

Die in den Interaktionen der ersten Sitzungen deutlich erlebbaren Positionen und Teufelskreise nehmen wir zur Kenntnis und spiegeln sie gegebenenfalls zurück. Zu diagnostischen Zwecken können wir bei manchen verweilen und ihnen mehr Raum zur Entwicklung gewähren. In Anbetracht der Tatsache, dass das therapeutische Bündnis in dieser frühen Phase noch im Entstehen begriffen ist, müssen wir dabei jedoch besonders respektvoll und vorsichtig vorgehen. Wenn z. B. jemand dominiert oder die Interaktion richtiggehend kontrolliert, achten wir darauf, wann dies geschieht und wie der Partner / die Partnerin darauf reagiert:

- Ein Mann gesteht unter Tränen, er könne die dauernden Unfruchtbarkeitsbehandlungen, auf die seine Frau besteht, nicht länger hinnehmen. Sie fällt ihm ins Wort und erklärt ruhig und gefasst, da schließlich er unfruchtbar sei und nicht sie, müsse er sich an die Vereinbarung halten und weitermachen. Daraufhin zieht sich der Mann offensichtlich resigniert aus dem Gespräch zurück.
- Eine Frau beschreibt, wie demütigend es für sie ist, wenn ihr Mann sie im Beisein der Familie kritisiert. Dieser entgegnet, dass er es nicht nötig hätte, sie zu kritisieren, wenn sie sich nur besser verhalten und sich zum Beispiel pflichtbewusster um den Haushalt kümmern würde. Während sie nun weint, reitet er immer weiter darauf herum und hält ihr vor, dass sie sogar in der Therapie unfähig sei zu

kommunizieren. Jetzt ist die Frau so weit, dass sie ihn anfleht, nicht so pedantisch mit ihr zu sein.

- Partner 1 greift Partner 2 an und droht ihm, während dieser teilnahmslos und ruhig bleibt. Partner 1 wird noch heftiger, woraufhin Partner 2 ihn dezidiert als krank oder irgendwie gestört bezeichnet. Nun zieht sich Partner 1 weinend zurück. Nach einer kurzen Pause und / oder einem Themenwechsel wiederholt sich das Muster.

Je nachdem, wie die Sitzung verläuft, gehen wir auf derlei Vorkommnisse ein oder nehmen sie einfach nur zur Kenntnis. So könnten wir der nichtperfekten Hausfrau vorschlagen, noch einmal auf ihren Mann einzuwirken, damit er ihren Kummer hört, und dabei beiden unsere Unterstützung anbieten. Kommen die Partner*innen dieser Aufgabe nach, wird sich zeigen, wie rigide oder flexibel ihre aktuellen Interaktionsmuster sind und auf welche Weise sie mit ihren Reaktionen dazu beitragen.

In der Regel kommt in den Interaktionen auch die Qualität des Kontakts zum Ausdruck, d.h., wie sie sich beide gegenseitig unterstützen und was sie daran hindert. Zeigt sich jemand beispielsweise von seiner verletzlichen Seite, achten wir darauf, ob der / die andere darauf eingeht oder nicht.

- Eine Frau beweint den Tod ihres Säuglings und beklagt sich, dass sie sich mit ihrer Trauer alleingelassen fühlt. Sie fragt ihren Mann, ob er dieses Gefühl überhaupt kenne. Er schaut an die Decke und bemerkt, Weinen sei doch zwecklos, weil es das Kind nicht wieder lebendig mache. Daraufhin attackiert ihn seine Frau und wirft ihm vor, wie sehr es seine Kinder frustriert, wenn er längere Zeit nicht zu Hause sei.
- Die Frau sagt über ihren Partner, er sei ein gefühlloser emotionaler Krüppel. Als er später in Tränen ausbricht, schaut sie zum Fenster hinaus. Die Therapeutin fragt sie, was in ihr vorgeht, wenn ihr Mann weint. Sie antwortet, sie würde ihm das nicht abnehmen, könne es nicht glauben, sicher wolle er damit nur die Therapeutin manipulieren.
- Gegen Ende der ersten Sitzung gehen einem eigentlich sehr verstandesbetonten und reservierten Mann die Nerven durch. Mit Tränen in den Augen gesteht er, er könne seiner Frau einfach nicht zeigen, wie sehr er sie liebe und wie sehr sie ihn glücklich mache. Seine Frau, die sich zuvor bitterlich darüber beklagt hat, dass ihr Mann sie nicht liebe und sie nicht das Gefühl habe, ihm etwas zu bedeuten, schaut verwirrt, geht dann aber auf ihn los. Sie fühle sich von seinen Worten und seinem Ton herabgesetzt, sie sei doch keine Mimose.

In der Regel zeigt uns das Paar mit seinen Interaktionen, die von uns gefördert und hervorgehoben werden, wo sie in Bezug auf Kontrolle und Zusammengehörigkeit zueinander stehen und wie ihre zu Selbstläufern gewordenen Positionen sich im negativen Kreislauf gegenseitig provozieren. Wir achten auf das Tempo, die Reflexartigkeit und Rigidität des Kreislaufs: *wie bewusst er wahrgenommen wird, wie zwanghaft er ist, wie viele Beziehungsaspekte darin verstrickt sind* und ob das Paar ihn verlassen und eine andere Art von Kontakt initiieren kann. Das ist von Paar zu Paar unterschiedlich. Viele kommen erst zur Therapie, wenn ihnen klar ist, dass sie in einer *Spirale* stecken, die sich ständig und immer schneller um sich selbst dreht und alle Energie aufsaugt. Häufig wird jedes Element der Beziehung von diesem Teufelskreis erfasst und definiert.

6.3 Einzelsitzungen

Während des Assessmentprozesses führen wir in der Regel ein oder zwei Paarsitzungen und dann jeweils eine Einzelsitzung durch. Deren Ziele sind:

- das therapeutische Bündnis mit den Einzelnen zu festigen.
- die Klient*innen in einem anderen Kontext als sonst – d. h. ohne Partner*in – zu beobachten und mit ihnen in Kontakt zu gehen.
- „unzensierte" Informationen über Themen zu sammeln, die im Beisein des /der anderen heikel, aber für spätere Sitzungen nützlich sein könnten, und diesbezügliche Vermutungen zu überprüfen, z. B. im Hinblick auf: die Ernsthaftigkeit ihrer Bindung, Affären, Beeinträchtigungen der aktuellen Beziehung durch frühere Bindungstraumata, Anzeichen für Kontraindikation der Paartherapie (z. B. Gewalt in der Beziehung).
- sich einen deutlicheren Eindruck von den tiefer liegenden, die jeweiligen Interaktionspositionen beeinflussenden Gefühlen und Bindungsunsicherheiten zu verschaffen und diese anzusprechen.

Man könnte meinen, dass die anvertrauten Geheimnisse unsere therapeutische Neutralität behindern, doch das trifft eigentlich nicht zu. Taucht im Rahmen des kooperativen Bündnisses etwas auf, das den Therapieerfolg womöglich gefährdet – z. B. eine Langzeitaffäre –, ergründen wir, was das für Konsequenzen für die Beziehung und die Therapieziele haben könnte. Damit Letztere erreicht werden können, bitten wir die Betreffenden, das in der Einzelsitzung Offenbarte mit ihren Partner*innen zu teilen, und unterstützen sie bei der Überwindung von Ängsten oder Vorbehalten sowie beim Erzählen in der folgenden Sitzung. Infolge der beachtlichen klinischen Erfahrungen in der angewandten EFT und der vielen Forschungsstudien wissen wir, dass Aufrichtigkeit, obgleich manchmal schmerzhaft, die beste Strategie ist. Und das nicht nur, weil Aufrichtigkeit mit sicherer Bindung korrespondiert, sondern auch deswegen, weil Geheimnisse und Täuschungen über längere Zeit Kraft kosten und nachhaltigen Veränderungen schaden. Das ist, als würde man sein Haus mit viel Mühe sanieren und renovieren, in der Hoffnung, noch viele Jahre darin geborgen zu sein, während im Keller eine Zeitbombe tickt. Oder als wollte man eng umschlungen miteinander tanzen und gleichzeitig einen Teil von sich selbst hinter einer Mauer verschanzen und geheim halten – was völlig unmöglich ist.

Wie bereits erwähnt, ist das Assessment der ersten Sitzungen in den Therapieprozess eingewoben, und so stellt sich die Frage, welche therapeutischen Prozesse und Interventionen dann infrage kommen. Davon handelt der nächste Abschnitt.

6.4 Therapeutische Prozesse

Therapeutische Marker

Die erste Paartherapiesitzung ist, als würde man plötzlich mitten in einem Theaterstück landen, ohne zu wissen, um was oder wen es darin geht. Was nehmen wir wahr, und worauf reagieren wir? Dies zu formulieren steht immer am Anfang eines Therapiemodells. In der EFT kann man sich an sogenannten Markern orientieren: bestimmte Ausdrucks- oder Verhaltensweisen der Klient*innen, die Probleme mit der emotionalen Verarbeitung oder einer Interaktion signalisieren und Chancen für Interventionen bieten. Dabei ist jede Art Marker mit spezifischen Interventionen verbunden, die die Klient*innen zu bestimmten Verhaltens- oder Reaktionsweisen anregen und die mit dazu führen, dass sich in der Sitzung etwas bewegt. Marker sind prototypische emotionale Reaktionen und Interaktionen, sie definieren, wie die Beziehung erlebt und strukturiert wird. Sie sagen uns: Achtung, hier intervenieren!

In den ersten Sitzungen treten meist folgende intrapsychische und interpersonelle Marker auf:

Intrapsychische Marker

1. Wenn die Paare über die Geschichte ihrer Beziehung und die damit verbundenen Probleme berichten, wird ihr Erzählfluss oder Dialog von *starken Emotionen* unterbrochen, die sie nonverbal ausdrücken: Sie weinen, erröten, wenden sich ab, beißen sich auf die Lippen, ballen die Hände zu Fäusten. Die Aufgabe besteht darin, den Affekt zu fokussieren und anzusprechen, um für solche Erfahrungen in der Therapiesitzung eine sichere Basis zu schaffen.

2. Die Geschichte wird auffällig *emotionslos* und distanziert erzählt. Selbst dramatische oder sogar traumatische Vorkommnisse werden so wiedergegeben, als wären sie jemand anderem passiert. Inhalt und Erzählweise – die sozusagen durch Abwesenheit glänzenden Emotionen – klaffen auseinander. Hier besteht die Aufgabe darin, der Teilnahmslosigkeit in Bezug auf die persönliche Erfahrung nachzugehen und herauszufinden, wie sie sich auf die Beziehung hinsichtlich ihrer Definition und des Engagements dafür auswirkt.

3. In stark affektgeladenen Momenten werden im aktuellen Kontext rigide und / oder destruktiv organisierte *Überzeugungen* über die eigene oder die andere Person oder über die Beziehung geäußert, die häufig der Identitätsdefinition dienen: Genau so und nicht anders sei man selbst, der Partner, die eigene Beziehung oder die Beziehung an und für sich beschaffen. Die Art der Bedeutungszuschreibung wichtiger Beziehungserlebnisse schließt die Möglichkeit einer Veränderung oder Entwicklung neuer Sichtweisen oder Erkenntnisse von vornherein aus. Hier besteht die Aufgabe darin, solche Überzeugungen zu spiegeln und zu erhellen und sie als Teil des destruktiven Kreislaufs zu fassen, in dessen Klauen die Paarbeziehung augenblicklich steckt.

4. Bestimmte Bindungsprobleme werden erkannt, aber es wird keine Verantwortung für sie übernommen oder sie werden blockiert durch die Art, wie die beiden darauf reagieren.
   Beispiel: Eine Frau wirft ihrem Mann vor, er sei ein Workaholic, ist aber nicht bereit anzuerkennen, dass sie das Gefühl hat, im Stich gelassen zu werden und etwas verloren zu haben. Hier besteht die Aufgabe darin, diese Themen als Kern des fortwährenden Beziehungsproblems zu betrachten und zu bearbeiten.

Interpersonelle Marker

In den ersten Sitzungen achten wir auf:

1. *Positionsmarker*: Kommentare oder Reaktionen, die die Verteilung von Macht bzw. Kontrolle und Nähe bzw. Distanz festlegen. Sie tauchen sowohl im Dialog zwischen uns und dem Paar als auch zwischen den Partner*innen auf sowie in den Geschichten, die beide jeweils über ihre Beziehung erzählen. Hier besteht die Aufgabe darin, sich ein klares Bild von den Beziehungspositionierungen, ihrer Wahrnehmung und den Reaktionen darauf zu verschaffen.

2. *Teufelskreismarker:* Weitaus am häufigsten bei Beziehungsstress ist eine Form von Verfolgung / Kritik – Rückzug / Vermeidung. Möglich sind auch der explosive

Angriff-Angriff- oder der beidseitig distanzierte Rückzug-Rückzug-Kreislauf, der, wie die Geschichte des Paares deutlich erkennen lässt, meist aus dem Kreislauf Verfolgung / Rückzug hervorgeht, nur dass die zuvor Verfolgenden bei Therapiebeginn sich bereits erschöpft zurückgezogen und emotional abgekoppelt haben. Die Partner*innen erzählen uns und führen uns vor, wie ihre Positionen sich ineinander verschränken und negative Beziehungsmuster bilden, die eine Eigendynamik entwickeln. *Solche Kreisläufe gilt es im Blick zu behalten und zu ergründen.* Die Aufgabe besteht darin, den negativen Kreislauf – oder Tanz – so stimmig zu porträtieren, dass das Paar sich und seine Erfahrung darin wiedererkennen und allmählich in seine Beziehungsvorstellungen integrieren kann. Individuelle Reaktionen werden in den erweiterten Kontext des jeweiligen Kreislaufs gestellt.

3. *Kontaktmarker*: Bietet sich eine Gelegenheit für emotionales Engagement und positiven Kontakt, achten wir auf die Interaktion der Partner*innen – ob sie sie nutzen oder gar abblocken –, weil sie darüber ihre Bindungsunsicherheit zum Ausdruck bringen. Die Aufgabe besteht darin, wahrzunehmen, ob und wie positiver Kontakt aufgenommen wird, und Kontaktabbrüche zu untersuchen, etwa wenn A sich B nähert und B sofort in eine unzugängliche Position abrückt. Zeigen sich positive Kontaktmomente in den ersten Sitzungen, werden sie fokussiert und als Stärkefaktoren in der Beziehung hervorgehoben.

6.5 Interventionen

Die Deeskalationsphase der EFT verläuft über die ersten vier Therapieschritte: Assessment und Bündnisaufbau; Erfassung der Interaktionsmuster; Vertiefung der Emotion für einen Musikwechsel des Paartanzes; Integration neu choreografierter Interaktionen. Neue Emotionen werden ausgetauscht und bestimmte Beziehungsmomente durch die Brille der in neuen Interaktionen gewonnenen Erkenntnisse betrachtet. So helfen wir einem Paar in der Sitzung, sich nochmals mit einem schwierigen Konflikt auseinanderzusetzen und – im Lichte ihres modifizierten Bindungstanzes und ihrer nunmehr Kontakt und Sicherheit fördernden emotionalen Kommunikationsfähigkeit – anders damit umzugehen. Diese „EFT-Schritte", wie sie in früheren Auflagen dieses Buches genannt wurden, sind zwar immer noch gültig in Bezug auf den therapeutischen Veränderungsprozess. In der EFT-Ausbildung gab es jedoch eine Fokusverlagerung zum EFT-Tango – der ständig verwendeten Interventionssequenz, die den oben beschriebenen Prozess prägt.

6.6 Der EFT-Tango in den ersten Sitzungen

Der EFT-Tango wird in allen Therapiesitzungen getanzt, in den ersten Sitzungen jedoch weniger intensiv.

Tango-Move 1: Den gegenwärtigen Prozess spiegeln

In den ersten Sitzungen spiegeln wir sowohl das emotionale Drama innerhalb der Klient*innen als auch das interaktionale Drama, das sich zwischen ihnen abspielt. Naturgemäß beginnen wir mit den Emotionen an der Oberfläche, also mit dem, was an der grundsätzlichen Umgangsweise des Paares zuerst auffällt. Dann dringen wir, je nach Toleranz und Aufgeschlossenheit, allmählich tiefer vor zu dem belastenden und zersetzenden Teufelskreis, in dem die Partner*innen feststecken, und zu den Kernemotionen. Außerdem erläutern wir, was der negative Tanz bindungstheoretisch bedeutet und wie sie sich beide dabei im Kreis drehen. Wir spiegeln ihre leitmotivischen Tanzfiguren, setzen sie zusammen und beschreiben ihre zirkulären Rückkopplungsschleifen mit einfachen Worten.

Beispiel: „Je mehr Sie, Mary, sich abwenden und sich abschotten, desto stärker fühlen Sie, Jim, sich abgelehnt. Automatisch versuchen Sie dann, Mary dazu zu bewegen, sich anders zu verhalten und über Beziehungsprobleme zu reden. Dann allerdings hat Mary das Gefühl – wie sagte sie doch gleich: ‚auf der Anklagebank zu sitzen‘ – und wendet sich erneut von Ihnen ab. Dieser ‚fiese Foxtrott‘, wie Sie den Tanz nennen, hat Ihre Beziehung an sich gerissen, Sie beide hinaus- und auseinandergeschleudert. Das ist eine Niederlage – für Sie beide. Sie wollen nur das Beste, und doch hängen Sie in diesem Tanz fest." Dieser Tanz inklusive seiner Folgen für die Bindung ist das Problem der Beziehung (zahlreiche Beispiele für derartige Interaktionsmuster siehe *Halt mich fest*, Johnson 2019a).

Diese Beschreibung wiederholen wir viele Male in verkürzter Form, bis beide so weit sind, ihre Beziehung aus der erweiterten Perspektive zu betrachten. In den Anfangssitzungen der Phase 1 wenden wir Tango-Move 1 öfter an als die anderen und verbleiben dort, wenn das Paar sich seinem Kreislauf partout nicht stellen will. So auch Jim, der getreu seiner Gewohnheit behauptet: „Nein, ich übe doch keinen ‚Druck‘ aus, ich sage ihr nur die Wahrheit, nämlich dass das Problem ihre Depression ist und es an ihr ist, das zu lösen."

Tango-Move 1 würde bei Jim und Mary also folgendermaßen ablaufen:

THERAPEUTIN: Also, Jim, genau an diesem Punkt geben Sie Mary einen Ratschlag. Sie wollen, dass sie einsieht, was ihre „Depression" mit Ihnen macht. *(Er nickt.)* Ihrer Meinung nach helfen Sie ihr. Ich verstehe das, aber was Sie, Mary, in diesem Moment hören, ist wohl eher, dass die Beziehungsprobleme einzig und allein an Ihnen und an Ihrer Stimmung liegen. *(Sie nickt.)* Und wenn ich nicht hier wäre, käme dann das, was Sie, ich zitiere, als: „Marys Verschwinden" bezeichnen? Was Sie, Jim, noch mehr frustrieren würde? Mir scheint, dass das ziemlich oft passiert.

JIM: Dauernd, immer wieder. Für mich liegt das eindeutig an ihrer Depression. Ich versuche alles Mögliche, sie dazu zu kriegen, dass sie darüber redet, aber ohne Erfolg.

Tango-Move 2: Die Affektelemente zusammenfügen und vertiefen

In den Anfangssitzungen werden auch kürzere und weniger intensive Ausflüge in die „Affektzusammenfügung" unternommen. Wie könnte das bei einem Paar wie Mary und Jim aussehen?

THERAPEUTIN: Also, Jim, was geschieht mit Ihnen, wenn Mary „erstarrt" und sich in „Mary, die deprimierende Deprimierte" verwandelt, wie Sie das nennen?

JIM: Na ja, wie ich ihr immer wieder sage, wenn sie nur die Dosis erhöhen würde.

THERAPEUTIN: Ja, und wenn sie „verschwindet", ist das wahrscheinlich schwer für Sie? Als würde Ihnen plötzlich klar, dass sie nicht mehr bei Ihnen ist?

JIM: Genau. Wir hatten doch früher so viel Spaß. *(Er vergräbt das Gesicht in seinen Händen und senkt den Kopf.)* Ich hab eigentlich keine Ahnung, was passiert ist.

THERAPEUTIN: Hm-hm, vielleicht könnten Sie mir hier auf die Sprünge helfen? Mary reagiert argwöhnisch auf Ihre Bemerkungen über ihre Depression und Ihre Ratschläge, sie nimmt sich schon richtig in Acht, aber ich höre auch noch etwas anderes. Dass in dem Moment, indem Sie mitkriegen, wie sie verschwindet *(Trigger)*, Sie etwas Schwieriges erleben *(unmittelbare Wahrnehmung)*. Sie haben gerade Ihr Gesicht mit den Händen bedeckt und den Kopf gesenkt *(Körperreaktion)*, und für mich klingt das nach einer Art von Verlust, sie ist ja irgendwie weg – sodass Sie an früher denken, als die Dinge besser waren – es klingt, als würden Sie das Gefühl bekommen, Sie wären – wie sagten Sie noch mal?

JIM: Vielleicht traurig?

THERAPEUTIN: Ja. Traurig. Sie haben diesen tollen Kontakt von früher verloren *(Bedeutungszuschreibung)*. Und so versuchen Sie, daran zu drehen – Marys Reaktion zu ändern. Weil es so schwer für Sie ist. Aber sie sieht Ihre Traurigkeit nicht

– sie hört nur, dass sie behandlungsbedürftig ist. *(Mary nickt entschieden.)* Also bleibt sie „auf der Hut", jederzeit bereit zu verschwinden. *(Affektzusammenfügung zur Erweiterung des mit Tango-Move 1 gestarteten Prozesses stellt einen Bezug her zu den Kernemotionen, die den Tanz organisieren.)*

Die Therapeutin könnte nun vorsichtig zu Tango-Move 3 übergehen und Jim bitten, Mary von seiner Traurigkeit zu erzählen. Aber das hängt von der Aufgeschlossenheit der Klient*innen und dem therapeutischen Bündnis ab. In diesem Fall stößt sie auf Widerstand.

JIM: Ihr von meiner Traurigkeit erzählen? So ein Quatsch. Was soll das bringen? Ich habe ihr schon alles gesagt, und sie hat es gehört.

THERAPEUTIN: *(Wie in der EFT üblich, teilt sie ihm kooperativ mit, wie sie den Prozess versteht.)* Okay, aber wenn Sie direkt mit Mary über Ihre Gefühle sprechen, ist das für sie etwas anderes. Wie wäre es für Sie, von Ihrer Traurigkeit zu erzählen, genau hier und jetzt?

JIM: Ich käme mir blöd vor.

THERAPEUTIN: *(Besteht auf dem Risiko, aufrichtig zu sein, reduziert es aber ein wenig.)* Können Sie ihr vielleicht Folgendes sagen *(spricht stellvertretend für Jim)?* „Ist es für dich in Ordnung, wenn du hörst, wie ich Sue sage, dass ich traurig bin über uns? Denn es fällt mir schwer, dir das direkt zu sagen."

Diesen Vorschlag nimmt Jim an, und da ein größeres Risiko für eine Anfangssitzung nicht ratsam wäre, belässt die Therapeutin es dabei. Sie hat dem Klienten jedoch deutlich gemacht, dass diese Art von Aufgabe zur Therapie gehört und er davon ausgehen kann, dass sie regelmäßig ansteht.

Sehr aufgeschlossene und kooperative Klient*innen nehmen wir durch alle Tango-Moves mit, wenn auch etwas oberflächlicher als in späteren Sitzungen, wenn das Bündnis schon fester ist und die Klient*innen sich stärker im Prozess engagieren.

6.7 Mikrointerventionen in Anfangssitzungen

1. Spiegeln

Hier geht es darum, das jeweilige Beziehungserleben beider Partner*innen und ihre charakteristischen positiven wie negativen Interaktionssequenzen einfühlsam zu spiegeln.

Beispiel

THERAPEUT: Dan, ich bin nicht sicher, ob ich Sie richtig verstanden habe. Haben Sie gerade gesagt, dass Sie Yvonnes distanziert zurückhaltende Art früher geheimnisvoll und attraktiv fanden, nun aber frustriert und genervt davon sind, was meistens darauf hinausläuft, dass Sie sie infrage stellen beziehungsweise ihr „auf den Pelz rücken", wie sie das empfindet?

2. Validieren

In den Anfangssitzungen ist dies besonders wichtig. Wir vermitteln beiden Seiten, dass ihre Emotionen legitim und verständlich sind, und ihre Reaktion die ihnen derzeit bestmögliche Lösung für ihre Beziehungssituation darstellt. Diese proaktive Akzeptanz der Person ist unabdingbar für ein starkes therapeutisches Bündnis und den Prozess der EFT.

Beispiel

THERAPEUTIN: Ich glaube, ich verstehe Sie, Mary. Sie sagen, dass Sie unbedingt wissen müssen, was Rob für Sie empfindet, ja, dass Sie geradezu danach fiebern. Und weil Sie diese schreckliche Ungewissheit nicht ertragen können, die Befürchtung, dass er sich nichts aus Ihnen macht oder Sie gar loswerden möchte, drohen Sie ihm, sich mit einer Überdosis Pillen etwas anzutun. In diesen verzweifelten Momenten sehen Sie nur eine einzige Möglichkeit, wie sie sich versichern können, nämlich ihn zu erschrecken. Seine bestürzte Reaktion zeigt Ihnen dann, dass Sie ihm am Herzen liegen. Auf mich wirkt das wie eine einfache und schnelle Lösung für Ihre Zweifel, Ihren Schmerz. Ich verstehe aber auch, dass das für Sie, Rob, anders ist. Sie fühlen sich von Mary betrogen und manipuliert, und das macht Sie wütend.

3. Evokativ spiegeln und fragen

Besonders in den ersten Sitzungen, wenn wir erstmals etwas über die Beziehung erfahren und das Bündnis noch nicht so fest etabliert ist, müssen wir bei diesen Interventionen sehr vorsichtig, wohlüberlegt und respektvoll vorgehen. Wir fokussieren uns auf das, was sich langsam abzuzeichnen beginnt und noch unklar ist, und versuchen herauszufinden, wie jede/r Einzelne das Beziehungsproblem wahrnimmt und erlebt und über welche Positionen und Kreisläufe die Interaktion erfolgt. Überdies spiegeln wir Probleme mit dem therapeutischen Engagement, alle diesbezüglichen Vorbehalte, Ängste und Zweifel. Die Aufgabe ist hier weniger, das Erlebte aktiv wiederaufzuarbeiten, sondern erst einmal Zugang dazu zu gewinnen.

Beispiel

1. Therapeut: Wie ist das für Sie, wenn Sie hören, wie liebevoll Mary über Sie spricht?
2. Therapeutin: Wie war das denn für Sie beide, hier mit mir zu reden? Das waren ja sehr schwierige und schmerzliche Dinge, die Sie mir anvertraut haben.

Hervorhebungen und empathische Vermutungen kommen in den Anfangssitzungen seltener vor, doch um den Kreislauf und / oder die unterschiedlichen Erfahrungen herauszukristallisieren, fassen wir die Reaktionen evokativ oder zugespitzt zusammen. Haben wir das Gefühl, dass wir danebenliegen, die Betreffenden mit unserer Skizze nichts anfangen können oder sie ihnen unangenehm ist, fordern wir sie explizit dazu auf, uns zu korrigieren.

4. Interaktionen nachverfolgen und spiegeln

Zur Bestimmung der Interaktionsmuster fokussieren wir in dieser Phase besonders auf die typischen Verhaltenssequenzen, die die Beziehung definieren und ihre Bindungsthemen spiegeln. Dann gilt es, die Interaktionssequenzen aus der narrativen Präsentation der Beziehung, aus der Beschreibung spezifischer Vorkommnisse sowie anhand unserer eigenen Beobachtungen zu skizzieren.

Beispiel

Therapeutin: Also wie mir sich das darstellt, macht Folgendes einen Großteil Ihrer Beziehung aus: Alison fühlt sich übergangen, wird „zickig" und „sticht zu". Sie, Sarah, lassen aber diese, wie Sie sagten, „Übergriffigkeit" nicht zu und rücken noch weiter von ihr ab. Stimmt das so? Gerade eben hat sich etwas ganz Ähnliches zwischen Ihnen abgespielt: Alison hat ihre Hand ausgestreckt und wollte Sie am Arm greifen, aber Sie haben abgeblockt und Ihren Stuhl etwas weiter weggerückt.

5. Neurahmen

Auch diese Intervention kann in den Anfangssitzungen eingesetzt werden, allerdings noch oberflächlich. Halten wir unsere Klient*innen für offen genug, können wir schon in der ersten Sitzung beispielsweise den einen Partner als vernachlässigt und den anderen als schutzsuchend sich distanzierend bezeichnen und diese Neurahmung in die Beschreibung des Kreislaufs mit einbeziehen. Der Prozess, in dem Probleme und Anliegen neugerahmt werden, beginnt generell in dem Moment, in dem uns das Paar kontaktiert, und zwar abhängig davon, was für Fragen wir stellen und worauf wir uns fokussieren. Manche Formulierungen behalten wir während der gesamten Therapie bei. Beziehungsstress und problematische Reaktionen werden im Rahmen des sich selbst verstärkenden negativen Kreislaufs und seines Einflusses auf die Bindungssicherheit betrachtet und *meist als Angst um die Partner*in und deren Bindungsfunktion verstanden, also mitnichten als Charakterfehler, Gleichgültigkeit oder Feindseligkeit.* Doch bei Therapiebeginn besteht die Hauptaufgabe darin, das Paar dazu zu bewegen, sich auf die Therapie einzulassen und allmählich seine intrapsychischen und interaktionalen Kämpfe zu begreifen, die die Beziehung strukturieren.

Beispiel

Therapeutin: Mit dem Abrücken zeigen Sie, dass Sie sich nicht alles gefallen lassen. Es ist Ihr typischer Schutzmechanismus gegen Alisons „Übergriffigkeit", nicht wahr? Mit der Sie, Alison, wiederum sagen: „Ich bin hier, hier bin ich, lass mich rein, nimm mich wahr." Richtig?

6.8 Der Paarprozess am Ende der Anfangssitzungen

Was ist das erhoffte Ergebnis der ersten EFT-Sitzungen? Beide Partner*innen fühlen sich von uns verstanden und anerkannt. Sie fühlen sich bei uns immer sicherer und vertrauen darauf, dass wir sie als Menschen respektieren und in der Lage sind, ihre Beziehungsschwierigkeiten zu verstehen. Wir nähren ihre Hoffnung, indem wir in den Sitzungen beide zu Wort kommen lassen, ihre Erfahrung und Stärken validieren und ihnen direkt vermitteln, dass alle engen Beziehungen Mühe kosten, wir jedoch zuversichtlich sind, dass wir ihnen dabei helfen können. In der Zusammenfassung zum Ende der Anfangssitzungen beschreiben wir immer auch, welche Mühen beide bereits erfolgreich auf sich genommen haben, selbst wenn das nur der Entschluss ist, Hilfe zu suchen. Bereits am Ende der ersten Sitzung sind wir schon mitten im Aufbau eines Bündnisses, innerhalb dessen wir uns mit ihrem beiderseitigen Einverständnis kooperativ dafür einsetzen, dass ihre Beziehung liebevoller wird.

Sollten wir nach den Anfangssitzungen von einer EFT abraten, geben wir dem Paar Feedback und eine diagnostische Einschätzung mit auf den Weg, inklusive einer Beschreibung ihrer Interaktionskreisläufe, einer Zusammenfassung des beidseitigen Beziehungserlebens sowie eine Begründung für die Kontraindikation. Anschließend sprechen wir über andere Hilfsangebote und empfehlen beispielsweise Scheidungsmediation, Einzeltherapie oder Selbsthilfegruppen, etwa für Suchtkranke oder zum Umgang mit Wut.

Im Lauf der ersten Sitzungen machen die Paare eine ziemliche Wandlung durch: Der Therapieprozess erscheint ihnen nicht länger ungewiss, sondern angenehm sicher; vor uns haben sie keine Angst mehr, sondern vertrauen darauf, dass wir sie akzeptieren und ihnen helfen; da die Verwirrung und Verzweiflung von ihnen abfällt, keimt Hoffnung auf und das Gefühl von Macht über die eigene Beziehung; sie erkennen einen Weg aus der „Sackgasse" aussichtsloser Interaktionen wie der Streit darüber, wer am Zustand der Beziehung schuld hat, hin zu einem neuen Horizont voller Möglichkeiten und Erkenntnisse; die eingeschränkte Sichtweise auf die Beziehung weitet sich und erlaubt einen klaren Blick auf den Kreislauf und seine Sackgassen, in denen er die hilflosen Partner*innen gefangen hält.

Jede einzelne Sitzung wie auch die Anfangsphase der Therapie sollte mit einer Zusammenfassung der wichtigsten Punkte, Themen und Entwicklungen enden, um beide Seiten zu validieren und hoffnungsvoll zu stimmen. Wir laden sie außerdem ein, Fragen zu stellen über den Therapieprozess, speziell auch über die EFT, und planen auf jeden Fall genug Zeit dafür ein. Fragen sind in einer kooperativen Therapie immer willkommen und werden ausreichend beantwortet. Manche betreffen allgemeine Dinge, andere sind sehr spezifisch, beispielsweise warum wir uns so sehr auf Emotionen fokussieren. Alle Fragen werden so offen und aufrichtig wie möglich beantwortet.

Zu Ausbildungszwecken gibt es zahlreiche mit Transkripten versehene Aufnahmen von EFT-Sitzungen und den hier beschriebenen Makro- und Mikrointerventionen aller Therapiephasen (↗ www.iceeft.com).

7. Die Musik verändern hin zu Deeskalation und Stabilisierung

„In unglücklichen Ehen entwickelt sich ein Teufelskreis aus den vier apokalyptischen Reitern [Kritik, Verachtung, Defensivität und Mauern] und dem Scheitern von Rettungsversuchen. Je verachtender und rechtfertigender sie sich zueinander verhalten, desto mehr Überflutung findet statt, und desto schwieriger wird es, einen Rettungsversuch wahrzunehmen oder darauf zu reagieren."

(John Gottman, *Die 7 Geheimnisse der glücklichen Ehe*, 2014, S. 56).

In den vorigen Auflagen dieses Buches wurde die zweite Hälfte der ersten EFT-Phase (Deeskalation) unter den Schritten 3 und 4 zusammengefasst: „die Erschließung nicht anerkannter Gefühle, die den Interaktionspositionen zugrunde liegen, und die Neurahmung des Problems im Sinne des negativen Zyklus und der grundlegenden Gefühle und Bindungsbedürfnisse" (Johnson 2004, S. 130). Am Anfang dieses Prozesses klingt die Paartanzmusik wie die Dialoge unten. Doch am Ende kann das Paar seinen negativen Tanz aus einer Metaperspektive erkennen und verstehen, wie er ihre Beziehung definiert und wie beide Seiten ihn unabsichtlich kreieren. Außerdem können sie ihre empfindlichen Stellen anerkennen und darüber sprechen.

FRAU: „Ich komme mir so klein vor, so schutzlos ausgeliefert, wenn ich darum bitte. Also muss ich so tun, als wäre ich groß und draufgängerisch."

MANN: „Das funktioniert perfekt, du jagst mir nämlich eine Höllenangst ein – da gehe ich lieber in Deckung."

FRAU: „Ich werde immer frustrierter. Ich fühle mich nun erst recht allein, noch mehr als vor der Beziehung. Also klopfe ich immer lauter an die Tür, damit er mich irgendwann hört. Ich bin so erschöpft, so einsam."

MANN: „Ich baue da wohl einfach eine Mauer. Das ist mir alles zu negativ, diese ganze Kritik macht mich völlig fertig."

An diesem Punkt der Therapie besteht unsere erste Aufgabe darin, der Musik des Paartanzes auf den Grund zu gehen, d. h., die zentralen primären Emotionen zu erschließen, die sich normalerweise dem individuellen Bewusstsein entziehen und in der Interaktion nicht explizit angesprochen werden. Mit diesen emotionalen Reaktionen und den darunter verborgenen Bindungsbedürfnissen den Kontext der Paarprobleme zu erweitern ist dann die zweite Aufgabe. Das Problem wird nunmehr im Rahmen der Paarinteraktionen und der sie organisierenden emotionalen Reaktionen neugerahmt. Sobald die Partner*innen diese Umdeutung akzeptieren und aktiv übernehmen, können sie ihre eingeschliffenen Konflikte deeskalieren und ihrer Beziehung eine sichere Basis bauen. Dann begreifen sie den Tanz, in dem sie miteinander gefangen sind, und rücken zusammen, um die Eskalation einzudämmen.

Sind die grundlegenden Emotionen erst einmal zugänglich, werden sie auf die jeweiligen Beziehungspositionen bezogen. Irgendwann gibt die verfolgende bzw. anklagende Partnerin zu, dass sie das Gefühl hat, einsam zu sein, vernachlässigt zu werden oder ihrem Partner nichts zu bedeuten, während ein Rückzügler sich dazu bekennt, dass er Angst vor Ablehnung hat, sich als Versager empfindet, unfähig, die Beziehung zu beeinflussen. Das Tempo ist individuell unterschiedlich, doch in Phase 1 achten wir darauf, mit beiden gleich viel zu arbeiten, wobei wir dem Rückzügler helfen, seine Stimme zu finden, und dem Ankläger, mehr als nur Feindseligkeit zu verbreiten.

Um in den emotionalen Kanal umzuschalten, konzentrieren wir uns auf **Tango-Move 2** (Affektelemente zusammenfügen und vertiefen), wobei wir darauf achten, dass

- Erinnerungen an frühere emotionale Erfahrungen der Beziehung, die nur dazu dienen, den anderen zu beschuldigen oder sich selbst zu rechtfertigen, *nicht* immer wieder hervorgeholt werden;
- negative Emotionen *nicht* hemmungslos abreagiert werden, weil das entgegen der Erwartung nicht zur Entschärfung der Situation beiträgt;
- die emotionalen Reaktionen der einen Seite *nicht* mit Zuschreibungen versehen werden, die die andere zu einer Verhaltensänderung bekehren;
- über Emotionen *nicht* rational-distanziert – oder psychoanalytisch ausgedrückt, aus der Sicht des beobachtenden Egos – geredet wird.

Was wir hingegen wollen, ist

- ein Fokus auf und eine aktive Auseinandersetzung mit der emotionalen Erfahrung im Hier und Jetzt;
- eine Erweiterung dieser Erfahrung mithilfe des Prozesses des Affektzusammenfügens im Tango-Move 2, damit sie präzisiert und durch neue Elemente bereichert werden kann;
- ein kreativer Erkundungsprozess und die Neuverarbeitung der Erfahrung, sodass deren neuen Aspekte angenommen und verinnerlicht werden – ein Prozess, der zwar noch nicht so tief geht wie in Phase 2, aber immerhin ein Anfang der Horizonterweiterung ist, durch die die Partner*innen sich selbst, einander und die Beziehung auf neue Weise betrachten können;
- das Benennen dieser Erfahrung mit klaren Begriffen, die die Reaktion auf den Partner verdeutlichen: Wird Kritik nicht auf Feindseligkeit zurückgeführt, sondern auf ein verzweifeltes Kontaktbedürfnis, wird sie anders wahrgenommen und erzielt auch einen anderen Effekt.

7.1 Marker der Phase 1

Wir Therapeut*innen intervenieren, wenn …

1. eine Partnerin in den Interaktionen dominante reaktive Emotion ausdrückt (meist Wut oder Frustration im Gewand von Vorwürfen oder Rechtfertigungen oder eines dem Selbstschutz dienenden emotionalen Shutdowns). Diese müssen wir zunächst benennen und validieren, um dann anschließend gemeinsam mit dem betreffenden Partner spezifische Erfahrungen genauer zu erkunden und beiden diejenigen Emotionen zu entlocken, die relativiert, kleingeredet oder vermieden werden. Dies geschieht zum Beispiel über direkte Paarinteraktionen in der Sitzung, oder wenn die Partnerin die Geschichte der Beziehung und von ihrem Leid erzählt oder aber er oder sie selbst von einem Vorfall berichtet, der bezeichnend ist für die eigene Wahrnehmung der Beziehung.

2. ein Partner nonverbale Reaktionen zeigt, die durch ihre Widersprüchlichkeit, Vehemenz oder durch den Effekt auffallen, den sie auf den anderen Partner haben: Eine Frau weint und klagt, während ihr Mann die Stirn runzelt und ungeduldig mit dem Fuß wippt. Daraufhin schaut sie ihn an und verstummt. Oder eine Frau verkündet, dass sie die Beziehung beenden will, und der Mann lacht auf und beginnt, über Urlaubspläne zu sprechen. Hier besteht unsere Aufgabe darin, den Interaktionsprozess zu verlangsamen und auf die im nonverbalen Verhalten implizierte Emotion zu fokussieren.

3. eine Partnerin in der Erkundung ihrer emotionalen Reaktionen ein lebendiges neues Gespür für die Beziehung entdeckt oder dafür neue Worte findet, dann aber aus dem Prozess aussteigt und sich in einem Interaktionsteufelskreis mit dem Partner verfängt. Vielleicht würdigt dieser ihr soeben Erlebtes auch herab, was eine typische Angriff-Flucht-Reaktion auslöst, die dann den Rest der Erkundung dominiert. Hier haben wir die Aufgabe, die Aufmerksamkeit wieder auf die Erkundung zu richten und den Betreffenden dabei zu helfen, sich mehr darauf einzulassen.

4. das Paar den in Tango-Move 1 identifizierten und kontinuierlich bearbeiteten Interaktionskreislauf zeigt. Das Paar selbst kann seine Interaktion jetzt als Teil des Kreislaufs wiedererkennen, oder der Therapeut kommentiert, was passiert. Unsere Aufgabe ist es jetzt, auf die Position eines Partners zu fokussieren und wie er oder sie den anderen und dessen Gefühlsaufwallungen empfindet. Hier empfehlen sich einfache Metaphern, die verdeutlichen, wie die emotionale Musik bestimmte Bewegungen im Beziehungstanz provoziert, die das Paar auseinanderreißen.

Jedes Paar interagiert gewissermaßen auf seine eigene Art und erlebt ebenso die eigene Beziehung. Und tatsächlich muss die Therapie für beide ein Offenbarungsprozess sein, bei dem sie entdecken, wie einzigartig und besonders ihre Innen- und Außenwelt ist und wie sie selbst zu ihrem Glück und Unglück beitragen. Dabei gibt es bestimmte vorhersagbare Korrelationen zwischen Beziehungspositionen und primären Emotionen inklusive dem Regulationsstil, wobei die Art, wie Emotionen erlebt, verarbeitet und symbolisiert werden, individuell unterschiedlich sein kann. Ängstlich gebundene, eher kritische Partner*innen intensivieren ihre Emotionen, um gehört zu werden, während eher vermeidende Partner*innen ihre Emotionen zurückhalten und umschiffen, um ihre Verletzlichkeit zu schützen. Diese Prognostizierbarkeit wird durch die Bindungstheorie – die als Theorie der Bezogenheit die Basis der EFT bildet – natürlich stark erhöht, weil dadurch die empfindlichen Stellen, fundamentalen Bedürfnisse und enorm starken Wechselwirkungen zwischen Liebenden verstehbar werden. Wer z. B. in der Interaktion die Position des wütenden Verfolgers einnimmt, bekommt Zugang zu nervöser Unsicherheit und Panik, während unsicher Gebundene herausfinden, dass ihre größte Angst darin besteht, von ihrer Bindungsfigur als unwichtig empfunden und von ihr verlassen zu werden. Von dem geliebten Menschen keine Reaktion zu bekommen oder aktiv zurückgewiesen zu werden, löst Panik aus. Und diejenigen, die in die Rückzugsposition gehen, werden sich eingeschüchtert und unfähig fühlen, weil sie es der / dem anderen nicht rechtmachen können. Und vielleicht begegnen sie auch dem lähmenden Gefühl der Hilflosigkeit, weil sie nicht wissen, wie sie positive Bindungssignale bekommen oder den Teufelskreis wenigstens unterbrechen können.

7.2 Wie sieht der EFT-Tango in dieser Therapiephase normalerweise aus?

Es werden alle Tango-Moves verwendet, hauptsächlich jedoch Move 2: „Affektelemente zusammenfügen und vertiefen“, in einer im Vergleich zu Phase 2 abgeschwächten Form. Außerdem helfen wir den Partner*innen, über ihre primären Emotionen im selben Moment zu reden, in dem sie auftreten (Tango-Move 3).

Beispiel

In der Sitzung verfangen sich Antonio und Tim in ihrem Rückzug-Rückzug-Tanz. Antonio schaltet um in einen langen intellektuellen Vortrag darüber, dass eine Liebesbeziehung eigentlich ein Ding der Unmöglichkeit sei und es doch vor allem darauf ankomme, „Freunde“ zu sein. Tim schweigt und zupft Fusseln von seiner Hose. Dieses Muster tritt immer dann auf, wenn es um gegenseitige Abhängigkeit, Vertrauen oder sexuelle Treue geht. Um das zu verdeutlichen, entscheidet sich der Therapeut für einen Tango-Move 2 mit Tim.

Therapeut: Tim, was geht in Ihnen vor, wenn Antonio an diesem Punkt des Gesprächs auf das Grundprinzip „Freundschaft“ hinweist und Sie sich, wie Antonio es nennt, „in Schweigen hüllen“?

Tim: Ich finde, es hat keinen Sinn, darüber zu sprechen. Er hat ja recht. Und ich habe Glück, dass er trotz meiner depressiven Verstimmungen – meine finsteren Löcher – schon so lange mein Freund ist. Also von mir aus. Aber echt – dieses Gespräch führen wir nun schon seit Jahren!

Therapeut: Können Sie mir hier auf die Sprünge helfen? *(Therapeut wiederholt die Erkenntnisse, die er in Tango-Move 1 gewonnen hat.)* In dem Moment, wo Sie beide die Distanz zueinander spüren und Antonio daraufhin wieder öfter clubben geht, da werden Sie beide – wie sagten Sie – „vorsichtig“. Sie sprechen darüber, dass man nicht abhängig voneinander sein sollte, und er hat dann manchmal was mit anderen Männern. Sie wissen davon, hören ihm zu, und da er Psychologe ist, vertrauen Sie seiner Fachkenntnis und nehmen mehr Medikamente, nicht wahr? *(Tim nickt und schließt mit ausdruckslosem Gesicht die Augen.)* Wie geht es Ihnen denn jetzt gerade, da Antonio sagt, dass man nicht abhängig voneinander sein sollte, Hauptsache, Sie seien Freunde, außer in letzter Zeit, wenn, wie er sagte, Ihre seltsamen Wutanfälle ihn aus dem Haus jagen. Das ist, als würde Sie plötzlich etwas sehr Schweres niederdrücken, nicht wahr? Innerlich geben Sie ihm recht: nichts zu machen. Aber Ihr Gesicht sagt etwas ganz anderes. *(Der Therapeut wiederholt den Trigger des Emotionswechsels.)*

Tim: Wie es mir damit geht? Ach, ganz gut. Glaube ich zumindest. Das passiert mir so oft, dass ... *(Er senkt den Blick und presst die Lippen zusammen.)*

Therapeut: Irgendetwas ist schwer für Sie – was, das behalten Sie für sich – und deswegen nehmen Sie mehr Medikamente. Ein Schmerz? *(Evoziert die erste Wahrnehmung und die Körperreaktion.)* Was geht in diesem Augenblick, da wir darüber sprechen, in Ihrem Körper vor?

Tim: Ich gebe einfach auf und halte den Ball flach (*Handlungstendenz seiner emotionalen Reaktion).*

Therapeut: Tim, bitte korrigieren Sie mich, falls ich falschliege, aber Sie lassen die Schultern hängen und scheinen kurz davor zu sein, in Tränen auszubrechen.

Tim: Ich gehe wirklich unter. Ja, vielleicht versinke ich in einer Art Traurigkeit. Was idiotisch ist, wo wir doch schon seit so vielen Jahren Freunde sind. Meine Tabletten helfen mir darüber hinweg.

Therapeut: Traurigkeit. Sie gehen „unter“. Versinken in der Depression. *(Er nickt.)*

Antonio: Und ich will dann nur noch abhauen, in die nächste Bar – er verkriecht sich ja auch in sein finsteres Loch.

THERAPEUT: *(zu Antonio)* Ja. Er ist so weit weg. Also hauen Sie ab und suchen in den Bars nach Anschluss. *(Antonio nickt. Der Therapeut wendet sich wieder Tim zu, um die Bedeutungskomponente seiner emotionalen Reaktion zu evozieren, die die Affektzusammenfügung komplettiert.)* Und Sie schweigen oder stimmen Tim zu und sagen sich – was denn? Dass Sie schon von Glück sagen können, wenn er überhaupt da ist – und Ihr Freund ist –, also sagen Sie am besten gar nichts? Jedenfalls reden Sie nie über diese Traurigkeit.

TIM: *(Bricht in Tränen aus.)* Ja doch, ich bin traurig. *(Das wiederholt der Therapeut leise und langsam, während er sich vorbeugt und Tim beruhigend am Knie berührt.)* Traurig, traurig, traurig. Das bin ich. Da helfen nur Tabletten. Wie kann ich denn mit ihm darüber reden? Wer will denn schon mit einem traurigen Idioten wie mir zusammen sein? Das kann ich nicht erwarten. Ich muss es einfach in Kauf nehmen, dass er manchmal die Nase voll von mir hat.

THERAPEUT: *(Fasst Tims Emotion kohärent zusammen, und bietet damit Validierung und Beruhigung an.)* Also wenn Sie beide die Verbindung vorübergehend lösen und Antonio sagt, für ihn sei das okay, es sei doch gut, dass Sie Freunde sind, man sollte eh nicht voneinander abhängig sein – dann geht ein Teil von Ihnen unter und versinkt in Traurigkeit. Sie weinen. Haben Schmerzen. Aber Sie sagen nichts und geben ihm „recht", „halten den Ball flach" und sagen sich, dass Sie mehr als diese „Freundschaft" nicht erwarten dürfen, weil Sie ein „Idiot" sind, der mit Depressionen zu kämpfen hat. Also verkriechen Sie sich und nehmen Tabletten?

TIM: Ja. Es ist doch am besten, das einfach zu akzeptieren, aber – vielleicht wird es mir zu schwer. *(Er weint.)*

THERAPEUT: Es muss sehr schwer sein, dieser Niedergeschlagenheit ins Auge zu sehen in dem Wissen, dass Antonio sich anderen Leuten zuwendet, oder?

TIM: Ja, ich fühle mich so einsam.

THERAPEUT: *(Geht zu Tango-Move 3 über und spricht an Tims Stelle.)* Könnten Sie sich Antonio jetzt direkt zuwenden und ihm sagen: „Wenn ich dir in unseren Gesprächen zustimme, dann empfinde ich innerlich Schmerz und Traurigkeit. Fühle mich einsam. Aber ich kann es dir nicht sagen. Ich habe das Gefühl, ich kann das nicht, weil mir mein Problem so bewusst ist, diese Depression. Also mache ich dicht und verkrieche mich allein in meine Traurigkeit und meine Resignation." Können Sie ihm das bitte mit Ihren eigenen Worten sagen?

Da Tim seine emotionale Realität nun benennen und sich selbst zuschreiben kann, findet er aus seinem Loch heraus und langsam wieder in die Beziehung mit Antonio hinein. Etwas später in der Therapie bekommt er Zugang zu seiner Befürchtung, Antonios Liebe nicht wert zu sein, aber auch, dass ihn dessen Seitensprünge stören und er sich eine sicherere, aufrichtigere Beziehung mit ihm wünscht. Als er in seiner Beziehung Trost finden kann, lassen seine depressiven Symptome nach, und da Antonio ihn nun als zugänglicherer empfindet, kann dieser es wagen, sich seine eigenen Bindungsbedürfnisse einzugestehen.

7.3 Mikrointerventionen

Wie bereits erwähnt, spielt das nonverbale Verhalten auf Therapeutenseite eine wichtige Rolle beim Erschließen grundlegender Emotionen. Es vermittelt Akzeptanz und trägt zur Bildung einer sicheren Basis bei, von der aus beide Partner*innen ihr Erleben erkunden und verarbeiten können. Diese Fähigkeit kann jedoch auch behindern. Die Macht unseres nonverbalen Verhaltens kann nicht hoch genug eingeschätzt werden, denn das Nervensystem der Klient*innen ist jeweils auf eine bestimmte Art und Weise verdrahtet, und entsprechend reagiert es auf emotionale Präsenz. Es entscheidet, ob unsere Intervention effektiv ist oder nicht und ob Klient*innen sich auf ihre Erfahrung einlassen oder sie meiden bzw. ob sie ohne innere Anteilnahme reagieren. Wollen wir sie dazu einladen, ihre tiefer liegenden Emotionen auszudrücken, nehmen wir eine offene Körperhaltung ein, wenden uns ihnen zu und sprechen in einer Weise, die in Kapitel 5 als RISSSC beschrieben ist. Damit demonstrieren wir ein starkes Interesse an einem bestimmten Erfahrungsaspekt und laden die Betreffenden ein, diesem emotional nachzugehen und sich intensiver damit auseinanderzusetzen.

In diesem Therapiestadium werden wir höchstwahrscheinlich folgende Interventionen nutzen:

1. Validieren

Sobald das Neuland tiefer liegender Emotionen und Verletzlichkeiten betreten wird, ist es sehr wichtig, diese zu würdigen, zu normalisieren und in einen Bindungskontext zu stellen, damit sich Menschen so annehmen können, wie sie „nun einmal sind". Während grundsätzlich in allen Sitzungen gespiegelt wird, evokatives Spiegeln und Fragen vor allem bei der Affektzusammenfügung zum Einsatz kommen, dient Validieren maßgeblich zur *Legitimierung* der neuen emotionalen Erfahrung. Und der Grund dafür, dass das wichtig ist, liegt auf der Hand: Es ist das optimale Gegenmittel zu der automatischen Selbstkritik, die verhindert, dass man bestimmte Emotionen ausdrückt bzw. sich auf sie einlässt, weil die inneren Kognitionen sie zu etwas Inakzeptablem, Unangebrachtem und sogar Gefährlichem machen – und das sowohl für einen selbst als auch in den Augen der anderen. Indem wir vermitteln, dass wir die

Emotionen anerkennen und diese als *plausible* menschliche Reaktionen *Gültigkeit haben,* regen wir unsere Klient*innen dazu an, sich tiefer mit ihnen zu befassen und sie zu erkunden. Unsere explizite Würdigung und Anerkennung bilden die sichere Basis der Therapie, die es ihnen ermöglicht, sich weiter zu öffnen und die Ablehnung durch den/die Partner*in zu riskieren. Das Gefühl widerzuspiegeln und es zu validieren ist der erste Schritt, mit dem die Betreffenden dazu ermutigt werden, sich intensiver in ihre emotionale Erfahrung hineinzubegeben.

Beispiele

1. THERAPEUTIN: Nach meinem Empfinden ist das, was Ellen „analytische Stasi-Verhörmethoden" nennt, Ihr Drang, den Dingen auf den Grund zu gehen. Sie wollen unbedingt herausfinden, warum Sie ihr irgendwie nie richtig nahekommen können. Für eine Wissenschaftlerin wie Sie ist das ja auch normal. Sie forschen nach der Antwort, der Lösung für das Problem, das Sie so sehr quält, nämlich, wie einsam Sie sich in der Beziehung fühlen.
2. THERAPEUT: Mir scheint, Sie möchten gerne von Mark getröstet werden, können es aber nicht offen sagen, weil es Ihnen irgendwie peinlich ist oder Sie das als Demütigung empfinden. Vielleicht haben Sie das Gefühl, dass Sie dieses Bedürfnis nicht haben sollten? Und Schwierigkeiten, darüber zu sprechen? Wer in dem Glauben erzogen wurde, dass andere Menschen nicht zu brauchen ein Zeichen von Stärke ist, wird sich dieses Bedürfnis natürlich nur schwer eingestehen können. Für mich klingt es, als müssten Sie allen Mut zusammennehmen, um darüber zu reden.

2. Evokatives Spiegeln und Fragen

Diese Interventionen sind dazu gedacht, das emotionale Erleben in der Beziehung für beide Partner*innen zu berühren und auszuweiten. Dieser Erfahrung gehen wir nach und fokussieren auf das, was uns als noch nicht vollständig, zaghaft oder „im Prozess" auffällt und wesentlich erscheint. Wir laden zunächst ein, bei der Erfahrung zu verbleiben, und dann, sie durch neu auftauchende Details zu reorganisieren. Bei diesem Entfaltungs-, Verarbeitungs- und Wiederverarbeitungsprozess fungieren wir als Partner*innen, lokalisieren die Komponenten der Emotion und fügen sie, wie oben beschrieben, gemeinsam mit den Betreffenden organisch zusammen. Außerdem vertiefen wir das emotionale Engagement, indem wir bestimmte Formulierungen einfach wiederholen, Metaphern oder Bilder einflechten oder erkundende Fragen stellen.

Beispiele

1. THERAPEUTIN: Was geht in Ihnen vor, Jim, wenn Ihre Frau beschreibt, wie sie Sie wahrnimmt und wie enttäuscht sie von Ihrer Beziehung ist?
2. THERAPEUT: Wie ist das für Sie, Paul, sich immer wie auf Treibsand, vorsichtig, auf der Hut, wachsam, wie auf Eiern zu bewegen? Wie fühlt sich das an?
3. THERAPEUTIN: Was geschieht gerade mit Ihnen, während Sie das „Massaker“, wie Sie es nennen, beschreiben?
4. THERAPEUT: Was geschieht da, wenn Sie mit erhobenen Händen sagen: „Einen wütenden Stier kann ich nicht beruhigen“?

3. Hervorheben

Wir intensivieren nicht nur neu auftauchende Emotionen und kristallisieren sie heraus, sondern auch diejenigen, die das Beziehungsverhalten beider Partner*innen geprägt haben und weiterhin eine Rolle dabei spielen. Auch ein beständiger und beharrlicher Fokus auf individuelle und interpersonelle Reaktionen bzw. Interaktionen und Botschaften hilft, diese hervorzuheben.

Beispiel

THERAPEUTIN: Ted, Sie haben schon eine ganze Menge dazu gesagt, aber was mir wohl am stärksten aufgefallen ist, ist der Satz: „Das brennt wie Feuer“, als es um Jennys Missbilligung ging. Es verbrennt Sie. Dass Sie es ihr nicht rechtmachen können, schmerzt, als hätten Sie sich verbrannt. Und Brandwunden tun höllisch weh. *(Ted beginn zu weinen.)*

4. Empathisches Vermuten

Wir ermutigen eine/n der beiden, die eigene Erfahrung einen Schritt weiter in der Gegenwart auszudehnen und ermuntern die Betreffenden, nicht nur das mit zu berücksichtigen, was wir an ihrer Person oder ihrem Beziehungskontext wahrgenommen und daraus geschlossen haben, sondern auch unsere Äußerungen über Beziehungsstress und enge Bindungen. Um die Erfahrung noch deutlicher darzustellen, setzen wir ihre Elemente hin und wieder anders zusammen oder fügen ein neues hinzu. Je mehr wir mit den Betreffenden „im Kontakt“ sind und je empathischer wir in ihre Erfahrung eintauchen, desto eher werden unsere Rückschlüsse ins Schwarze treffen und angenommen bzw. übernommen werden. Das EFT-Bündnis ist dergestalt, dass nicht hilfreiche oder unzutreffende Kommentare des Therapeuten in der Regel von Klient*innen korrigiert oder rundheraus abgelehnt werden. Auch in der Paartherapie sollten unsere Vermutungen immer unmittelbar offen für Korrekturen sein, entweder durch uns selbst, da wir die Beziehung kontinuierlich im Auge behalten, oder vonseiten der Betreffenden oder ihrer Partner*innen. Sind Vermutungen zu weit von den Eigenbezeichnungen entfernt, werden sie nicht übernommen und können, wenn wir sie trotzdem weiterhin verwenden, dem Bündnis sogar schaden. Die Betreffenden fühlen sich dann von uns missverstanden und entwertet. Idealerweise äußern wir nur das, was ihnen selbst schon beinahe bewusst ist, und auch nur sehr vorsichtig, damit sie keine Hemmungen haben, uns zu korrigieren.

Um Bindungshemmungen und -ängste herauskristallisieren, die von bestimmten Verhaltensweisen der Partner*innen ausgelöst werden, und um sie damit in Zusammenhang zu bringen, stellen wir unsere Vermutungen so einfach, so konkret und so evokativ wie möglich an.

Beispiel

THERAPEUTIN: Wenn Sie sagen: „Ich komme mir so kindisch vor, ich hasse das, aber ich kann einfach nicht anders“, und dann den Boden anstarren, bekomme ich das Gefühl, es wird in Ihnen eine gewisse Scham berührt – weil Sie eine Bitte äußern? *(Klient nickt.)* Und ist da vielleicht auch Traurigkeit?

TIM: O ja! Ich habe das Gefühl zu betteln. Ich will das nicht und tue es trotzdem.

THERAPEUTIN: Am liebsten hätten Sie, dass sie auf Sie zugeht?

TIM: Ja, genau. Und wie! Aber –

THERAPEUTIN: Es fällt Ihnen schwer, sie darum zu bitten. Und Sie hassen es, wenn Ihnen keine andere Wahl bleibt?

TIM: Richtig, denn wenn ich es dann doch tue, dann werde ich sogar zudringlich und sage: „Du sollst mich jetzt küssen!“

THERAPEUTIN: Sie fühlen sich klein, wenn Sie bitten, also machen Sie sich größer und werden vielleicht auch zudringlich?

5. Interaktionsmuster und -Teufelskreise nachverfolgen und spiegeln

In den deeskalierenden Sitzungen bringen wir die emotionalen Reaktionen der einen, während diese Zugang dazu bekommen, jeweils in den Zusammenhang mit dem Verhalten der anderen sowie mit dem Kreislauf, in dem sich beide drehen. Daraus ergibt sich eine mehr und mehr prozessorientierte Sicht auf das Beziehungsproblem. Der Kreislauf wird dann in das Bewusstsein der primären Emotionen integriert, und *das Paar erkennt langsam, dass es sowohl Urheber als auch Geisel des Teufelskreises ist. Beide verstetigen ihre Ängste und ihre reaktive Umgangsweise damit.* Sie erkennen den Tanz, der die Macht über ihre Interaktionen übernommen hat, und sehen diesen nun gemeinsam als Hauptblockade der Beziehung. *Beide begreifen, dass sie Opfer dieses Dis-Tanzes, eines Tanzes der Unverbundenheit sind und ihn nur gemeinsam ändern können.*

Am Ende des Deeskalationsprozesses kann das Paar im 4. Schritt der EFT den Kreislauf sowie die ihn schürenden Ängste, da sie nun zugänglich sind, nicht nur explizit als ihr Eigenes, sondern auch als *das eigentliche Problem* anerkennen.

Beispiel

THERAPEUT: Also, wenn er sich, wie gerade eben, zurückzieht, nichts mehr sagt und sich wegdreht, dann, sagen Sie, bringt Sie das „zur Weißglut". Es beunruhigt Sie. *(Sie nickt.)* Er ist unerreichbar. Wie würden Sie normalerweise darauf reagieren?

HELEN: Ich würde ihm verbal eine reinhauen. Er soll mich nicht links liegen lassen.

GLEN: Und dann ziehe ich mich noch weiter zurück. Das ist das Muster, worüber wir schon gesprochen haben. Aus dem man so schwer wieder herauskommt. Es hält uns beide gefangen, und das macht uns fertig.

6. Das Problem im Kontext des Kreislaufs umdeuten

Diese Intervention wird im Gesamtverlauf der EFT angewendet (d.h., das Problem des Paars wird immer im Kontext des Teufelskreises betrachtet), aber speziell an diesem Punkt. Allgemeinplätze wie „Kommunikationsprobleme" oder bestimmte Formulierungen wie: „Das Problem ist: Sie glaubt, wir hätten ein Problem", mit denen Paare die Therapie beginnen, deuten wir so um, dass das Drama des interpersonellen negativen Kreislaufs verknüpft wird mit dem intrapsychischen Fokus auf unerfüllte Bedürfnisse nach Bindung und diesbezügliche Ängste und Hemmnisse, die den

Kreislauf ins Leben rufen und aufrechterhalten. Dabei bestärken wir die Partner*innen in ihrer Selbstbestimmung. Ihr Vertrauen, das eigene innere Erleben zu verstehen sowie Beziehungsinteraktionen flexibler gestalten zu können, wird im letzten Part der ständig angewandten Makrointervention EFT-Tango, dem Move 5, erweitert. Das ist immer wichtig, aber besonders an diesem Punkt der Therapie.

Beispiele

1. THERAPEUTIN: Sie tanzen immer noch mit dem „Seit-ran-Zick-Zack"-Schrittmuster durch Ihr Leben, aber ich glaube, so langsam können Sie es in seine Einzelteile zerlegen und in Ihrem Drama bald wieder selbst Regie führen.

2. THERAPEUT: Also dieses Muster hat in Ihrer Beziehung irgendwie das Ruder übernommen. Es zerstört die Nähe, die Sie mal hatten, und wühlt Sie emotional so auf, dass Sie schon ganz dünnhäutig sind. Richtig?

JUNE: Doch, ja, und jetzt verstehe ich auch, warum ich immer so geladen bin, Streit suche und ihn damit in die Flucht treibe. Dann verschanzt er sich noch mehr, aber (*zu ihrem Mann*) aufregen tust du dich auch.

JIM: Je mehr mir davor graut, dass du mich verlassen könntest, desto wütender werde ich. Wahrscheinlich haben wir beide Schiss, und dann fliegen die Fetzen.

THERAPEUT: Aber jetzt können Sie einen Schritt beiseitetreten und sich das Muster mit etwas mehr Abstand anschauen. Wirklich beeindruckend. Jedes Paar gerät manchmal in einen derart negativen Zustand, in dem man sich gegenseitig in Rage bringt, aber jetzt haben Sie verstanden, wie Sie einander beeinflussen. Dies ist der Anfang eines neuen Miteinanders, wo Sie beide die Zügel Ihrer Beziehung in den Händen halten.

7.4 Zustand und Prozess des Paares am Ende von Phase 1

Der Mangel an offener Kommunikation, besonders in Bezug auf Bindungsprobleme und emotionale Empfindlichkeiten, *beschränkt sowohl die Paarinteraktionen als auch die Erfahrung und Verarbeitung der individuellen Affekte*. So halten beziehungsgestresste Partner*innen ihre Verletzlichkeit nicht nur voreinander geheim, sondern auch vor sich selbst. Sie auch nur wahrzunehmen ist problematisch oder befremdlich. Daher wird es meist als riskant und beängstigend empfunden, sie überhaupt zuzulassen.

Es gibt hier mindestens vier Arten der Angst:

1. Der Drache der Selbstkritik: „Was bin ich doch für ein Jammerlappen, ich hasse das an mir. Das darf einfach nicht sein."

2. Der Drache der Anfechtung durch irritierende und unangenehme Selbsterkenntnisse: „So habe ich mich noch nie gefühlt, vielleicht werde ich jetzt langsam verrückt."

3. Der Drache der voreingenommenen negativen Reaktionen: „Sie wird mich sicher auslachen, oder noch schlimmer, mich verachten. Ich werde sie nie wieder anfassen dürfen."

4. Der Drache der unberechenbaren Veränderung einer unglücklichen, aber berechenbaren Beziehung, wo der einst bekannte Feind durch einen unbekannten ersetzt wurde: „Ich finde mich überhaupt nicht mehr zurecht. Mir ist, als würde ich dich gar nicht kennen. Mit wem war ich eigentlich all die Jahre zusammen, und was mache ich jetzt?"

Andererseits sind die Partner*innen ungeheuer *erleichtert*, ihre eigenen Emotionen und ihre Beziehungsmuster verstehen zu können. Am eigenen Leibe zu erfahren, wie sie ihren Beziehungskreislauf unabsichtlich selbst in Gang setzen, löst das Gefühl aus, *selbst etwas bewirken zu können*: „Wenn ich das hervorgerufen habe, dann kann ich es ja vielleicht auch ändern." Außerdem sind sie erleichtert, weil sie in einem Kontext ohne Gefühle von Scham oder Unzulänglichkeit Verantwortung übernehmen können: „Wahnsinn, das habe ich noch nie jemandem erzählt, ich habe dieses Gefühl ja noch nicht einmal zulassen können, aber genau so ist das bei mir." Meist reagiert der oder die andere darauf erstaunt, verwirrt oder ungläubig: „Das glaube ich nicht. So habe ich dich noch nie reden hören. Ich weiß ja gar nicht mehr, wer du eigentlich bist."

In diesem Prozess bildet die Berechenbarkeit unserer Unterstützung und Anleitung eine sichere Basis für die kontinuierliche Erkundung. So würden wir eine erstaunte Reaktion wie die oben spiegeln und validieren. Diesem „neuen" Partner nicht zu glauben, ihm vielleicht gar zu misstrauen oder ihn anzufechten wird nicht wie in psychoanalytischen Ansätzen als Kollusion betrachtet, sondern als natürliche Reaktion auf die neue und irritierende Wahrnehmung. Reagiert die eine Seite ambivalent oder negativ auf die Enthüllungen der anderen, normalisieren und neutralisieren wir das, indem wir sozusagen „in die Schusslinie treten und die Kugel abfangen". So haben diejenigen, die sich öffnen wollen, das Gefühl, dass sie von uns Rückendeckung bekommen und das Risiko getrost auf sich nehmen können.

Damit die sichere Basis und unsere Rückendeckung erhalten bleiben, müssen wir in der Lage sein, unseren Fokus schnell zu wechseln. In einem Moment fokussieren wir uns darauf, die Emotionen der einen zu erschließen, und im nächsten erkunden wir, was das beim anderen bewirkt, und unterstützen ihn dabei. Oder wir helfen erst dem einen, seine Emotionen noch gründlicher zu erkunden, und dann der anderen, ihre negativen Reaktionen zu verarbeiten und sie im Prozess zu integrieren. Zeigt sich jemand beispielsweise skeptisch, sagen wir: „Das ist für Sie bestimmt seltsam, wenn Sie das hören. Ich verstehe das. So haben Sie Ihren Mann ja noch nie erlebt, er klingt ganz anders als sonst. Deshalb können Sie damit nichts anfangen. Vielleicht sind Sie gerade zu wütend, um ihm zuzuhören, aber ich finde es wichtig, dass er das, was er wirklich empfindet, offen sagen darf, weil es Sie wieder näher zusammenbringt *(beruft sich auf die Ziele der Partnerin, ihre Bindungssehnsüchte)*. Also werde ich ihm eine Weile dabei helfen, und dann reden wir weiter darüber, wie es für Sie ist, das zu hören."

Viele Paare erleben in diesen Sitzungen zum ersten Mal, wie Bindungsprobleme explizit Teil ihres Dialogs werden, und wie es ist, die Beziehung aus der Metaperspektive zu betrachten und sie als ein Ganzes wahrzunehmen: *ein wechselseitiger Kreistanz mit Eigendynamik. Da dieses Bild der unmittelbaren emotionalen Erfahrung des Paares entspringt, kann es ihn übernehmen und verinnerlichen: Nicht mehr der Partner ist der Feind, sondern der Teufelskreis.*

Häufig sind die tiefer liegenden Emotionen bei Männern und Frauen unterschiedlich. Hauptfaktor des Beziehungskummers ist für Frauen eher der Mangel an Nähe und Kontakt, für Männer das Gefühl der Unzulänglichkeit und Inkompetenz. In patriarchalen Kulturen lernen Frauen, ihr Überleben durch die Nähe zu Männern zu sichern. Sie werden an ihren Beziehungen gemessen, Männer jedoch an ihrer Leistung und ihrer Fähigkeit, Emotionen und Bedürfnisse von sich abzutrennen. Und während die Gesundheit von Frauen eher von emotionaler Distanz beeinträchtigt wird, sind das bei Männern Streit und unverhohlene Aversion (Fisher, Nakell, Terry Howard & Ransom 1992). Obwohl Bindungsbedürfnisse unterschiedlich ausgedrückt werden, sind sie universell und genderübergreifend: Emotionale Isolation wirkt auf Männer wie Frauen traumatisierend.

Wenn die Beziehung durch traumatische Bindungserfahrungen wie Verrat oder Gewalt geschädigt wurde und sich dieser Schaden aktiv auf die gegenwärtige Beziehungsdefinition niederschlägt, spielt das eine Rolle in dem negativen Kreislauf. Auch das wird in dieser Therapiephase offenbar, beispielsweise wenn sich eine kleine Enttäuschung zu einem Riesenproblem steigert, weil sie an ein früheres traumatisches Schlüsselereignis erinnert, bei dem man von dem/der Partner*in im Stich gelassen, abgelehnt oder verraten wurde. Diese Vorfälle werden in der Sitzung durch die Verarbeitung der den Interaktionspositionen zugrunde liegenden Emotionen zu neuem Leben erweckt und können so konstruktiv bewältigt werden. Mehr über Bindungsverletzungen erfahren Sie in Kapitel 13. Je weiter die Betreffenden Zugang zu ihrem Emotionen bekommen und diese neu verarbeiten, desto deutlicher und konkreter zeichnen sich Schlüsselkognitionen bzw. Arbeitsmodelle ab, die mit der Wahrnehmung und dem Verständnis von sich selbst und der anderen Person zu tun haben. Dieser Prozess zieht sich durch und wird in der zweiten Phase der EFT noch intensiver. Hier geht es nicht darum, bereits gebildete und vertraute Meinungen zu äußern, sondern Neues zu entdecken, zum Beispiel die Ängste, die infolge der Deeskalation und der zunehmenden Sicherheit in der Beziehung zugänglich werden.

Am Ende der ersten Phase wissen die Partner*innen, wie sie die Muster, die ihre Beziehung definieren, selbst erzeugen, und verfügen über ein zusammenhängendes und sinnvolles Bild davon, das eine Geschichte hat. Obgleich es eine Co-Produktion zwischen ihnen und uns ist, gehört die Geschichte ganz allein ihnen: Sie haben sie sich wirklich zu eigen gemacht. Dadurch, dass sie sich selbst im Verhältnis zum anderen schon besser kennen, stellen sie sich auch entsprechend anders dar. So spricht die auf Rückzug gehende Klientin in der Sitzung über die Lähmung, die sie überkommt, wenn ihr Partner sie ständig kritisiert, statt schweigend und wie betäubt dazusitzen. Und er ist zwar immer noch wütend, wenn auch nicht mehr so offen feindselig, und kann nun über seine Verletztheit sprechen.

Die *Deeskalation* ist einer der angelegten Wendepunkte der EFT, eine Veränderung erster Ordnung (Watzlawick et al. 2013). Die Partner*innen sind zwar etwas flexibler in ihren Positionen, organisieren aber ihre Interaktionen mehr oder minder genau wie zuvor. Bei den anderen Wendepunkten bewegen sich erstens die zum Rückzug Neigenden auf eine Position, wo sie sich wieder mehr einbinden und eigene Bedürfnisse dafür formulieren. Und zweitens begeben die zuvor Feindseligen sich auf eine Position, wo sie nachgeben und so auf die anderen zugehen können, dass eine konstruktive Abhängigkeit entsteht (mehr dazu später). Sind beide Seiten A.R.E., d.h. ansprechbar, responsiv und emotional engagiert, dann handelt es sich um ein den Zusammenhalt festigendes „Halt mich fest"-Gespräch.

An diesem Punkt der Therapie, da die Partner*innen mehr von sich preisgeben, nehmen sie einander anders wahr. Langsam wandelt sich auch das Arbeitsmodell, das sie voneinander haben, und alte Klischees (z. B.: Männer sind gefühllos, anders als bzw. inkompatibel mit Frauen) werden angepasst. So wird der Rückzug nicht mehr als Zeichen für Gleichgültigkeit oder Gefühlskälte wahrgenommen, sondern als Schutz vor drastischem Verhalten. Unser ständiger Hinweis, der negative Kreislauf sei sowohl Folge des ungeheuer starken Einflusses, den sie beide als Bindungsfiguren aufeinander haben, als auch ein Versuch, damit fertigzuwerden, wirkt bestätigend und wird auch meist übernommen. Und das nicht nur, weil man einander in der Sitzung anders erlebt, sondern auch, weil die bisherige Art, sich von den eigenen Emotionen abzukoppeln, der Bindung offensichtlich geschadet hat.

Wie schädlich Rückzug ist, wissen wir aus der Bindungstheorie: Er macht die Betreffenden für ihre Partner*innen unzugänglich und unempfänglich und gefährdet damit zwangsläufig deren Bindungssicherheit. Doch vielen ist seine Macht völlig neu. Auf die Erkenntnis, dass die Feindseligkeit der Partnerin eine verzweifelte Reaktion auf eben den eigenen Rückzug ist und keine willkürliche Aggression, reagieren die meisten gut, weil sie diese nicht mehr als „Sie will mich fertigmachen" interpretieren, sondern als „Sie wird alles dafür tun, damit ich auf sie eingehe". Kurz – beide Partner*innen erfahren einander als weniger gefährlich und unnachgiebig wie noch zu Therapiebeginn.

Diesen Wahrnehmungswechsel können wir unterstützen, indem wir die Interaktionen auf Basis der offengelegten Emotionen lenken. Eine Frau erlebt, wie ihr Partner mit dem Therapeuten seine emotionale Erfahrung erforscht, und außerdem, wie er sich ihr zuwendet und mit ihr darüber spricht: „Vor lauter Angst, dich zu enttäuschen, gehe ich die meiste Zeit auf Tauchstation." Das ist mehr als eine aufregende Neuigkeit. Es ist die Neudefinition der Beziehung. Sie wird zu einem Ort, wo diese Art Botschaft oder Kontakt – eine neue Form des emotionalen Engagements – möglich ist, ausagiert und vollzogen wird und so Veränderung bewirkt.

Am Ende von Phase 1 nehmen die Partner*innen sich selbst und einander also grundsätzlich anders wahr und erkennen neue Möglichkeiten für ihre Beziehung. Sie treten in einen neuen Dialog über Emotionen, Bindungsprobleme, Teufelskreise und deren Zusammenhänge und gehen allmählich nicht nur in den Sitzungen emotional engagierter und positiver miteinander um, sondern auch zu Hause. Nach abgeschlossener Deeskalation ist die Therapiesitzung eine sichere Basis, von der aus emotionale Risiken eingegangen werden können und das Engagement eine tiefere Ebene erreicht. Ohne dem kann das Therapieziel – die Entstehung einer sichereren Bindung – nicht erreicht werden. Deeskalation ist erst die halbe Miete. Negative Interaktionen werden zwar aufgefangen und Bindungsprobleme in den Fokus genommen, doch sofern kein positiver Bindungskreislauf in Gang kommt, bleibt das Rückfallrisiko weiterhin hoch. Deeskalation ist die essenzielle Vorstufe für die zweite Phase der EFT: die Umstrukturierung der Bindung.

Das Ende von Phase 1: Momentaufnahme und Übung

Deeskalation bedeutet nicht, dass Konflikte aufhören oder immer gut eingedämmt werden können, sondern dass die Paare in einen Dialog ähnlich wie dem folgenden treten können:

STAN: Gestern Nacht haben wir uns mal wieder richtig gefetzt. Sie wollte nicht mit mir fernsehen, und plötzlich kamen mir irgendwie *(er wedelt mit den Händen und schüttelt den Kopf)*. Na, Sie wissen schon, „Hallihallo Tsunami!" und all die anderen Wutgedanken, mit denen ich mir sage, wie kaltherzig sie ist, blablabla. Sie weigerte sich prompt, mit mir zu reden, und ich – sofort auf sie los – ich werd ihr schon zeigen, was für eine miese Gattin sie ist. Und dann hat sie mir einfach den Stecker gezogen und mir das Maul gestopft.

ZENA: *(lacht)* Ich hab dir doch nicht „das Maul gestopft"! Ich sagte: „Moment mal – das ist doch wieder unsere übliche Masche, du weißt schon, unser Beziehungs-Pogo! Du fühlst dich missachtet, also fängst du an, auf mich einzutreten. Ich mache die Schotten dicht, stapfe davon, und du gehst vor Angst an die Decke. Wir sind doch alle beide verdammt unglücklich! Lass uns aufhören damit!" Das habe ich gesagt. Für mich war das ein gewaltiger Sprung nach vorne.

STAN: Stimmt. Und erst vor ein paar Wochen hätte ich gar nicht auf dich gehört, sondern hätte einfach weitergemacht, aber – was wir hier in der Sitzung so machen, das ist etwas anderes als sonst. Du hast mir gesagt, wie sehr ich dich mit meinen zynischen Sticheleien nerve. Da habe ich kapiert, dass du dich dagegen schützt, indem du eine Mauer aus „Kälte" hochziehst. Dass du sensibel bist. Und ich konnte dir zuhören. Ist das nicht irre?! Vielleicht brauchen wir den Pogo nicht mehr. Wir haben den fünf Jahre lang getanzt. Das reicht jetzt.

THERAPEUT: Und was war dann?

STAN: Ich sagte: „Du meinst also, wir brauchen das nicht bis zum Ende durchzuziehen, bis ich mich so allein fühle, dass es wehtut, und du glaubst, dass ich dich hasse?" Und dann bist du gekommen und hast deine Hand auf meinen Arm gelegt. Wir haben Kaffee gekocht und über die Party nächste Woche gesprochen. Jetzt sind wir nicht mehr so darauf fixiert, einander als Feind zu sehen.

ZENA: Genau. Das wird jetzt – na, wie soll ich sagen? – sicherer zwischen uns. Jedenfalls habe ich wieder Hoffnung. Vielleicht schaffen wir es ja.

Stellen Sie sich auf Grundlage dieser Informationen eine frühere Sitzung vor, in der Stans Frau sagt, sie benötige abends mehr Zeit für sich selbst, und wie Stan darauf reagiert. Fügen Sie seine Emotionen zusammen: Finden Sie den Trigger, die unmittelbare Wahrnehmung, die Körperreaktion, die Bedeutungszuschreibung und die Handlungstendenz. Fassen Sie diese Elemente empathisch zu einem Ganzen zusammen, ruhig auch schriftlich, und stellen Sie sich vor, wie Stan Ihrer Zusammenfassung zustimmt. Überlegen Sie sich dann einen einfachen Satz, den er zu seiner Frau sagen könnte.

8. Anfang von Phase 2: Vertiefung des Engagements füreinander

„Und es kam der Tag, da das Risiko, in der Knospe zu verharren, schmerzlicher wurde, als das Risiko zu blühen.“

(Anaïs Nin)

Am Anfang von Phase 2 fokussieren wir uns darauf, positive Interaktionskreisläufe zu gestalten, die eine sichere Bindung einleiten (Umstrukturierung der Bindung). Die Erkundung der Bindungsängste und -wunden hat nun eine beachtliche Tiefe erreicht. Diese dem / der anderen zu offenbaren, den Offenbarungen auch zu vertrauen und die eigenen Arbeitsmodelle zu ändern ist ein Prozess, der die Betreffenden vor große interpersonelle, ja geradezu existenzielle Risiken stellt, die sie mit unserer Hilfe jedoch auf sich nehmen können. So sagte eine Frau: „Die Jungfrau in der Höhle, das bin ich, und der Drache, der dir den Weg zu mir versperrt, das sind deine Ängste, dein Vertrauensding. Du musst dich entscheiden. Bin ich dir einen Kampf mit dem Drachen wert? Oder haust du ab und überlässt ihm die Oberhand?“

In diesem Kapitel werden die Schritte 5 und 6 des EFT-Prozesses beschrieben, mit denen wir unsere Klient*innen dabei unterstützen, ihre verleugneten Bindungsängste und -bedürfnisse sowie die damit zusammenhängenden Selbstanteile zu identifizieren und in die Beziehung zu integrieren (Schritt 5) und diese Erfahrung dann zu akzeptieren und responsiver zu interagieren (Schritt 6), damit neue Kreisläufe positiver Abhängigkeit entstehen.

Kein Schritt ist so stark innerpsychisch fokussiert wie Schritt 5, der Beginn von Phase 2. Er ist die Pforte zu existenziellen Ängsten (Yalom 1989), die jeder Mensch hat und die durch die liebevolle Verbindung zu einem anderen geheilt werden können. Die Angst vor Ablehnung, davor, verlassen zu werden und allein zurückzubleiben, löst das Gefühl aus, unwichtig zu sein *(Wenn ich dich brauche, wirst du nicht für mich da sein, weil ich dir nichts bedeute oder dir nicht gut genug bin);* die Angst vor Freiheit, vor der Ungewissheit in Bezug auf Entscheidungen und Verluste *(Wie kann man das denn riskieren? Ich möchte dich einlassen, aber dann ist das, als müsste ich meine Rüstung komplett ablegen und dann …);* die Angst vor der Sinnlosigkeit, der Wunsch, dem endlichen Leben einen Sinn zu verleihen *(Wenn ich es nicht schaffe, ein guter Ehemann zu sein, wer bin ich dann eigentlich? Was soll das alles – ich versinke sowieso gerade in einer Depression);* die Angst vor dem Tod und der Zerbrechlichkeit des Lebens *(Warum bloß hast du mich nicht zu meiner ersten Chemotherapie begleitet? Aber ich habe dich ja auch nicht darum gebeten, oder? Ich sollte stark sein, aber – ich weiß nicht, wie man um etwas bittet. Wissen andere Menschen das, und tun sie es?).* Hier greift das experientielle Konzept, dass die im Verlauf der Therapie erfolgende Veränderung nicht darin besteht, sich noch stärker darum zu bemühen, etwas zu sein, was man nicht ist, sondern darin, zu werden, was man ist. Da die primären Emotionen und das Selbst anders erfahren werden, verändert sich auch ihr Ausdruck, sodass der Mann, der sich zuvor beschwichtigend duckte, selbstbewusster aufzutreten lernt. Diese Vertiefung des Erlebens gehört selbstverständlich zu dem in jeder Sitzung angewandten Tangoprozess (Tango-Move 2), bekommt an dieser Stelle jedoch eine besondere Bedeutung und Intensität. Werden zutiefst verinnerlichte wunde Punkte reguliert, verarbeitet und mitgeteilt, rufen sie Bindungssehnsüchte hervor, die zu neuen Formen der Kontaktaufnahme motivieren. Diese bezeichnen die Veränderungsereignisse der Phase 2, die wir „Erweichung" oder „Halt-mich-fest-Gespräch" nennen (Johnson 2008, 2014).

Schritt 6 besteht darin, dass wir einer Klientin helfen, diese neue Darstellungsform ihres Partners in das Bild, das sie von ihm hat, aufzunehmen und zu integrieren sowie in choreografierten Interaktionen darauf einzugehen (Tango-Move 3). Das ist nämlich gar nicht so einfach, denn wie bereits gesagt, empfinden beziehungsgestresste Menschen es nicht unbedingt als positiv, wenn sie den vertrauten Feind plötzlich nicht mehr erkennen. Die Gewissheit und Vorhersagbarkeit sowie die damit einhergehende scheinbare Kontrolle können uns Menschen als eine sicherere Wahl vorkommen, als die Möglichkeit, dass unsere fundamentalen Bedürfnisse erfüllt werden. So wird der Schutzort zum Gefängnis. In diesem Prozess verändern sich auch die tief verwurzelten Arbeitsmodelle vom Selbst und anderem durch mächtige neue korrigierende emotionale Erlebnisse, welche im Gehirn mit dem Überlebensinstinkt kodiert und verdrahtet sind. Den im EFT-Labor Ottawa durchgeführten Bindungsstudien zufolge werden diese Modelle tatsächlich vom EFT-Prozess beeinflusst und in Richtung Sicherheit verschoben (Burgess-Moser et al. 2015 sowie weitere Studien dieses Projekts siehe ↗ www.iceeft.com).

Nachdem es in der gesamten ersten Phase um die Schaffung einer sicheren Basis ging – die emotionale Balance, die neue Interaktionskreisläufe für eine sicherere Bindung ermöglicht – markiert die zweite Phase wie gesagt eine Zäsur. Der von der intrapsychischen Erkundung in Gang gesetzte Bewusstwerdungsprozess bildet die Basis für neue Interaktionskreisläufe, die zu einem offenen Austausch über wunde Punkte und in der zweiten Hälfte der Phase 2 zu Veränderungen im Selbst und im System führen. In diesem Sinne arbeiten wir immer an der Schnittstelle zwischen Individuum und Dyade, d. h. mit Interventionen, die sowohl auf die Veränderung der Einzelnen (neu erfasst im Modell der Emotionsfokussierten Einzeltherapie, EFIT) als auch auf die von Paaren abzielen (Johnson 2020). Wie die Erforschung inklusive Follow-ups des EFT-Veränderungsprozesses (Greenman & Johnson 2013) zeigen, können Menschen, die sich intensiver auf ihr emotionales Erleben einlassen, ihre Beziehung in der Therapie am stärksten und dazu nachhaltig zum Positiven hin verändern. So ist eine intensive und konzentrierte Beschäftigung mit der Rekonstruktion des Selbst in Relation zum / zur Partner*in für Paare die Eintrittskarte zur zweiten Phase. Diesen emotionalen Wandel nutzen wir, um ihnen zu einer neuen Art des emotionalen Engagements füreinander zu verhelfen.

An diesem Punkt der Therapie, wo wir mit Tango-Move 2 (Affektelemente zusammenfügen und vertiefen) und Tango-Move 3 (Engagierte Begegnungen choreografieren) arbeiten, kommen unsere Klient*innen in Kontakt mit zuvor nicht formulierten oder vermiedenen Erfahrungen – laut Bowlby „befremdende" Emotionen – und bekennen sich dem / der anderen gegenüber aufrichtig dazu. Allein dadurch weiten sich sowohl Selbstverständnis als auch Beziehungserfahrung. Der Ehemann, den die Kommentare seiner Frau nervös machen, der dieses Gefühl normalerweise jedoch meidet und infolgedessen auch seiner Frau meistens aus dem Weg geht, kann die Angst vor ihrer Kritik nun vollkommen zulassen und auch als solche bezeichnen. Er erkennt: Es ist seine eigene Strategie zur Angstbewältigung. *(Ich verstecke mich und tue alles, um nicht zu hören, dass ich versagt habe. Ich bin ein ewiger Versager, und so betäube ich mich selbst, verschanze mich hinter einer Mauer vor dir und vor meiner Nichtigkeit, meinem Versagen. Ich fühle mich leer.)* Seine Aufrichtigkeit sich selbst und seiner Frau gegenüber ruft in ihm neue Gefühle hervor in Bezug darauf, wo sein Platz in dieser Beziehung ist. *(Ich will keine Angst haben, will mich nicht verstecken müssen, will akzeptiert werden.)* Und: Er kann seine Frau an diesem revidierten Selbstbild teilhaben lassen, welches wiederum bei ihr neuartige Reaktionen auszulösen vermag. Wenn er dieses Risiko auf sich nimmt, haben wir die wichtige Aufgabe, der Frau dabei zu helfen, mit diesem neuen Verhalten (d. h. sich selbst als jemand zu offenbaren, der Angst hat) und diesem neuen Bild konstruktiv umzugehen. Genauer gesagt: Reagiert sie auf das neue Verhalten ihres Mannes zuerst mit Unglauben oder Verwirrung, unterstützen wir sie, diesem „neuen" Mann zu begegnen. Tatsächlich fangen wir alle Kugeln ab und bemühen uns mit aller Kraft um die Veränderung des Musters. Mehr dazu später.

Eine Anmerkung zum Stichwort „verleugnen": Wenn die Partner*innen das Gegenteil tun, also tiefer liegende emotionale Erfahrungen „zugeben" oder „sich eingestehen" und sie damit als zu sich selbst gehörig anerkennen und sie sich gewissermaßen zu eigen machen, empfinden sie in der Regel *Bestärkung*. Wie kommt das? Der Prozess lenkt die Aufmerksamkeit der Betreffenden auf ihre Beziehungsbedürfnisse, und *neu erschlossene Emotionen erzeugen neue Handlungstendenzen*. Bekennt sich beispielsweise eine auf Rückzug gehende Frau zu ihrer Angst und zu der davon ausgelösten Depression, bekommt sie außerdem Zugang zu ihren unbefriedigten Bedürfnissen und Sehnsüchten nach Akzeptanz und kann sie zum Ausdruck bringen. Dadurch kommen jedoch auch Emotionen zum Vorschein, die ihrer Gewohnheit, sich zu verstecken oder sich davonzustehlen, widersprechen. Etwa, wenn sie sich wütend zu behaupten sucht (eine neue Emotion, die eine Sehnsucht entfacht, Haltung zu zeigen und die eigenen Wünsche zu vertreten) oder eine tiefe Traurigkeit, und entsprechend das Bedürfnis nach Trost und Bestärkung verspürt. *Genau in diesem Prozess entsteht wie von selbst das Verlangen nach Bindung, und dieses kann klar artikuliert werden.* Wie oben kurz bemerkt gibt es hier eine Verbindung zwischen den primären Emotionen und den Selbstdefinitionen der Partner*innen – als wie liebenswert und wertvoll sie sich empfinden. Weniger bekannte und akzeptierte Aspekte des Selbst werden nun in die eigene Erfahrung und in die Beziehung integriert. In dem Moment, da sie sich bis dahin verleugnete oder beiseitegeschobene Verletzlichkeiten eingestehen, erweitern sich ihr Interaktionsrepertoire sowie das Verständnis vom Selbst und anderen und diese können modifiziert werden. Bowlby (2018) hat stets betont, dass die emotionale Kommunikation lebenswichtige Informationen für die ständige Erneuerung und Rekonstruktion der inneren Arbeitsmodelle des Selbst bereithält.

Wer nicht mit der Bindungstheorie vertraut ist, könnte sich die Verbindungen zwischen Selbst- und Beziehungsdefinition im Sinne der systemischen Ansätze konstruktivistisch vorstellen. Gemäß dieser Perspektive sind Bezugspersonen die Hauptakteure subjektiver Wirklichkeit, besonders aber in der Bestätigung des entscheidenden Elements dieser Wirklichkeit: der Identität (Berger & Luckmann 1987). So erweitert sich das Selbst in seiner Wesensart, wenn dessen bisher verleugnete Aspekte gegenüber einer Bezugsperson symbolisiert, präsentiert und dann in der Beziehung handelnd ausgedrückt werden, besonders aber, wenn diese Person die Aspekte akzeptiert und sich das Enactment positiv auf die Beziehung auswirkt.

8.1 Marker

Sobald für alle Beteiligten klar ist, dass die Deeskalation stattgefunden, und das Paar emotional ausgeglichener und weniger reaktiv wirkt, sollten wir die Chance ergreifen und zu Phase 2 übergehen. Aber auch in folgenden Situationen:

1. Die Klientin erlebt, wie ihr Partner durch Tango-Move 2 seine emotionalen Reaktionen erschließt und bezieht sich darauf. Da sie nun leichter erkenn- und symbolisierbar sind, kann sie sie mit ihrer eigenen Interaktionsposition im Paarkreislauf in Zusammenhang bringen. Beispiel: Wir fragen die auf Rückzug gehende Klientin, was mit ihr geschieht, und sie antwortet aufrichtig: „Ich gebe einfach auf. Ich werde nie Erfolg bei ihm haben, ich fühle mich klein und ängstlich. Ich ziehe mich in mich zurück und bin weg.“ Hier besteht unsere Aufgabe darin, die Emotion und die davon ausgelöste Handlungstendenz – der Rückzug aus Selbstschutz – zu

validieren und der Klientin zu helfen, ihre Erfahrung weiter zu differenzieren und dazu zu stehen.
Meist handelt es sich um idiosynkratische Arten von Angst-, Ohnmachts- und Verzweiflungsgefühlen. Je differenzierter und besser sie sie wahrnimmt und versteht, desto klarer erkennt sie ihre Selbsturteile, ihre Annahmen in Bezug auf die Reaktion ihres Partners und ihre Gewohnheiten im Umgang mit sich selbst und mit der Beziehung. Die Elemente werden weder diskutiert noch analysiert, sondern sie ergeben sich im Prozess des Erlebens.

2. Ein Klient beginnt, auf eine für ihn neue lebhafte Weise seine tiefer liegenden primären Emotionen zu erkunden, wird jedoch von seiner Partnerin unterbrochen oder entzieht sich dem Prozess, indem er auf abstrakte oder deskriptive Gedanken ausweicht. Hier besteht unsere Aufgabe darin, ein intensiveres Sich-Einlassen auf die emotionale Erfahrung zu fördern, indem wir die Betreffenden wieder zum Prozess zurückleiten und die eventuelle Einmischung des Partners verhindern.

Hat jemand seine tiefer liegende Emotion durchschaut oder eine Art Schussfolgerung erreicht, und haben wir den Eindruck, dass er nun auch fähig ist, seine Erfahrung auf klare Weise mit seiner gewohnheitsmäßigen Reaktion auf die Partnerin zu beziehen, beginnen wir mit Tango-Move 3 („Engagierte Begegnungen choreografieren", Phase 2). Wir bitten ihn, seiner Partnerin emotional engagiert mitzuteilen, zu welchem Schluss er gekommen ist. Dabei soll er sich auf sich selbst konzentrieren und nicht auf die Partnerin. Damit die neue Erfahrung Teil der Paarinteraktion wird und diese umformt, muss die Partnerin sie hören, verarbeiten und darauf reagieren. Und dabei braucht sie unsere Hilfe. Denn vielleicht empfängt sie die Veränderung nicht gerade mit offenen Armen. Warum auch? Jahre voller Enttäuschungen und negativer Erfahrungen sprechen dagegen. Doch nicht auf die sich öffnende Person einzugehen könnte, wenn wir nicht aufpassen, für diese katastrophal sein. Das mögliche Resultat: Der negative Kreislauf springt wieder an, und die Betreffenden kehren auf ihre einengenden Interaktionsplätze zurück. Aus systemischer Sicht bauen wir deshalb den Dialog- und Interaktionsmusterwechsel weiter aus, damit er das festgefahrene Muster umorganisiert und nicht mit ihm verschmilzt oder darin unterzugehen droht.

Zu beobachten, wie die Partnerin eine neue Verhaltensweise riskiert, ist meist verwirrend und verunsichernd. Manche nutzen die Situation, in der sich die Partnerin von ihrer neuen, verletzlichen Seite zeigt, jedoch aus, greifen sie an oder entwerten sie, beispielsweise so: „Das ist doch lächerlich! Ich glaube, du machst dich hier selbst zum Opfer. Bloß damit du fein raus bist. Wenn du dieses Opferspiel mit mir spielen willst, kannst du dich gleich verziehen." Diese Reaktion tritt zwar eher in Phase 1 auf, wo Offenbarungen noch relativ neu sind, ist aber auch in Phase 2 möglich und muss achtsam behandelt werden, da die Risiken, die die Partner*innen hier auf sich nehmen, besonders heikel sind. Um den potenziellen Schaden dieser negativen Reaktion zu mindern, greifen wir zu der Intervention, die wir *„Die Kugel abfangen"* nennen und im Lauf der Jahre immer weiter ausdifferenziert haben. Sie läuft folgendermaßen ab:

- Wir gehen sofort auf die Reaktion ein, indem wir die Botschaft, die Schwierigkeiten bereitet, mehrmals wiederholen (in Anlehnung an den Pferdeflüsterer heißt das bei mir „Amygdalaflüstern": die Wiederholung wirkt beruhigend und macht aufnahmebereit für Neues).
- Wir stellen es als etwas ganz Normales dar, dass die Botschaft neu und daher schwierig anzuhören ist. Ambivalente oder abweisende Reaktionen nehmen wir mit evokativen Fragen unter die Lupe und fordern dazu auf, darüber zu sprechen. Dadurch bewirken wir, dass die Betreffenden das Problem als ihr eigenes erkennen, und gleichzeitig würdigen und schützen wir die verletzliche Partnerin, die das Risiko eingegangen ist und sich so offenbart hat.

Beispiel: „Also Mary, fällt es Ihnen schwer, zuzuhören, wenn Veronica sagt, sie müsse Sie ausblenden, weil sie solche Angst hat vor Ihrer Wut und wie enttäuscht Sie von ihr sind? Sich das anzuhören ist ja auch schwer: dass sie sich vor der ‚langen Fehlerliste' fürchtet, die Sie ihr vortragen. Zu erfahren, dass sie Ihre Erwartungen nicht erfüllt, erschrickt Sie, aber das merken Sie nicht, denn Sie nehmen sie nie als angsterfüllt wahr. Was Sie aber wahrnehmen, ist der Riegel, den sie Ihnen vorschiebt, und das frustriert Sie, weil es sich für Sie anfühlt, als hätte sie die ganze Macht. Das alles ist so neu, so seltsam. Was geht in Ihnen vor, wenn Sie hören, dass sie Angst hat? ... Ja, einerseits können Sie dieser neuen Botschaft nicht über den Weg trauen – und außerdem klingt sie ‚unfair'. Ich verstehe. Können Sie ihr vielleicht Folgendes sagen? ‚Einerseits höre ich irgendwie deine Angst, aber andererseits kommt sie mir seltsam vor. Ich habe sie noch nie an dir wahrgenommen. Einesteils will ich, dass du dich mir öffnest, aber gleichzeitig weiß ich nicht, wie ich diese Botschaft an mich heranlassen soll.' Können Sie ihr das sagen?"

Mithilfe empathischer Vermutungen bezeichnen wir das Verhalten der wagemutigen Klientin als Kontaktwunsch und beziehen alle darauf erfolgenden ablehnenden Reaktionen auf die neuen und verwirrenden Wendungen im Beziehungstanz. Wir validieren das Risiko, indem wir die Kernbotschaft bei jeder sich bietenden Gelegenheit wiederholen. Für die Zuhörenden konstruieren wir eine authentische Reaktion, die frei von Kritik ist. Das Eingeständnis, dass es einem schwerfällt, etwas zu akzeptieren, weil es einem fremd anmutet, ist der erste Schritt zur Akzeptanz. Beispiel: „Es fällt Ihnen schwer, sich das anzuhören, stimmt's? Denn wie sollen Sie die Dinge, die er sagt, aufnehmen? Sie wissen es nicht. Es passt nicht zu dem Bild, das Sie von ihm haben. Also unterstellen Sie ihm negative Absichten. Vielleicht will er Sie nur täuschen. Damit Sie nicht auf ihn hereinfallen, steigen Sie in Ihren Panzer und feuern los – sehe ich das richtig? Sie können nicht verstehen, dass er etwas riskiert, wenn er auf Sie zugeht und sagt, …"

Mit der Frage an den beobachtenden Partner: „Also wie ist das für Sie, was geht in Ihnen vor, wenn Ihre Partnerin so spricht, wenn sie sagt, …?" eröffnen wir im Allgemeinen Tango-Move 4.

8.2 Beispiel für den EFT-Tango in Phase 2

James, ein mit PTBS diagnostizierter Exsoldat, und seine depressive Frau Margo befinden sich in Phase 2. Seit sie ihre Angst vor Ablehnung wahrnehmen und darüber sprechen konnte, ist Margo ihrem Mann gegenüber deutlich zugänglicher geworden. Außerdem konnte sie ihr Bedürfnis, gesehen und „wichtig genommen" zu werden, geltend machen, und dass sie seine verächtlichen Bemerkungen nicht länger hinnehmen würde, weil sie sie belasteten und sie daran hinderten, sich ihm gegenüber zu öffnen.

THERAPEUTIN: *(Tango-Move 1: Prozess spiegeln)* Also, James, Sie sagen gerade, dass Sie in Ihren „finsteren" Momenten selbst merken, wie es in Ihnen hochkocht, dass Sie sich bremsen und an Margo denken, die doch für Sie da sein will. Sie ist keine Feindin, und trotzdem erstarren Sie irgendwie und wissen nicht, was Sie tun sollen. *(Er stimmt zu.)*

JAMES: Ich sage mir: Alles gut, du musst jetzt nicht in Habachtstellung gehen und sie in die Mangel nehmen, damit vertreibst du sie nur. Aber dann … *(Er zieht den Kopf ein und starrt niedergeschlagen zu Boden.)*

THERAPEUTIN: *(Tango-Move 2: Affektelemente zusammenfügen und vertiefen)* Toll, James, wie gut Sie das jetzt können, es braucht ziemlich viel Kraft, um eingeschliffene Umgangsweisen mit Stress und Kummer zu verändern. Was geht in Ihnen vor, während Sie darüber sprechen? Sie fordern keine Beweise mehr von ihr, dass sie Ihnen nicht feindlich gesonnen ist, Sie bedrängen sie nicht mehr damit, aber dann? Sie verstummen und starren schweigend zu Boden. Irgendetwas ist schwierig für Sie – und schmerzt? Was spüren Sie gerade in Ihrem Körper?

JAMES: Eine Art Leere. Eigentlich gar nichts. Wie zugeschnürt.

THERAPEUTIN: In Ihrem Gesicht sehe ich Traurigkeit. Ist das richtig? Können Sie mir helfen?

JAMES: *(bekommt feuchte Augen)* Ich hatte immer Angst davor, andere Menschen zu brauchen. Auch Margo habe ich jahrelang nicht an mich herangelassen. Ich weiß nicht, was ich sonst noch tun könnte. Das ist wohl traurig. Vielleicht sogar extrem traurig.

THERAPEUTIN: Ja – extrem traurig. Das Gefühl, all die Jahre allein mit dem Schmerz fertigwerden zu müssen, weil Sie das Vertrauen, dass sie Sie auffangen, bei Ihnen bleiben würde, nicht aufbringen konnten, es war zu schwierig für Sie. *(Er weint.)* Ganz allein. Mit all dem Schmerz. Da sahen Sie nur eine Möglichkeit: Angreifen. Und nun trauern Sie – Sie waren so lange allein, da kommt es Ihnen seltsam vor, dass Ihnen noch weitere Möglichkeiten offenstehen.

MARGO: Natürlich ist er traurig. Ich weiß es, habe immer gewusst, dass er unter all den Schimpftiraden einsam und traurig war, aber –

THERAPEUTIN: Ja – Sie wussten es und wollten – wollen – für ihn da sein, aber Sie haben es nicht geschafft. *(Sie nickt.)* James, wenn Sie in sich hineinhören und dort Einsamkeit und Traurigkeit spüren – was geschieht da mit Ihnen?

JAMES: Ich weiß nicht, was ich machen soll. Komme mir vor wie ein kleines Kind. Es war nun mal einsam. Schimpfen, saufen oder ab durch die Mitte. Aber jetzt ...

THERAPEUTIN: *(Tango-Move 3: Neue Begegnungen choreografieren)* Können Sie ihr sagen: Ich bin traurig, bin schon so lange so traurig und so allein – eigentlich mein ganzes Leben lang – ich kann niemandem vertrauen, fürchte mich davor, dir zu vertrauen." *(James wendet sich Margo zu und erstarrt.)*

THERAPEUTIN: Was sehen Sie in ihrem Gesicht, James?

JAMES: Sie sieht aus, als wollte sie für mich da sein, als wäre ich ihr wichtig. *(Er schluchzt und weint minutenlang.)*

THERAPEUTIN: Ja. Das ist vielleicht, wonach Sie sich Ihr Leben lang gesehnt haben. *(Er nickt mit Nachdruck.)* Aber es erscheint unmöglich, zu riskant, ihr zu vertrauen – und das ist wirklich Grund zum Weinen, nicht wahr? *(Er nickt wieder.)* Margo, können Sie sagen, was in Ihnen vorgeht, wenn James über seine Trauer spricht – immer allein zu sein – immer Angst zu haben – sich nach Trost zu sehnen, aber ... *(Tango-Move 4: Die Begegnung prozessieren).*

MARGO: *(lehnt sich ihm zu und spricht sanft)* James, ich habe dich immer geliebt. Der schimpfende James war schwierig, aber ich habe nie gewollt, dass du allein bist. Wenn du traurig bist, bin ich's auch. *(Sie streckt die Hand nach ihm aus, und er ergreift sie.)*

THERAPEUTIN: *(Tango-Move 5: Integrieren und Validieren)* Das ist so schwierig und erfordert viel Mut, James – die Trauer über all die einsame Zeit zuzulassen und die Angst, deretwegen Sie niemandem vertrauen können, selbst Margo nicht. Wer würde nicht alles Mögliche tun, nur um diese Trauer nicht wahrzunehmen, diesen Schmerz, mit dem man allein nicht fertigwird. Und Margo, toll, wie stark Sie sind! Sie bemühen sich immer darum, bei ihm zu bleiben, selbst wenn er sich gerade im Angriffsmodus befindet, und nun verstehe ich, wie sehr Sie in lieben. James, können Sie ihr noch einmal sagen: „Ich bin schon so lang so traurig und so allein – habe es aber nie über mich gebracht, dir das zu sagen"? *(Er kommt der Bitte nach und schaut ihr dabei direkt ins Gesicht.)* Können Sie Ihre Liebe just in diesem Moment zulassen?

JAMES: Ein bisschen. Es ist wie ein Lied, das ich noch nie gehört habe. Es geht mir durch und durch – hier. *(Er schlägt sich auf die Brust.)* Wo ich schon seit Ewigkeiten so leer bin. Äußerlich aber funktioniere. (*Er schaut Margo an und lächelt.)* Ja, vielleicht kann ich es jetzt.

Mit fortschreitendem Prozess wird klar, dass James nun, anders als vorher, seiner Herzensangst und seiner Not begegnen kann, wodurch sich das Bild ändert, das er von anderen hat, und sein Verhaltensrepertoire vielfältiger wird. Um Phase 2 abschließen zu können, muss er sich noch mehr mit seiner Traurigkeit und Angst zu vertrauen auseinandersetzen, tief in seine Emotionen ein- und durch sie hindurchtauchen, um dann sein Bedürfnis Margo gegenüber direkt äußern zu können. Diese Art des korrigierenden emotionalen Erlebnisses ist persönlich von enormer Bedeutung, verbessert seine PTBS-Symptome erheblich und verändert seine Beziehung zu Margo, deren Depression wiederum nachlässt.

8.3 Mikrointerventionen

Das Spiegeln und das Validieren emotionaler Erfahrungen gehören zum festen Repertoire von EFT-Therapeut*innen. An diesem Punkt der Therapie kommen jedoch auch andere Interventionen wie folgt zum Einsatz.

1. Evokatives Nachfragen

Emotional präsent und stets empathisch fokussieren wir uns gezielt auf die sich zwar schon abzeichnenden, jedoch noch nicht formulierten Aspekte der emotionalen Erfahrung und helfen den Betreffenden, die Erfahrung im wahrsten Sinne des Wortes zu greifen, und so unangenehm es auch ist, in ihr zu verweilen und sie zu erkunden. Damit sie auf den Punkt genau erfasst werden kann, ist unsere Sprache anschaulich, präzise, konkret, reich an Bildern und Metaphern. Wir wollen keine Erklärungen oder Erkenntnisse per se liefern, sondern korrigierende Tiefenerlebnisse ermöglichen.

Beispiele

Wesentlicher Bestandteil von Phase 2 ist ein intensiveres Gespür für emotionale Erfahrungen durch Spiegeln und Fragen.

1. THERAPEUT: Jim, was geschieht mit Ihnen, wenn Sie den Kopf sinken lassen und sagen: „Ihr zu erzählen, wer ich bin, macht mir Angst."
2. THERAPEUTIN: Sie sagen gerade, dass es Sie enttäuscht, Mary, richtig? *(Sie nickt.)* Zu hoffen, dass er da sein wird, trotz all der Stimmen in Ihrem Kopf, die Ihnen raten, nie zu hoffen, weil er sicher ausgerechnet dann, wenn Sie ihn am meisten brauchen, unauffindbar ist – das tut richtig weh. Es ist, als würden Sie in den Abgrund stürzen. Da ist dieses mulmige Gefühl in der Magengrube, von dem Sie schon erzählt haben. *(Sie nickt.)* Und dann – wie fühlt sich das an?

Mit vereintem Spiegeln und Fragen fügen wir die verschiedenen Elemente der Emotion in den Worten der Klient*innen zusammen und laden sie dazu ein, das Erlebte noch einmal intensiver nachzuspüren.

2. Hervorheben

Wir heben die emotionalen Reaktionen hervor, damit sie lebendiger und präsenter werden und die Klient*innen sich besser damit auseinandersetzen können. Die intensive Erfahrbarkeit der Emotionen hat einen besonderen Effekt auf das Verhalten, sowohl in der Sitzung als auch außerhalb. Dabei sind Wiederholungen und Metaphern besonders wichtig.

Beispiel 1: Hervorheben von Emotionen

FRAU: Es ist, als würde ich nirgendwo hingehören.
THERAPEUT: Sie gehören nicht zur Familie, sind nicht Teil seines Lebens?
FRAU: Richtig. Ich bin ganz allein.
THERAPEUT: Ganz allein, da ist niemand, der Ihnen zur Seite steht, Ihre Hand hält, Sie unterstützt.
FRAU: *(weinend)* Ich bin einfach nicht wichtig. Wir sind spazieren gegangen, er hat mit dem Hund gespielt und noch nicht mal bemerkt, dass ich umgedreht und nach Hause gegangen bin.

THERAPEUT: Er hat nicht bemerkt, dass Sie nicht mehr da waren. Sie waren nicht da. *(Sie nickt schluchzend.)* Wie war es, als Sie nach Hause kamen? Sie waren unwichtig, nicht von Interesse? *(Sie nickt.)*

FRAU: Als gäbe es mich nicht.

THERAPEUT: Wie unsichtbar?

FRAU: Ja, die unsichtbare Ehefrau. *(Zum Mann:)* Du siehst mich nicht.

THERAPEUT: Als würden Sie sagen: „Nach einer Weile fühlt sich das an, als gäbe es mich hier nicht, als wäre ich nichts für dich."

Naturgemäß werden Emotionen in allen Interventionen der EFT hervorgehoben, schon indem man sie fokussiert und validiert. Hier versuchen wir jedoch ganz bewusst, die Erfahrung lebendiger zu machen und ihre erhebliche existenzielle Bedeutung für die Person und die Beziehung zu verdeutlichen. Das wirkt nicht nur auf die erfahrende Person, sondern auch sehr stark auf den anwesenden Partner, der Worte hört, die ihm neu und fremd vorkommen, und dazu noch ein Verhalten erlebt, das anders ist als sonst – intensiver, berührender, Mitgefühl erregender.

Beispiel 2: Hervorheben von gegenwärtigen, sich verändernden Positionen

Die Partner*innen werden ermutigt, sich nicht nur zu den Emotionen hinter ihren Interaktionspositionen zu bekennen, sondern auch zu den Positionen selbst, welche die Emotionen widerspiegeln und sie auch regulieren. Eine bewusst und aktiv eingenommene, als legitim empfundene Position unterscheidet sich von der automatischen Reaktion, deren Emotion nur schwach wahrgenommen wird.

Beispiel 3: Hervorheben des Enactments einer problematischen Position

Hier besteht das Problem in der Art der Emotionsregulation, die bindungsfördernde Interaktionen blockiert.

THERAPEUTIN: Können Sie das noch einmal sagen, Pete: „Unsere Freundschaft ist zwar besser, aber ... Ich will dir nicht vertrauen, dich nicht so sehr an mich heranlassen. Dich um Hilfe zu bitten? Nur über meine Leiche! Niemand darf je wieder die Macht haben, mich zu verletzen. Das habe ich mir geschworen."

Beispiel 4: Hervorheben des Enactments einer neu sich abzeichnenden Position als Teil von Tango-Move 4

THERAPEUTIN: Wie hat sich das, was Sie gerade gemacht haben, angefühlt, Pete?

PETE: Meinen Sie das mit dem Risiko? Wenn ich wage, meine weichere Seite zu zeigen, meine Sehnsüchte? *(Therapeutin nickt.)* Gut.

THERAPEUTIN: Sie fühlen sich jetzt stark genug für diesen Schritt, mit dem Sie auf sie zuzugehen. *(Er nickt.)* Können Sie ihr sagen, wie es für Sie war, etwas zu riskieren und trotz der inneren Stimme, die Ihnen rät, sich zu schützen, auf sie zuzugehen?

3. Empathische Vermutungen

Mit dieser in Phase 2 recht häufig verwendeten Intervention bekommen unmittelbar heftige Erfahrungen eine Bedeutung oder einen Bezugsrahmen. Nicht bereichernde oder nicht ganz zutreffende Vermutungen werden von den Klient*innen korrigiert, und die Korrekturen von uns bestätigt und übernommen. Häufig fügen wir der Darstellung nur einen Aspekt hinzu oder stellen sie in den Kontext der Bindungsbedürfnisse und -ängste. Wie gesagt, dient die Bindungstheorie als Landkarte für die Phänomenologie der inneren Erfahrung, mit deren Hilfe wir zielführende empathische Vermutungen anstellen können, und zwar indem wir

- in das, was unsere Klient*innen im Hier und Jetzt erleben, einfühlsam eintauchen;
- uns den Beziehungskontext, die Positionen und Muster sowie die damit verbundene intrapsychische Erfahrung verdeutlichen;
- den theoretischen Rahmen der EFT inklusive der Bindungstheorie heranziehen, der die zentralen Ängste und Bedürfnisse erwachsener Menschen sowie die daraus entstehenden existenziellen Konflikte erklärt;
- uns unserer eigenen eingestimmten emotionalen Verarbeitung bewusst sind, die uns eventuell Hinweise darauf liefert, wie andere eine bestimmte Situation erleben.

*Im Idealfall sind unsere Vermutungen respektvoll, vorsichtig, spezifisch und der Erfahrung, die die Klient*innen gerade formulieren, nur um einen Schritt voraus.* Da Angst mit ihrer unbezwingbaren Macht sowohl die innere emotionale Verarbeitung als auch das interpersonelle Engagement und Verhaltensrepertoire einschränkt, erscheint es sinnvoll, sie besonders zu fokussieren, um Blockaden des Gebens und Nehmens zu lösen und die Responsivität zu stärken.

Beispiel 1: Empathische Vermutung in Phase 2 als Teil von Tango-Move 2 (Affektelemente zusammenfügen und vertiefen)

THERAPEUT: Also, wenn Sie früher als sonst nach Hause fahren, kommt Ihnen kurz vor Ihrer Ankunft das Bild, Walt in flagranti beim Sex mit einer anderen Frau zu ertappen? *(Norma nickt.)*

NORMA: *(wütend)* Ich werde ihn schon noch erwischen!

THERAPEUT: Wie er Sie betrügt. *(Norma nickt.)*

WALT: Ich bin mein Leben lang nicht auf diese Idee gekommen, wieso glaubst du das denn?

NORMA: Weil du nicht mit mir schläfst!

WALT: Du lässt mich ja noch nicht einmal in deine Nähe. Du bist eiskalt. Sonst würde ich ja. Ich liebe dich doch. *(Norma weint.)*

THERAPEUT: Was geht gerade in Ihnen vor, Norma? *(Sie starrt auf den Boden.)* Hat Sie etwas berührt? Gerade waren Sie wütend, und jetzt weinen Sie.

WALT: Sie weint immer, wenn ich ihr sage, dass ich sie liebe. Ihr Panzer bekommt eine Delle, und sie verstummt.

THERAPEUT: Stimmt das, Norma? Berührt es Sie zu hören, dass Walt Sie liebt? Spüren Sie die Berührung körperlich?

NORMA: *(gereizt)* Ein bisschen, aber er begehrt mich ja nicht. *(Walt seufzt.)*

THERAPEUT: Aber für einen Moment hat Sie das, was er gesagt hat, berührt?

NORMA: *(trotzig)* Anscheinend.

THERAPEUT: Es hat Sie berührt zu hören, dass er Sie begehrt hat, da fingen Sie an zu weinen, einerseits wollen Sie das, andererseits glauben Sie ihm nicht. *(Sie nickt.)* Würden Sie ihm denn gerne glauben?

NORMA: Klar, aber das ist noch nie passiert. Noch nie.

THERAPEUT: Noch nie hat Sie jemand wirklich begehrt, geschätzt und gern gehabt. Das ist irgendwie richtig traurig. Zum Weinen. *(Sie nickt.)* Einerseits möchten Sie ihm glauben, und gleichzeitig ist da ein Teil in Ihnen, der Ihnen sagt: Gib auf, sei nicht blöd, schütze dich, schau richtig hin, dann ertappst du ihn, wie er dich betrügt, er wird dich im Stich lassen. Ist es so?

NORMA: Ja, ich will das gar nicht – will nicht denken. Vielleicht – und dann ...

THERAPEUT: ... die Sehnsucht nach dieser Liebe zulassen, nur um dann wieder enttäuscht zu werden. Sie unterdrücken die Sehnsucht und wappnen sich, nicht wahr?

NORMA: Ich fühle keine Sehnsucht, nur Wut. Ich will das auch gar nicht. Es ist mir total egal, ob ich ihm wichtig bin.

THERAPEUT: Ist das wahr? Es lohnt nicht zu weinen? Jemandem wichtig zu sein, etwas Besonders für Walt zu sein, dafür lohnt es nicht zu kämpfen?

NORMA: Ich hatte noch nie das Gefühl, jemandem etwas zu bedeuten. Ich habe das aufgegeben. Letzten Endes wird man immer im Stich gelassen.

THERAPEUT: Sie können niemandem vertrauen. *(Sie nickt.)* Sie bleiben auf der Hut. Damit Sie niemals wieder im Stich gelassen werden.

NORMA: Genau. Wir streiten jetzt besser, aber – Obacht, eine Stimme sagt: „Es wird wieder geschehen, auch mit Walt, ganz sicher.“ *(Ballt ihre Hände zu Fäusten.)*

THERAPEUT: Die Stimme sagt, denk noch nicht mal daran, dich wirklich zu öffnen, vergebliche Liebesmüh, nicht wahr? Bleib auf der Hut. Geh früher nach Hause, wer weiß, was du da vorfindest? Nämlich das, wovor Sie am meisten Angst haben?
NORMA: *(schließt die Augen)* Wie stark diese Angst ist.

Beispiel 2: Empathische Vermutung als Teil von Tango-Move 4 (Die Begegnung verarbeiten)

THERAPEUT: Walt, was erleben Sie, wenn Sie Norma zuhören?
WALT: Alles Mögliche. Es ist nicht fair, ich werde zu Unrecht verurteilt, ich kann ihr nicht beweisen, dass ich nicht so bin, es hilft nichts. So viel Misstrauen, so sehr auf die Probe gestellt zu werden, das habe ich nicht verdient.
THERAPEUT: Aha, Sie sind empört und vielleicht auch verletzt. *(Er nickt.)* Hören Sie denn, wie schwer es Norma fällt, Ihnen zu vertrauen, dass sie noch nicht einmal daran denken kann, weniger skeptisch zu sein?
WALT: Ich höre es.
THERAPEUT: Wenn Sie es hören – was geht in Ihnen vor?
WALT: Ich bin traurig. Sie ist so verletzt, sie hat Angst – ich doch aber auch!
THERAPEUT: Können Sie ihr das sagen?
WALT: Ich merke, dass du Angst hast. Wie kann ich dir zeigen, dass ich dich nicht betrügen werde?
THERAPEUT: Sie hätten gerne gewusst, was Sie tun können, damit sie weniger Angst hat? *(Er nickt.)* Fragen Sie sie.

Da Schritt 5 von allen EFT-Behandlungsschritten wie gesagt am stärksten intrapsychisch orientiert ist und Schritt 6 zum Teil auch, rücken hier interpersonelle Interventionen in den Hintergrund. Empathische Vermutungen beinhalten zwar auch, die Interaktion bindungsmäßig umzudeuten, allerdings geschieht dies eher intrapsychisch. Obwohl die interpersonelle Umstrukturierung durchaus auch in den Schritten 5 und 6 erfolgt, ist erst einmal eine Basis nötig, damit neue Interaktionen entstehen können. Dieser Prozess wird in Schritt 7 fortgesetzt und rückt dort sogar in den Mittelpunkt. Bemerkenswert ist, dass selbst bei den am stärksten intrapsychisch orientierten EFT-Schritten die innere Erfahrung auf die Umstrukturierung der Interaktion bezogen wird und ihr dient. Daher befinden sich EFT-Therapeut*innen stets an der Grenze zwischen Innen und Außen und experimentieren damit, wie beide einander spiegeln und erzeugen.

4. Interaktionen umstrukturieren

Wir choreografieren Enactments der nunmehr expliziter, bewusster und aktiver eingenommenen Positionen und gestalten die neue emotionale Erfahrung mithilfe der in Phase 2 gewonnenen Synthese zu neuen Interaktionen um. Außerdem beobachten wir, wie der Partner darauf reagiert, und choreografieren falls nötig weniger abweisende bzw. eher akzeptierende Reaktionen. Da das Risiko des Offenbarens der zutiefst verletzlichen Punkte sich qualitativ meist von den Risiken in Phase 1 unterscheidet, greifen wir manchmal zur „Salamitaktik". Ist das Risiko zu groß, titrieren wir es, indem wir die Schwierigkeit validieren und die Betreffenden bitten, über ihre Angst zu sprechen, die sie davon abhält, sich mitzuteilen.

Beispiel 1: Interpersonelle Risiken reduzieren – Risiken titrieren

Walt: Ich will ihr das nicht sagen. Ich weiß, es klingt komisch, weil sie ja zuhört und wir in den letzten Sitzungen einander schon so vieles erzählt haben, aber ... Ich habe eigentlich noch nie darüber gesprochen, über meine Angst, mit niemandem.

Therapeut: Das verstehe ich. Es ist was ganz Neues und wirklich sehr riskant, ein Sprung aus der Höhe ins Nichts, ins Unbekannte. Können Sie ihr also sagen: „Es fällt mir so schwer, dir direkt zu sagen, dass ich gerade eine Riesenangst habe. Es erscheint mir zu riskant."

Walt redet also über seine Verschlossenheit und da seine Frau ihn beruhigt, fühlt er sich bestärkt, weitere Risiken einzugehen.

Beispiel 2: Interaktionen umstrukturieren als Teil von Tango-Move 3 (engagierte Begegnungen choreografieren)

Therapeut: Norma, können Sie ihm Folgendes sagen? „Ich habe solche Angst. Ich wage nicht einmal mehr zu hoffen, mich danach zu sehnen, dass du mich liebst. Ich stelle meine Stacheln auf *(Normas Formulierung)*, warte und suche nach Beweisen deiner Untreue. Ich kann mich dieser Sehnsucht nur für einen kurzen Moment ausliefern."

Beispiel 3: Interaktionen umstrukturieren als Teil von Tango-Move 4 (Begegnungen prozessieren)

Therapeut: Sagen Sie ihr bitte: „Ich kann dem gerade nicht folgen, weil ich zu wütend bin. Dein Risiko anzuerkennen übersteigt meine Fähigkeit."

8.4 Der Paarprozess am Ende von Phase 2

Wie erleben Paare die zweite Phase? Verläuft die Therapie nach Plan, wirken viele verschiedene Elemente auf vielen verschiedenen Ebenen aufeinander ein. Obwohl erst der / die eine und danach der / die andere sich in die tiefere Auseinandersetzung mit Bindungsängsten hineinbegibt, erleben beide in etwa das Gleiche:

- Die in Phase 1 erschlossene emotionale Erfahrung ist stärker und intensiver. Dies erfordert eine gesteigerte Fähigkeit, sie noch im selben Moment zu erkunden, zu symbolisieren und zu erkennen, was die Erfahrung für das Selbst in Bezug auf den anderen bedeutet: „Ich muss mich schützen. Wer kümmert sich denn um mich? Bisher niemand, und ich habe es auch schon längst abgeschrieben. Als wir damals zusammenkamen, war meine Hoffnung, du ..., aber ..." Blockaden, sich zu binden, sich verletzlich zu zeigen, Bedürfnisse zu äußern und Zuneigung anzunehmen, werden deutlicher.
- Es wird erkannt, dass die Erfahrung Teil der eigenen Person ist (und nicht von der anderen hervorgerufen wird). Da die Betreffenden in und aus dieser Erfahrung leben, können sie sich auch zu den daraus entstehenden Impulsen – den Handlungstendenzen – bekennen, welche den gewohnheitsmäßigen Umgang mit nahestehenden Menschen organisieren und dazu beitragen, dass ein Beziehungsteufelskreis entsteht. Beispiel: „Ich habe solche Angst. Davor, nur halbherzig oder indirekt auf dich zuzugehen und dann sofort wegzurennen, wenn es danebenzugehen scheint. Die meiste Zeit verschanze ich mich wohl hinter einer Mauer. Kein Wunder, dass du nicht zu mir findest."
- Die erweiterte Erfahrung und die Übernahme von Verantwortung geschehen in hochemotionalen, von uns geschützten Situationen, in denen auch die Selbstkonzepte und -modelle zugänglich werden. Der Schmerz, den jemand erlebt und der in seiner Beziehung negativ definiert wird, offenbart sein Selbstbild auf so klare und erschütternde Weise, dass er es aktiv erkunden und schließlich umformulieren kann: „Also sage ich mir, was erwartest du denn? Du kriegst das halt nicht hin mit der Liebe. Ich fühle mich so klein *(zeigt die Spanne mit Daumen und Zeigefinger an)*. Ich kann sie nicht darum bitten. Wissen Sie, ich bin eine Art emotionaler Krüppel, ganz klar. Wenn sie mir also erzählt, wie enttäuscht sie ist – als wenn ich das nicht schon wüsste, wie sehr ich sie enttäusche! – das halte ich nicht aus. Also fange ich an zu schreien." Identität ist ein ständiger Prozess, ein in der Entstehung begriffenes Drama, mit den Bindungsfiguren als Protagonist*innen.

Indem die primären Kernemotionen, die mit dem Bild zusammenhängen, das die Betreffenden von sich selbst in Relation zum anderen haben, auf die oben beschriebene Weise wiederverarbeitet werden, entwickelt sich auch die Erfahrung der Beziehung weiter und verändert sich. In diesem Fall werden die der Emotion innewohnenden Herzenswünsche und -sehnsüchte klarer und artikulierbar, sodass man sie im letzten Teil der Phase 2 für die Arbeit mit Bindungsbedürfnissen nutzen kann. Was genau die Partner*innen wollen, das können sie in der Regel nur schwer artikulieren, vielleicht weil es ihnen nicht so ganz klar ist, weil es zu schmerzhaft ist und deshalb verdrängt wird oder weil sie sich nicht dazu berechtigt fühlen. Oder sie trauen sich nicht, darum zu bitten, weil sie dadurch in eine verletzliche Beziehungsposition kämen.

Mit der Wiederverarbeitung der Emotionen, die das Bindungsverhalten organisieren, setzt dessen Veränderung ein. Wer zum Rückzug neigt, wird zugänglicher und hat nun ansatzweise Einfluss darauf, wie die Beziehung und die eigene Person darin definiert sind. Werden diese Selbst- und Fremdmodelle im Prozess als „heiße Kognitionen" erschlossen, können sie umformuliert werden. Indem die Betreffenden sich aktiver in der Interaktion positionieren, werden sie aufgeschlossener und kontaktfreudiger. Statt hinter den Kulissen zu agieren und den Tanz von außen her dirigieren zu wollen, erkennen sie die wiederverarbeitete Bindungsangst und -unsicherheit nun als Teil ihrer eigenen Interaktion an.

Die Partner*innen in die primären Bindungsemotionen hineinzubewegen ist entscheidend für einen Wendepunkt. Es ist die Voraussetzung für die Wiedereinbindung der Rückzügler*innen (die wieder mehr auf ihre Partner*innen eingehen können) und die Erweichung der Anklagenden (die um die Erfüllung ihrer Bindungsbedürfnisse bitten können). Mehr über diese Bindungserlebnisse erfahren Sie im nächsten Kapitel.

Was geschieht mit denjenigen in der Beobachterrolle, die ihren Partner*innen um einen Prozessschritt hinterherhinken, weil diese schon im Kontakt sind mit ihren zentralen Bindungsängsten und anders mit ihnen umgehen?

Erstens sehen sie eine Partnerin, die jetzt anders ist. Fragt man Paare nach der entscheidenden Wende in der EFT, nennen sie wie zu erwarten die veränderte Wahrnehmung der Partnerin: facettenreicher sowie weniger rigide organisiert. Was daran überholt und verkrustet ist, wird durch die neue, vom Gehirn als überlebenswichtig kodierte Erfahrung herausgefordert. Wer bisher keine Träne vergossen hat, weint, wer sich nie geärgert hat, wird wütend, und wer meistens geschwiegen hat, redet jetzt offen über Ängste und zeigt damit: „Es ist nicht so, dass du mir nicht wichtig bist, denn das bist du, und eigentlich hast du sogar sehr viel Macht über mich." Somit erfahren die Partner*innen nicht nur sehr viel Neues *über* einander, sondern erleben auch ein stärkeres *Mit*einander. Sie fühlen sich in ihrer Menschlichkeit verbunden und erkennen Gemeinsamkeiten wieder, die über die Jahre durch Konflikte und Entfremdung verloren gegangen waren. Die emotionale Realität der Partnerin mitzuerleben berührt tief, bewegt neu. Vielleicht löst es Mitgefühl aus oder macht zumindest neugierig, da der Mensch auf Empathie gepolt ist (De Waal 2011). Indem wir unseren Klient*innen ihren geliebten Menschen als verletzlich offenbaren, appellieren wir an ihren Beschützerinstinkt, der als angeborener Impuls nicht vermittelbar ist, sondern von Blockaden befreit werden muss, damit er in Erscheinung treten kann. Empathieblockaden haben in Liebesbeziehungen fast immer mit dem Fehlen von Einstimmung oder Fokus aufseiten der Beobachtenden zu tun – vor allem, wenn sie sich bedroht fühlen und dadurch vollkommen mit der Regulation ihrer eigenen Emotion beschäftigt sind. Daher kümmern wir uns vorrangig um die Fähigkeit, sich auf das Gehörte einzustimmen, und um die emotionale Regulation, damit ein psychischer Freiraum entsteht, in dem sich die Betreffenden von ihrem geliebten Menschen bewegen lassen und ihn wirklich sehen können.

Zweitens zieht die Beobachtende ihren Partner in einen sehr neuartigen Dialog mit hinein, der zwar nicht unbedingt angenehmer ist, sondern anfangs sogar gefährlicher scheint als der gewohnte negative, aber immerhin vorhersagbare Kreislauf. Dieser neue Dialog hat nicht nur Einfluss auf die Emotionen, sondern ist auch eine Herausforderung für die Arbeitsmodelle der Beobachtenden. So erscheint ihr der gerade mit der Erkundung seiner Bindungsängste (Phase 2) beschäftigte Partner weniger gefährlich als vorher und stellt ihr Bedürfnis nach einer starken Abwehr infrage. Vielleicht fühlt sie sich durch die selbstbewusstere Beziehungsposition des zuvor passiven Partners eingeschüchtert oder aber immens beruhigt. Der neue Dialog birgt jedenfalls die Möglichkeit eines intimen Kontakts und erfordert die Reaktion der beobachtenden Partnerin. Und obwohl diese sich vielleicht schon seit Jahren um solch einen Kontakt bemüht, reagiert sie manchmal ambivalent, zunächst jedenfalls. Und dann öffnet sich die Tür zu der ersehnten Nähe – eine Nähe, die alles verändert, die nicht nur die Betreffenden stärkt, sondern auch die Beziehung.

Drittens hört die Beobachtende, wie ihr Partner Verantwortung für seine Position und seinen Beitrag zum Verlauf der Beziehung übernimmt, für seine Unerreichbarkeit, seine Gefühlskälte und seine Teilnahmslosigkeit. Dies wirkt gegen Beschuldigungen vonseiten der Beobachtenden und ermutigt sie, ebenfalls Verantwortung zu übernehmen.

Es ist stets eine spannende Frage, wer von beiden wohl die Führung im Therapieprozess übernehmen und sich zuerst auf die tiefer gehende emotionale Erkundung einlassen wird. Zwar arbeiten wir immer mit beiden an der Gestaltung der neuen Tänze – der für diese Therapiephase so essenziell wichtigen Bindungserlebnisse – und bitten sie gemeinsam auf die Tanzfläche, doch zum Vertiefungsprozess der Phase 2 laden wir sie nacheinander ein. So tanzen wir Tango-Move 2 in einem klassischen Anklage-Rückzug-Kreislauf zuerst mit den Rückzügler*innen (Affektelemente zusammenfügen und vertiefen) und im Rückzug-Rückzug-Kreislauf mit denen, die sich stärker zurückziehen. Denn wenn die Verfolgenden um Erfüllung ihrer Bedürfnisse bitten, bevor die Zurückgezogenen engagierter und responsiver dabei sind, könnten wir die perfekten Bedingungen für einen Rückfall schaffen.

Man sollte sich über die Reihenfolge jedoch nicht mehr als nötig den Kopf zerbrechen. Dass der zurückgezogenere Partner responsiver wird und der kritischere offener, bedingt sich gegenseitig und hängt zusammen. Indem der eine weniger feindselig ist, lädt er den anderen ein, auf ihn zuzugehen; indem der sich Zurückziehende weniger distanziert ist, ermutigt er die andere, die riskante Bitte um Erfüllung ihrer Bedürfnisse zu äußern. Dieser Prozess zieht sich durch die gesamte Therapie. Geht der Beziehungsstress noch nicht so lange oder ist er relativ schwach, schreiten die Partner*innen beinahe gleichzeitig voran.

Bei Tango-Move 4 (Die Begegnung prozessieren) müssen wir uns unbedingt empathisch verhalten und dürfen uns nicht frustrieren lassen, wenn wir einer stärker zurückgezogenen Partnerin mit viel Mühe aus ihrer Schale helfen und ihr Partner sich aber weigert, ihren Mut zu honorieren, und stattdessen wieder misstrauisch oder sogar feindselig reagiert. Hier intervenieren wir, indem wir die Kugel besonders geduldig und hartnäckig abfangen. Wir bleiben bei den Betreffenden, folgen ihrem Erleben und unterstützen sie, indem wir ihre Schwierigkeit validieren. Besonders Traumaüberlebende, die in Bindungsbeziehungen tief verwundet worden sind, kostet es unsagbar viel Vertrauen, sich für die Reaktion des Partners zu öffnen. Das könnte in etwa so klingen: „Kann das wirklich sein? Dass er das fühlt? Warum habe ich das noch nie gesehen? Das ist doch nur Theater. Ich weiß nicht, ob ich ihm vertrauen kann oder es überhaupt will. Er ist traurig, jetzt bin ich auch traurig, aber nur ich habe das Recht dazu. Darf ich dem Gefühl nachgeben? Ich kann nicht einfach aufhören, wachsam zu sein. Gut zu wissen, dass ich ihm nicht egal bin, aber hat er denn wirklich Angst? Warum hat er mir das nicht schon früher gezeigt? Vielleicht kann er sich öffnen und dann – was dann? Soll ich das Risiko noch einmal eingehen? Wieder hoffen? Noch nicht!“ Bei sehr schlechten Beziehungserfahrungen ist die erste Reaktion meist: „Das glaube ich doch nicht im Traum!“, oder: „Das kannst du jemand anderem erzählen!“

Man darf nicht vergessen, dass die für liebevolle Nähe notwendige Offenbarung der verletzlichen Seite ein zweischneidiges Schwert ist: keine Liebe ohne Verletzungsgefahr. Und wer sich dieser Gefahr bewusster ist, hat gute Gründe, stärker auf der Hut zu sein als andere Menschen. Ein plötzlich aufnahmebereiter und potenziell responsiver Partner stellt Vorbehalte infrage, die die beobachtende Partnerin in Bezug auf Nähe hat, und konfrontiert sie mit ihrem eigenen Widerwillen, etwas zu riskieren und zu vertrauen. Bevor sie reagiert, wird sie ihn vielleicht auf die Probe stellen. Ihr Bedürfnis, hinter dem sich womöglich Angst verbirgt, können wir spiegeln, validieren und in einen Zusammenhang mit dem Kreislauf stellen. Hört sie nicht auf damit, werden wir möglicherweise konfrontativer: „Was Sie gerade machen: Sie gehen auf Distanz und stellen ihn immer wieder auf die Probe, wollen prüfen, ob er sich auch wirklich verändert hat, verlangen Liebesbeweise von ihm. In Anbetracht all der Verletzungen, die Sie davongetragen haben, ist das auch total verständlich. Andererseits kann er keinen Beweis antreten, dass es für Sie okay ist, das Risiko auf sich zu nehmen. Also bitte geben Sie ihm einen Vertrauensvorschuss. Er wird auch Fehler machen – er lernt ja erst noch, genau wie Sie. Letztendlich läuft es darauf hinaus, ob Sie sich zutrauen, ihn hereinzulassen, wenn er anklopft.“ Hier ermutigt der Therapeut beide, im Kontakt zu bleiben und die Angst vor der neuen Interaktionsweise zu tolerieren.

Wenn jetzt die mehr zu Beschuldigungen neigende Partnerin darangeht, ihre Kernverletzlichkeiten zu erkunden und sie gegenüber dem nun offeneren Rückzügler auszudrücken (in Tango-Move 2), wird es relativ unkompliziert sein, den zuvor auf Rückzug gehenden Partner dazu zu bringen, die wunden Punkte der Partnerin zu akzeptieren – es sei denn, es werden wesentliche Bindungsverletzungen getriggert. Als Tims Frau sich von ihrer schwachen Seite zeigt, sagt der zuvor distanzierte, nun zugänglichere Mann zu ihr: „Ich find's schön, deine Schwäche zu sehen. Schön, dass du jetzt darüber reden kannst. Ich will für dich da sein. Ich glaube, ich kann das jetzt.“

Falls die beobachtende Partnerin durch die sich abzeichnenden Beziehungsveränderungen so in Bedrängnis gerät, dass der Teufelskreis sogar eskaliert und keine der bisher erwähnten Interventionen greift, dann könnte eine Einzelsitzung helfen (mehr darüber in Kap. 5). Gelegentlich tauchen als Verletzungen (s. o.) erfahrene Schlüsselereignisse der Beziehung wieder auf und hindern entweder die erzählende Partnerin daran, sich anzuvertrauen, bzw. die zuhörende Partnerin, einfühlsam auf das neuartige Verhalten einzugehen (mehr darüber in Kap. 13).

Im letzten Teil von Phase 2 – Bindung umstrukturieren – gehen beide Partner aufeinander zu, zuerst der zu Rückzug neigende und dann der mehr anklagende. Sie präzisieren ihre Bindungsbedürfnisse und erzeugen damit verbindende Momente, die die tiefsten angeborenen menschlichen Sehnsüchte berühren. Am Höhepunkt dieses Prozesses können sie aus einer offeneren und verletzlicheren Haltung heraus aufeinander eingehen und damit den Bau des sicheren Orts anbahnen: die grundlegende Erfahrung von Verlässlichkeit in einer sicheren Bindung. Diese Momente – die in der EFT auch Halt-mich-fest-Gespräche genannt werden – bewirken bei beiden Partner*innen eine konstruktive Abhängigkeit – ein ausgewogeneres Selbstbild und das Gefühl, in der Beziehung und in der Welt überhaupt geborgen zu sein. Sie sind Ereignisse, die in der Tat etwas verändern. Mehr darüber im nächsten Kapitel.

9. In Reichweite: Sichere Verbundenheit

„Liebe ist alles, was man ihr nachsagt. Sie ist es wert, dafür zu kämpfen, mutig zu sein, alles dafür zu riskieren ... Wer nichts riskiert, riskiert umso mehr.“

(Erica Jong)

9.1 EFT-Veränderungsereignisse in Phase 2: Wiedereinbinden und Erweichen

JIM: *(ein Rückzügler am Anfang des Enactments, das bei ihm eine Veränderung bewirkt)* Gib mir doch eine Chance! Hör auf, mich zu traktieren, und hilf mir, dich besser zu lieben! Ich kann das lernen, und ich will es auch. Mich zu verschanzen ist mir zur Gewohnheit geworden – aber eigentlich will ich das nicht mehr. Kannst du das hören?

MARY: Na ja – wie soll ich das so einfach schlucken? Es fällt mir schwer. Ich weiß nicht so recht, ob ich dir glauben kann. Willst du mich denn wirklich besser lieben lernen?

JANE: *(eine Anklägerin am Anfang des Enactments)* Doch, es fällt mir auf, dass du mehr für mich da bist, wirklich. Aber dich mit offenen Armen empfangen – das geht irgendwie nicht. Zu riskant, sagt etwas in mir. Ich wurde ja schon mal verletzt. Ob ich es trotzdem schaffe? Keine Ahnung. Vielleicht habe ich noch zu viel Angst, es zu probieren. Denn was ist, wenn ich mich öffne und du gar nicht da bist?

PAUL: Ja, ich habe dich verletzt – aber ich möchte, dass du mich wenigstens probehalber akzeptierst.

Dieses Kapitel handelt vom Schritt 7 des EFT-Prozesses, der den Ausdruck von Bedürfnissen und Sehnsüchten fördert und durch emotionales Engagement zu sicherer Verbundenheit führt. In diesem letzten Teil der Phase 2 können die Partner*innen mithilfe der Vertiefung ihres Erlebens und Ausdrucks ihre Beziehung so verändern, dass beide offener und einfühlsamer aufeinander eingehen. An diesem Punkt kommt es zu den entscheidenden Veränderungsereignissen, die mit einem Therapieerfolg korrelieren. Schritt 7 führt bei der weniger engagierten Rückzüglerin zu ihrer Wiedereinbindung in die Beziehung, während der kritischere Partner nunmehr „erweicht“ in eine Position der Verletzlichkeit überwechselt, von der aus er um Nähe und Trost zu bitten lernt. Wie gesagt, setzt die Wiedereinbindung der Rückzügler*innen schon ein, wenn der Prozess, bei dem die Anklagenden auf sanfte und einladende Weise Kontakt suchen, noch im Gange ist. Sobald er abgeschlossen ist, können sich beide einander responsiv zuwenden, was ihren Zusammenhalt immens fördert. Solche Erlebnisse bekräftigen das sich entwickelnde emotionale Engagement des Paares und bilden einen neuen positiven Heilungskreislauf, der so selbstverstärkend ist wie zuvor der negative, doch im Gegensatz zu diesem eine sichere Bindung bewirkt. Dies bestätigen auch Forschungsergebnisse aus unserem Labor, denen zufolge EFT einen signifikanten Einfluss auf die Bindungssicherheit sowohl vermeidend als auch ängstlich gebundener Menschen hat (Burgess-Moser et al. 2015). Während die Vermeidenden sich ganz allmählich – quasi einen Schritt pro Sitzung – in Richtung Sicherheit bewegten, änderte sich das Muster der Ängstlichen – trotz verbesserter Beziehungszufriedenheit – erst durch die großen Bindungserlebnisse der Phase 2.

Ob die Beziehungszufriedenheit deswegen abnimmt, weil positive Gefühle von negativen, konfliktgeladenen Interaktionen untergraben werden oder weil ein Mangel an responsiven, intimen und das Bindungsbedürfnis befriedigenden Interaktionen die Nähe untergräbt und zu weiteren Konflikten und mehr Negativität führt, ist strittig (Roberts & Greenberg 2002). Unbestritten ist, dass der Umgang mit Schwierigkeiten und Konflikten in einer sicheren, wechselseitig liebevollen und responsiven Bindung besser gelingt. Ist sie auch von emotionalem Engagement geprägt, entsteht neue Zuversicht. Liebe und Zuneigung sind – das wissen wir aus 30 Jahren der Anwendung und Erforschung der EFT – das beste Mittel gegen frühere Verletzungen und für die Konsolidierung der in der Deeskalationsphase erzielten Erfolge.

Die Vertiefung der emotionalen Erfahrung und die anschließenden neuen, den Wunsch nach Kontakt signalisierenden Interaktionserlebnisse versprechen einen beidseitigen Therapieerfolg. Denn da die Partner*innen nun zum Austausch über ihre Verletzlichkeit befähigt und sich ihrer Bindungsbedürfnisse bewusst sind, trauen sie sich immer öfter, sie zu äußern. Zu sehen, wie die Partnerin ihre Bedürfnisse aus einer ermächtigten, zugänglichen Position äußert, wirkt auf den anderen *anziehend* und lädt ihn zum Mitmachen ein. Die Verarbeitung und Bewusstwerdung von Bindungsängsten spornt an, etwas dagegen zu unternehmen, so, wie bewusster Hunger einen deutlichen Wunsch nach Essen auslöst und dazu veranlasst, diesen zu äußern. Werden solche Ängste wahrgenommen, formuliert, akzeptiert und entsprechend kommuniziert, fragen wir, welche Hilfe vom Partner gewünscht wird. Und immer lautet die Antwort: seine Nähe – angenommen, bestärkt und unterstützt zu werden, zu hören, dass man wertgeschätzt wird, einander braucht, einander wichtig ist.

Was in Tango-Move 2 noch klingt wie „Mit dir fühle ich mich klein und unfähig; und weil der Gedanke, dass du das mitkriegen und mich verlassen könntest, mir Angst macht, erstarre ich und versuche, dich zu beschwichtigen“, klingt in Phase 2, Schritt 7 vielleicht so: „Ich habe keine Lust mehr zu erstarren. Ich will dir etwas bedeuten. Ich will, dass du aufhörst, mich zu kritisieren und mit Beziehungsabbruch zu drohen. Ich werde mich in dieser Beziehung nicht mehr klein fühlen." Aus dieser Position der stärkeren Selbstwirksamkeit kann der Betreffende nun die Beziehung selbst definieren, anstatt auf die Definitionen seiner Partnerin zu reagieren. Er ist mehr bei seiner eigenen emotionalen Erfahrung und spricht aus einer zugänglichen statt distanziert-unzugänglichen Haltung heraus. Wenn seine Partnerin sich ihm anschließen kann, ist das für sie nicht nur ein zusammenschweißendes Erlebnis, sondern die Beziehung wird zur sicheren Basis umdefiniert. Letzteres bedient die Prozesse in Phase 3, Konsolidierung und Integration, wo eine neue Art der Verbindung bewirkt, dass das neue Beziehungsnarrativ mit flexiblen Interaktionsmustern und Zukunftsperspektiven einhergeht und Probleme kooperativ und konkret gelöst werden.

Da beide Partner*innen in der Lage sind, mit ihrem Schmerz und den darunter liegenden Sehnsüchten in Berührung zu kommen, validieren wir diese und helfen ihnen zu formulieren, was sie brauchen, um sich in der Beziehung sicher und verbunden zu fühlen, und zwar so, dass der Wunsch nach Kontakt deutlich wird (Tango-Move 3).

Diese Art des Ausdrucks ermöglicht eine auf Annäherung basierende Interaktionshaltung auf gleicher Höhe, wo es nicht mehr um den Austausch oder die Verhandlung von Ressourcen geht, sondern um einen neuen und authentischen Versuch, aufeinander zu und aufeinander einzugehen. Die Partner*innen fordern nicht mehr, sondern *bitten*, und zwar ohne dem / der anderen die Schuld zuzuschieben.

Beispiel: Eine Therapeutin sollte auf Wunsch des Klienten dessen Frau überreden, sich nach ihm zu richten und sein ausgeprägtes sexuelles Verlangen zu stillen. 15 Sitzungen später konnte David seiner Frau sagen: „Ich habe solche Angst, dich zu enttäuschen und dir nie zu genügen. Diese Angst verwandle ich in Aufdringlichkeit. Ich brauche es so sehr, von dir begehrt, von dir berührt zu werden, zu hören, dass du wirklich mich willst. Ich brauche deine Nähe. Kann ich dich darum bitten?"

Für den Rückzügler verläuft die Annäherung in der Regel anders als für die Anklagende. Während diese ihre Waffen niederlegt, sich mit ihrer Verlustangst konfrontiert und Vertrauen riskieren muss, kann er nun gelassen und selbstbewusst mit seiner Angst vor Ablehnung umgehen, weil er sie als berechtigt anerkennt. Er sieht sich selbst nicht länger als unzulänglich oder unzumutbar und die Partnerin als Gefahr, sondern erkennt Schwächen als menschlich an und sich selbst als liebenswert. So ist John bereit, seine Partnerin um Erfüllung seiner Bedürfnisse bitten: „Ich bin zaghaft. Aber ich kann auch stark sein. Du bist auch nicht immer stark. Wenn du mich anschreist und mich eine Memme nennst, kommt mir meine Stärke abhanden, und dann kann ich auch meine Angst nicht so gut überwinden. Bitte hör auf damit. Ich möchte, dass du mich respektierst. Eine enge Beziehung zwischen Ferkel und Superwoman ist ganz schön anstrengend." Beide können ihr Selbstbild um ein deutlicheres Gespür für ihre Bindungsschwächen und -bedürfnisse erweitern.

An diesem Punkt der Therapie bekommt Tango-Move 3 eine ganz besondere Qualität, da er hilft, Bedürfnisse so ansprechend zu äußern, dass es die Sympathie der Partnerin erweckt und bei ihr auf Anklang stößt, was die Chance erhöht, dass sie darauf eingeht. Es kommt also ganz und gar auf deutliche Bindungssignale an (Kobak, Ruckdeschel & Hazan 1994). Naturgemäß ruft die Bitte bei der Partnerin das Gefühl hervor, wichtig und unersetzlich zu sein, was bindungsmäßig beruhigt und überzeugt. An diesem Punkt kann sie Dinge sagen wie: „Mir war nie klar, dass ich dir wichtig bin, dass du mich brauchst." In der Tat appellieren solche Bitten indirekt an die eigene Entbehrung von und Bedürftigkeit nach Bindung und machen es leichter, darauf einzugehen.

9.2 Marker

Dies sind die Situationen, in denen wir intervenieren:

1. Ein Klient bezieht sich auf eine emotionale Erfahrung aus dem Vertiefungsprozess der Phase 2, ohne aber seine eigenen impliziten Bedürfnisse und Wünsche zu symbolisieren. Wir helfen ihm, diese aus seiner eigenen Erfahrung heraus zu formulieren und dem Partner mitzuteilen.

2. Eine Klientin fängt an, spontan über ihre Bedürfnisse und Wünsche zu reden, weicht dann aber vom Thema ab, wird vage oder wendet sich beim Erzählen nicht an die Partnerin. Hier haben wir dafür zu sorgen, dass sie wieder zum Thema zurückkehrt bzw. ihre Worte direkt an die Partnerin richtet.

3. Egal, ob ein Klient offen für das neue Verhalten des Partners ist oder es diskreditiert – wir laden ihn ein, seine Bedürfnisse und Prioritäten weiterhin emotional engagiert zu äußern. Positive Reaktionen werden gewürdigt, hervorgehoben und verstärkt, Schwierigkeiten im Umgang mit den Veränderungen des Partners oder der Interaktion mit ihm werden gespiegelt und validiert („die Kugel abfangen").

In diesem Therapiestadium können wir uns häufig die starke Antriebskraft dreier Faktoren zunutze machen: 1. das über viele Sitzungen hinweg gewachsene und tragfähige therapeutische Bündnis, 2. das angeborene Bindungsbedürfnis als Auslöser von Risiko- und Kontaktbereitschaft und 3. die nachvollziehbar zum Ausdruck gebrachte Verletzlichkeit, die die anderen zu Anteilnahme und Mitgefühl bewegt. Dieses neue Drama ist Ergebnis der Millionen Jahre währenden Evolution und eines biologisch angelegten Lernprozesses.

9.3 Der Tango in den Veränderungsereignissen der Phase 2: Wiedereinbinden und Erweichen

THERAPEUT: Paul, Sie sind wirklich mutig! Was Sie Jack alles erzählt haben, von Ihrer Angst, wie sehr sein „Intellekt", seine sprachliche Gewandtheit Sie „einschüchtern" und dass Sie sich „abgehängt" fühlen. Weil Sie damit nicht mithalten können, driften Sie innerlich in Fantasien ab. *(Fasst die primären Emotionen zusammen, die Paul über mehrere Sitzungen hinweg in Tango-Move 2 erschlossen hat, und wiederholt seine emotionalen „Anker".)* Dass Sie das an die vielen Schmerzen erinnert, die Sie früher erlitten haben, als Sie das Gefühl hatten, nicht zur Familie zu gehören. All dieser Schmerz lag auch in den Worten, mit denen Sie sich selbst bezeichnet haben: Missgeburt, Außenseiter, Fremdkörper. *(Paul nickt mit Tränen in den Augen.)* Und Sie hatten solche Angst, dass auch diese Beziehung darauf hinauslaufen wird. Kein sicherer Ort für Paul? *(Er nickt wieder.)* Jack konnte Sie hören, und weil ich glaube, dass Sie das auch wahrgenommen haben, hätte ich gerne von Ihnen gewusst, wie Jack Ihnen helfen kann, wenn dieser Schmerz bei Ihnen hochkommt.

PAUL: Weiß nicht. Hmm. Keine Ahnung. Ich will nicht mehr in meine Seifenblase abdriften, ganz allein. Und wenn ich Jack sage, ich fühle mich gerade abgehängt, mach langsamer, dann will ich sicher sein, dass er mich hört.

THERAPEUT: Können Sie ihm das jetzt sagen: „Würdest du langsamer machen?"

PAUL: *(wendet sich Jack zu)* Ja. Ich möchte dich bitten, mich nicht abzuhängen. Ich will sichergehen, dass du das verstehst. Ich will mich nicht mehr in mich selbst zurückziehen und dich von mir fernhalten. Ich will, dass wir uns nahe sind. *(Er blickt zum Therapeuten und lacht.)* Das auszusprechen ist ganz schön gruselig! So was mach ich normalerweise nicht. *(In seiner Familie sei es nicht üblich gewesen, erzählt er, vom Thema abschweifend.)*

THERAPEUT: Können wir wieder auf das von vorhin zurückkommen? Sie meinten, es sei gruselig, Jack gegenüber solche Dinge auszusprechen. Aber Sie machen das sehr gut – Sie erzählen ihm frei von der Leber weg, welche Art von Beziehung Sie sich wünschen. Das ist neu für Sie, nicht wahr? *(Paul lächelt und nickt.)* Können Sie ihm bitte sagen, was Sie brauchen, was er tun soll, damit Sie sich in dieser Beziehung sicher fühlen, statt sich wie ein Außenseiter am falschen Ort vorzukommen und von diesem Gefühl überwältigt zu werden?

PAUL: *(schweigt eine ganze Weile und spricht dann kaum hörbar)* Ich hätte gerne, dass du mir sagst, dass du mich willst – mich brauchst – so langsam, wie ich nun einmal bin, nicht so intelligent wie du. Dass ich keine Missgeburt für dich bin. Ich brauche die Bestätigung, dass du mich magst. Dass du dein Tempo drosselst, weil ich es dir wert bin. Dass wir einander nahe sein können. Das will ich. *(Jack lehnt sich zu Paul hinüber und hält seine Hände. Paul weint.)*

In einer späteren Phase geht der Therapeut denselben Prozess noch einmal mit Jack durch und lädt ihn zu einer besänftigten Haltung ein, in der auch er sich verletzlich zeigen und um Befriedigung seiner Bindungsbedürfnisse bitten kann.

THERAPEUT: Jack, Sie haben Paul auf so berührende Art und Weise mitgeteilt, was sein „Verschwinden" mit Ihnen macht, dass Sie sich tagelang „wie nach einem Todesfall" fühlen. Sie haben ihm gezeigt, was hinter Ihrer Wut und Ungeduld steckt. Wie hatten Sie doch gleich das Gefühl beschrieben, das Sie überkommt, wenn er plötzlich nicht mehr da ist – „desorientiert, schwindlig"? Fühlen Sie sich gerade so?

JACK: Ja. Mir wird richtig übel. Als müsste ich mich gleich übergeben. Fast wie Panik. Geradezu lächerlich.

THERAPEUT: Aber nicht doch – das Gefühl, den geliebten Menschen zu verlieren, löst bei allen Menschen Panik aus. Und just in diesem Moment sagen Sie sich selbst: „Niemand wird je für mich da sein. Nie. Da kann man einfach nichts machen."

JACK: Komisch. Eigentlich fühlt sich das gut an, das auszusprechen – wir haben ja bereits darüber geredet und die Sache beim Namen zu nennen beruhigt mich. Gibt mir das Gefühl, dass ich nicht verrückt bin. Und unsere Beziehung ist besser.

THERAPEUT: Was brauchen Sie von Paul, wenn Sie dieses Gefühl – diese Panik – überkommt, wie jetzt gerade?

JACK: *(wendet sich Paul zu)* Ich möchte dir zurufen können, die Panik ist da – wie laute Musik in meinem Kopf. Ich möchte wissen, dass meine Schmerzen dir etwas ausmachen und du zu mir zurückkehrst und mich tröstest – mich auffängst. Kannst du das tun? Für mich?

PAUL: Ja, das kann ich, das will ich – wir können einander Sicherheit geben. Wir können ... zusammen sein. Ich möchte dir helfen, dass du dich geborgen fühlst. Wir schaffen das. (*Sie stehen auf und umarmen sich.*)

Weitere Beispiele für derartige Erweichungsereignisse finden Sie auf unseren Trainings-DVDS „Sichere Bindungen gestalten" (↗ www.raspberryhill.eu/shop/DVD, Original: „Shaping Secure Connection") und „Risking Reaching and Responding" (↗ www.iceeft.com).

9.4 Interventionen

Je risikofreudiger Klient*innen werden und je leichter sie ihre Bindungsbedürfnisse mitteilen können, desto mehr folgen wir als Therapeut*innen dem Prozess und desto öfter lassen wir sie die Initiative ergreifen. Wir sprechen ihnen jedoch weiterhin Mut zu und lenken ihre Aufmerksamkeit falls nötig wieder auf das Thema zurück. Unsere Hauptaufgabe besteht darin, die Interaktionen umzustrukturieren, indem wir sie nachverfolgen, hervorheben, neurahmen und vor allem neue Interaktionen auf der Basis der emotionalen Erfahrung anbahnen, etwa solche, die den Zusammenhalt fördern. Intrapsychische Interventionen (z. B. evokativ auf die Betreffenden eingehen und empathische Vermutungen anstellen) werden bei Blockaden eingesetzt oder wenn der Prozess auf der Stelle tritt. Fällt es jemandem schwer, um das, was er oder sie braucht, zu bitten, helfen wir, dem auf den Grund zu gehen.

Evokative Resonanz: Spiegeln und fragen

Wir fokussieren auftauchende Wünsche und Sehnsüchte oder etwaige Schwierigkeiten, diese dem Partner mitzuteilen, und helfen den Betreffenden, sich darüber klar zu werden.

Beispiele

1. Therapeutin: *(zu dem sich wiedereinbindenden Rückzügler)* Wenn ich Sie richtig verstehe, sagen Sie *(fasst zusammen)*, dass ihre Androhungen, Schluss zu machen, und die Angst, sie könnte es tatsächlich tun, die reinste Qual seien, weil Sie so nie festen Boden unter den Füßen bekommen und es Ihnen deswegen so schwerfällt, sich vertrauensvoll auf die Beziehung einzulassen – ist das korrekt?

Tim: Ja. Und dann mache ich dicht, was ich aber eigentlich will, ist … *(Er legt die eine Hand in die andere wie in eine Schale und hält sie so vor seiner Brust.)*

Therapeutin: Was Sie wollen, ist …? *(Tim reagiert nicht, blickt auf seine Hände.)* Sie bilden mit Ihren Händen ein Nest, einen Korb. Was geschieht in diesem Moment mit Ihnen?

Tim: Ich möchte sie auffangen, aber sie lässt mich nicht. Sie beschäftigt sich mehr mit ihren Eltern, verstehen Sie?

Therapeutin: Ja. Und was Sie wollen ist …?

Tim: Ich will sie auffangen.

Therapeutin: Sie beschützen.

Tim: Ja. Ich will, dass sie alle Eier in einen Korb legt, in unseren Korb, und nicht dauernd zu ihren Eltern rennt.

Therapeutin: Dass sie riskiert, sich an Sie anzulehnen. *(Er nickt.)* Können Sie ihr das sagen?

2. Therapeutin: Es ist zu schwierig, Sie können ihm nicht davon erzählen?

Jane: Irgendwie geht es nicht. Wozu denn auch? Er würde es eh nicht verstehen *(bekommt feuchte Augen)*.

THERAPEUTIN: Was geht in Ihnen vor, wenn Sie das sagen?
JANE: Ich weiß genau, was passiert. Er wird entweder ausflippen oder sich rausreden.
THERAPEUTIN: Es klingt, als wollten Sie das nicht riskieren.

Empathische Vermutungen anstellen

Manche Klient*innen brauchen Hilfe beim Symbolisieren ihrer Sehnsüchte. Sie verdrängen sie, um die Beziehung stabil zu halten oder das Gefühl der Entbehrung abzuwehren.

Beispiel

MARION: Diese Beziehung ist so anstrengend. Ich habe beinahe jede Hoffnung verloren.
THERAPEUTIN: Vielleicht wollen Sie nicht mehr hoffen?
MARION: So ist es. Manchmal reicht es, nur der Form halber zusammenzubleiben, wie Freunde halt.
THERAPEUTIN: Das klingt, als hätten Sie alle Sehnsüchte, alle Träume, die Sie einmal hatten, als Sie Harry kennenlernten, hinter Schloss und Riegel verfrachtet.
MARION: Möglich *(weint kurz, richtet sich auf und wirft die Haare nach hinten; ihr Gesicht verhärtet sich)*.
THERAPEUTIN: Können Sie mir auf die Sprünge helfen? Es klingt beinahe wie: „Ich werde keine Sehnsucht mehr haben, nicht mehr träumen und enttäuscht werden."
MARION: Genau. *(Ihr kommen wieder die Tränen.)*
THERAPEUTIN: Aber die Tränen – warum die Tränen? Was ist das, was Sie so sehr wollen und jetzt aber aufgeben?
MARION: *(stürmisch)* Ich wollte umfangen werden, sein Schatz sein, wenigstens eine Weile lang, und nur für ihn *(weint leise)*.
THERAPEUTIN: Und ich vermute, ein Teil von Ihnen will das immer noch? Ja? *(Marion nickt.)*

Den Kreislauf nachverfolgen und spiegeln

An diesem Punkt der Therapie wird nicht der ursprüngliche Teufelskreis vom Therapiebeginn nachverfolgt und gespiegelt, sondern dessen Veränderungen und der entstehende neue, positivere Kreislauf. Genau gesagt, handelt es sich oft um Minisequenzen, die auftreten, wenn sich die innere und die äußere Realität gegenseitig widerspiegeln und erzeugen. So könnte die Therapeutin in dem Fallbeispiel oben den Prozess spiegeln und beschreiben, wie die Frau ihre Sehnsucht offengelegte, dann Bedenken bekam und schließlich wieder zurückruderte – ein Verhalten, das Ambivalenz erzeugt und eine Reaktion erschwert. Entsprechend ging der Mann zur Sicherheit kaum auf seine Frau ein. Die Therapeutin stößt eine Erkundung der Interaktion an, bei der sich herausstellt: Die Frau hatte Angst, ihre Bedürfnisse zu äußern, und beeinflusste damit die Reaktion ihres Mannes. Alternativ kann der Prozess noch einmal durchgespielt werden, um bestimmte Elemente näher zu untersuchen.

Außerdem verfolgt der Therapeut / die Therapeutin alle neuen Interaktionen nach und fasst sie zusammen. Oder er / sie hebt die Risiken hervor, die die offenbarende Seite des Paares eingeht, die Reaktionen der anderen Seite darauf sowie die darin liegenden Chancen für die Bindung.

Beispiel

THERAPEUT: Das ist ja unglaublich, was Sie gerade getan haben, Terry. Wirklich mutig, was Sie June gerade sagten: „Du brauchst nur aufzuhören, mir jeden Schritt vorzuschreiben, und schon können wir zusammen tanzen, von mir aus auch gern Tango. Wenn du mir nur ein wenig vertrauen würdest, könnte ich vielleicht herausfinden, wie das geht." Und Sie, June, haben geantwortet: „Na ja, vielleicht schaffst du es ja" und gelacht. Da hat sich ganz schön viel verändert seit den ersten Sitzungen, als schon die bloße Vorstellung, Terry zu vertrauen und ihn in der Beziehung auch einmal führen zu lassen — *(Pause)*

JUNE: Unerträglich. *(Therapeut nickt.)* Jetzt habe ich das Gefühl, er will tatsächlich tanzen.

THERAPEUT: Aha, was für ein Unterschied! Beide entwickeln Sie neue Möglichkeiten, wie Sie zusammen sein und Ihre Beziehung gestalten können, nicht wahr?

Neurahmen

Die Schwierigkeiten beim Äußern von Bedürfnissen werden im Rahmen des Teufelskreises umgedeutet und die Erwartungen und Verletzlichkeiten als dessen Ergebnisse gesehen.

Beispiel

THERAPEUTIN: Jetzt verstehe ich das – da Sie schon so lange in dem Gefühl leben, Graham nicht wichtig zu sein, kommt es Ihnen todesmutig vor, diese Bitte zu äußern. *(Sie nickt.)* Bestimmt haben Sie große Angst davor. *(Sie nickt.)* Er könnte ...?

ELISA: Er könnte mir rational genau erklären, warum meine Bedürfnisse unangemessen sind, sich dann von mir abwenden und mich allein zurücklassen, so klein mit Hut. Das ist riskant.

THERAPEUTIN: Trotz der vielen Verletzungen und der Angst, um etwas zu bitten, das Sie wollen, und zu hoffen, dass er darauf eingehen wird? *(Sie nickt.)*

Interaktionen umstrukturieren

Die häufigste Intervention in diesem Therapiestadium (Tango-Move 3), und manchmal auch die einzig notwendige, ist das Choreografieren von Bitten und das Hervorheben von positiven Reaktionen. Die Gestaltung einer bestimmten Bewegung in diesem fortwährenden Interaktionstanz mit kongruenter nonverbaler Kommunikation erfordert jedoch meist von uns, extrem und beinahe unerbittlich fokussiert die Führung zu übernehmen.

Beispiel

THERAPEUT: Können Sie ihr bitte sagen: „Ich möchte, dass du aus deinem Panzer aussteigst. Ich möchte dir nahe sein.“

MARTIN: *(zum Therapeuten)* Ja, das möchte ich. Dann wäre alles besser – und die Probleme mit ihrer Familie wären ...

THERAPEUT: Martin, darf ich Sie unterbrechen? Können Sie Ihre Frau direkt ansprechen und Sie dabei anschauen?

MARTIN: *(wendet sich seiner Frau zu und schaut sie an, während er mit ihr spricht)* Ja, ich möchte das – dir näherkommen. Ich werde bestimmt nicht weggehen. Ich möchte hier bei dir sein und nicht auf der anderen Seite des Zauns. Ich wünsche mir Zärtlichkeit und möchte sie auch geben.

THERAPEUT: Wie fühlen Sie sich, wenn Sie das sagen?

MARTIN: Gut, als wäre es wahr. Das aussprechen zu können erfüllt mich mit Stolz.

THERAPEUT: *(nickt und lächelt)* Und das zu hören, Susan, wie ist das für Sie?

SUSAN: So ganz geheuer ist es mir nicht, aber na ja, irgendwie gefällt es mir *(zu Martin)*, besonders deswegen, weil du es scheinbar so sehr wolltest, dass du über deinen Schatten gesprungen und es einfach gesagt hast. Wie früher, am Anfang unserer Beziehung.

Anschließend könnte der Therapeut nicht nur dieses Erlebnis hervorheben, sondern auch, welche Chancen für eine sichere Bindung sich für das Paar daraus ergeben.

Im letzten Abschnitt dieses Kapitels soll es nicht um eine Erläuterung des Paarprozesses und dessen Endphase gehen, sondern um die Veränderungsereignisse, da deren Strukturierung in dieser Phase für beide Seiten besonders wichtig ist.

9.5 Veränderungsereignisse

Als *Wiedereinbindung* bezeichnen wir den Höhepunkt einer Reihe von Enactments, bei denen die Rückzügler*innen ihre Ängste und Bedürfnisse wahrnehmen und nachvollziehbar ausdrücken können. Da sie nun zugänglicher, responsiver und emotional engagierter sind, verlassen sie ihre passive Position und können der aktiveren Partnerin kommunizieren, wie sie die Beziehung gerne hätten, und aus einer Position der ausgeglichenen Verletzlichkeit auf sie zugehen.

Unter „*Erweichung*" verstehen wir den Höhepunkt einer Reihe von Enactments, bei denen die aktiveren Anklagenden die empfindsameren Gefühle Angst, Traurigkeit und Scham zeigen und damit bei den nun empfangsbereiteren Sich-Zurückziehenden Zuneigung und Mitgefühl bewirken. Sie erkennen ihre eigenen Bindungssehnsüchte und gehen aufeinander zu. Solche „Erweichungserlebnisse" machen beide Seiten hellhöriger füreinander, responsiver und in Bezug auf Beziehungsprobleme kommunikativer, sodass die Beziehung zu einem sicheren Ort, einer verlässlichen Basis wird. Sie stärken außerdem den Zusammenhalt, was, wie bereits gesagt, einen ganz entscheidenden Anstoß gibt für die Revision von auf Unsicherheit ausgerichteten Arbeitsmodellen, eine neue Integration von Intrapsychischem und Interpersonellem, von Selbst und System. Die existenzielle Bedeutung solcher Erlebnisse kann gar nicht genug betont werden. Viele Menschen können hier zum ersten Mal sich selbst ihre Bedürfnisse eingestehen und sich von ihrer wahren Seite zeigen. Durch die Konfrontation und die aktive Auseinandersetzung mit dem Gefühl der Entbehrung werden auch psychische Probleme wie Depression, Angst oder die Nachwirkungen eines Traumas mitverarbeitet. Denn wo geschieht Heilung ganz von selbst, wenn nicht in den Armen eines geliebten Menschen?

Damit Sie sich ein genaueres Bild von diesem Prozess machen können, wird er im Folgenden anhand von prototypischen Beispielen beschrieben.

*Wiedereinbinden der Rückzügler*innen*

Der Wechsel beginnt sich in Phase 1 abzuzeichnen, wenn beide Partner*innen ihren Tanz als Eigenprodukt anerkennen und dessen zugrunde liegenden Emotionen – am häufigsten Angst vor Ablehnung und Minderwertigkeitsgefühle – vertiefen.

Am Anfang von Phase 2 bzw. mit Tango-Move 2 (Affektelemente zusammenfügen und vertiefen) spürt der zum Rückzug neigende Partner sehr deutlich, dass er in Wahrheit Angst vor Kontakt hat und massiv von *schlimmsten Befürchtungen* bedrängt wird. Beispiel: „Irgendwann wird sie darauf kommen, was für ein nichtswürdiger Versager ich bin." (Männer sind als Partner häufig weniger engagiert, jedoch nicht immer.) Damit seine Angst in ihren Einzelheiten erfassbar und konkreter wird, bearbeitet er sie mit dem Therapeuten. Dieser hilft ihm, die primäre Emotion herauszufiltern und sie der Partnerin zu kommunizieren, und zwar konsistent, verbal wie nonverbal übereinstimmend, klar und verständlich, in etwa so: „Du darfst mich nicht so sehen. Sonst würdest du mich ganz sicher hassen."

Er bekommt Zugang zu einem bestimmten Schmerz und kann ihn seiner Frau gegenüber direkt zum Ausdruck bringen: „Ich bin nicht dein früherer toller und aufregender Lover und werde es auch nie wieder sein. Ich fühle innerlich nur noch Leere."

Obwohl er seine Gefühle zum Teil schon in Phase 1 offenbart hat, reagiert seine Frau zuerst ungläubig, doch sobald der Therapeut dies validiert, kann sie sich damit auseinandersetzen: „Du erwartest von mir, dass ich dir glaube ... Bist du wirklich verletzt ... Das hast du mir noch nie erzählt ... Das hätte ich nie erwartet ... Das ist ja traurig ... Das wusste ich nicht, dass ich dir damit wehtue." Nach und nach reagiert sie weniger negativ. Mit Unterstützung des Therapeuten bleibt der Mann engagiert, fokussiert auf seine eigenen Reaktionen und den Dialog mit seiner Frau. Durch seine emotionale Erfahrung weiß er, wer er ist, was er will und daher auch, wie er sich verhalten wird. Er fühlt, dass seine Emotionen berechtigt sind und beginnt, sie in Worte zu fassen: „Ich werde nicht länger zu beweisen versuchen, dass ich deiner Zuneigung wert bin. Ich werde mein Leben nicht mehr darauf ausrichten, Berge zu versetzen, deine Wunschliste für den perfekten Ehemann abzuarbeiten und dabei zu viel Angst vor Nähe zu haben. Lieber schlafe ich allein und akzeptiere, dass ich auf mich gestellt bin."

Der Therapeut unterstützt die Frau, sich das anzuhören und hilft ihr, mit ihrer Angst zurechtzukommen.

Dann ermutigt er den Mann dazu, seiner Frau zu sagen, was er braucht und will, sowie, was er in der Beziehung tun kann und wird und was nicht. Der Mann definiert nun aktiv sich selbst und die Beziehung, seine Rolle darin und was er sich von ihr erhofft: „Ich möchte das Gefühl haben, begehrt zu werden, jemand zu sein, mit dem du gern zusammen bist. Ich möchte mich nicht verstecken. Mit deiner Hilfe möchte ich Nähe lernen."

Jetzt wirkt er nicht mehr machtlos, sondern stark, nicht mehr emotional distanziert, sondern engagiert, nicht mehr der Interaktion ausweichend, sondern in ihr präsent, nicht mehr Kontakt vermeidend, sondern ihn suchend.

Zur Verdeutlichung wurde die Sequenz hier vereinfacht dargestellt. Natürlich passiert es hin und wieder, dass das Paar aussteigt, abgelenkt wird oder „auf der Stelle tritt", weil der Prozess ins Stocken gerät. Außerdem müssen Erlebnisse, die eine Wende bedeuten, sowohl ins Selbstbild als auch in die Beziehung integriert werden. In der Sitzung sprechen die Partner*innen positiver über sich selbst oder interagieren anders miteinander, um dann die Strukturen in pragmatischen Schritten auch zu Hause zu verändern, etwa indem sie mehr Entscheidungen treffen oder anders mit den Kindern umgehen. Damit gehen sie zu Phase 3 – Konsolidierung – über. Der Prozess verläuft individuell unterschiedlich schnell. Bindungsverletzungen, d. h. Traumatisierungen durch eine frühere Bindungsfigur (Johnson, 2002; Greenman & Johnson, 2012) erfordern kleinere Schritte und können den Prozess deutlich verlängern. Wir richten unser Tempo stets nach dem Stil und der Geschichte der jeweiligen Klient*innen und passen es individuell an.

Erweichen

Diese Veränderung bahnt sich an, wenn wir aufbauend auf Phase 1 die Affektvertiefung allmählich initiieren. Sobald die zu Rückzug Neigenden zugänglicher geworden und kontaktbereit sind, wenden wir uns verstärkt den Anklagenden zu. Mit ihnen arbeiten wir an der Fähigkeit, sich mit ihren verletzlichen Gefühlen auseinanderzusetzen und sie auf eine Weise zu kommunizieren, dass die Partner*innen darauf eingehen können.

Indem die Betreffenden ihre Aufmerksamkeit mehr auf sich selbst statt auf die Fehler der anderen richten, erleben sie intensive, das Beziehungsverhalten organisierende Bindungsängste. Diese werden neu verarbeitet und im Kontext der gegenwärtigen Interaktion verdeutlicht.

So sagt eine Frau am Anfang des Prozesses: „Ich habe mir geschworen, keinem mehr zu vertrauen. Alle Männer hintergehen ihre Frauen. Man darf sich ihnen nicht ausliefern, das schwächt nur. Also überspiele ich meine zarte Seite und greife an." Dass ihr Mann nach diesem Eingeständnis besser auf seine Frau eingehen kann als zuvor, befähigt diese wiederum, ihre innere Erfahrung weiter zu verarbeiten, und ermöglicht dem Therapeuten, sich auf ihre vermeintliche Bindungsaversion zu konzentrieren. Wenn die Frau ihre Sehnsucht nach der gleichzeitig als gefährlich empfundenen Verbundenheit zulässt, kann das ein starkes Gefühl der Trauer auslösen. Solche Gefühle, Erfahrungen, Verletzungen oder Schlüsselerlebnisse – nicht nur in dieser, sondern auch in vorherigen Beziehungen – werden erschlossen und reprozessiert, etwa so: „Ich umgebe mich mit Stacheldraht, damit er nicht an mich rankommt. Vor meinen Augen erscheint das Bild, wie er eine andere Frau anlächelt und mir den Rücken zudreht. Da werde ich kalt, total kalt." Der Therapeut hilft zuerst der Frau, ihrem Mann direkt zu sagen: „Ich kann dich nicht an mich heranlassen", und anschließend dem Mann, liebevoll darauf einzugehen.

Durch ihre intensivere und ausgiebigere Auseinandersetzung mit dem Verbunden- bzw. Nichtverbundensein wird der Frau klar, wie sie sich selbst und ihren Mann definiert. Unterstützt vom Therapeuten kann sie diese Definitionen erkunden und sich ihrem Mann gegenüber emotional engagierter verhalten: „Wenn er mich abblockt, bekomme ich Panik. Ich hasse das. Es ist, als würde sich ein weicher Handschuh um meine Kehle legen und mich erwürgen. Ich fühle mich so nackt, so ausgeliefert. Gegen dieses Gefühl wehre ich mich mit allem, was mir zur Verfügung steht." Der Therapeut bittet sie, ihrem Mann von der Panik zu erzählen oder vielleicht auch, ihm zu sagen: „Ich lasse nicht zu, dass du mir das antust."

Nun kann die Frau ihre offenliegenden Bedürfnisse und Sehnsüchte formulieren und ihrem Mann offenbaren: „Ich möchte von dir gehalten werden, mich bei dir geborgen fühlen. Ich brauche dich als Schutz vor der Dunkelheit."

Da sie ihre Bindungsbedürfnisse aus einer besänftigten, verletzlicheren Haltung heraus äußert, *entsteht zwischen beiden ein intensiver und authentischer Kontakt.* An diesem Punkt ist der Therapeut bestrebt, beide so zurückhaltend wie möglich zu begleiten, während sie ihren neuen Kontakttanz ausprobieren, sich davon bewegen lassen und im erstarkenden Vertrauen zueinanderfinden.

All dies auch außerhalb der Sitzungen in die Beziehung zu integrieren ist Thema der letzten zwei Therapieschritte, wobei das Tempo vom jeweiligen Paar abhängt. Abschließend möchte ich noch darauf hinweisen, dass man die Anklagenden erst dann auffordern sollte, die Kontaktaufnahme zu riskieren und um Befriedigung ihrer Bindungsbedürfnisse zu bitten, wenn man ihre Beziehungsängste geduldig fokussiert und validiert hat. Dazu verwenden wir die RISSSC-Methode (repeat, image, simple, slow, soft, client's words) und säen Bindungssamen, d. h., wir erkennen die Angst vor dem Kontaktaufnehmen an und zeigen den Betreffenden an unserem Vorbild, wie sie mit besser regulierter Angst sprechen könnten, etwa folgendermaßen: „Sie könnten also nie auf ihn zugehen und ihm sagen, dass …" Auf diese Weise werden Bindungssehnsüchte und -ängste explizit und greifbar.

Eine ältere Studie (Bradley & Furrow 2004) nennt sechs Schritte, die den Erweichungsprozess voranbringen:

1. Die Möglichkeit anvisieren, dass die Anklagenden eine Kontaktaufnahme riskieren;
2. deren Angst davor thematisieren;
3. bei der Kontaktaufnahme und dem expliziten Äußern von Bindungsbedürfnissen helfen;
4. die Erweichten unterstützen und validieren;
5. das Erlebnis mit den Wiedereingebundenen verarbeiten und
6. diese dabei unterstützen, die Kontaktaufnahme der Erweichten zu erwidern und auf sie einzugehen.

Der Studie zufolge sollte man bei Bedarf jederzeit zum ersten Punkt zurückkehren und sowohl die Angst vor der Reaktion der Partner*innen fokussieren (z. B.: „Er könnte mir einen Korb geben") als auch die Angst in Bezug auf die eigene Person (z. B.: „Er wird erkennen, dass ich nichts Besonderes und obendrein zu anstrengend bin").

Wie mächtig diese Bindungsereignisse am Ende der zweiten EFT-Phase sind, kann nicht genug betont werden. Natürlich können wir dem Paar nicht immer helfen, sich in den Prozess hineinzubegeben und dabeizubleiben. Außerdem bewegen sich Zugänglichkeit und Responsivität auf einem Kontinuum. Trotzdem prognostizieren diese Ereignisse durchweg eine stabile Veränderung. Sie entsprechen den Interaktionsmustern, die laut der jahrzehntelangen Bindungsforschung charakteristisch für sicher gebundene Kinder sind, die folgende Stärken aufweisen: adaptive Affektregulation, kognitive Aufgeschlossenheit und Flexibilität, ein positives Selbstbild und responsiver Umgang mit anderen Menschen. In diesem Sinne bieten Erwachsenenbeziehungen eine zweite Chance auf mehr Sicherheit und Geborgenheit.

10. Phase 3: Die Konsolidierung einer sicheren Basis

„Sie ist viel zugänglicher. Im Bett hält sie jetzt meine Hand.“

„Manchmal streiten wir noch, aber sie ist mir nicht mehr so fremd, so feindlich gesonnen.“

„Wenn ich unsicher bin, kann ich das neuerdings sagen, und das hat alles verändert.“

In diesem Kapitel geht es um die Endphase der EFT, Schritt 8: die Anbahnung neuer Lösungen zu alten Beziehungsproblemen sowie Schritt 9: Konsolidierung neuer Positionen und neuer Kreisläufe von Bindungspositionen und die Gestaltung einer neuen Beziehungsgeschichte und Zukunftsvision. Die Beziehung kann nun zu einer *verlässlichen Basis* werden, von der aus man die Welt erkunden und die sich daraus ergebenden Probleme bewältigen kann – *ein sicherer Ort*, der Schutz und Zuflucht bietet.

10.1 Der Anfang von Phase 3

Die Veränderungsereignisse der vorherigen Sitzungen haben jetzt einen direkten Einfluss auf die Fähigkeit des Paares, Probleme zu lösen und im Alltag konstruktiv zusammenzuarbeiten.

Wie kommt das?

Erstens tragen die Paare ihre emotionalen Streitereien nicht mehr in der Arena instrumentalisierter pragmatischer Belange aus. *Probleme lassen sich viel einfacher handhaben, wenn dabei keine Bindungsunsicherheit aktiviert wird und es nicht jedes Mal zu Machtkämpfen oder Wortgefechten über die Definition der eigenen Person und der Beziehung kommt.* So führen finanzielle Schwierigkeiten nicht mehr in den Interaktionsteufelskreis, wo eine Person die andere so lange mit Kritik und Vorwürfen traktiert, bis sie aufgibt und das Gespräch verweigert. Finanzielle Angelegenheiten werden jetzt als solche bewältigt. Ist das erreicht, geht es in der Auseinandersetzung um das gemeinsame Problem statt darum, die feindliche Partnerin zu besiegen.

Zweitens ist nun eine Atmosphäre der Sicherheit und des Vertrauens entstanden, in der Probleme ausgelotet werden können und die Partner*innen fähig sind, in der Diskussion aufeinander einzugehen.

Drittens verbringt das Paar weniger Zeit und Energie mit der Regulation negativer Emotionen und dem Schutz persönlicher Empfindlichkeiten und kann seine Problemlösefähigkeiten effektiver nutzen.

Viertens – und vielleicht am wichtigsten – verändern sich infolge des neuartigen Beziehungskontexts auch die Probleme und bekommen eine andere Bedeutung. So werden Überstunden nicht mehr als Ausrede für eine heimliche Affäre interpretiert, sondern als Symptom eines anspruchsvollen Berufs. Beziehungsprobleme gehen die Partner*innen trotz ihrer Unterschiedlichkeit nun gemeinsam an, da sie sich als Einheit verstehen und nicht länger als einzelne, voneinander getrennte Individuen.

Laut einer älteren Studie (James 1991) wird die Effektivität von EFT nicht durch zusätzliche Kommunikations- oder Problemlösetrainings gesteigert. Auch ohne dem können Paare, die eine EFT gemacht haben, hinterher ihre Probleme besser lösen, was nicht überrascht, denn unsere Theorie bestätigt, dass ein Mangel an solchen Fähigkeiten nicht die wesentliche Ursache von Beziehungsstress ist. Wie bei allen Therapien werden neue Verhaltensweisen erlernt, auch wenn diese nicht explizit unterrichtet werden. In der EFT geben wir als Therapeut*innen eine neue Art der Gesprächsführung vor. Indem wir mit einer Klientin sprechen und Kontakt zu ihr herstellen, zeigen wir dem beobachtenden Partner, wie es geht. So offenbart der therapeutische Prozess anschaulich und zuweilen sogar zugespitzt, was Klient*innen tun können und wer sie sein können, sofern sie sich sicher fühlen und spüren, dass ihre Erfahrung berechtigt ist. Genauso verfahren wir mit Bindungsunsicherheit: Wir gehen darauf ein und lassen die Beobachtenden daran teilhaben.

Die Auseinandersetzung mit pragmatischen Problemen beginnt erst, wenn die Sich-Zurückziehenden wieder im Kontakt sind und beim Definieren der Beziehung zunehmend die Initiative ergreifen. So erzählt ein Mann, nachdem er verstanden hat, wie frustriert seine Frau vom chaotischen Zustand des Kellers ist: Er wolle ihn nicht selbst aufräumen, habe aber kurzerhand jemanden beauftragt und das Problem gelöst. Größere und gewichtigere Probleme erfordern jedoch mehrere korrigierende Erlebnisse, die den Zusammenhalt fördern. Und manche sind so umfassend und existenziell – etwa die Pflege eines chronisch kranken Kindes oder ein anstrengender Beruf mit häufigen Aufenthalten in anderen Städten oder Ländern –, dass es vielleicht keine hundertprozentige Lösung gibt, aber immerhin einen besseren Umgang damit.

10.2 Marker am Beginn der Konsolidierung

Wir intervenieren in folgenden Situationen:

1. Im letzten Teil des Wiedereinbindungsprozesses übernimmt ein Partner Verantwortung für seinen Anteil in einem pragmatischen Beziehungsproblem. Seine Perspektive ist nun proaktiver und offen für neue Lösungsmöglichkeiten.
   Beispiel: Ein Mann äußert Verständnis für die finanziellen Bedenken seiner Frau. Er verspricht, sich darum zu kümmern, indem er jeden Monat einen bestimmten Geldbetrag auf das Familienkonto überweist und das Unternehmen von nun an allein managt. Hier unterstützen wir den wiedereingebundenen Klienten darin, die Initiative zu ergreifen; seine Partnerin, aufgeschlossen darauf einzugehen; und beide, darüber zu sprechen, wie sich der Problemlöseprozess auf die Beziehung und die Interaktionsmuster auswirkt.

2. Nachdem der kritische Partner den Prozess des Erweichens abgeschlossen hat, beginnt das Paar, miteinander über langwierige Dilemmata oder schwierige Entscheidungen zu reden (etwa ein weiteres Kind zu bekommen), die früher zur Entfremdung geführt haben. Dass solche Probleme bisher noch nicht gelöst werden konnten, liegt nicht nur an dem Konflikt und der Kluft, die sich in der Beziehung aufgetan hat, sondern auch daran, dass sie so eng mit der Beziehungsdefinition verwickelt sind. Wenn zum Beispiel der Preis für ein Ferienhaus am Ende der Therapie kaum noch Probleme verursacht, nachdem man sich seit Jahren darum gestritten hat, dann liegt das daran, dass die Frau nicht länger an der Idee hängt, weil sie in dem Haus Zuflucht von ihrer Ehe suchen will, bzw. dass es für den Mann nicht länger Zeichen einer drohenden Scheidung ist.

Viele wichtige Entscheidungen, etwa in Bezug auf Kinder, werden oft von Bindungsemotionen überflutet. So musste eine Frau erst ein Vorkommnis verarbeiten, bei dem ihr Mann trotz ihrer Krankheit und Verletzlichkeit nicht einfühlsam auf ihre Bindungsbedürfnisse eingegangen war, und sich mit ihrer Angst, ihm zu vertrauen, auseinandersetzen. Erst dann konnte sie ihre trotzige Position aufgeben und sich eingestehen, dass sie eigentlich gerne eine Familie gründen wollte. Hier haben wir die Aufgabe, Gespräche und Vertiefung anzuregen, bei denen die Paare eigene Lösungen finden, während wir uns nur darauf fokussieren, Nähe und Kontakt zwischen ihnen zu fördern und ihnen dabei helfen, die Hürden zu nehmen, die sie daran hindern, positiv aufeinander zuzugehen.

10.3 Neue Positionen, Geschichten und Visionen konsolidieren

Der letzte Schritt des Veränderungsprozesses, Schritt 9, befasst sich damit, die neuen, responsiveren Interaktionspositionen zu festigen und die in der Therapie erreichten Veränderungen in das Selbstverständnis der Partner*innen sowie in den Beziehungsalltag zu integrieren. Während wir in den ersten Sitzungen hautnah erlebt, begriffen und hervorgehoben haben, wie das Paar sich in seinem negativen Kreislauf dreht, so erleben wir es nun bei der Schaffung eines neuen positiven Kreislaufs und freuen uns über seine Fähigkeit, aus dem alten negativen Kreislauf auszusteigen (Tango-Move 5: Integrieren und validieren). Das ist wirklich ein überwältigender Moment von ungeheurer Tragweite. Als würde man einen komplexen Beziehungstanz mitten in der Bewegung anhalten, als Standbild speichern und dann die Details heranzoomen.

Das Hauptziel besteht im Allgemeinen darin, gesunde, konstruktive Interaktionsmuster zu erkennen und zu fördern, und dem Paar einen Überblick über den Therapieprozess und die erzielten Veränderungen zu gewähren. Wir helfen bei der *Konstruktion eines vom Therapieprozess und dem neuen Beziehungsverständnis geprägten kohärenten und befriedigenden Narrativs.* Die Fähigkeit zur Erzeugung eines kohärenten Beziehungsnarrativs ist laut der Bindungsstudie von Main und Hesse (Hesse 1999) ein Zeichen für sichere Bindung und korreliert mit Responsivität, d.h. mit der Fähigkeit, einfühlsam aufeinander einzugehen. Sie ist unabdingbar und benötigt unsere Unterstützung, auch deswegen, weil die Paare sich in ihren Veränderungen bestärkt fühlen und den therapeutischen Prozess abschließen können. Das letzte der Halt-mich-fest-Gespräche (Johnson 2019a) eignet sich hier sehr gut als weiterführende Lektüre für Paare, da es mehrere Beispiele für diesen Prozess aufzeigt.

Als positiver Bezugspunkt für die Zukunft dient das Narrativ der Ermutigung und Validierung des Paares. Es beschreibt den Weg von der früheren Interaktion einschließlich der darunter liegenden Emotionen zur der veränderten der Gegenwart, vor allem aber die Art, wie die Paare ihren negativen Kreislauf hinter sich lassen und stattdessen einen positiven beginnen konnten. Wir heben ihren Mut zur Veränderung hervor, die Situationen, in denen sie das Risiko auf sich genommen haben sowie die Vorstellung, wie sie sich in Zukunft durch ihre Beziehung beschützt und gestärkt fühlen können. An diesem Punkt der Therapie sind wir eher die Folgenden als die Führenden. Wie in der Anfangsphase kommentieren wir den Paarprozess, statt ihn zu leiten. Die Paare sind eingeladen, Pläne und Ziele für die Zukunft ihrer Beziehung zu äußern und beispielsweise darüber zu reden, wie diese fünf oder zehn Jahre später aussehen könnte.

Am Ende von Phase 3 (deren Abschluss meist über drei bis vier Sitzungen verläuft) wird auch das Therapieende thematisiert, etwa Ängste, wie die Beziehung ohne die

Sitzungen weitergehen wird, mögliche Rückfälle in den alten Kreislauf und den Umgang damit sowie Fragen, was Beziehungen belastet und was sie verbessert. Wir fordern die Partner*innen dazu auf, sich mit diesen Themen nicht an uns zu wenden, sondern einander zu unterstützen, auch dann, wenn das ursprüngliche Problem noch einmal Revue passiert und emotional abgeschlossen wird. *Das Ziel ist, nach der Therapie nicht nur glücklicher zu sein, sondern weiterhin emotional engagiert zu bleiben, damit das Band zwischen ihnen weiter gefestigt wird und beide eine sichere Basis haben, von der aus sie ihr Selbstbild und ihre Selbstwirksamkeit weiterentwickeln können.*

10.4 Marker am Ende der Therapie

Wir intervenieren in folgenden Situationen:

1. Das Paar kann in der Sitzung neue Positionen und positive Kreisläufe realisieren und das Geschehen außerhalb der Therapie darauf beziehen. Der Unterschied zu den negativen Interaktionsmustern der ersten Sitzungen ist deutlich spürbar. Nun haben wir die Aufgabe, diese Veränderungen in einen Zusammenhang mit der Sicherheit der Beziehung, ihrem weiteren Gedeihen und dem erweiterten Selbstbild beider Partner*innen zu bringen. Unsere Symbolisierung und Hervorhebung hilft dem Paar, sie in konkrete Worte zu fassen und in ihre Beziehungsdefinition zu integrieren.

2. Das Paar kann die Veränderungen sowie deren Auswirkungen auf die Beziehung genau bezeichnen und meint, keine Therapie mehr zu benötigen; gleichwohl bereite der Verlust des „Sicherheitsnetzes" ihnen Angst. Die Aufgabe besteht darin, die Stärken des Paares zu validieren, seine Fähigkeit zur bedürfnisgerechten Beziehungsgestaltung anzuerkennen, es auf mögliche Rückfälle in den Teufelskreis vorzubereiten und schließlich auch, es dazu zu motivieren, das emotionale Engagement und den positiven Zusammenhalt aufrechtzuerhalten.

Wir vermitteln außerdem, dass die Veränderungen dem Paar „gehören" und nicht etwa unserem Wissen oder dem Können entsprungen sind.

Auffrischungssitzungen werden zwar angeboten, aber als wahrscheinlich unnötig hingestellt. Sollte eine Krise die Beziehung belasten, halten wir zwei bis drei Sitzungen ab, beispielsweise nach dem Tod eines Kindes oder im Fall einer schweren Erkrankung.

10.5 Interventionen in der Konsolidierungsphase

Wir spiegeln den Interaktionsprozess (Tango-Move 1) zwischen den Partner*innen und validieren ihre neuen Emotionen und Reaktionen, in der Regel ohne viele Vorgaben und weniger intensiv als in früheren Sitzungen. Sobald der Prozess aufgrund einer Reaktion zu entgleisen droht, greifen wir aktiv ein, indem wir evokativ darauf eingehen und Blockaden auflösen, die positives Verhalten behindern. Empathische Vermutungen sind an diesem Punkt jedoch eher unnötig. Hervorgehoben werden nur bestimmte Veränderungen. Aktuelle Positionen und Kreisläufe werden herauskristallisiert und mit den ursprünglichen verglichen, um die Umstrukturierung der Interaktion zu verdeutlichen. In jeder Schlusssitzung kommentieren wir den Prozess aus der Metaperspektive der Bindung und des Bindungsprozesses.

Neue Muster und Reaktionen spiegeln und validieren

Beispiel

THERAPEUTIN: Mike, mir fällt gerade auf, dass Sie Ihren Impuls, zu flüchten und sich zu verstecken, bemerkt haben und trotzdem im Kontakt mit Mary geblieben sind und das Gespräch mit ihr weitergeführt haben. Verstehen Sie, was ich meine?

MIKE: Ja, ich kann das jetzt, aber nicht immer. Weil ich sie nicht mehr so gefährlich finde und vielleicht inzwischen auch stärker bin?

THERAPEUTIN: Ja, dafür muss man auch sehr stark sein. Und deswegen ist Mary weder wütend geworden noch ausgestiegen. Stimmt doch, Mary, oder?

Evokative Reaktion

Beispiel

THERAPEUT: Jim, könnte ich Sie kurz unterbrechen? *(Jim nickt.)* Das ging ja eine Weile schon ganz gut, aber dann ist etwas passiert, das den Tanz verändert hat. Wissen Sie, was ich meine?

JIM: Ja, das war, als sie „bedürftig" sagte. Da bin ich ausgeflippt. Früher habe ich mich dadurch extrem gedemütigt gefühlt. Immer wenn sie mich so nannte, kam ich mir vor wie ein kaputter Idiot. Das Wort ist ein rotes Tuch für mich, da gehe ich auf sie los, als wäre sie immer noch meine Feindin.

THERAPEUT: Können Sie ihr davon erzählen, wie es sich anfühlt, ein kaputter Idiot zu sein und wie Sie das am Weiterreden hindert? Können Sie ihr helfen zu verstehen?

Der Therapeut lenkt die Interaktion zurück auf den Dialog, der konstruktive Nähe verspricht.

Neurahmen

Wir formulieren neue Reaktionen als Alternativen zum früheren Kreislauf und rahmen Alt wie Neu im Kontext der intimen Bindung. Damit hat das Paar einen Rahmen für die Konstruktion zweier Narrative, dem „So war das immer bei uns" und dem „So sind wir jetzt, so werden wir sein". In diesem Sinne erörtern wir, was beide tun können, um einfühlsam aufeinander einzugehen, füreinander da zu sein und aktiv zur beidseitigen Bindungssicherheit beizutragen.

Beispiel

THERAPEUTIN: Also, wenn David sich so verhält, d. h. Ihnen von seinen Ängsten erzählt, dann haben Sie das Gefühl, ihm wirklich wichtig und richtig mit ihm verbunden zu sein. Und das hilft gegen Ihre Depression und bewirkt, dass Sie sich mehr auf die Beziehung einlassen, nicht wahr?

Interaktionen umstrukturieren

Wir festigen die neuen Positionen, indem wir auf ihre Beschaffenheit fokussieren und diese explizit kommentieren. Im Grunde fassen wir nur das in den vorigen Sitzungen bereits Umstrukturierte zusammen oder ermutigen das Paar dazu, das selbst zu tun. Manchmal werden konsolidierende Interaktionen auch choreografiert.

Beispiel

THERAPEUT: Wissen Sie, was mir gerade auffällt, Carey? Als Sie über den Vorfall auf der Party sprachen, sind Sie ganz anders miteinander umgegangen als noch vor einigen Monaten.

Carey: *(lacht)* Vor ein paar Monaten hätte das den dritten Weltkrieg ausgelöst. Aber den einen oder anderen Waldbrand gibt es schon noch bei uns.

Therapeut: Aha, Sie werden sozusagen rückfällig und lassen manchmal die Fetzen fliegen.

Carey: Aber jetzt können wir auch damit aufhören und vernünftig über die Sache reden.

Therapeut: Was hat sich denn für Sie verändert, Carey, oder wie haben Sie sich verändert?

Carey: Na, ich war immer sehr erpicht darauf, mich ja nicht von ihr verunsichern zu lassen, also im Ernstfall die Ohren auch auf Durchzug zu schalten, und das hat ihr Fass dann zum Überlaufen gebracht.

10.6 Der Paarprozess am Ende der Therapie

An diesem Punkt sind die Interaktionspositionen nur noch selten eingerostet und rigide. Manch eine/r wird wohl zuweilen auf Rückzug gehen, sich ärgern und herumnörgeln, kann jedoch Beziehungsrisiken eingehen, Verletzlichkeiten offenbaren und rücksichtsvoll auf den Partner / die Partnerin eingehen. Kurz, negative Interaktionen sind nun flexibler, werden anders verarbeitet und haben weniger Einfluss auf die Beziehungsdefinition, während positive Interaktionen stärker hervortreten, anerkannt und sich selbst zugeschrieben werden. So ist der Kontakt mehr von Sicherheit, Nähe und Vertrauen geprägt. Auch die Art, wie und mit welchen Zuschreibungen die Partner*innen übereinander reden, klingt positiver, teilnahmsvoller, also recht anders als vorher.

Am besten kommt die Qualität der Interaktion zum Ausdruck, wenn man sich den Kontrast zwischen dem alten und dem neuen Dialog vor Augen hält: dem Dialog, bei dem beide defensiv aufeinander reagieren und ihre Energie auf die Regulation ihres negativen Affekts verwenden, und dem, wo sie sich selbst wie auch einander aktiv in Relation zur jeweils anderen Person entdecken. Laut Bindungstheorie fördert ein Gefühl von Sicherheit und Geborgenheit das Erkundungsverhalten von Kleinkindern. Das scheint auch auf Erwachsenenbeziehungen zuzutreffen, wo Sicherheit die für Intimität notwendige Neugier und Offenheit begünstigt. Paartherapie führt allerdings nicht immer zu mehr Zusammenhalt und Intimität. Manchmal führt die Klärung der Interaktionskreisläufe und der darunterliegenden Emotionen zur Entscheidung, relativ unabhängig nebeneinanderher zu leben oder sich ganz zu trennen. Dann bietet sich am Ende der Therapie folgendes Bild: Der negative Kreislauf wurde zwar modifiziert, die Partner*innen geben einander keine Schuld mehr oder geraten in Sackgassen, wo die eine versucht, der anderen zu gefallen, und diese auf Abstand geht. So weit, so gut, aber es ist ein viel beschränkterer positiver Kreislauf, der nicht zu intimem Kontakt führt, sondern zu ruhigen und effektiven Verhandlungen. Manche kommen beispielsweise zu dem Schluss, dass sie als Paar nicht zusammenpassen, einander aber viel gegeben haben und wegen der Kinder noch drei weitere Jahre durchhalten wollen, um dann frei sein, eigene Ziele verfolgen und eine andere Beziehung eingehen zu können.

Falls das nahende Ende bei einer oder beiden Seiten starke Angst hervorruft, gehen wir evokativ auf das Gefühl ein und helfen, es zu erkunden. Wir leiten an, sich gegenseitig um Hilfe im Umgang mit der Angst zu bitten und miteinander darüber zu sprechen.

Ist der Therapieprozess gut verlaufen, sehen die meisten Paare dem Ende mit einer gewissen Beklemmung entgegen, haben jedoch zugleich das Gefühl, die Beziehung mehr denn je selbst bestimmen zu können. Sie sind bereit, die zuverlässige Basis, das sichere Nest der Therapie zu verlassen und loszufliegen.

Der Paartherapieprozess ist bei jeder Person unterschiedlich intensiv und extensiv. Wem die Definition seiner Liebesbeziehung schwerfällt, dem fällt unweigerlich auch die der eigenen Person schwer, was bei manchen eine existenzielle Krise auslösen kann. Dieser Begriff wird hier in Anlehnung an Yaloms (1989) existenzielle Psychotherapie verwendet. Befindet sich ein Partner bereits in Einzeltherapie, sollten sich die Therapeut*innen gegebenenfalls abstimmen. Oder es tauchen innere Konflikte oder tiefere Dilemmata in der Paarsitzung auf, die wir entweder dort innerhalb des Prozesses auffangen oder in einer begrenzten Anzahl von Einzelsitzungen bearbeiten. In solchen Fällen ist der Abschluss der Therapie in der Regel schmerzlicher oder dramatischer, weil nicht nur die umdefinierte Beziehung betroffen ist, sondern auch ein existenzielles Dilemma.

Beispiel: Ein fünfzigjähriger Mann, der sich noch nie wirklich auf eine Beziehung einlassen konnte, auch nicht zu seinen Kindern, hat schwer mit seiner Angst vor Nähe zu kämpfen und mit den strikten Grenzen, die er aus vielen guten Gründen aufrechterhält. In der Paartherapie erkennt er, dass er sich eigentlich nach Nähe sehnt, aber Angst davor hat, von jemandem abhängig zu sein, und kann sein lebenslanges persönliches Problem am Ende lösen.

Zusammenfassend treten am Ende der Therapie folgende **Veränderungen** auf:

- **Emotionale:** Negative Affekte lassen nach und werden anders verarbeitet und reguliert. Das Paar kann emotional engagiert bleiben und negative Affekte wie Angst und Unsicherheit mithilfe der Beziehung regulieren. Positive Affekte werden durch positive Interaktionskreisläufe evoziert. Die Partner*innen sind mehr im

Kontakt mit ihren eigenen Emotionen, können sie besser akzeptieren und so ausdrücken, dass sie einfühlsam aufeinander eingehen können.

- **Behaviorale:** Die Partner*innen verhalten sich anders zueinander, sind zugänglicher und responsiver in den Sitzungen und auch außerhalb. Die Beziehung empfinden beide infolgedessen als unterstützend. In der Interaktion verhalten sie sich generell flexibler und sind in der Kommunikation ansprechbarer füreinander. Auch das Bindungsverhalten verändert sich. Sie wissen, was sie brauchen und können so darum bitten, dass der oder die andere darauf reagieren kann. Weitere Verhaltensweisen, wie die Häufigkeit sowie die Qualität des sexuellen Kontakts (Wiebe et al. 2019), und ihre Problemlösefähigkeit verändern sich ebenfalls.
- **Kognitive:** Die Partner*innen nehmen einander anders wahr. Da sie einander in den Sitzungen auf neue Weise erlebt haben, beschreiben sie die Reaktionen ihres Gegenübers nun anders, d. h. positiver. Zudem haben sich die Definitionen, die sie von sich selbst und voneinander haben, um neue Elemente erweitert. Durch die Erfahrung ihrer Beziehung innerhalb des Bindungsrahmens haben sich nicht nur ihre Selbst- und Fremdmodelle in Relation auf den jeweils anderen verändert, sondern auch ihre Metaperspektive auf Beziehungen allgemein.
- **Interpersonelle:** Negative Kreisläufe werden zum Stillstand gebracht und neue, positive realisiert. Die Partner*innen können sich nun von den sich selbst verstärkenden negativen Interaktionen „loshaken“ (Gottman 1979) und neue initiieren, die positivere Reaktionen hervorrufen und zu mehr emotionalem Engagement führen.

10.7 Eine sicherere Verbundenheit fördern und erhalten

Seit ein paar Jahren konzentrieren wir, meine Kolleg*innen und ich, uns mehr darauf, die Paare im Bewahren ihrer Therapieerfolge zu unterstützen, indem wir sie z. B. fragen, wie sie die so hart erarbeitete emotionale Verbindung behalten wollen und welche Strukturen sie geschaffen haben, die eine sichere Bindung verhindern. Bei einem Paar, wo beide beruflich sehr eingespannt waren, lag es am strikten Zeitplan. Sie stand um 6.00 Uhr auf, er um 8.30. Sie versorgte die Familie, bevor sie zur Arbeit ging, er setzte sich gleich an den Schreibtisch. Sie kutschierte nach der Arbeit ihre Kinder zu diversen Aktivitäten und fiel gegen 21.00 Uhr erschöpft ins Bett, während er gerne bis Mitternacht arbeitete. An den Wochenenden trieben sie Sport und widmeten den Rest ihrer Zeit ausschließlich der Familie. Dieser feste Alltagsablauf hatte zunächst wenigstens teilweise gegen ihr mangelndes Eheglück geholfen, dann aber ein

Eigenleben entwickelt. In den abschließenden Sitzungen wurde auf Herz und Nieren geprüft, wie sie ihre Beziehung wieder in ihr Leben einbauen und zum Aufblühen bringen konnten. Unser Motto diesbezüglich lautet: *Lieber unser Leben auf unsere Beziehung aufbauen, als sie aus dem Leben heraushalten.*

Besonders nützlich ist der Fokus auf Bindungsmomente: wann man sich verabschiedet oder wieder zusammenkommt, wann man sich spontan gegenseitig Anerkennung und Unterstützung gewährt oder einander regelmäßig kontaktiert. Wir ermutigen die Paare, bestimmte Begrüßungs- und Verabschiedungsrituale festzulegen, sich neben den Eltern- und Arbeitszeiten auch *gemeinsame* Zeiten für Leichtigkeit zu gönnen. Zum Beispiel ist es für eine Frau, die sich den ganzen Tag zu Hause um ihre kleinen Kinder gekümmert hat, häufig sehr frustrierend, wenn der Mann müde von der Arbeit kommt, erst einmal 20 Minuten komplett abschalten muss und sie sich dadurch abgelehnt fühlt. Solche Schlüsselmomente unterschiedlicher Bindungsbedürfnisse sollten im Hinblick darauf besprochen werden, wie man sie anerkennen und wie man auf sie eingehen kann. Empfehlenswert sind auch regelmäßige Kontaktmomente, wie z. B. ein Kaffee zu zweit am selben Ort zur selben Zeit, oder die Gewohnheit, sich beim Aufwachen und Schlafengehen zu umarmen und auszutauschen.

Wenn die Partner*innen ihre Beziehung aus der Bindungsperspektive betrachten, werden sie sie weniger als Hintergrund und mehr als bedeutsamen Lebensfaktor betrachten. Das gilt auch für die Bindung zu Kindern. So setzen sich die meisten Eltern, egal wie beschäftigt sie sind, zum Gutenachtsagen für eine Weile zu ihren Kindern ans Bett, und fragen sie, wie ihr Tag war und ob sie Unterstützung brauchen. Signifikante Bindungsverhaltensweisen zwischen den Partner*innen unterscheiden sich jedoch von Paar zu Paar. Für manche ist es zum Beispiel ein wichtiges Bindungssignal, einander beim Verabschieden zu umarmen und zu küssen, aber nicht für alle. Eine Bindungsbeziehung kann man als Lebewesen beschreiben, etwa als Pflanze. Die der Klient*innen ist zwar nun gesund, doch wenn sie nie gegossen oder gedüngt wird, dann wird sie welk und geht ein. Daher ermutigen wir sie dazu, die Momente und Reaktionen, die ihre Beziehung gesund und am Leben erhalten, bewusst miteinander zu teilen und ihre Therapieerfolge aktiv und systematisch zu pflegen.

11. Der optimale Umgang mit Problemen während der Therapie

„Ich glaube, eine ‚Technik' ist dann förderlich, wenn sie aus der jeweils einmaligen Sitzung des Therapeuten mit dem Patienten entsteht (...) Mir kommt es darauf an, dass der Ablauf jeder Therapie aus kleinen und großen spontan entstandenen Reaktionen und Techniken besteht, die sich unmöglich im Voraus programmieren lassen."

(Irvin Yalom, 2002)

In diesem Kapitel geht es um Behandlungsthemen und -probleme in der EFT, in Ausbildung und Beruf: die prognostischen Indikatoren für EFT, der Umgang der EFT mit Diversität, therapeutische Sackgassen, die Kombination von EFT mit anderen Ansätzen und die therapeutische Ausbildung.

Die wichtigste Voraussetzung, um emotionsfokussierte/r Therapeut*in zu werden

Egal, um welches Setting es sich handelt – Einzeltherapie (EFIT), Paartherapie (EFT) oder Familientherapie (EFFT) –, das Wichtigste in unserem Beruf ist, dass wir uns empathisch auf unsere Klient*innen einstimmen. Mit Bowlbys Bindungsbrille auf der Nase erkennen wir ihre charakteristischen Schmerzen und Bedürfnisse, und so erscheint alles, was sie tun, „völlig nachvollziehbar". Es ergibt also Sinn.

11.1 Für welche Menschen / Paare ist EFT besonders geeignet und für welche nicht?

Im Allgemeinen funktioniert EFT am besten mit Paaren, die etwas in ihre Partnerschaft investieren und mehr darüber erfahren wollen, wie sie selbst zu ihren Beziehungsproblemen beitragen. Doch das gilt wahrscheinlich für jede Art der Paartherapie. Die Motivation zu Veränderungen, die Bereitschaft zur Analyse des eigenen Verhaltens, Engagement für die Therapie, Mut zum emotionalen Risiko sind allesamt Faktoren, die bei jeder Psychotherapie, egal welcher Form, mit Veränderung assoziiert sind. Schauen wir, welche Wirkfaktoren speziell für die EFT prognostiziert werden.

Einer älteren Studie zufolge (Johnson & Talitman 1997) korreliert die Wirksamkeit der EFT vorrangig mit einem hochqualitativen therapeutischen Bündnis, wahrscheinlich deswegen, weil die Paare sich so ganz und gar auf den Prozess einlassen können. *Demnach ist die Qualität des Bündnisses ein viel wichtigerer allgemeiner Prädikator für einen Behandlungserfolg als das Ausmaß der ursprünglichen Belastung.* Will heißen: Es kommt nicht so sehr auf die Stärke des Leidensdrucks zu Beginn der Therapie an, sondern auf die positive Verbindung zwischen dem Paar und uns sowie auf das Gefühl, dass man die gleichen Ziele verfolgt und die therapeutischen Aufgaben darauf abgestimmt sind. Gerade Letzteres erfordert von uns die Fähigkeit, die Aufgaben passgenau auf die jeweiligen Klient*innen zuzuschneidern und sie verständlich und sinnvoll zu formulieren. Daran zeigt sich aber auch die Beschaffenheit der EFT an sich, dass sie nämlich besonders Paaren guttut, denen es an Nähe und emotionaler Verbundenheit fehlt und die den Bindungsfokus als problemrelevant betrachten. Da EFT zum Kern des Beziehungsstresses vordringt, entsteht das Vertrauen, dass Emotionen, Ängste und Sehnsüchte hier ernst genommen werden.

So machen die meisten EFT-Therapeut*innen die überwältigende Erfahrung: Paare finden ein Therapiemodell, das ihre zentralen emotionalen Dramen entsprechend seiner bindungstheoretischen Basis versteht, äußerst ansprechend. Übrigens zeigt sich die Zufriedenheit der Klient*innen auch an den in der EFT-Studie nachgewiesenen sehr seltenen Behandlungsabbrüchen. Egal, ob die Sitzungen im Kontext einer Therapie, eines Basistrainings oder einer Studie stattfinden – Paare sind normalerweise fasziniert davon, wie gut und wie schnell wir sowohl ihre Beziehungsprobleme als auch ihre persönliche Realität erfassen, und fühlen sich dadurch ermutigt. Wie jemand einmal nach der ersten Sitzung scherzhaft bemerkte: „Das trifft den Nagel auf den Kopf. Woher wissen Sie das bloß? Also entweder, Sie haben unsichtbar mit uns mitgelebt, oder Sie sind eine Hexe!“ Unsere klassische Antwort: „Wer braucht Zauberei, wenn man wissenschaftliche Erkenntnisse auf Lager hat?“

Dass die Qualität des therapeutischen Bündnisses mehr Einfluss auf die Erfolgsprognose haben soll als der ursprüngliche Leidensdruck, überrascht, obwohl experientielle Theorien das Gleiche postulieren. Bei Untersuchungen anderer Therapieansätze war das Ergebnis genau umgekehrt, was darauf schließen lässt, dass sich EFT-Therapeut*innen besonders zu Anfang der Behandlung in erster Linie darum kümmern müssen, zu beiden Partner*innen eine tragfähige Verbindung aufzubauen – eine sichere Basis, von der aus sie ihre Beziehung erkunden können. Mit anderen Worten: In der Hauptsache kommt es nicht so sehr darauf an, wie umfassend oder hartnäckig das Problem ist, sondern ob das Paar sich auf die Therapie einlassen und wie aufgeschlossen es uns gegenüber sein kann.

Benötigen die Klient*innen ein besonders ausgeprägtes Bewusstsein oder Ausdrucksvermögen im Hinblick auf ihre Emotionen, um sich auf eine EFT einzulassen? Überhaupt nicht, sagen wir, und unsere Antwort wird von der oben erwähnten Studie unterstützt, der zufolge es den Fortschritt nicht behindert, wenn jemand sich nicht ausdrücken kann oder sich nicht offenbaren will. Tatsächlich ist eine EFT bei angeblich „ausdrucksschwachen" Männern besonders erfolgreich. Dass diese dann aber doch „ausdrucksfähig" sind, mag am Prozess der Affektzusammenfügung oder an der hilfreichen Umgebung der EFT liegen – in jedem Fall hat das auf sie wie auf ihre Partner*innen eine durchschlagende Wirkung. Unserer Erfahrung nach sind Menschen, denen der emotionale Ausdruck schwerfällt, sehr bewegt und fasziniert von einem Prozess, bei dem sie wahrgenommen und gewürdigt werden und wo ein zuverlässiger Therapeut, der stellvertretend prozessiert, sich in ihre Welt hineinbegibt und hilft, sie zu erklären. Männer über 35 sprechen laut der Studie besonders gut auf EFT an, vielleicht deswegen, weil Nähe und Bindung im fortschreitenden Alter wichtiger sind.

Bei Frauen ist das Vertrauen auf die dauernde Wertschätzung durch den Partner der stärkste Erfolgsfaktor und ein sicherer Prädikator für eine beidseitige Anpassung und Nähe am Ende und nach der Therapie. In einer Kultur, wo Frauen in Partnerschaften traditionell die meiste Beziehungsarbeit leisten, könnte es unterm Strich darauf hinauslaufen: Ist die Frau zu dem Wagnis bereit, Vertrauen zum Partner zu haben, dann hat Paartherapie – jedenfalls diese Art von Paartherapie – mehr Erfolgschancen. Wenn sie umgekehrt sogar in einer hilfreichen Umgebung nicht dazu bereit ist und sich nicht emotional engagiert, dann sind die Möglichkeiten für die Beziehung womöglich eingeschränkt. Diese Variable ist während der gesamten Therapie ausschlaggebend. Ein konstanter Vertrauensmangel kann ein potenziell unüberwindliches Hindernis darstellen, nicht nur im Hinblick auf das emotionale Engagement, sondern generell auch auf die Beziehungszufriedenheit. Tatsächlich finden sich immer mehr Belege dafür, dass *emotionale Abkopplung* mehr als andere Variablen (z. B. die Unfähigkeit zur Streitbeilegung) langfristig Unzufriedenheit und Labilität in der Ehe prognostiziert (Gottman 1994) und mit dem Scheitern einer Paartherapie jedweder Form verbunden ist (Jacobson & Addis 1993). Des Weiteren korreliert sie mit einem Mangel an sexuellem Kontakt, an Zuneigung und Zärtlichkeit. Vermutlich ist die emotionale Verbindung extrem unsicher oder beschädigt, wird als zu gefährlich und daher als unerträglich empfunden oder sie ist einfach nicht mehr erwünscht. Letztere Art der Abkopplung signalisiert wohl das Ende des Prozesses, der, wie von Bowlby (2006a) beschrieben, von Protest, Anklammern und Depression gekennzeichnet ist und den Anfang der Entfremdung und Loslösung markiert.

Eine konservative Einstellung zur Ehe scheint das Ergebnis der EFT nicht zu beeinflussen. So hat EFT bei Ehen, die aus einer sehr anhänglichen Frau und einem unabhängigkeitsliebenden Mann bestehen und erwartungsgemäß das klassische, für die Ehezufriedenheit geradezu tödliche Muster aus Kritik / Verfolgung und Mauern / Rückzug präsentieren, in der Regel Erfolg, was bei anderen Ehetherapien nicht nachweisbar war (Jacobson, Follette & Pagel 1986). Da sich gerade christliche Paare, deren Einstellung meist eher konservativ ist, von EFT angesprochen fühlen und eine gute Erfolgsrate aufweisen, haben wir meine Halt-mich-fest-Methode (Johnson & Sanderfer 2016) sowie das darauf basierende Bildungsprogramm (siehe ↗ www.iceeft.com) an dieses Klientel angepasst. Auch bei jüdischen oder muslimischen Paaren wird EFT derzeit erfolgreich angewandt.

Die nächste augenscheinlich wichtige Dimension in der EFT ist Flexibilität versus Rigidität. Gibt eine der Partner*innen überhaupt nicht nach und verarbeitet ihre Erfahrung auf eine sehr eingeschränkte Art und Weise, ist es schwieriger, effektiv zu intervenieren. Beim EFT-Prozess geht es ja immer darum, dass der Wahrnehmungs- und Erfahrungshorizont der Paare sich weitet, doch wie wir wissen, kann Schmerz das Bewusstsein verengen (Bruner 1990). So sind Menschen mit starren Selbst- und Fremdbildern und einer stark eingeschränkten Affektregulation nicht immer fähig, ihre Ansichts- und Verarbeitungsweisen zu ändern, weil dieser Preis, der ihnen zur Verbesserung ihrer Beziehung abverlangt wird, vielleicht zu hoch ist. Bindungstheoretisch gesprochen: *Undurchlässige, neuen Erfahrungen gegenüber nicht aufgeschlossene Arbeitsmodelle erschweren das Intervenieren.* Die Folge für den EFT-Prozess ist, dass entweder der weniger engagierte Partner es ablehnt, sich einzulassen, oder – was häufiger geschieht – der kritischere Partner nicht willens oder nicht fähig ist, das Veränderungsereignis bis zum Ende durchzuziehen und sich vollends erweichen zu lassen.

EFT wird seit einer Weile auch zur Bewältigung eines breiteren Spektrums von Störungen eingesetzt, wo Beziehungsstress vielleicht nur einen Teil der Gesamtproblematik ausmacht. Die Erkenntnis, dass dieser in der Entstehung, Verstärkung und Aufrechterhaltung von Depressionen eine Rolle spielt, wurde mit der Bindungsperspektive auf enge Beziehungen verknüpft (Whiffen & Johnson 1998; Davila 2001; Hammen 1995; Johnson 2020). So bewirkt die Unfähigkeit zu stabilen Liebesbeziehungen naturgemäß ein Gefühl des Verlusts, der Verletzlichkeit und Machtlosigkeit sowie Minderwertigkeitsgefühle. Fehlt es an einer verlässlichen Beziehung, zieht das weitere Stressoren nach sich. Wie eine Studie belegt, lindert EFT depressive Symptome wie auch den Beziehungsstress und ist bei Paaren erfolgreich, wo die Frau klinisch depressiv ist (Dessaulles et al. 2003; und eine Liste mit weiteren Artikeln auf ↗ www.iceeft.com). Sie ist außerdem effektiv bei Paaren mit hohem Scheidungsrisiko und wenn die Familie unter einem Trauerfall oder chronischen Belastungen leidet, etwa bei Eltern, die chronisch kranke Kinder pflegen. Bei diesen Paaren konnte die EFT nicht nur die Anpassungsstörung verbessern, sondern auch die Depressivität und die Belastung senken (Walker et al. 1996). Diese Ergebnisse blieben beim Follow-up nach zwei Jahren stabil (Clothier et al. 2002).

Wie wir aus der Forschung wissen, steht Beziehungsunzufriedenheit nicht nur in Verbindung mit Depression, sondern auch mit Angststörungen sowie der Posttraumatischen Belastungsstörung. So half EFT Paaren, wo eine Person oder beide aufgrund von sexuellen und körperlichen Gewalterfahrungen in der Kindheit oder einem Kriegstrauma an PTBS litten, bei der Reduzierung des traumatischen Stresses (eine Liste der Forschungsarbeiten siehe ↗ www.iceeft.com). Der Hauptunterschied bei traumatisierten Paaren besteht darin, dass der Behandlungsprozess länger dauert (oft leidet der Partner der traumatisierten Klientin an einer sekundären PTBS), in der Regel 30–35 Sitzungen (Johnson 2002). Auch nach Bindungstraumata, wie etwa der Erfahrung, im entscheidenden Moment im Stich gelassen zu werden, kann EFT das Vertrauen effektiv wiederherstellen (Makinen & Johnson 2006; mehr darüber in Kap. 13).

Die EFT wurde schon immer in der Behandlung von Traumaüberlebenden und ihren Partner*innen eingesetzt, und zwar bei fast allen Arten von Traumaursachen: Krieg, Vergewaltigung, sexuelle Gewalt in der Kindheit, Krankheit, Langzeitfolgen kultureller Gewalt wie z. B. die erzwungene Internatsunterbringung indigener Kinder in Kanada. Dass eine systematische bindungsorientierte Paarintervention, die Emotionen integriert und dazu führt, dass sich Partner*innen in ihrer Beziehung geborgen fühlen, gerade bei traumatisierten Paaren sinnvoll ist, hat folgende naheliegenden Gründe:

- Traumatisierte werden von Ohnmachtsgefühlen überflutet – eine sichere Bindung tröstet und beruhigt. Ein Trauma macht die Umwelt zu etwas Gefährlichem und Unberechenbarem – eine sichere Bindung bietet Zuflucht.
- Ein Trauma richtet ein überwältigendes emotionales Chaos an und zerstört das kohärente Selbstverständnis – eine sichere Bindung stärkt die Affektregulation, ein integriertes Selbstverständnis sowie das Vertrauen sich selbst und anderen Menschen gegenüber.

Tatsächlich scheint eine sichere Bindung der Königsweg zur Heilung von allen Formen von Traumata und zur Förderung von Resilienz zu sein (van der Kolk, McFarlane & Weisaeth 2000).

11.2 Wann ist EFT kontraindiziert?

EFT wird im Allgemeinen nicht bei Paaren angewendet, die sich bereits zur Trennung entschlossen haben und für die pragmatische Verhandlungen oder individuelle Trauerarbeit wohl angemessener sind. (Dennoch kann eine verkürzte Form der EFT helfen, den Verlust der Beziehung zu verarbeiten und emotional abzuschließen.)

Ebenso wenig wird sie bei offensichtlich missbräuchlichen Beziehungen eingesetzt, da hier die Äußerung von Verletzlichkeit wahrscheinlich dysfunktional wäre und die Opfer gefährden würde. Täter*innen werden in eine Gruppen- oder Einzeltherapie überwiesen, um ihnen bei der Bewältigung ihrer Wut- und Kontrollprobleme zu helfen. Sie können erst an einer EFT teilnehmen, wenn dieser Prozess abgeschlossen und die Opfer nicht länger in Gefahr sind.

Doch wie entscheiden wir, ob wir es überhaupt mit Missbrauch zu tun haben? Ein einziger Missbrauchsvorfall macht ja noch keine Missbrauchsbeziehung. Am besten ist es, sich an der Perspektive der Opfer zu orientieren, d. h., wie sie die Misshandlung erlebt haben, sowie an unseren Beobachtungen der Paarinteraktion. In manchen Beziehungen kommt es nicht zu physischer, sondern zu verbaler Gewalt, nämlich in Form von häufig auftretenden Drohungen, abwertenden Bemerkungen und absichtlich verletzenden Einschüchterungen. Hier müssen wir entscheiden, ob es ratsam, zielführend und gar ethisch vertretbar ist, die Opfer zu Schritt 3 (Erschließen von zugrunde liegenden Emotionen) zu ermutigen. Sind wir der Meinung, dass EFT (oder eine andere Form der Paartherapie) zu diesem Zeitpunkt nicht der beste Weg ist, beschreiben wir dem Paar unseren diagnostischen Eindruck, den wir von der Beziehung haben, und verweisen auf weitere Möglichkeiten. Wir bewegen die Täter*innen, sich einer Behandlung zu unterziehen, indem wir das Problem als Vorschlag formulieren, sich Hilfe zu suchen, damit die Beziehung oder Familie nicht von ihrem wütenden und gewalttätigen Verhalten überwältigt und zerstört wird. Damit externalisierend wir das Gewaltproblem (White & Epston 2013) bzw. betrachten es (aus der klassisch-psychodynamischen Perspektive) als egodyston, d. h. als dem eigenen Wesen und Wohlergehen fremd und der Person feindlich gesinnt. Durch die Sichtweise, dass dieser Feind das Familienleben und das Selbstwertgefühl zerstören kann, fühlen sich die Betreffenden dazu ermutigt, ihr Problem in Angriff zu nehmen.

11.3 Wie geht EFT im Allgemeinen mit Diversität um?

Die offizielle Haltung zu diesem Thema kommt in der Diversitätserklärung zum Ausdruck, die an zentraler und erster Stelle des EFT-Ausbildungshandbuchs steht. Sämtliche EFT-Centers und -Communities, von denen es weltweit 65 gibt (s. die Liste auf ↗ www.iceeft.com), richten sich nach diesen Leitlinien:

Wir wollen ein Klima der Inklusion schaffen, eine Umgebung, in der sich alle sicher, geschätzt und gut betreut fühlen; die die Möglichkeit bietet, sinnvolle Verbindungen miteinander einzugehen. In allen Facetten unserer Arbeit sind wir bestrebt, das zu verkörpern, was wir in der Welt zu sehen hoffen – eine gerechte und fürsorgliche

Menschheit, eine Gemeinschaft, in der alle die Freiheit haben, ganz sie selbst zu sein, in der die grundlegendsten universellen Bindungsbedürfnisse erfüllt werden, und wo keine Furcht herrscht vor Verfolgung oder Marginalisierung aufgrund von religiöser Zugehörigkeit oder Nichtzugehörigkeit, Hautfarbe, ethnischer oder nationaler Herkunft, sexueller Orientierung, Gender, Alter, Gesellschaftsschicht, geistiger Gesundheit, körperlichem Aussehen oder Fähigkeit. Dies sind die typischen Werte der Bindungswissenschaft und des humanistischen Interventionsansatzes, auf die unsere gesamte Arbeit aufbaut.

Humanistische Ansätze wie die EFT sind kooperativ und respektvoll. Wir schaffen einen sicheren Ort für Menschen, die wir auch als solche betrachten und nicht als Problem oder Stereotyp. Unser praktischer Ansatz ist nicht-pathologisierend. Unsere Werte sind inklusiv und egalitär. Beziehungen sind uns heilig: Wir achten und kultivieren sie. Unsere wissenschaftliche und theoretische Basis umreißt die wichtigsten allgemeinmenschlichen Grundstrukturen, Emotionen und Bindungen, wobei individuelle Unterschiede respektiert werden.

Darin spiegeln sich die humanistische Haltung von Carl Rogers sowie die mitfühlende Sichtweise von John Bowlby und der Bindungswissenschaft, der zufolge die emotionalen Dramen, die unser Leben bestimmen, universell sind: Jeder Mensch ist auf Kontakt gepolt, egal, wer er ist. Diese Haltung versuchen wir in jeder Sitzung zu verkörpern. Sicher muss auch die EFT an das jeweilige Klientel angepasst werden. Wer zum Beispiel mit schwulen oder lesbischen Paaren arbeitet (Allen & Johnson 2016), sollte ein Bewusstsein dafür haben, dass negative Coming-out-Geschichten und die ausgrenzende Erfahrung von Homophobie sensibilisieren. Oft leiden gleichgeschlechtliche Beziehungen auch unter einem Mangel an Vorbildern, obwohl sich dies langsam ändert.

11.4 Wie gehen wir mit Sackgassen in der Therapie um?

Im Allgemeinen spiegeln wir die Sackgasse, ihre spezifischen Interaktionen und emotionalen Reaktionen, und heben das „Auf-der-Stelle-Treten“ des Paares hervor. Im wiederholten Enactment dieser Sackgasse kommen verschiedene Elemente der Emotion in den Vordergrund, und die Reaktionen fallen immer differenzierter aus. Die Positionierung der Partner*innen zueinander wie auch die Konsequenzen ihrer Interaktion werden lebendiger und unmittelbarer. Werden die diesen Positionen innewohnenden Emotionen neu verarbeitet, entstehen neue Verhaltens- und Wahrnehmungsweisen. *Bewegung entsteht hier nicht durch den Versuch, etwas anders zu machen, sondern indem man mit Haut und Haaren erlebt, wie man unweigerlich darauf* *reagiert, wenn man sich in der Beziehung bedroht fühlt, und dass diese Reaktion legitim ist.*

Die Tür zu Veränderungen öffnet sich erst durch den neuartigen, vom Dialog definierten Kontakt zwischen den Partner*innen. So bewirkt es mehr Nähe und Verbundenheit (und einen Schritt aus der Sackgasse), wenn man der Partnerin sagt, dass man nicht um Liebe bitten kann und will, weil sich das unerträglich erniedrigend anfühlt, und dass es einfacher ist, ihr die Schuld zu geben, seinen Ärger zu rechtfertigen und sich dem Dialog zu entziehen. Dies erreichen wir, indem wir für Sicherheit sorgen, die Sitzung fokussiert halten und dann das Paar an seinen üblichen Fluchttaktiken hindern, um es so mit seiner Sackgasse zu konfrontieren. Die häufigste ist meist die, wo der kritische Partner zu Phase 2 übergeht und sich die Gelegenheit zu wechselseitigem emotionalem Engagement bietet. Dies stellt sich in der Regel als Vertrauenskrise dar, da die Betreffenden manchmal große Schwierigkeiten haben, sich ihren Hoffnungen und Ängsten zu stellen und sich in die Hände der Partnerin zu begeben, auch wenn diese nun zugänglich und ansprechbar erscheint. Doch oft brauchen wir das Paar gar nicht mit ihrer Sackgasse zu konfrontieren, weil der Prozess das bereits tut. Wir bleiben einfach fokussiert dabei und unterstützen das Paar, mit seinen Hoffnungen und Ängsten fertigzuwerden.

Gibt es verschiedene Arten und Grade von Sackgassen? Anscheinend ja. Im Extremfall gibt es keinen Ausweg, und es bleibt nur, die Sackgasse in die Beziehung zu integrieren und dadurch ihre zersetzende Wirkung zu schwächen. So hatte eine Frau, die als Mädchen Opfer sexueller Gewalt geworden war, sehr klare Grenzen und Anforderungen in Bezug auf Sex und körperliche Zärtlichkeit. Nach der Therapie konnte ihr Mann ihr Verhalten akzeptieren. Das Problemverhalten blieb, hatte aber nicht mehr so schlimme Folgen für die Beziehung wie zuvor. Die Bereitschaft des Ehemanns, die sexuellen Grenzen seiner Frau zu respektieren, brachte die beiden außerdem enger zusammen und stärkte ihre Bindung, vor allem deshalb, weil diese nicht mehr von den Grenzen bedroht wurde.

In anderen Extremfällen kann ein/e Partner*in entscheiden, dass nichts mehr zu machen ist und die Beziehung so nicht weitergehen kann. Vielleicht beschließt das Paar, sich zu trennen oder nur unter der Voraussetzung zusammenzubleiben, dass sich die Erwartungen an die Beziehung drastisch ändern. In solchen Fällen beschreiben wir dem Paar unseren diagnostischen Eindruck von der Sackgasse und verweisen auf weitere Möglichkeiten.

*Bei der Bewältigung von Sackgassen ist es hilfreich, wenn wir uns von dem Leistungsdruck befreien, das Problem zu „lösen" und uns an das experientielle Ziel erinnern, das darin besteht, den Klient*innen zu helfen, ihre Wahl- und Entscheidungsmöglichkeiten klar zu erkennen, auch wenn es schmerzt. Es ist ja schön und gut, die fehlende*

Bereitschaft, anderen zu vertrauen, intellektuell zu diskutieren; es ist jedoch etwas ganz anderes, sich auf Geheiß der Therapeutin sagen zu hören: „Ich werde mich niemals auf dich einlassen. Ich werde mich auf niemanden einlassen. Ich bleibe mit meiner Angst allein.“ In einer experientiellen Therapie besteht die Lösung eines Dilemmas darin, sich klar und bewusst über das zu werden, was man erlebt und wie es dazu kommt, und diese Erfahrung als emotionale Realität anzuerkennen. Dann wird sich diese Realität nicht selten ausweiten.

Manchmal fördert die EFT eine Sackgasse zutage, die wir als „Bindungsverletzung“ oder „Bindungstrauma“ bezeichnen. Dabei handelt es sich um einen kritischen, ungelösten Vorfall, der den Bindungsverrat oder die Beziehungsenttäuschung im Wesentlichen erfasst bzw. symbolisiert und bei Annäherung aktiviert wird. Er blockiert die Risikobereitschaft und damit die Entwicklung neuer Formen des emotionalen Engagements. Dem enttäuschten Klienten dient er immer wieder als Bezugspunkt für all die negativen Erfahrungen in der gegenwärtigen Beziehung, was die Partnerin frustriert und entfremdet. Auf diese Weise liegt der Vorfall nicht „in der Vergangenheit“, sondern bleibt lebendiger Teil der aktuellen Beziehung. Kommt die „Missetat“ in der Sitzung wieder hoch, helfen wir dem Paar, sie emotional neu zu verarbeiten. Denn oft werden die damit verbundenen Bindungsängste und -verluste nie klar ausgedrückt und in Worte gefasst, stattdessen hagelt es Schuldzuweisungen und Kritik. Hat sich das Bindungstrauma vor der Beziehung ereignet, etwa in Form von sexueller Gewalt in der Kindheit, kann eine zusätzliche Einzeltherapie notwendig sein. Ansonsten kann es im Kontext der gegenwärtigen Beziehung bearbeitet werden, selbst wenn Erinnerungen an ähnliche Kindheitserfahrungen wieder hochkommen (siehe Kap. 13).

11.5 Wie gehen wir mit der Vergangenheit um?

EFT befasst sich zwar mit der Vergangenheit, jedoch nur, insofern sie die gegenwärtige Interaktion betrifft. Von einem intensiven Affekt wachgerufene frühere Erfahrungen helfen, die Gegenwart sinnvoll zu erklären. Bindungstheoretisch gesprochen: Ein intensiver negativer Affekt evoziert alte, unbewältigte Bindungsverletzungen und -verluste und die damit verbundenen Arbeitsmodelle. Damit entfernen sich die Betreffenden immer weiter von der gegenwärtigen Erfahrung: „Du hast mich verraten. Ich habe doch gewusst, dass ich dir nicht trauen kann!“ hin zu: „Ich konnte noch nie jemandem trauen.“ Die Trauer und der Schmerz früherer Verletzungen durchdringen die aktuelle Situation und beeinflussen die Affektregulation: „Weil ich das immer so gemacht habe, schotte ich mich auch jetzt wieder von dir und meinen Sehnsüchten ab.“ So werden unverheilte Wunden und ungelöste Bindungsarbeitsmodelle lebendige

Gegenwart und können in der Sitzung zugänglich gemacht werden. Auf solche Erfahrungen gehen wir evokativ ein: Den Betreffenden helfen wir beim Zusammenfügen, Vertiefen und Wiederverarbeiten ihrer Emotionen und / oder ihren Partner*innen helfen wir, angemessen darauf zu reagieren.

Die Bindungsgeschichte kurz und fokussiert zu hören interessiert uns deshalb, weil daraus hervorgeht, wie beide Seiten die Beziehung aktuell erleben. Indem ihre Wahrnehmung und Reaktion validiert werden, können sie einander in einem breiteren Kontext sehen. *Tatsächlich beziehen wir uns in der EFT insofern auf die Vergangenheit, als dadurch die Gegenwart validiert und legitimiert wird, besonders aber im Umgang mit Bindungsbedürfnissen und den damit verbundenen Emotionen.* Wissen wir beispielsweise, dass eine Klientin sich bei der Geburt ihres Bruders von den Eltern im Stich gelassen fühlte, können wir ihre Angst validieren, die sie davor hat, ihrem Partner zu vertrauen. Auch dieser kann nun besser verstehen, warum sie sich manchmal aus der Interaktion zurückzieht, und ihr mehr Mitgefühl entgegenbringen.

Der Schauplatz der Veränderung ist in der EFT jedoch immer die Beziehung in der Gegenwart. Niemand wird in die Vergangenheit zurückgeschickt, um alte Wunden zu verstehen und zu heilen. Sie hat jedoch einen Nachhall in der Gegenwart und diesen greifen wir auf. *Wenn die gegenwärtige Beziehung heilen und sicherer werden kann, dann verändert das auch die Vergangenheit beziehungsweise deren Folgen, weil frühere Verletzlichkeiten auf neue Art in die Gegenwart integriert werden.* Auch die Arbeitsmodelle, die die Erfahrungen der Vergangenheit widerspiegeln, werden durch neue Erfahrungen in der Gegenwart hinterfragt und damit neue Erwartungen und neue Formen der Affektregulation geschaffen. Durch die klarere, kohärentere und vollständigere Verarbeitung der gegenwärtigen Bindungserfahrungen ordnen sich sowohl die Vergangenheit als auch die Gegenwart neu.

11.6 Werden Emotionen in der EFT je eingedämmt?

Da Emotionen in der EFT nicht einfach nur benannt oder besprochen, sondern hautnah erlebt werden, sind sie manchmal vehement und dramatisch. Sie im Zaum zu halten gilt als entscheidender Faktor des Beziehungsproblems, ihr Ausdruck in der Sitzung ist erwünscht, jedoch weder zum Selbstzweck noch zum Ausagieren. Emotionalität hat eine starke Kraft, die sowohl positiv als auch negativ sein kann. Im Gegensatz zu manchen Einzel- und Paartherapierichtungen, die sich des Schreckgespenstes unkontrollierter Emotionen bedienen, um ihren Ausdruck unter strenger Kontrolle zu halten oder sie ganz zu vermeiden (Mahoney 1991), werden sie in experientiellen Therapieansätzen wertgeschätzt. Ihr Erleben und Ausdruck wird jedoch auch in der

EFT moduliert. Wenn der Affekt die Musik zum Tanz ist, dann müssen wir diese manchmal leiser oder lauter drehen oder einen anderen Song auflegen. Aber wann und wie?

In der Regel bleiben wir innerhalb des Toleranzfensters unserer Klient*innen. Wird jemand emotional derart überflutet, dass er oder sie nicht mehr kohärent in der Erfahrung oder der Interaktion bleiben kann, schreiten wir ein, beispielsweise indem wir einen unberechenbaren Angriff-Angriff-Kreislauf in seiner Emotionalität spiegeln und damit die Reaktivität verringern. Falls erforderlich, blockieren wir gegenseitige Schuldzuweisungen, lenken ab und fokussieren etwas anderes oder evozieren sensiblere Gefühle wie etwa Traurigkeit oder Kränkung.

Bei schmerzhaften Gefühlen stellen wir uns an die Seite der Betreffenden und validieren ihre emotionale Erfahrung. Wenn wir diese, wie bei anderen experientiellen und psychodynamischen Therapien auch, mithilfe unserer therapeutischen Beziehung „halten", fühlen sich die Betreffenden sicher genug, um sich damit zu konfrontieren. Trost und Beruhigung helfen, beim Affekt zu bleiben, ohne von ihm überwältigt zu werden. Wenn wir fähig sind, ihre Erfahrungen zu spiegeln, zu akzeptieren und zu präzisieren, dann haben sie es leichter, sie zu regulieren und zu organisieren. *Wer überwältigende Erfahrungen versteht, kommt in der Regel besser damit zurecht.*

Je heftiger die Angst, desto chaotischer die Emotion. So bekommen Traumaüberlebende, denen ausgerechnet von den Menschen, die sie lieben und denen sie vertrauen, Gewalt angetan wurde, womöglich blankes Entsetzen, Scham, Trauer und heftigen Zorn zu spüren, und zwar beinahe alles auf einmal. Dann müssen wir das Tempo der Sitzung verlangsamen und die Emotionen benennen und mit dem Trauma sowie mit der gegenwärtigen Interaktion in Verbindung bringen (siehe auch Kapitel 6, Johnson 2002). Trauer und Zorn müssen zwar auch anerkannt werden, doch Vorrang hat die Angst, gefolgt von der Scham, die das Gefühl blockiert, berechtigterweise ein Bindungsbedürfnis zu haben und die Betroffenen daran hindert, um dessen Erfüllung zu bitten.

Bei zu starken, unerträglichen Emotionen helfen wir dem Partner der Betreffenden, sich darauf einzustellen und entsprechend zu reagieren. Wut zum Beispiel wird durch Zuhören entschärft, durch defensiven Rückzug jedoch noch weiter angeheizt, Angst wiederum wird durch Mitgefühl gelindert.

Auf der interpersonellen Ebene unterbrechen wir negative Affekte manchmal, besonders aber reaktive Affekte wie z. B. Wutanfälle der Anklagenden gegenüber den Partner*innen. In diesem Fall richten wir unsere Aufmerksamkeit wieder auf die zugrunde liegende, primäre Emotion oder schwächen den negativen Affekt in seiner

Destruktivität ab. „Dir kann ja niemand vertrauen, du bist viel zu gemein“ würden wir also ersetzen durch: „Ich werde dir nicht vertrauen, du hast keine Macht über mich.“

Die Entscheidung, ob wir Emotionen wiederverarbeiten – eine der zentralen Aufgaben der EFT – oder aber zurückhalten, ist nicht immer klar. *Gewissermaßen werden die Emotionen schon durch die Struktur des Therapieprozess moduliert, gelenkt und daher eingedämmt, aber manchmal eben auch verstärkt, um neue Interaktionen hervorzurufen. In der Erkundung wird der Gefühlsausdruck geordnet und reguliert.* Wenn er nicht dem gegenwärtigen Schwerpunkt der Sitzung entspricht oder von den unmittelbaren primären Gefühlen ablenkt oder wegführt, unterbrechen wir ihn. Wir spiegeln ihn und validieren das Bedürfnis der Person, zu diesem Thema gehört zu werden, leiten die Sitzung jedoch wieder auf die relevantere Erfahrung zurück. Etwa so: „Können wir hier aufhören, Mark? Ihre Bemerkungen zu Ihrer Arbeit – Ihr Physikunterricht – sind wirklich faszinierend, aber ich würde gerne zum Thema zurückkehren. Sie sagten: ‚Was spielt es für eine Rolle, wenn wir Zeit miteinander verbringen? Ich bin hier sowieso immer allein.‘ Das klingt schmerzhaft und schwierig. Was geschieht mit Ihnen, während Sie das sagen?“

11.7 Verändert sich auch der Mensch durch EFT?

Betrachtet man die Persönlichkeit als den „lebenslangen Stil, sich auf andere Menschen zu beziehen, mit Problemen umzugehen und Gefühle auszudrücken“ (Millon 1994, S. 279), so erscheint es logisch, dass eine Therapie, die darauf einwirkt, wie ein Mensch mit seinen wichtigen Bezugspersonen in Beziehung tritt und seine zentralen Emotionen ausdrückt, wahrscheinlich Auswirkungen auf dessen Persönlichkeit hat. Und wenn der Bindungsstil – inklusive der spezifischen Arbeitsmodelle des Selbst und der anderen, der individuellen Affektregulation und des Kontaktverhaltens – als ein entscheidender Persönlichkeitsanteil betrachtet wird und auch die neueren Erkenntnisse aus therapeutischer Praxis und bindungstheoretischer Forschung dies nahelegen, dann verändert sich der einzelne Mensch ganz sicher durch EFT. EFT-Interventionen integrieren immer das *Innere* (die individuelle Realität der Tanzenden) mit dem *Dazwischen* (die relationale systemische Realität des Tanzes), d.h., beide definieren sich in jedem Moment gegenseitig.

In meinem zuletzt erschienenen Buch, das Einzel-, Paar- und Familientherapie unter dem Dach der Bindungstheorie vereint (Johnson 2020), schlage ich vor, dass das Selbst ein Prozess ist – eine fortlaufende Konstruktion, die ständig definiert wird und in der Interaktion mit anderen neu definiert werden kann.

Im Hinblick auf die intrapsychische Gesundheit gilt in der EFT, dass individuelle Symptome Beziehungsregeln und Interaktionsmuster spiegeln und konstruieren. Das scheint besonders auf Depressionen bei Frauen zuzutreffen, da diese sich eher im Kontext ihrer zwischenmenschlichen Beziehungen zu definieren pflegen und sehr unter Beziehungsstress, wie z.B. dem Rückzug ihres Partners, leiden (Christensen & Heavey 1990; Roberts & Krokoff 1990). Folgerichtig könnte EFT gerade in diesen Fällen hilfreich sein, da sie sich ja auf emotionale Bindungen konzentriert und auf die meistens von Frauen geäußerten Bedürfnisse eingehen kann.

Doch selbst wenn keine derartigen Symptome auftreten, profitieren die Partner*innen von der mit einer erfolgreichen EFT einhergehenden Erweiterung und Ausdifferenzierung des Selbstbilds, da der Schwerpunkt dort ja auf dem Grundbedürfnis nach Sicherheit und Verbundenheit liegt sowie darauf, wie die Betreffenden damit umgehen und wie sie sich über die Interaktion mit wichtigen Bezugspersonen definieren. An dieser Stelle sei darauf hingewiesen, dass das Selbstbild bei sicher gebundenen Personen, die sich vertrauensvoll auf andere einlassen, positiver und klarer ist. Wie zweifellos nachgewiesen werden konnte, verfügen die Klient*innen nach der Therapie über modifizierte Affektregulationsmuster und ein größeres Repertoire an interpersonellen Reaktionen. So wagt ein schüchterner Mann, sich durchzusetzen, und eine distanzierte Frau, um die Erfüllung ihres Wunsches zu bitten. Diese neue Erfahrung verändert die Wahrnehmung, die Menschen von sich selbst und ihren Fähigkeiten haben. *Starre, eingeengte interpersonelle Kreisläufe schränken das Erleben, die Darstellung von und die Begegnung mit sich selbst ein. Erweitern diese sich, weitet sich auch das Selbst.*

Dass ich als ursprünglich zur Einzeltherapeutin ausgebildete Paartherapeutin noch immer darüber staune, wie Paarinterventionen bei beiden Partner*innen neue Aspekte der individuellen Persönlichkeit hervorzurufen vermögen, ist eigentlich seltsam, da diese psychotherapeutische Richtung doch schon immer darauf basiert, dass man sich verändern und weiterentwickeln kann, wenn man neue und andere Begegnungen mit Bezugspersonen, d.h. eine neue Art von Beziehung hat. In der Einzeltherapie ist das die Beziehung zur Therapeut*in und in der Paartherapie die bereits entstandene bedeutsame Beziehung zur Partner*in, durch die Menschen wachsen und ihre Verletzungen geheilt werden können. *Somit kann Paartherapie eine entscheidende und notwendige Ergänzung einer individuellen Behandlung sein, z.B. bei PTBS* (Johnson 2002; Greenman & Johnson 2012). In der Tat gibt es immer mehr Publikationen zur Bindungstheorie und ihre Auswirkungen auf die Einzeltherapie und das persönliche Wachstum (Costello 2013; Siegel 1999).

Menschen, deren Interaktionsposition und das damit einhergehende Selbstgefühl sehr eingeschränkt und starr sind, kann der Paartherapieprozess in eine tiefe existenzielle Krise stürzen. So kam ein Mann, der sein Leben lang die Rolle des Don Juan gespielt, schon viele Jahre Einzeltherapie und eine idealisierte Kurzbeziehung nach der anderen hinter sich hatte, hauptsächlich aus Schuldgefühlen über seine Unfähigkeit, „jemanden an sich heranzulassen", zur Paartherapie. Hier kam er in Kontakt mit seiner Trauer über die von ihm als einengend empfundenen Beziehungen zu seinen Eltern, seiner Familie und seinen Freundinnen sowie mit seiner massiven Angst vor dem Verlassenwerden. Es flossen auch frühere Bindungserfahrungen in die Therapiesitzungen mit ein und wurden hier angesprochen. Doch erst durch das Enactment seiner Weigerung, sich auf seine gegenwärtige Freundin einzulassen, bekam er Zugang zu seinen Selbst- und Fremdmodellen sowie zu seinen Bindungsängsten und konnte sie überprüfen und erweitern.

Manchmal spielen sich in der Paartherapie sehr elementare menschliche Dilemmata ab, die in der Einzeltherapie schwer zu evozieren sind. So hatte der Mann aus dem Beispiel oben alle Möglichkeiten erforscht, wie er sich am äußeren Rand seines eigenen Gefühlslebens und seiner Beziehungen halten konnte. Er stand zwei Drachen gegenüber: Da war einerseits die Furcht, sich nie an einen anderen Menschen zu binden und allein zu sterben, und andererseits die Furcht, nicht zu genügen und deshalb verlassen zu werden. Seine Freundin konnte ihm mit Unterstützung der Therapeutin in den Sitzungen eine sichere Basis bieten, von der aus er seinen Drachen gegenübertreten und neue Entscheidungen treffen konnte. In solchen Fällen bezieht die Paartherapie zusätzlich eine Einzeltherapie ein. In unserem Beispiel nahmen sowohl der Mann als auch die Frau an mehreren Einzelsitzungen teil, deren Veränderungsprozesse durch den Paartherapieprozess noch einmal verstärkt wurden.

Generell mehren sich Hinweise, dass eine aktive Einzelbehandlung im unmittelbaren sozialen Umfeld sinnvoll ist, insbesondere bei Problemen wie Depressionen und Angststörungen wie Agoraphobie, Sucht- und Zwangsstörungen (Baucom, Shoham, Mueser, Daiuto & Stickle 1998). Bei diesen Störungen spielen Beziehungen bekanntermaßen eine ganz entscheidende Rolle (Fincham & Beach 1999; Davila 2001; Whiffen & Johnson 1998). Aus der Bindungsperspektive betrachtet, ist die Depression eine natürliche Folge der Unfähigkeit, eine sichere Verbindung zu einer primären, verlässlichen Bindungsperson herzustellen. Daher liegt es nahe, Depressionen in den negativen Interaktionskreislauf einzuordnen und dem Paar zu helfen, beides gemeinschaftlich zu überwinden. Das fehlende Gespür für Sicherheit löst viele Gefühle aus, die alle mit der Erfahrung einer Depression verbunden sind: Verlust, Verwundbarkeit, Ohnmacht sowie Minderwertigkeitsgefühle. Ein Mangel an Unterstützung kann weitere Stressoren potenzieren. Umgekehrt macht eine sicherere Bindung resilient und ist wahrscheinlich die beste Versicherung gegen Rückfälle von Depressionen oder anderen Problemen.

Auf einer allgemeineren Ebene ist die Fähigkeit, mit den eigenen Gefühlen und mit anderen Menschen in Verbindung zu treten, die Grundlage der emotionalen Intelligenz, und emotionale Intelligenz ist gleichbedeutend mit Flexibilität (Siegel & Hartzell 2003). Flexibilität ist die Conditio sine qua non der individuellen Anpassung und eines gesunden Funktionierens (Lewis, Beavers, Gossett & Phillips 1976). So, wie Paartherapie die emotionale Intelligenz steigert, so fördert sie auch die Funktionsfähigkeit und das persönliche Wachstum.

11.8 Woher wissen wir, auf welche Emotion wir fokussieren sollten?

Auf diese Frage gibt es mehrere Antworten:

1. **Die Menschen dort abholen, wo sie sich befinden:** Zu Beginn der Therapie konzentrieren wir uns auf die Emotionen, die das Paar präsentiert – oder zu verbergen sucht –, und spiegeln sie. Auch wenn es sich um sekundäre reflexartige Reaktionen handelt, die der Bewältigung der darunterliegenden verletzlicheren primären Emotionen dienen, beginnen wir mit denen, die spontan ausgedrückt werden. Damit machen die Klient*innen schon eine neue Erfahrung, da sie sich in der Regel zwanghaft auf das Verhalten der Partner*innen ausrichten, sie beschuldigen oder abwehren, und nicht auf die Emotion selbst, wie z. B. ihre Wut und die Art und Weise, wie sie sie erleben.

2. **Wir folgen den Partner*innen:** Sobald sich das Paar in den Sitzungen sicher genug fühlt, folgen wir der emotionalen Erfahrung jedes Einzelnen bis an den äußersten Rand und ermutigen, dieser auf den Grund zu gehen. Zudem strukturieren wir interaktive Aufgaben, die neue emotionale Erfahrungen und Ausdrucksformen hervorrufen. Wir fokussieren auf das, was für jede/n der beiden am meisten Bedeutung hat und gehen dem nach. Worauf wir uns fokussieren sollten, erfahren wir demnach von den Betreffenden selbst.

3. **Wir orientieren uns an der Landkarte unserer eigenen Emotionen und an dem sich entfaltenden Beziehungsdrama:** Dank der experientiellen Therapie verfügen wir über mehrere Landkarten, denen wir entnehmen können, wann was am wichtigsten ist. Die erste ist Einfühlungsvermögen bzw. Vorstellungskraft (Guerney 1994): Geleitet von der eigenen emotionalen Reaktion und Empathie lassen wir uns auf die Erfahrung der Person ein, „kosten“ sie und verarbeiten sie weiter. Die zweite ist das Drama der verschiedenen Interaktionspositionen. Jede ist mit einer bestimmten Emotion verbunden, die ihre eigene *„unverwechselbare dramatische*

Handlung“ hat (Lazarus & Lazarus 1994), und ist mit einer bestimmten Position verbunden, die Rückzugsposition etwa mit dem Gefühl der Einschüchterung und Hilflosigkeit, der Unzulänglichkeit oder der Scham. Dadurch können wir aus der Emotion die Beziehungsposition ableiten und umgekehrt. Unsere Kenntnis der vorhersagbaren gängigen Muster in der Art und Weise, wie Interaktionsreaktionen von der emotionalen Erfahrung organisiert werden, liefert Anhaltspunkte für die tiefer liegenden emotionalen Erfahrungen des Paares und dient als Leitfaden, welche neuen Erfahrungen wir verstärken könnten, damit es fähig ist, seine Positionen zu verändern. Spüren wir z. B., dass ein Mann Angst davor hat, von seiner Frau zurückgewiesen zu werden und sich deswegen verkriecht, sollte er seine Wut vielleicht einmal ausdrücken, weil ihn das ermächtigen und die Interaktion mit seiner Frau revolutionieren könnte.

4. **Wir nutzen unser theoretisches Verständnis von engen Beziehungen als Landkarte:** Indem wir die spezifischen Erfahrungen unserer Klient*innen im Kontext der Bindungstheorie betrachten und uns danach ausrichten, können wir sie in Momenten verstehen, in denen ihnen das selbst nicht gelingt. Können wir ihrer Erfahrung nicht folgen, blicken wir auf unsere theoretische Landkarte und wissen so, worauf wir fokussieren sollen. So legt die Bindungstheorie nahe, dass Kindern unnahbarer Eltern manchmal nur eine Möglichkeit bleibt, die Beziehung zu ihnen aufrechtzuerhalten, nämlich ihre Bindungsbedürfnisse aus dem Bewusstsein zu verdrängen und jegliche Sehnsucht nach Nähe auszublenden. Hören wir z. B. von einem Mann, er empfände „nichts“, obwohl seine Frau sehr stark positive oder negative Emotionen zeigt, entnehmen wir unserer Karte, dass es sinnvoll ist, auf seine mangelnde Reaktion und die sie eventuell organisierende Unsicherheit und unterdrückte Sehnsucht zu fokussieren. Noch grundlegender sagt uns die Bindungstheorie, dass sich hinter Aussagen wie „Ich bin in dieser Beziehung überflüssig, also flirte ich im Internet“ wahrscheinlich Verlustgefühle und Verzweiflung verbergen, ganz gleich, wie cool der Sprecher sich gibt.

11.9 Wie entfaltet sich das emotionale Erleben in der EFT?

Engagement erweitert Emotionen

In Anbetracht dessen, dass bedrohliche Emotionen sowohl auf der Erlebens- als auch auf der Ausdrucksebene tendenziell verzerrt, verdrängt, zurückgehalten und bagatellisiert werden, hilft es, sie zu akzeptieren und sich mit ihnen zu beschäftigen, um sie zu klären und ihren Spielraum zu erweitern. Manche Emotionen, z. B. Angst und Scham, können so qualvoll sein, dass die Betreffenden sich lieber nicht damit auseinandersetzen, um sie zu verarbeiten, sondern ihre Aufmerksamkeit stattdessen darauf richten, sie zu regulieren, d. h. den Schmerz zurückzuhalten und ihr Erleben umzuorganisieren. Diese Reorganisation (z. B. wenn die ursprüngliche Angst als Wut erlebt und ausgedrückt wird) hat jedoch oft negative Nebenwirkungen, wie etwa eine zunehmende Entfremdung des Partners.

Manche fühlen sich nicht zu ihren Emotionen berechtigt (Wile 2002) oder schämen sich ihretwegen sogar: „Wenn ich mich so fühle, muss ich wohl schwach sein – bemitleidenswert." Hier wird die Erkundung der Emotionen von einem auf Scham basierenden Bezugsrahmen blockiert. Unsere Validierung ist hier das Gegenmittel. Andere können zunächst ihre vordergründigen Emotionen benennen und Verantwortung für sie übernehmen, nachdem sie sie abreagiert haben. Sie stellen sie dann in den Kontext der Bindung und des Kreislaufs, bekommen so Zugang zu ihren primären Emotionen, vertiefen diese und können davon „bewegt" neu auf ihre Partner*innen reagieren. So hört jemand mit unserer Hilfe auf, seine Frau zu beschimpfen, benennt seine „Wut" und bekennt sich dazu, findet Zugang zu der unterschwelligen Hilflosigkeit und Trauer, akzeptiert diese Gefühle ohne Scham, integriert sie in sein Selbstverständnis und seine Sichtweise von engen Beziehungen, bittet schließlich seine Frau um Wertschätzung und Trost, was bei ihr eine liebevolle Reaktion hervorruft.

Um die zentrale Bindungsemotion zu erweitern, wird sie nicht sofort als Selbstschutz reorganisiert, sondern fokussiert und vollständig verarbeitet (indem man sozusagen in die Emotion hinein und durch sie hindurchgeht). Die adaptiven Handlungstendenzen, die entscheidenden Informationen über das Selbst und die in der Emotion implizierten Bindungsbedürfnisse sind dann verfügbar und können zur Organisation interaktiver Reaktionen genutzt werden. Wir lassen nicht zu, dass Verletztheit sich in Ärger umorganisiert und validieren sie stattdessen, damit sie sich in ein Gefühl der Hilflosigkeit verwandelt und das Bedürfnis nach Trost und Zuneigung sich weiterentwickeln kann. Man könnte auch sagen: Widersprüchliche Emotionen – z. B. Sehnsucht nach und gleichzeitig Angst vor Kontakt – werden durch die Auseinandersetzung damit erleb- und vereinbar.

Eine neue Erfahrung und eine neue Geschichte durch bestimmte Interaktionsaufgaben

Neue emotionale Erfahrungen entstehen durch die von uns eingeleiteten strukturierten Dialoge und die neuen Reaktionen der Partner*innen darauf. Bietet zum Beispiel die Frau ihrem Mann nun Bestätigung und Trost, stellt das dessen Verlassenheitsgefühl infrage und lässt ihn anders reagieren als sonst. Beiden helfen wir bei der Konstruktion einer kohärenten, gemeinschaftlichen Erzählung über ihre jeweilige emotionale Realität und darüber, wie diese ihre Interaktion definiert, sodass sie am Ende der Therapie ein Gefühl dafür haben, wie ihre emotionalen und interaktionalen Reaktionen zusammenpassen und ihre Beziehung gestalten – d. h., sie fühlen sich nun besser in der Lage, neue und positivere emotionale Erfahrungen zu machen.

Emotionale Verarbeitung geschieht von allein und geht eigene Wege

Bestimmte Emotionen kommen in Interaktionen mit wichtigen Bezugspersonen ganz von allein und vorhersehbar zur Entfaltung. In bedrohlichen oder unsicheren Situationen beispielsweise werden Schmerz und Scham meist über ihre „Transformation" in sekundären Ärger reguliert, für gewöhnlich in Form von Schuldzuweisungen an die Adresse der kränkenden Person. Dieser „gerechte Zorn" schützt vor dem Stachel der eigenen Emotionen und vor dem befürchteten Verletztwerden. Bleibt die primäre Reaktion – die zugrunde liegende Verletztheit – unverarbeitet, organisiert der Zorn die Innen- und Außenwelt und löst bei anderen Menschen möglicherweise Reaktionen aus, die ihn weiter anheizen. Er unterscheidet sich sehr von der primären Wut, die ein eingeschüchterter Partner im Kontakt mit seinem Schmerz und seiner Angst empfindet und die ganz von allein als Empörung über den wahrgenommenen Mangel an Wertschätzung durch die Partnerin zum Ausdruck kommt. Indem wir den natürlichen Gesetzen der emotionalen Verarbeitung folgen, können wir vorhersagen, wie sie sich entwickeln wird und wie wir sie zur Verschiebung der Interaktionspositionen verstärken und nutzen. *Hat man die Musik und das Drama des Tanzes erst einmal verstanden, kann die Handlung umgeschrieben werden.*

Jede Emotion wirkt anders: Tränen vereinen, Wut stärkt das Selbstbewusstsein und flößt Respekt ein, aber Scham trennt. Sie ist insbesonders eine problematische Emotion, weil sie oft versteckt ist und sich so abstoßend anfühlt, dass sie umgekehrt selten zur Regulation anderer Emotionen eingesetzt wird (Pierce 1994). Selbstverachtung, Unzulänglichkeits- und Minderwertigkeitsgefühle führen zu einem Selbstbild als nicht liebenswerter Mensch, der keinerlei Zuwendung verdient hat, was Selbstoffenbarung und die Kommunikation von Bedürfnissen und Wünschen äußerst gefährlich erscheinen lässt. Scham wird meist über Ärger auf andere oder emotionale Abstumpfung in Bindungskontexten und Rückzug aus Kontakten reguliert. Dadurch kommt es jedoch zu Interaktionen, wie z. B. Ablehnung oder Zurückweisung, die wiederum beschämen. Diese zu erleben und zu offenbaren schmerzt und macht traurig. Reagiert die Partnerin darauf anerkennend und beruhigend, fühlen sich die Betroffenen getröstet und erleichtert, was das beste Gegenmittel zur Scham ist.

Die häufigste Emotion in unglücklichen Partnerschaften ist Angst. Sie erzwingt Angriffs- / Fluchtverhalten und verengt die gegenseitige Wahrnehmung und den Umgang miteinander. Angst ist wohl die Emotion, die einem Alarmsystem am meisten gleichkommt. Sie ist eine reflexhafte unwillkürliche Reaktion, die Vorrang vor allem anderen hat. Typisch für Bindungsbeziehungen ist die Angst, im Stich gelassen zu werden und allein zurückzubleiben, als nicht liebenswert empfunden und abgelehnt zu werden oder keine Macht zu haben und herumkommandiert zu werden. Als sekundäre Reaktion ist Angst einer Therapie wie der EFT meist zugänglich (obwohl sie häufiger als primäre Reaktion anzutreffen ist): Indem wir für Sicherheit und Unterstützung sorgen, kann der Partner selbstbewusst auftreten, sich wütend oder traurig zeigen. Mit Angst oder Bindungsunsicherheit wird häufig bei Veränderungsereignissen gekämpft. Können die Erweichten Kontakt zur Partnerin aufnehmen und um Erfüllung ihrer Bindungsbedürfnisse bitten, weicht ihre Wut oder auch die scheinbare Distanzierung ganz von selbst starken Ängsten, die in der Sitzung aufgefangen, verarbeitet und mithilfe der tröstenden Partnerin reguliert werden.

Anmerkung

An dieser Stelle möchte ich darauf hinweisen, dass man sich eine Therapiemethode genauso wenig aus einem Buch aneignen kann, wie man eine Melodie nicht durch das Betrachten der Rillen auf einer Schallplatte lernt. Nicht alle Aspekte der Behandlung lassen sich schriftlich erklären; besonders schwierig sind zum Beispiel Fragen des Timings. Hier kann man sich mit Sitzungstranskripten behelfen, die inzwischen in zahlreichen Kapiteln und Artikeln über die EFT enthalten sind. Empfehlenswert sind auch Schulungsvideos (↗ www.iceeft.com) wie „EFT in Action“, wo z. B. die Therapie einer stark eskalierten Beziehung mit einem kriegstraumatisierten Partner in Form einer Supervisionssitzung, einer Therapiesitzung und eines anschließenden Gesprächs dokumentiert ist. Solche Aufnahmen sind großartige Lernhilfen. Sie sind wie erfahrene Tänzer*innen, denen man immer wieder zuschaut und die einem zeigen, wie man richtig tanzt. Eine der besten Übungsmöglichkeiten besteht darin, die eigenen Therapiesitzungen aufzuzeichnen, sich die Aufnahmen anzusehen und dabei die Interaktionen und Reaktionen der Paare während der Interventionen zu notieren. Diese können weiterentwickelt und neu formuliert werden, und damit lassen sich Hypothesen aufstellen, welche Auswirkungen sie wohl auf den Therapieprozess hätten. Hilfreich ist auch das zu diesem Band verfasste Arbeitsbuch (*Becoming an EFT Therapist: The Workbook*; Johnson et al. 2005).

11.10 Wie wird man EFT-Therapeut*in?

Der Prozess ist gewiss alles andere als leicht (Palmer & Johnson 2002). Wir müssen uns ganz und gar mit den Grundprämissen der EFT vertraut machen: mit der nicht-pathologisierenden Haltung; mit dem Fokus auf den Prozess und darauf, wie jeder Erfahrungsmoment und jede interaktionale Bewegung konstruiert sind; sowie mit der Bindungsperspektive und dem Respekt vor dem menschlichen Bedürfnis, sich auf andere zu verlassen. Wir müssen bereit sein, an unserer Empathiefähigkeit zu arbeiten, um uns in die Erfahrung unserer Klient*innen hineinzubegeben und zu entdecken, wie diese geformt und gefärbt ist. Vor allem aber müssen wir die emotionale Realität jedes /jeder Einzelnen erfassen können, um bestimmte Emotionen nach und nach auf eine Weise zusammenzufügen und zu vertiefen, dass sie tolerier- und erforschbar werden. *Wir lernen, dem Prozess des Nachverfolgens, Erweiterns und Integrierens primärer Emotionen zu vertrauen und diese zur Umstrukturierung von Paarinteraktionen zu nutzen.*

Was Paartherapeut*innen, die noch nicht so vertraut mit der EFT sind, besonders schwerfällt, ist:

- sich aus den Urteilen und Beschuldigungen der Klient*innen herauszuhalten und das Problem stattdessen im Tanz und in den Schwierigkeiten bei der Verarbeitung von Bindungsemotionen zu verorten;
- das therapeutische Bündnis aufzubauen und im Blick zu behalten: Selbst wenn wir von Klient*innen konfrontiert und infrage gestellt werden, sollten wir authentisch bleiben, uns nicht rechtfertigen, sondern bereitwillig von ihnen lernen, ein lebendiger und liebender Mensch zu sein, der manchmal von vorn anfängt. Das ist immer wieder inspirierend und wohl das ultimative Mittel gegen Burnout;
- stets im humanistischen Glauben an die menschliche Fähigkeit zu wachsen und neue Entscheidungen zu treffen, eine Vielzahl von mehrdeutigen und komplexen Problemen auszuhalten, keine simplen Antworten auf komplizierte Fragen zu erwarten und nicht ungeduldig zu werden;
- statt sich in inhaltlichen Fragen zu verlieren, den Prozess der Konstruktion von Erfahrung und Interaktion im Fokus zu behalten: Aus der EFT-Perspektive dreht sich das Problem niemals um Inhaltliches, weder um Sex, Geld, die Kinder noch um die Schwiegereltern, sondern immer darum, wie die Partner*innen mitein-

ander kommunizieren und wie sie mit wichtigen Bindungsbedürfnissen und Ängsten umgehen. Inhaltliche Fragen müssen wir klären, bevor wir zum Prozess übergehen. Wenn wir den Überblick verlieren oder uns in inhaltlichen Fragen verfangen, sollten wir abbrechen und den letzten eindeutigen und thematisch relevanten Kommentar wiederaufgreifen;

- zu erkennen, wenn die Therapie in einer Sackgasse steckt oder der rote Faden verloren zu gehen droht, sich dann neu zu orientieren und zum letzten emotional erschütternden Moment oder Kommentar zurückzukehren oder den EFT-Tango zu tanzen;
- flexibel zwischen intrapsychischen und interaktionalen Interventionen zu wechseln: Die meisten von uns haben eine Vorliebe: die einen für das Herausfiltern der emotionalen Erfahrung, die anderen für interaktive Aufgabenstellungen, doch eigentlich müssen wir immer beides tun. Unerfahrene zögern, die Klient*innen zu Interaktionen oder Enactments einzuladen, vielleicht weil sie eine Eskalation und den Verlust der Kontrolle über die Sitzung befürchten. Die meisten stellen lieber intrapsychische Fragen („Wie fühlt sich das für Sie an, wenn Sie ... sagen?“), als interpersonelle Vorschläge zu machen („Können Sie bitte Folgendes zu ihr sagen: ‚Ich fühle mich überflüssig und unwichtig. Und weil ich nicht weiß, wie ich dir das sagen soll, unterstelle ich dir, dass du fremdgehst. Aber eigentlich bin ich unsicher, ich weiß nicht, wo du stehst und wie wichtig ich dir bin.‘ Können Sie sich ihr jetzt zuwenden und ihr das sagen?“
- zu erkennen, wann der Therapieprozess verunsichert oder eigene Bindungsverletzungen berührt und man bei Kolleg*innen oder Supervisor*innen Hilfe und Unterstützung suchen sollte: Ich weiß noch, wie ich einmal in einer Klinik bei einem Erstgespräch dabei war und feststellte, dass ich dem Mann kein Wort glaubte und ihn nicht akzeptieren konnte, weil er mich lebhaft an einen früheren Partner erinnerte, der mich, wie ich fand, betrogen hatte.
- flexibel zu sein und sowohl mit überemotional reagierenden und auf Sicherheit bedachten ängstlich Gebundenen umzugehen als auch mit den auf Rückzug Gehenden, die zunächst gar keine Emotionen erkennen und sich häufig abfällig über Abhängigkeit äußern: Hier müssen wir sowohl mit überstarken als auch mit verleugneten Bindungsbedürfnissen umgehen können, d. h., die Emotionen bei den einen auffangen und halten und sie bei den anderen evozieren.
- bei Emotionen zu bleiben und sie zu vertiefen: Wie ein Therapeut einmal bemerkte: „Wenn sie einmal da sind, weiß ich nicht, was ich mit ihnen machen soll.“ Die Standardinterventionen der EFT sind Spiegeln und Validieren. Beim Spiegeln können wir die emotionale Erfahrung quasi „anprobieren“ und ihr vielleicht ein Element

hinzufügen, sie kohärenter organisieren oder sie in den Kontext des Teufelskreises und der Bindungsbedürfnisse stellen. Durch die Wiederholung setzen sich die Betreffenden tiefer mit ihrer Emotion auseinander, und sie beginnt sich zu entwickeln, etwa wie ein Foto in der Dunkelkammer, dessen Merkmale sich immer deutlicher abzeichnen, unterstützt von einer anschaulichen, präzisen und konkreten verbalen wie nonverbalen Sprache (RISSSC).

- von Sitzung zu Sitzung für Kontinuität und Wachstum zu sorgen, indem wir auf den Therapieprozess und den aktuellen Standort unserer Klient*innen achtgeben: Damit man z. B. nicht den Fehler begeht, ohne Deeskalation zu Risiken zu ermutigen, die erst später in der Therapie potenziell zu einer sichereren Bindung führen, empfiehlt es sich, während oder nach der Sitzung Schlüsselbilder, Emotionen und Aussagen aufzuzeichnen und sich vor der nächsten Sitzung damit zu befassen. Verfrüht wäre z. B. auch die Strukturierung von Enactments, wenn die Betreffenden sich noch nicht über ihre Emotionen im Klaren sind und sich noch nicht auf sie eingelassen haben, oder die Ermutigung von Anklagenden, bei ihren noch zurückgezogenen Partner*innen große emotionale Risiken einzugehen. Dem kann man vorbeugen, indem man die allmählich auftauchende und sich vertiefende Erfahrung in aufeinanderfolgenden Sitzungen evoziert und präsent macht.

EFT-Therapeut*innen profitieren jedoch nicht nur von DVDs und Transkripten, sondern insbesondere auch von Supervision, die sich durch Zusammenarbeit, Gegenseitigkeit und Respekt auszeichnet (siehe eine Liste von ICEEFT-zertifizierten Supervisor*innen auf der EFTCD-Website: ↗ www.eftcd.de sowie der ICEEFT-Website). Teil des EFT-Zertifizierungsprozesses (ausführlich unter ↗ www.iceeft.com sowie deutschsprachig zu erhalten bei der EFT Community Deutschland e.V.) ist ein viertägiges Basistraining, das inzwischen weltweit von 70 zertifizierten Ausbilder*innen durchgeführt wird. Weiter geht es in Core-Skills-Kleingruppen, dem Aufbautraining, in denen alle Teilnehmer*innen eine Paararbeit zeigen. Weiterhin werden mindestens 8 Stunden Gruppen- und Einzelsupervision genommen. Laut zwei Studien (Sandberg et al. 2013; Montagno et al. 2011) über die Erfahrungen der Teilnehmenden hat das Training sowohl beruflich als auch persönlich erhebliche positive Auswirkungen. Dies deckt sich durchweg mit dem Feedback Tausender Teilnehmer*innen an EFT-Basistrainings, die jeweils beste Bewertungen abgeben.

Ein weiterer unterstützender Ausbildungsfaktor ist die große Anzahl von EFT-Centers und -Communities, die oft von EFT-Trainer*innen geleitet werden und die in den meisten großen Städten Nordamerikas sowie in vielen anderen Ländern weltweit Trainings und Supervision anbieten. Vermutlich gelingt der lebenslange Lernprozess dynamischer EFT-Therapeut*innen in einer unterstützenden Peergruppe besser. Durch die ICEEFT-Mitgliedschaft (die im deutschsprachigen Raum durch die

Mitgliedschaft in der EFTCD e.V. möglich ist – Anm. d. Fachlektorats) bekommt man überdies Zugang zu einer professionellen Mailingliste, in der klinische Fragen geklärt werden können.

Das Erlernen einer vielfältigen Therapie mit Tiefgang kostet natürlich Kraft und Zeit, aber genau dabei hilft die Organisationsstruktur. Diese wird, wie in meinem kürzlich erschienenen Buch (Johnson 2020) beschrieben, derzeit um eine systematische Ausbildung in Einzel- und Familientherapie erweitert.

12. EFFT: Emotionsfokussierte Familientherapie

„Der Wert der Bindungstheorie besteht darin, die Bindungsbedürfnisse sichtbar zu machen, die problematischem Verhalten zugrunde liegen ... Die Bindungstheorie erweitert das systemische Verständnis der Therapie, weil sie Therapeuten hilft, die einzigartige Bedeutung disruptiver Verhaltensweisen im Kontext der Beziehung zwischen Mutter und Kind zu verstehen."

(Marlene M. Moretti und Roy Holland, 2003, zitiert aus Johnson 2020, S. 217)

12.1 Die Bindung umstrukturieren

Die Überzeugung, dass der Mensch ein Bedürfnis nach Verbindung und Bestätigung durch seine Familienangehörigen hat, hat in familientherapeutischen Ansätzen schon immer eine Rolle gespielt. Doch da man sich dort auf das Zwischenmenschliche konzentriert, wurden Emotionen, die in den meisten systemischen Modellen als innerpsychische Angelegenheit gesehen werden, nicht berücksichtigt. Bis auf einige Ausnahmen (Liddle, Dakof & Diamond 1991) wurden sie in der systhemischen Theorie und in der therapeutischen Praxis als unwichtig oder sogar als schädlich (Krause 1993) angesehen. So wird das Beziehungssystem in der Hauptsache durch Allianzverschiebungen oder kognitives Reframing neu organisiert und die Tatsache, dass der Tanz in einer Familie doch vor allem durch die Musik der Emotionen organisiert wird, ignoriert. In dieser Hinsicht war die EFT mit dem Mainstream der systemischen Therapien noch nie im Einklang.

Für uns, die wir Emotionen als primäres Bindeglied zwischen dem Biologischen und der inneren Erfahrungswelt sowie dem Sozialen, dem Selbst und dem System betrachten (Johnson 2020), erscheint dies bedauerlich. Emotionale Erfahrung und emotionaler Ausdruck spielen nicht nur bei der Organisation und Regulierung sozialer Interaktionen in Familien (Johnson 1998) eine wichtige Rolle, sondern potenziell auch bei der Reorganisation solcher Interaktionen in der Therapie. Autoren (Chang 1993), die besorgt darauf hingewiesen haben, dass die auf die Gesprächsmetapher fokussierten Familientherapien sowohl die Erfahrungsperspektive als auch das Bedürfnis der Klient*innen vernachlässigen, sich selbst und ihre Situation anders zu erleben, würden die Einbeziehung emotionsfokussierter Veränderungsstrategien in die Familientherapie sicher gutheißen.

John Bowlby war vermutlich der erste Psychiater und Familientherapeut (1944), der die Systemtheorie mit ihrem Schwerpunkt auf zirkulärer Kausalität und Rückkopplungsschleifen in Interaktionsmustern übernahm (Bertalanffy 1968). Seine Bindungstheorie, die auf elegante Weise den Schwerpunkt auf emotionale Realitäten und auf festgelegte Muster des Sozialverhaltens integriert, hilft Familientherapeut*innen, das komplizierte Drama zu verstehen, das von Liebe und Zugehörigkeit in der Familie handelt. Neben emotional fokussierten Therapeut*innen haben auch andere wie Moretti und Holland (2003), Diamond und Kolleginnen (Diamond, Russon & Levy 2016) und Hughes (2007) systematisch den Zusammenhang zwischen Bindung und den Problemen von Kindern und Jugendlichen erforscht und klar verständliche Interventionen formuliert, die getestet und systematisch vermittelt werden können. Diese Arbeit relativiert einige überkommene Vorstellungen über familiäre Übergangsphasen und implizite Annahmen über Abhängigkeit und Unabhängigkeit, wie zum Beispiel die, dass ein erfolgreicher Übergang in die Adoleszenz die Ablösung der Jugendlichen von den Eltern bedeutet. Das Gegenteil ist richtig: Eine anhaltende Verbindung stärkt die Selbstwerdung. Mit ihrer Offenheit für Emotionen und ihrer Auffassung, dass Abhängigkeit eine konstruktive Kraft ist und kein Minenfeld der Verstrickung, ist EFFT Teil des Paradigmenwechsels, der die Bindungstheorie in das Feld der Familientherapie integriert. So basieren inzwischen auch einige erprobte Mutter-Kleinkind-Interventionen auf der Bindungstheorie (Cohen, Muir & Lojkasek 2003).

12.2 Grundlegende Ziele und Techniken

Da der Schwerpunkt dieses Buches auf Paartherapie liegt, familiäre Beziehungen aber ebenso wichtig wie Paarbeziehungen sind, gibt dieses Kapitel nur einen vergleichsweise kurzen Überblick über die Behandlung von Familien mit emotionsfokussierten und experientiellen Methoden (für eine ausführlichere Erörterung dieses Themas siehe Kap. 8 u. 9 in Johnson 2020 sowie Furrow, Palmer, Johnson, Faller & Palmer-Olsen 2019). Die Prämissen, Ziele und Prozesse der Familientherapie mit emotionsfokussierten Interventionen sind im Wesentlichen die gleichen wie in der Arbeit mit Paaren. Gleich ist zum Beispiel, dass der EFT-Tango als fundamentale Makrointervention eingesetzt wird und wir uns mit den wichtigsten emotionalen Reaktionen befassen, die die Interaktionsmuster organisieren und die Familienbeziehungen definieren, insbesondere die zwischen den Symptomträgern (auch „Identifizierter Patient", IP) und den Eltern. Wie in der EFT modifizieren wir solche Muster mithilfe von neuen emotionalen Erfahrungen und Ausdrucksformen. Die erste Prämisse: Bessert sich die Beziehung, wird sie mehr zu einem sicheren Ort und einer verlässlichen Basis, bessern sich auch die problematischen Verhaltensweisen der IP. Das wiederum wirkt sich darauf aus, wie die IP sich selbst empfinden und wie sie von ihren Familienangehörigen definiert werden. Die zweite Prämisse: Was die Probleme der IP aufrechterhält und / oder sie daran hindert, sich adaptiv zu verändern, sind in erster Linie ihre Beziehungsposition in der Familie sowie die ständige Bestätigung der negativen Affektregulation und Arbeitsmodelle des Selbst und der anderen durch starre Interaktionsmuster.

Das Ziel ist, dass die Familienmitglieder zugänglicher und responsiver miteinander umgehen und die Familie für Kinder zur sicheren Basis wird, auf der sie sich entwickeln und dann auch ihre eigenen Wege gehen können. Wie die Bindungswissenschaft zeigt, haben es Jugendliche umso leichter, unabhängig zu handeln und ihre Umgebung selbstbewusst zu erkunden, je sicherer ihre Beziehung zu wichtigen Bezugspersonen ist (Allen 2008). Sichere Bindung zeichnet sich durch die Fähigkeit aus, enge unterstützende Beziehungen zu pflegen und gleichzeitig persönlich autonom zu sein und zu bleiben. Des Weiteren korreliert sie mit der Fähigkeit zur Bewältigung von Umweltstressoren und einer besseren emotionalen Anpassung, vielleicht weil psychologische Faktoren wie effektive Affektregulation und Selbstwirksamkeit zuverlässig von der Korrektur durch andere profitieren (Bartholomew & Horowitz 1991; Mikulincer et al. 1993).

Format

Die Behandlung kann entweder von einer Therapeutin oder auch von zwei Co-Therapeut*innen durchgeführt werden und ist für 10-15 Sitzungen konzipiert. Zur Diagnose der Interaktionspositionen und -muster, der problematischen Beziehungen und Familienkreisläufe, die mit der Symptomatik der IP in Zusammenhang zu stehen scheinen, nimmt zunächst die ganze Familie an ein oder zwei Sitzungen teil. Zu den folgenden Sitzungen kommen Familien-Subsysteme: in der Regel die Eltern bzw. Pflegeeltern, das Geschwister-Subsystem, dann die IP zusammen mit jeweils einem Elternteil und schließlich mit beiden Elternteilen. Im Laufe der Therapie werden dyadische, triadische und Familiengruppensitzungen flexibel miteinander kombiniert.

Ob die Sitzung dyadisch oder triadisch ist – der Prozess ist derselbe: Durch den Ausdruck neu verarbeiteter Emotionen entstehen neue Interaktionen. Da Dyade-Sitzungen jedoch mehr Sicherheit bieten und fokussierter sind, erhöhen sie, so dies denn gewünscht ist, das emotionale Engagement. Was sich in der Dyade verändert, wird in die Triade (IP und Eltern) integriert. In der letzten Sitzung, an der alle Familienmitglieder teilnehmen, werden die neuen Interaktionsmuster gefestigt.

Voraussetzungen und Kontraindikationen

Bei dieser Art von Familientherapie müssen Therapeut*innen mit jedem einzelnen Mitglied der Familie Verbindung aufnehmen und ihr Vertrauen gewinnen können, damit sich alle aktiv am Therapieprozess beteiligen.

Sie eignet sich nicht für misshandelnde oder gewalttätige Familien, da der Ausdruck von Verletzlichkeit und eine gewisse Offenheit ja Teil des Therapieprozesses sind. Das ist bei von Gewalt geprägten Beziehungen nicht nur schwer realisierbar, sondern womöglich sogar unangemessen und stellt eine Gefahr für die körperliche Unversehrtheit dar. Abzuraten ist auch, wenn die Familienmitglieder völlig getrennt voneinander leben und den Kontakt untereinander weder ausloten noch verbessern wollen.

12.3 Die ersten Sitzungen (1–2)

Diese Sitzungen sind schon Teil der Therapie, dienen aber vor allem auch der diagnostischen Einschätzung. Dabei fokussieren wir uns auf folgende Fragen:

1. Wie interagieren die Familienmitglieder, und wie sind ihre Interaktionen organisiert? Wer spricht, wer ist mit wem verbündet, und wer wird ausgeschlossen? Wie fest sind die Grenzen der verschiedenen Verbindungen? Wer dominiert, wer hat die Macht? Wie vorhersehbar und starr sind ihre Interaktionsmuster? Welche Strategien werden im Umgang mit Konflikt und Frustration angewendet? Wie wird reagiert, wenn jemand um Unterstützung und Trost bittet? Sind in der nahen oder fernen Vergangenheit Dinge passiert, die die Interaktionsweise der Familie herauskristallisieren und beim Erzählen wieder lebendig werden?

2. Wie klingt die Familie in der Sitzung, wie ist ihr emotionaler Umgangston? Welche Arten von Emotionen werden ausgedrückt und von wem? Wer leidet Schmerzen, und halten sich die Betreffenden zurück oder zeigen sie ihren Schmerz? Welche Art von Umgang mit Emotionen wird in der Familie erwartet? Wie reagieren die Mitglieder in der Sitzung aufeinander?

3. Nimmt die Familie Muster von zugewandtem und responsivem Verhalten wahr? Wirkt sich die Wahrnehmung förderlich oder eher hinderlich auf die aktuellen Entwicklungsaufgaben der Familie aus?

4. Welche Geschichte hat die Familie? Warum will sie eine Therapie machen, und was erhofft sie sich davon? Welche Bindungsgeschichte hat das Elternpaar, und

wie hat sich die Familie bis heute entwickelt? Hat es Krisen gegeben? Wie sind die Probleme aus der Sicht der verschiedenen Mitglieder entstanden, und worin bestehen sie ihrer Meinung nach heute? In welcher Weise wird Verantwortung für das Problem zugewiesen?

5. Wie sieht der Therapievertrag aus? Wie betrachtet die Familie den Therapieprozess? Bekomme ich Kontakt zur Familie und zu allen Mitgliedern? Wie bereitwillig lassen sie sich auf den Prozess ein? Akzeptieren sie Vorschläge und probieren sie Aufgaben aus?

Am Ende der Einschätzung sollten wir die wichtigsten problematischen Interaktionskreisläufe kennen und eine Hypothese formuliert haben, wie diese zur Aufrechterhaltung der Symptome der IP beitragen.

Beispiel: Die Mutter fühlt sich in ihrer Beziehung und im Hinblick auf die Erziehung vom Vater im Stich gelassen und ist wütend auf ihn. Ihrem Sohn – ein labiler Teenager, der sie ständig überfordert – vertraut sie ihre Ehesorgen an und bestätigt ihm damit, dass sein Vater der Bösewicht der Familie sei.

Die Therapeutin identifiziert Schlüsselbeziehungen mit problematischer Bindung und beginnt mit der Beschreibung der emotionalen Reaktionen, die die Interaktionsmuster bestimmen. Dann bekommt sie ein klares Gefühl dafür, wie die Beziehungen neu organisiert und die Bindungsbedürfnisse und Ängste angesprochen werden können.

Der Ablauf der Sitzungen

Die Sitzungen mit verschiedenen Familien-Dyaden und -Triaden umfassen die gleichen Schritte, Prozesse und Interventionen wie bei der Paartherapie mit EFT:

- kontinuierlich die negativen wechselseitigen Kreisläufe klären und die Art und Weise, wie sie in der Familie zur Entfremdung führen und Kummer verursachen; herausstellen, dass sie das Problem sind und nicht die einzelnen Mitglieder der Familie;
- die uneingestandenen primären Emotionen erschließen, die die Interaktionspositionen organisieren;
- das Problem umdeuten im Hinblick auf die zugrunde liegenden Emotionen, Trennungsangst und mangelnde Responsivität, Bindungsbedürfnisse und festgefahrene negative Interaktionsmuster;
- die Identifikation mit verleugneten Bindungsbedürfnissen und verletzlichen Aspekten des Selbst fördern sowie deren Integration in die Beziehungsinteraktionen;

- die Akzeptanz der Erfahrungen anderer und die Akzeptanz neuer Interaktionen unterstützen;
- den Ausdruck von Ängsten, Bedürfnissen und Wünschen und damit auch Responsivität und emotionales Engagement ermöglichen.

Wie bei der Paartherapie mit EFT kann sich dieser Prozess in einer einzelnen Sitzung oder über mehrere Sitzungen hinweg mit mal mehr, mal weniger Engagement entwickeln und sich auch mehrmals wiederholen. Zur Veranschaulichung des Familientherapieprozesses und der Tango-Makrointervention folgt nun ein Fallbeispiel, gefolgt von einer typischen Sitzung.

12.4 Erstes Fallbeispiel einer EFFT: Ich will dich doch nur beschützen

Es geht um eine Familie, die durch ihren Migrationshintergrund von einer Kultur geprägt ist, in der Bildungserfolg an erster Stelle steht. Sie besteht aus einem sehr konservativen Vater, einer Mutter und drei pubertierenden Töchtern, von denen die älteste unter Depressionen und Bulimie leidet und ihr Studium abgebrochen hat.

Der Vater, ein hochgebildeter Mann namens Liu, ist in extrem armen Verhältnissen aufgewachsen. In seiner Familie, die einer ethnischen Minderheit angehört, kam man sich emotional nicht sehr nahe. Seine Frau und die Töchter beschweren sich über ihn, er sei streng, dominant, unzugänglich und würde sie ständig kritisieren. Er rechtfertigt sich rational und akribisch, erklärt, er wolle doch nur helfen. Sie weisen seine Argumente zurück oder ignorieren sie. Jen, die Mutter, fühlt sich in ihrer Ehe einsam und leer. Mal gibt sie ihrem Mann die Schuld an allen Problemen, mal sich selbst. Sie gerät außer sich, bricht in Tränen aus und droht, die Familie zu verlassen. Die Töchter scheinen wütend auf ihren Vater zu sein, nehmen sich in Anwesenheit ihrer Eltern aber vorsichtshalber zurück.

In den Sitzungen zeigt die Familie ein klares, starres Muster, das auch ihren Alltag beherrscht: Liu kritisiert und belehrt die anderen in einem fort, diese ärgern sich über ihn und demonstrieren das durch feindseliges Schweigen. Jen versucht einzugreifen, doch wenn sie merkt, dass sie keinen Erfolg hat, verliert sie die Nerven und schreit, alle würden sie verrückt machen, sie werde die Familie verlassen. Manchmal geht sie tatsächlich, kehrt aber nach ein paar Stunden wieder nach Hause zurück. Reagiert eines der Mädchen hysterisch oder mit Übelkeit, beruhigen sich alle. Und nach einer Pause beginnt der Kreislauf von vorne.

Während ein Elternteil sich stets distanziert und abweisend gibt, ist der andere nervös, emotional labil und droht mit Beziehungsabbruch. Übertriebene Kritik und Besorgnis gehen Hand in Hand mit einem Mangel an Nähe (es wird erwähnt, man würde einander nie berühren) und Geborgenheit. Natürlich ist das, was da ist, wichtig. Doch weil aus der Bindungsperspektive das, was fehlt, noch wichtiger ist, nämlich Nähe und Geborgenheit, stimmt sich die Therapeutin hierauf ein statt auf den üblichen Familienmodus der Macht-, Kontroll- und Grenzsetzungsprobleme.

Die älteste Tochter, Sammy, die sogenannte Identifizierte Patientin (IP), versucht, mit beiden Seiten zurechtzukommen, sowohl mit ihrem unerbittlich kritischen Vater, dessen Versagensängste sich auf sie übertragen, als auch mit der labilen, depressiven Mutter, die ihre Unterstützung einfordert. Sammy ist ausgezogen, um aufs College zu gehen, doch der Gedanke, ihre Mutter einsam und deprimiert zurückzulassen, quälte sie. Sie befürchtete, ihre Eltern könnten sich trennen oder enttäuscht von ihr sein, weil sie nicht die perfekte Studentin war. Nach sechs Monaten brach sie, inzwischen bulimisch und suizidgefährdet, ihr Studium ab und zog wieder ins Elternhaus. Von zu Hause auszuziehen und sich auf eigene Füße zu stellen konfrontierte die junge Frau mit allerlei Ängsten: zu versagen und damit ihren Vater und die Familie zu beschämen, die Mutter zu verraten und sie zu verlieren.

Die Sitzungen wurden folgendermaßen abgehalten: mit der ganzen Familie, dem Paar (mit Liu, dem dominanten, rationalen, sich zurückziehenden Ehemann, und Jen, der depressiven, wütenden, anklagenden Ehefrau), mit den Geschwistern sowie mit jedem Elternteil und mit Sammy einzeln. Nach zehn Therapiesitzungen hat Sammy ihre Bulimie und Depression unter Kontrolle, ist ausgezogen und lebt inzwischen mit einer Freundin zusammen. Ihr Antrag auf eine Rückkehr zum College läuft. Jen kann nun über den Verlust ihrer Mutterrolle trauern, sich mit der „Leere“ auseinandersetzen und sich ein neues Leben aufbauen. Sie hat beschlossen, weniger fixiert auf den Erfolg ihrer Kinder zu sein, und wirkt sorgloser. Schrittweise arbeitet sie daran, sich nicht in Sammys Leben einzumischen, ihren Mann wieder mehr in die Partnerschaft einzubinden und eigene Lebensziele zu formulieren. Die Schwestern sind einander nähergekommen und unterstützen sich gegenseitig. Liu scheint seine Frau in der Ehe als ebenbürtiger zu betrachten und zu verstehen, dass er mit seiner „Besorgnis“ und seinen „Ratschlägen“ die anderen auf Distanz hält und bei seiner ältesten Tochter lähmende Angst auslöst. Dadurch ist er weniger kritisch und bemüht sich, für alle zugänglicher zu werden.

Eine typische Sitzung

In einer Sitzung mit Liu und Sammy (Sitzung 5) spiegelt die Therapeutin den gegenwärtigen Prozess (Tango-Move 1) und spricht die offenkundige Distanz zwischen beiden an. Der Vater hält mit zu Boden gerichtetem Blick einen Vortrag darüber, wie seine Tochter sich verhalten sollte, während diese zähneknirschend aus dem Fenster starrt. Ihre Spannung und Verzweiflung nimmt er nicht wahr. Auf Nachfrage sagt Liu, er sei wegen der Distanz zwischen ihm und Sammy gekränkt, wisse aber nicht, wie er dies ändern könne. Die Therapeutin hilft ihm bei der Zusammenfügung seiner Emotionen: die Besorgnis um den Schutz seiner Tochter und die Traurigkeit wegen ihrer Distanz (Tango-Move 2). Dieses Verlustgefühl nimmt sich die Therapeutin genauer vor. Sie hilft ihm, es bewusster wahrzunehmen und seiner Tochter gegenüber zum Ausdruck zu bringen (Tango-Move 2 und 3). Unterstützt von ihr gibt Sammy zu, es falle ihr schwer, die Traurigkeit ihres Vaters zu hören (Tango-Move 4). Mit seinen kritischen Vorträgen und ewigen Ratschlägen, wie sie sein müsste, „um Erfolg zu haben", schlage er sie in die Flucht. Sie erkennt, dass sie sich in seiner Gegenwart „eingeschüchtert" fühlt. Dann folgt der übliche Tanz, wobei Liu seine Ratschläge rechtfertigt und seine Tochter beschuldigt, nicht zuzuhören, während Sammy sich zurückzieht und abschaltet. Wieder spiegelt die Therapeutin den Prozess, lässt dabei die oben beschriebenen Emotionen einfließen und validiert den Schmerz, den beide darüber empfinden, alleingelassen zu werden.

Die Traurigkeit und Hilflosigkeit, die die Tochter in dieser Situation überkommen, hilft die Therapeutin zu erschließen und ihrem Vater gegenüber auszudrücken (Tango-Move 2 und 3). Sammy erkundet, wie sie sich in der Beziehung zu ihrem Vater als „Versagerin" und Enttäuschung definiert sieht, und kann mithilfe der Therapeutin artikulieren, wie dies ihr Selbstvertrauen untergräbt und dazu führt, dass sie den größten Teil ihrer Zeit und Energie darauf verwendet, sich zu wehren, wegzulaufen und mit ihrer daraus resultierenden überwältigenden Panik fertigzuwerden.

Liu wird von der Therapeutin unterstützt, auf den Dialog fokussiert zu bleiben und direkt auf seine Tochter einzugehen (Tango-Move 3). Daraufhin erklärt diese, wie sehr sie seine Bestätigung brauche (im Grunde ist das der Prozess der 2. Phase, bei dem die Betreffenden riskieren, ihre Bedürftigkeit offenzulegen). Außerdem erzählt sie ihm, dass sie aus „Verzweiflung" vor ihm zumache und sich zum Schutz gegen die zuvor erwähnte Panik zurückzöge. Jetzt unterstützt die Therapeutin Liu, damit er das Gesagte aufnehmen kann (Tango-Move 4). So bekommt er Zugang zu seinen enormen Ängsten vor den Gefahren des Lebens (Tango-Move 2). Seine einzige Sicherheit, oder vielmehr seine einzige Möglichkeit, „sein Leben zu retten", habe darin bestanden, sich zu bilden. Seine Tochter schützen zu wollen, sie zu „warnen", sei Ausdruck seiner Angst. Als ihm klar wird, dass er sie genau damit „kaputtmacht", weint er. Die

Therapeutin bestätigt ihm, dass seine Ratschläge wirklich gut gemeint seien, weil er seine Tochter ja schützen wolle, doch leider dazu führten, dass sich beide hilflos und ängstlich fühlten; er, weil seine Tochter nicht auf seine Warnungen „hört", und sie, weil ihr Vater ihr „kein Vertrauen" entgegenbringt. Anschließend validiert die Therapeutin den Mut beider, Neuland zu betreten und einen Weg zueinander zu suchen (Tango-Move 5).

Der Schilderung der Therapeutin entnehmen Vater und Tochter, dass sie beide unter diesem Kreislauf aus kritischen Ratschlägen und stillem Rückzug leiden, ihn aber auch gemeinsam erzeugen. Sehr betrübt erklärt Liu, er wisse nicht, wie er seiner Tochter nahekommen oder ein „guter Vater" sein könne. Die Therapeutin erwidert, er habe ja in der Sitzung zum Ausdruck gebracht, wie wichtig ihm Sammy sei, sich fürsorglich gezeigt und damit den Kontakt hergestellt, den sie so sehr brauche. In der Familie sei sie ja die „Expertin", wenn es darum gehe, Wärme und Anerkennung zu zeigen. Deshalb schlägt die Therapeutin Sammy vor, die diesbezüglichen Versuche ihres Vaters, der das gerne lernen möchte, zu validieren. Außerdem initiiert sie eine Interaktion (Tango-Move 3), bei der Liu zugibt, in Wahrheit oft sehr stolz auf seine Tochter zu sein, obwohl er immer nur über seine „Sorgen" spreche, und dies in Zukunft ändern wolle, woraufhin Sammy ihrem Vater sagt, wie seine Anerkennung sie beruhige und stärke. Die Feststellung der Therapeutin, dass das sehr hilfreich für Sammy sei, weil sie so ihre Angst überwinden, in die Welt hinausgehen und sich dort geborgen fühlen könne, bewegt und ermutigt Liu und wirkt wie Balsam gegen das Gefühl der Isolation und Ohnmacht, durch das er die anderen unter Druck zu setzen pflegt. Der vielleicht stärkste bindungsorientierte Anstoß für Veränderungen in einer Familientherapie wie der EFFT ist, wenn Väter oder Mütter wünschen, ihren Kindern gute Eltern zu sein. Wie in diesem Beispiel kann dieser Wunsch deformiert sein, aber sowohl Rogers als auch Bowlby wären dafür, den Eltern und ihrer Wachstumsfähigkeit zu vertrauen. Daher müssen wir ihnen unbedingt vermitteln, wie wirksam es ist, wenn sie ihren Kindern nahe sind, sie unterstützen und ihr Selbstvertrauen stärken.

In dieser Sitzung haben Vater und Tochter sich von ihrem gewohnten Interaktionsmuster „lösen" können und einen neuen, emotional engagierten Dialog begonnen. Am Ende sind beide emotional ausgeglichener und können sich vorstellen, dass Sammy sich von nun an an ihren Vater wendet, um von ihm Anerkennung zu bekommen, anstatt dass beide wechselseitig beieinander Ängste triggern: Sammys Angst, als Tochter zu versagen, und Lius Angst, seine Tochter nicht zu schützen. Als ausgewiesene Expertin für Nähe in der Familie kann Sammy auch ihrem Vater etwas beibringen, wodurch eine gleichberechtigtere, erwachsenere Beziehung entsteht. Ihre reorganisierte Interaktion wirkt sich wiederum auf die gesamte Familie aus. Der Vater nähert sich seiner Tochter, und diese bekommt so eine potenziell rückenstärkende Ressource. Jen kann ihre Vermittlerrolle aufgeben und anders mit ihrer Tochter umgehen. Diese

Sitzung zeigt eine Mikroversion des sich über viele Sitzungen erstreckenden EFT-Prozesses. Ihr Ziel: das skeptische Verhalten zu ändern, das der Vater gegenüber seiner Tochter zeigt und das wahrscheinlich mit deren Essstörung und Suizidtendenzen in Verbindung steht, sowie in den Interaktionen mit ihm ihre Selbstwirksamkeit zu stärken.

Dabei werden folgende Interventionen verwendet:

Das Erleben spiegeln

Therapeutin: Das würde ich gerne genauer verstehen. Als Ihre Tochter anrief und erzählte, sie würde an ihrem ersten Wochenende an der Uni Skifahren gehen, da spürten Sie eine Enge, eine Spannung. Sie hatten das Gefühl, Sie müssten Sie vor solchen Wochenendaktivitäten warnen, weil Sie sie womöglich am Studieren hindern könnten. Stimmt das?

Muster spiegeln

Therapeutin: Was ist hier gerade passiert? Sammy, Ihr Vater hat Ihnen erzählt, er meine es nur gut, wenn er Ihnen solche Dinge sagt, er wolle sie schützen, aber Sie wandten sich von ihm ab, erst mit dem Kopf, dann mit dem ganzen Körper.

Sammy: Ich blende ihn aus. Ich muss mir das nicht anhören.

Therapeutin: Aha, er versucht, Sie zu „schützen". Aber Sie schützen sich selbst, nämlich vor ihm, vor dem, was Sie in seiner Stimme hören?

Sammy: Genau. Ich höre, ich werde es versauen, ich werde es nie schaffen, und er weiß ja besser als ich, was mir guttut.

Therapeutin: Also werden Sie wütend. Richtig? *(Sammy nickt.)* Sie blenden ihn aus, und Sie, Liu, werden noch angespannter und wollen mit allen Mitteln von ihr gehört werden, setzen sie noch mehr unter Druck. Stimmt das so? *(Er nickt.)*

Validieren

1. Therapeutin: Sammy – als Sie von zu Hause ausgezogen sind, haben Sie diese Last mit sich herumgeschleppt. Obwohl es ganz schön beängstigend sein kann, zogen Sie in die Welt hinaus, aber vor lauter Sorge, womöglich nicht Ihr „Potenzial" auszuschöpfen und damit Ihrer Familie zu missfallen oder sie gar im Stich zu lassen, war Ihnen richtig übel *(bewusste Bezugnahme auf ihre Bulimie)*, nicht wahr? *(Sammy nickt.)* Außerdem haben Sie sich Sorgen gemacht, dass Ihre Mutter immer depressiver werden könnte, weil sie ohne Sie niemanden mehr zum Reden

hat, dass sie dann vielleicht gehen und die Familie auseinanderbrechen würde. Das ist eine ungeheuer schwere Last, und trotzdem haben Sie ein ganzes Semester überstanden. Das beeindruckt mich wirklich sehr.

2. THERAPEUTIN: Ihnen, Liu, ist total wichtig, ein guter, oder wie Sie sagen: der perfekte Vater zu sein. Andererseits sagen Sie, Sie wüssten eigentlich nicht, wie das geht. Das setzt Sie mächtig unter Druck. Und wenn es Sammy schlechter geht, bekommen Sie die Botschaft, dass Sie versagt haben. Denn Sie sollten das doch verhindern können, oder? Also tun Sie das, was Sie können und erteilen Ratschläge?

Evokatives Fragen

1. THERAPEUTIN: Wie ist das für Sie, Liu, wenn Sie hören, dass Ihre Tochter vor Angst wie gelähmt ist, wenn sie Ihren Warnungen und „Lektionen" zuhört?
2. THERAPEUTIN: Was geschieht mit Ihnen, Liu, wenn Ihre Tochter sagt, wie sehr sie es braucht, dass Sie ihr etwas zutrauen, sie ernst nehmen und ihr Anerkennung zeigen?

Hervorheben

1. THERAPEUTIN: Können Sie, Sammy, ihm noch einmal Folgendes sagen? „Ich bin ganz sicher eine Enttäuschung für dich."
2. THERAPEUTIN: Können Sie, Liu, ihr noch einmal Folgendes sagen? „Ich habe solch eine Angst um dich. Du bist doch beschützt unter meinem Dach, und ich kann kaum mitansehen, wie du weggehst, in diese Welt hinaus, die mich in deinem Alter fast kaputtgemacht gemacht hat." Können Sie ihr das bitte sagen?

Empathisch Vermuten

THERAPEUTIN: Und, Sammy, von all diesem Druck, dieser Sorge wird Ihnen richtig übel, oder? *(Sie nickt.)* Sie versuchen, nichts zu essen, schlanker zu werden und die Kontrolle zu behalten. Dann bekommen Sie Hunger und Angst und trösten sich, indem Sie ganz viel essen. Ja? *(Sie nickt.)* Aber dann machen Sie sich noch mehr Sorgen. Fühlen sich außer Kontrolle. Sie haben versagt, Sie werden überflutet von dieser Last, den Vater enttäuscht und die Mutter im Stich gelassen zu haben, und übergeben sich. Habe ich das richtig verstanden? Stimmt das so?

Neurahmen

THERAPEUTIN: Es fällt Ihnen also schwer, Ihre Angst in den Griff zu bekommen und Ihre Tochter da draußen auf eigenen Füßen stehen zu lassen. Weil sie so wertvoll ist? Und weil Sie sich als guter Vater irgendwie in der Pflicht sehen, sie zu beschützen? Doch Sammy – all diese Warnungen sind Futter für Ihre eigenen Ängste, ein Teil von Ihnen gibt einfach auf, ist wie gelähmt? Außer, wenn Sie sich aus Wut auf ihn bewusst gehen lassen, um ihn zu kränken? Richtig?

Interaktionen umstrukturieren

THERAPEUTIN: Sammy, ich versuche einmal zusammenzufassen, was Sie gerade gesagt haben: „Ich brauche die Bestätigung, dass ich dir etwas bedeute, dein Vertrauen in mich, dass ich alleine zurechtkomme. Und dass alle überleben, selbst wenn ich abstürze, und dass ich immer noch etwas Besonderes für dich bin, wenn ich mein Studium abbreche." Stimmt das so? Können Sie ihm das sagen?

Abschlusssitzungen

Hier geht es hauptsächlich darum, die veränderten Muster und Reaktionen sowie die Stärken und das Selbstwirksamkeitsgefühl der Familie hervorzuheben, die Therapieerfolge zusammenzufassen, neue Interaktionsmuster zu konsolidieren und die Familie bei der Formulierung neuer Lösungen für alte Probleme zu unterstützen. Die Behandlung endet mit einer Sitzung, in der die gesamte Familie die kollektive Geschichte des Problems und die Therapie noch einmal Revue passieren lässt und sich ihren aktuellen Zustand vergegenwärtigt.

12.5 Unterschiede zwischen emotionsfokussierter Paar- und Familientherapie

Der größte Unterschied zwischen den beiden Settings besteht wohl in der Wechselseitigkeit und Ebenbürtigkeit. In der EFFT geht es keinesfalls darum, die Kinder zu einer gegenseitigen Beziehung auf gleicher Höhe zu ermutigen, sondern dass Eltern ihren Kindern ein sicherer Ort und eine zuverlässige Basis sind. Dafür bieten wir den Eltern unsererseits einen sicheren Ort. Dass wir ihnen aktiv helfen, ihre Emotionen zu regulieren, ist bei systemischen Therapien eigentlich nicht üblich, aber wir gehen davon aus, dass emotional ausgeglichene Eltern, die akzeptieren, dass sie eine anspruchsvolle und sich ständig verändernde Aufgabe haben, emotional präsenter sein und besser auf ihr Kind eingehen können. So arbeiten wir mit Eltern, die „versagt" haben, in Einzel- oder Paarsitzungen an ihrer Traurigkeit, Angst und Scham, weil diese Emotionen ihr negatives Elternverhalten organisieren und die positive Verbindung zum Kind blockieren.

EFFT fokussiert auf die Modifizierung der Interaktionen, die zu den Schwierigkeiten der IP beitragen. Selbst in den Paarsitzungen geht es nicht um die Förderung der Intimität, sondern darum, dass sich die Partner*innen in ihrer Elternrolle gegenseitig helfen, dass sie das betreffende Kind bei seinen Problemen gemeinsam unterstützen und ihr Familienleben aktiv und den Wünschen entsprechend gestalten. Damit ist der Fokus enger als bei EFT, d. h. die Paarbeziehung ist nur so weit von Interesse, als sie das größere System der Familie beeinflusst. Beschreibt eine Mutter beispielsweise, wie sie in Abwesenheit ihres Mannes die älteste Tochter um Hilfe bittet, könnte man in der Sitzung über die Konsequenzen sprechen, die ihr Verhalten für die Tochter, die anderen Geschwister und ihre Paarbeziehung hat, und über Möglichkeiten zur Verbesserung ihres emotionalen Engagements nachdenken.

In EFFT-Paarsitzungen könnte es auch darum gehen, wie sich die Probleme der IP auf die Beziehung der Eltern auswirken und wie diese als Paar zueinander finden. Wenn z. B. eine Frau ihren Mann beschuldigt, das Problem der Tochter nicht ernst genug zu nehmen, könnten wir ihn dabei unterstützen, den Standpunkt seiner Frau zu hinterfragen. Wenn sie nur die Zügel ein wenig lockerer ließe, könnte er ihr sagen, wie er sich gerne um sie und die Tochter kümmern möchte. Das könnte es der Frau wiederum ermöglichen, sich aus dem intensiven Machtkampf mit ihrer Tochter zurückziehen.

Emotionsfokussierte Familientherapeut*innen betrachten das Paar als Architekt seiner eigenen Beziehung, aber vor allem auch der Familie. Wir wollen sein emotionales Engagement erhöhen und damit seine partnerschaftliche Zufriedenheit verbessern, aber *unser Hauptziel besteht darin, die Interaktionspositionierung der IP in der Familie zu verändern und eine konstruktive Abhängigkeit herzustellen.* Möchte das Paar sich intensiver auf seine eigene Beziehung konzentrieren, kann es im Anschluss an die Familientherapie zu Paarsitzungen kommen.

Das Ende der EFFT kennzeichnet sich in der Regel nicht so sehr durch die Besänftigung der feindseligeren Partner*in und einen stärkeren Zusammenhalt als Paar, wie bei der EFT der Fall, sondern durch sicherere, hilfreichere Familieninteraktionen sowie neue Reaktionen seitens der IP. Letztere können sich selbst, ihre eigenen Grenzen, ihre Bindungsbedürfnisse allgemein wie auch gegenüber den anderen Familienmitgliedern klarer definieren und ausdrücken. So hilft EFFT Jugendlichen, die Bindungsbeziehung zu ihren Eltern neu, d. h. wechselseitiger, erwachsener und sicherer zu definieren, und zwar so, dass Unterschiede und Eigenständigkeit toleriert werden können. Denn meistens können die Kinder die Familie erst richtig verlassen, wenn Verbindung da ist.

Zusätzlich zu den in der EFT angewandten Interventionen geben wir bei EFFT Anweisungen für außerhalb der Therapiesitzungen auszuführende Aufgaben und Rituale. So schlagen wir etwa zur Verbesserung der geschwisterlichen Beziehung vor, jede Woche einmal gemeinsam etwas zu unternehmen. Obwohl solche Aufgabenstellungen für strukturelle systemische Interventionen normal sind (Minuchin & Fishman 1992), gehen wir in der EFFT wie auch in der EFT immer noch davon aus, dass Veränderungen innerhalb und nicht außerhalb der Sitzung stattfinden.

Wenn wir als Therapeut*innen zu zweit mit der Familie arbeiten, können wir in der Sitzung miteinander über die Familie oder ihre Interaktionen sprechen. Das ist dann wie eine Art Team-Intervention, bei der die Familienmitglieder Publikum bzw. Zeug*innen eines Gesprächs werden, das sich auf sie und ihre Beziehungen fokussiert. Im Grunde handelt es sich um eine Form der Validierung und / oder Vermutung in Dialogform. In der EFFT ist diese Form jedoch weder gängig noch weitverbreitet und wird zudem nur kurz und für ganz bestimmte Zwecke angewandt, etwa wenn die Sitzung in einer Sackgasse zu stecken scheint oder die Familie sehr reaktiv und emotional labil ist. Zum Beispiel könnte ein Therapeut zur Kollegin sagen: „Ich bin mir nicht sicher, ob ich verstehe, was hier passiert, du vielleicht?“ Worauf sie dann antwortet: „Es könnte sein, dass Marsha [die Tochter] von ihrer Mutter akzeptiert werden möchte, aber vielleicht will sie ihr auch beweisen, dass sie sie nicht kontrollieren kann, wenn sie, nur um sie zu ärgern, einfach eine große Tüte Kartoffelchips in sich hineinstopft.“ Anschließend richtet der Therapeut seine Frage an die Familie, die sich nun, nachdem sie vorübergehend nicht aktiv teilgenommen hat und nur Publikum war, mit mehr Distanz damit auseinandersetzen kann.

12.6 Zweites Fallbeispiel einer EFFT: Halt mich fest bevor ich gehe[1]

Olga ist groß, auffallend hübsch und wortgewandt. Sie ist 17, könnte aber auch locker für 20 durchgehen. Laut medizinischer Diagnose leidet sie unter Bulimie und Depression, hat in der Klinik an einer Therapiegruppe für bulimische Patient*innen teilgenommen, aber nicht darauf angesprochen. Obwohl sie als begabt eingestuft wurde, wäre sie vor Kurzem beinahe sitzen geblieben. Sie hat gerade ihr letztes Schuljahr begonnen.

1 Dieser Fall stammt ursprünglich aus Johnson 1998.

Olgas Mutter Laura, 36, hübsch und zierlich, wirkt gestresst. Sie ist Krankenschwester. Der Vater hat die Familie verlassen, als Olga neun Jahre alt war, lebt in einer anderen Stadt und hat fast gar keinen Kontakt mehr zu seiner Tochter. Deren kleiner Bruder Timmy ist fünf. Als Olga selbst in diesem Alter war, erkrankte Laura schwer und wurde mit chronischem Lupus diagnostiziert. Nach drei Jahren ging es ihr besser. Heute ist sie mit einem Arbeitskollegen namens Ted zusammen. Während des Schubs damals und auch als Olgas Vater sie verlassen hat, erzählt sie, habe sie ihre Tochter zu sehr in Anspruch genommen. Olga hat also belastende Erfahrungen gemacht: die schwere Erkrankung ihrer Mutter, die Trennung vom Vater, die Geburt von Timmy (Kind einer kurzen Affäre), die neue Beziehung ihrer Mutter und zudem die kürzliche Trennung von ihrem Freund. Sie erzählt, als Timmy geboren wurde, habe sie ihn gehasst, aber jetzt sei sie gerne seine große Schwester und kümmere sich um ihn, wenn sich ihre Mutter mit Ted trifft, den sie, wie sie es formuliert, „billigt".

In der ersten Sitzung verkündet Laura, kaum dass sie hereinstolziert ist und noch bevor sie sich vorgestellt hat, sie werde sich weder „beschuldigen und angreifen" noch als Ursache für die Probleme ihrer Tochter „abstempeln" lassen. Diese murmelt missmutig, sie wolle doch nur ihre Beziehung zur Mutter verbessern. Anschließend sprechen beide über ihre Geschichte und über Olgas Bulimie, die nach einer Diät angefangen hat, als sie 15 war. Laura räumt ein, bei all dem „Kommen und Gehen, Auf und Ab" habe Olga sicher eine schwere Kindheit gehabt, weil sie doch aber so intelligent und unabhängig sei, habe sie ihr vorgeschlagen, noch vor ihrem Schulabschluss zu ihrer Cousine zu ziehen. Sie findet, da Olga sehr „schwierig" und „aggressiv" sei und sich weigere, im Haushalt zu helfen, täte das sicher beiden gut. Tatsächlich greift Olga ihre Mutter in der Sitzung an, bezeichnet sie als „inkompetent" und „schwach" im Umgang mit Timmy und mit Männern. Manchmal explodiert Laura und schlägt zurück, aber die meiste Zeit bleibt sie kühl und distanziert. Sie erklärt, Olga sei nun erwachsen genug, um eigene Wege zu gehen.

Das Interaktionsmuster zwischen Mutter und Tochter ist deutlich: Olga kritisiert, schimpft und regt sich auf, während Laura eher distanziert ist und sich verteidigt. Sie sagt, Olga sei jetzt wirklich so weit, auszuziehen, sie könne doch sicher ohne sie, ihre Mutter, leben, sie selbst habe das in dem Alter ja auch getan. Nachdem dieses Muster in der Sitzung erfasst, gespiegelt und klar benannt wurde, können beide dazu stehen (Tango-Move 1). Sie erkennen, wie es ihre Interaktionen einschränkt und ihr Leid aufrechterhält. Olgas kritische Beschwerden scheinen mir von Wut und einem unterschwelligen Gefühl der Verzweiflung und Traurigkeit geprägt zu sein. Ich fokussiere mich auf Olgas Bemerkungen gegenüber ihrer Mutter und gehe darauf ein: „Du bist so distanziert", „Es ist dir egal, ob ich vielleicht krank werde, wenn ich ausziehe" und „Wenn ich mit Problemen zu dir komme, stößt du mich zurück". Nachdem ich ihre affektiven Reaktionen gespiegelt, validiert, evoziert, zusammengefügt und hervorgehoben habe, wirkt sie traurig und bekommt feuchte Augen (Tango-Move 2). Mit meiner Hilfe kann sie aussprechen, dass sie sich von ihrer Mutter alleingelassen fühlt. Ich bitte sie, sich dabei direkt an ihre Mutter zu wenden (Tango-Move 3), und als sie es tut, wird Laura sehr still.

Aus der Bindungsperspektive betrachtet ist Olga von Lauras Unerreichbarkeit (da sie ihre Zeit hauptsächlich ihrem Freund, ihrer Arbeit und ihrem jüngeren Kind widmet) verunsichert und protestiert dagegen. Wenn sie wütend und trotzig ihre Mitarbeit im Haushalt verweigert, zieht sich Laura kühl distanziert zurück, was bei ihrer Tochter wiederum Traurigkeit und Verzweiflung auslöst. Als ich die emotionalen Reaktionen beider Frauen in den Kontext des Kreislaufs stelle, gibt Olga zu, sie habe das Gefühl, in dem Leben, das ihre Mutter mit Timmy und Ted führt, „keinen Platz“ zu haben. Das Gefühl, in der Familie nicht dazuzugehören, verschlimmert sich durch die wiederholten Vorschläge ihrer Mutter, sie sei alt genug, um von zu Hause auszuziehen. Laura braucht meine Hilfe, um diese Botschaft zu hören und zu akzeptieren (Tango-Move 4), ohne ihren Erziehungsstil defensiv zu rechtfertigen. Also erkläre ich, dass Olga erst ausziehen könne, wenn sie sich als dazugehörig empfindet, und damit kann Laura etwas anfangen.

Da sich beide in den Sitzungen gehört und bestätigt fühlen, beginnt der Problemkreislauf zu deeskalieren. Olga übernimmt mehr Aufgaben im Haushalt, sie streiten sich seltener und weniger heftig. Außerdem verbringt Laura mehr Zeit mit ihrer Tochter. Das ist typisch für die mittlere EFT-Phase, wo neu formulierte und zum Ausdruck gebrachte Emotionen bei der anderen Person neue Reaktionen hervorrufen. Die Interaktion bezieht nun auch das neue, sichere Bindungsverhalten ein, was den Zusammenhalt festigt. Schauen wir uns einmal eine Momentaufnahme an, in der Laura und Olga sich in der Interaktion anders positionieren und so ihre Bindungsbeziehung neu definieren.

In der dritten Sitzung kommt Laura auf ihren Stress zu sprechen, alles wüchse ihr über den Kopf und Olga weigere sich, im Haushalt zu helfen. Diese erwidert verärgert, sie passe doch auf Timmy auf, das sei genug. Jetzt ist es an der Zeit, Laura zu einer engagierteren Haltung zu verhelfen.

LAURA: *(zu Olga)* Natürlich hast du es schwer gehabt. Erst hat uns dein Vater verlassen, dann habe ich neue Männer kennengelernt, Timmy wurde geboren, und du warst viel allein. Aber du bist so aggressiv. Ich verstehe nicht, warum du so wütend auf mich bist. Wenn ich mir nicht die ganze Zeit auf die Zunge beißen würde, dann würden wir uns bis aufs Messer bekämpfen. *(Sie bekommt feuchte Augen.)*

SUE: Wie geht es Ihnen, Laura, wenn Sie das sagen?

LAURA: Was ich – ach! Keine Ahnung.

OLGA: Ich weiß auch nicht, was ich zu dir sagen soll, ich darf meine Gefühle ja nicht zeigen. Du wirst bloß defensiv.

SUE: Können wir an dieser Stelle kurz unterbrechen?

LAURA: *(redet weiter mit Olga, schaut dabei aber zum Fenster hinaus)* Deine „Gefühle"? Du bist doch ständig nur wütend.

OLGA: Das ist nicht wahr. Ich bin auch liebesbedürftig, aber das gefällt dir nicht. Es darf irgendwie nicht sein. Du verlangst von mir, dass ich unabhängig bin.

SUE: *(ruhig, weiterhin auf Laura fokussiert)* Laura, was geschieht gerade mit Ihnen? Wenn Sie die Wut und die Enttäuschung Ihrer Tochter hören – was macht das mit Ihnen? *(keine Antwort)* Sie verschränken die Arme vor der Brust, umgreifen Ihre Oberarme, als würden Sie sich selbst umarmen? *(Laura wendet sich von ihrer Tochter ab und weint.)* Was sagt Olga in ihrer Wut, ihrer Verzweiflung zu Ihnen? Was hören Sie?

LAURA: Sie greift mich an. *(Lange Pause, dann mit zitternder Stimme)* Sie sagt, ich sei eine schlechte Mutter. *(Sie schluckt und schaut wieder aus dem Fenster.)*

SUE: *(sanft)* Was Sie aus Olgas Wut, aus ihrer Frustration heraushören, ist, dass Sie eine schlechte Mutter sind? Und wenn Sie das hören, wollen Sie weg, sich davon entfernen?

LAURA: *(dreht sich zu mir um, klingt resigniert)* Ja, es ist immer dasselbe.

SUE: Was geschieht denn, wenn Sie das hören?

LAURA: *(lange Pause, dann gefasst)* In Wahrheit ist sie doch wütend auf ihren Vater. *(Sie steigt aus und vermeidet.)*

SUE: *(sanft)* Und wenn Sie hören, dass Olga wütend auf Sie ist – was geschieht dann mit Ihnen, Laura?

LAURA: *(seufzt und spricht zittrig)* Ich glaube, sie hat recht. Ich bin keine gute Mutter gewesen. *(Lange Pause)* Ich war so krank, als sie klein war, und so unglücklich mit ihrem Vater. Ich wollte, dass sie unabhängig ist. Sie musste doch stark sein, für den Fall, dass ich sterbe. Ich weiß noch, wie sie sagte: „Mach dir keine Sorgen, Mama, ich kümmere mich um dich." *(Sie weint, schlägt die Hände vors Gesicht.)* Ich wollte ihr eine perfekte Kindheit ermöglichen und konnte es nicht. Und wahrscheinlich vermassele ich es immer noch.

SUE: Und das zu sagen tut weh? *(Sie nickt.)* Das Gefühl, Sie konnten sie nicht schützen, nicht alles richtig machen?

LAURA *(nickt heftig und starrt auf den Boden)*: Olga beschimpft mich manchmal, nennt mich eine Schlampe. Sie war so wütend, als ich mit Timmy schwanger war. Sie sagte: „Wie kannst du nur!" Ich habe mich von Timmys Vater zum Teil deshalb getrennt, weil er so abweisend zu Olga war. (*Sie blickt aufgeregt umher wie auf der Suche nach dem Ausgang).*

SUE: Olga hat wirklich die Macht, Sie aufzuregen, Sie aus dem Gleichgewicht zu bringen, wenn Sie hören …

LAURA: *(unterbricht mich und beugt sich zu mir)* Ich bin ihre Zielscheibe, deshalb schlage ich ihr vor, auszuziehen. Ich halte das nicht aus, diese Spannung. Wenn sie woanders wohnen würde, hätten wir eine bessere Beziehung. Wenn ich in ihr Zimmer gehe, weiß ich nie, was passiert. Sie könnte jederzeit einen Wutanfall bekommen.

SUE: Und Sie haben Angst vor ihrer Wut und davor, diese Botschaft zu hören, dass Sie sie als Mutter enttäuscht haben? *(Sie nickt.)* Manchmal fühlen Sie sich schlecht, weil Sie glauben, dass Sie Olga keine gute Mutter waren. Es hat nicht so geklappt, wie Sie es wollten. *(Dies ist eine Interpretation; ich füge der von ihr beschriebenen Erfahrung ein neues Element hinzu, nämlich Angst.)*

LAURA: *(beugt sich zu mir)* Ja, ja, und das überfordert mich. Ich kümmere mich um alle und kann es irgendwie niemandem recht machen.

SUE: Sich um alle kümmern zu wollen und nie das Gefühl zu haben, dass man es den anderen recht macht, das ist furchtbar. Können Sie Ihrer Tochter vielleicht Folgendes sagen: „Der Gedanke, dass ich dich als Mutter enttäuscht habe, tut mir so weh. Ich mag das nicht hören, kann nicht in der Nähe bleiben, sondern muss mich zurückziehen." Können Sie ihr das sagen? *(Tango-Move 3)*

OLGA: *(lehnt sich vor, klingt versöhnlich)* Mama, es war tatsächlich furchtbar, aber du hast getan, was du konntest, und ich habe nicht das Gefühl, dass du versagt hast. Du hast mir so viel gegeben. *(Sie wendet sich ihrer Mutter zu.)* Aber ich komme einfach nicht an dich heran!

LAURA: Doch, ich habe versagt, ich war krank. Ich konnte deinen Vater nicht davon abhalten zu gehen, und jetzt kotzt du. Ich kann mich noch so bemühen – es ist nie richtig, was ich sage, und dann wirst du wütend. Ich kriege es einfach nicht auf die Reihe. *(Da die zuvor distanzierte Mutter nun auf ihre tieferen Gefühle zugreift und weint, sind wir nun bei Schritt 5, Übergang zu Phase 2, angelangt.)*

SUE: Es ist so furchtbar, so schmerzhaft für Sie, dieses Gefühl, dass Sie irgendwie nicht die Mutter sind, die Sie sein wollen. *(Laura nickt.)* Olga, merken Sie, was Ihre Wut bei Ihrer Mutter auslöst? Dass Sie damit ihren Ängsten Tür und Tor öffnen, keine gute Mutter gewesen zu sein? Und dass sie sich dieser Angst entziehen will – und so auf Distanz geht zu Ihnen, der Tochter, die ihre Mutter immer noch braucht?

OLGA: *(mit Nachdruck)* Ja, schon, aber so ganz stimmt das nicht. Sie wird total defensiv. Dabei will ich nur von ihr getröstet werden, wenn ich Angst habe oder wütend bin.

SUE: Sie ist Ihnen also so wichtig – und auch ihr Trost, ihre Nähe –, dass Sie darum kämpfen? *(Olga nickt energisch.)* Früher hat Sie der Kontakt zu ihr beschützt, er war Ihre Zuflucht. Er hat Ihnen das Leben gerettet, aber jetzt können Sie ihn nicht mehr finden – ist es das?

OLGA: *(nachdrücklich, mit Blick auf die Mutter)*: Ja!

SUE: Können Sie ihr das sagen? *(Ich zeige auf Laura und strukturiere ein Enactment.)*

OLGA: *(zur Mutter, flehend)* Mom, ich bin stark. Durch deine Hilfe bin ich das geworden, aber bitte stoß mich nicht weg, nicht jetzt. Weißt du, ich habe Angst vor dem Erwachsenwerden. Ich brauche die Gewissheit, dass du da bist. *(Da ihre Mutter nun zugänglicher und emotional engagierter ist, reagiert Olga spontan besänftigt und bittet um das, was sie braucht.)*

LAURA: *(streckt mit wiederaufwallenden Tränen den Arm nach ihrer Tochter aus und hält sie umschlungen)*: Ich bin ja da. Ich möchte für dich da sein. Dir nahe sein – nur weiß ich manchmal nicht, wie – und habe Angst vor deiner Wut. *(Wiedereinbindung der Rückzüglerin)*

In dem hier dargestellten Prozess wird Laura zugänglicher und empfänglicher für ihre Tochter und kann ihre Angst und Scham artikulieren – das Gefühl, als Mutter versagt zu haben. Und Olga greift ihre Mutter nicht mehr an, sondern bittet sie um Zuwendung und Trost, was sich in den folgenden Sitzungen fortsetzt. Sie vergewissert sich, dass ihre Mutter ihr immer noch nah sein möchte und sie braucht, dass sie sie nicht verliert, wenn sie von Zuhause auszieht. Dieser Prozess wirkt sich positiv auf Olgas Depression aus und trägt dazu bei, Mutter und Tochter näher zusammenzubringen. Als ich die bulimischen Symptome anspreche und in einen Zusammenhang mit dem Problemkreislauf bringe, geht Olga dem nach und erkennt, dass sie sich immer dann übergibt, wenn sie aufgrund des Gefühls, allein zu sein und ihrer Familie nichts zu bedeuten, an ihrem Selbstwert zweifelt.

Seitdem kann sie sich bei Ess-Brech-Anfällen an ihre beste Freundin oder ihre Mutter wenden, mit dieser über die Traurigkeit sprechen, die sie wegen der Distanz des Vaters empfindet, und sie dazu bringen, ihr zuzuhören und sie zu trösten. Und Laura kann mit Olga in Kontakt bleiben, weil sie erkannt hat, dass es ihrer Tochter schon hilft, wenn sie einfach bei ihr ist, und sie nicht all ihre Probleme lösen oder Wiedergutmachung für früher leisten muss. Sie nennt die Voraussetzungen für ihre Zugänglichkeit und ihr Engagement, etwa dass Olga ihre Bedürfnisse zeigen, aber nicht aggressiv werden (sie z. B. nicht beschimpfen) darf, und setzt ihrer Wut auf diese Weise Grenzen.

Im Lauf des vollständigen Erweichens kann Olga ihrer Mutter von ihrem Bedürfnis nach Trost und Nähe erzählen, sich zu ihrem feindseligen Verhalten bekennen und schließlich auch Lauras Eingeständnis, sie seit Timmys Geburt vernachlässigt zu haben, akzeptieren und Verständnis für den Stress ihrer Mutter zeigen. Die Beziehung wird sicherer, enger und gleichberechtigter. Beide können sich einander offen anvertrauen, und Laura wird zugänglicher, ansprechbarer und engagierter gegenüber ihrer Tochter. Nach sieben Sitzungen endet die Therapie. Ein paar Monate später zieht Olga zu ihrer Cousine. Sie macht Fortschritte in der Schule und hat keine Probleme mehr mit Bulimie. In der letzten Sitzung helfe ich Laura, ihre Tochter zu bitten: „Hilf mir, die Mutter zu sein, die du dir wünschst. Sag mir, was du brauchst." Da Olga die

Beziehung nun als sicher gebunden erlebt, ist sie selbstständiger und unabhängiger. Interessanterweise konnte Laura ihre Tochter nicht bemuttern, weil sie genau davor Angst hatte – als Mutter zu „versagen“ – und sich deswegen schämte. Diese Scham wird in der EFFT von allen Seiten bearbeitet. Am Ende der Therapie sind Mutter und Tochter in der Lage, engagiert zu bleiben und sich gegenseitig zu bestärken: Durch die neue emotionale Musik ist ein neuer Tanz entstanden.

Bertalanffy (1968, S. 213) zufolge sind nicht alle Elemente eines Systems gleichrangig. Manche „dominieren“ die anderen und bewirken kleine Veränderungen, die wiederum zu großen Veränderungen im Gesamtsystem führen. Wie wir aus unserer Arbeit mit Paaren und Familien wissen, kommen solche gezielte Systemveränderungen nicht allein durch Informationen und Veränderungen im Denken und Verhalten zustande. Außerdem reicht es nicht, das System mithilfe der Umstrukturierung irgendeines beliebigen Elements zu verändern, obwohl dies einst als systemische Doktrin galt – es muss schon ein „dominantes“ Element sein. Nur dann ist die Veränderung auch effizient und zuverlässig, zumindest wenn es sich bei dem betreffenden Element um die Emotion handelt, die die Interaktion organisiert.

12.7 EFFT aktuell

Bisher wurde EFFT nicht so systematisch empirisch untersucht wie die EFT-Paarinterventionen. Es gibt jedoch eine vielversprechende Ergebnisstudie mit bulimischen Jugendlichen, die im Krankenhaus von Ottawa durchgeführt wurde (Johnson, Maddeaux & Blouin 1998). EFFT erwies sich als wirksam: Nach 10 Sitzungen hörten bei 44 % das Binge-Eating auf und bei 67 % das Erbrechen. Auch andere Variablen wie Depression und Feindseligkeit gingen signifikant zurück. Laut den Ergebnissen von Armstrong und Roth (1989) hatten 96 % der Jugendlichen mit Essstörungen einen ängstlichen Bindungsstil (im Vergleich zu 24 % der normalen Jugendlichen) sowie Minderwertigkeitsgefühle. Hier ist eine bindungsorientierte Intervention besonders sinnvoll. EFFT wird regelmäßig auch bei depressiven und suizidalen Jugendlichen eingesetzt (Johnson & Lee 2000).

Durch die Zunahme an bindungswissenschaftlichen Forschungsarbeiten, insbesondere in den letzten 15 Jahren, wird auch EFFT immer häufiger angewandt, was nicht nur zu einer Systematisierung und Weiterentwicklung der Interventionen, sondern auch zu einem breiteren Ausbildungsangebot (siehe ↗ www.iceeft.com) und zu dem bereits erwähnten Buch geführt hat (Furrow et al. 2019). Auch das vorliegende Buch folgt der neuesten Sichtweise von EFT als eine bindungsorientierte Therapierichtung, die auf der umfassendsten Entwicklungstheorie der Persönlichkeit basiert und daher in allen Settings – Einzel-, Paar- und Familien –) effektiv anwendbar ist (Johnson 2020).

EFFT entstand aus der Erkenntnis heraus, dass die Veränderungsprinzipien und -strategien des Paarsettings auch auf andere Kontexte und Beziehungen passen, beispielsweise die zwischen Eheleuten, Vater und Tochter oder Mutter und Tochter, und dass die Veränderung der Interaktionen solcher Beziehungen dann die problematischen Interaktionskreisläufe der Familie verändert.

Diese Art der Familientherapie berücksichtigt die Sorgen derjenigen, die unter dem „Verschwinden des Individuums im Gemenge des Systems" leiden (Merkel & Searight 1992, S. 38). Sie versucht, die Systemtheorie und die systemischen Interventionen zu vervollständigen, indem sie sowohl nach innen als auch nach außen schaut. Wie die Erfahrungen in der angewandten EFFT zeigen, ist das Monster der Trennungs- und Bindungsunsicherheit bei unglücklichen Paaren wie Familien das gleiche und kann daher auch auf ganz ähnliche Weise besiegt werden.

13. Beziehungstraumata und Bindungsverletzungen

„Dem Schmerzzentrum kommt es nicht so sehr darauf an, welcher philosophischen Kategorie eine Kränkung angehört, sondern wie stark die Bedrohung ist, die davon ausgeht (...) Brüche in einer Bindungsbeziehung sind gefährlich. Wie eine Abschürfung der Hornhaut des Auges verursachen Beziehungsrisse höllische Qualen.“

(T. Lewis, F. Amini & R. Lannon, *A General Theory of Love*, 2000)

Vergebung und Versöhnung

Manchmal geraten bindungsbezogene wichtige Veränderungsereignisse wie die Erweichung der Anklagenden in eine Sackgasse und kommen nicht zum Abschluss. Die Erforschung der behindernden Faktoren im Rahmen der Bindungstheorie und deren Verständnis als Traumatheorie hat zur Beschreibung von Beziehungstraumata geführt, die in der EFT als Bindungsverletzungen bezeichnet werden (Johnson, Makinen & Millikin 2001; Makinen & Johnson 2006): Trennung und Isolation sind traumatisch, wenn man davon überwältigt wird und sich schutzlos ausgeliefert fühlt. Anhand dieser Erkenntnisse werden beziehungsprägende Ereignisse und Muster verständlich, was die Wirksamkeit von EFT-Interventionen erhöht (Brubacher 2018; Zuccarini, Johnson, Dalgleish & Makinen 2013). Diese befassen sich unter anderem auch mit dem auf zunehmendes Interesse stoßenden Thema Vergebung und Versöhnung (Coop, Gordon, Baucom & Snyder 2000; Worthington & DiBlasio 1990).

„Die Beschädigung menschlicher Bindung“ (Herman 2018, S. 66) bezieht sich in Paarbeziehungen auf die Erfahrung, ausgerechnet in dem Moment, in dem man die andere Person braucht, von dieser verlassen und verraten zu werden. Solche Wunden vergrößern Unsicherheiten in der Bindungsbeziehung. Sie sind insofern traumatisch, als dass sie entsetzliche Angst und das Gefühl der Ohnmacht hervorrufen und, wenn sie nicht heilen und sich schließen, die Fähigkeit zu Vertrauen und Nähe stark einschränken. Welch eine Macht sie in Paarbeziehungen haben, zeigt sich besonders dann, wenn wir Klient*innen bitten, das Risiko einzugehen, offen und engagiert auf den Partner zuzugehen, und sie klipp und klar ablehnen mit Worten in der Art von „nie wieder“. Ein bestimmter Vorfall, der in früheren Sitzungen eventuell schon einmal verallgemeinernd als Verletzung bezeichnet wurde, kehrt in Form eines Trauma-Flashbacks zurück und blockiert das Engagement und die Risikobereitschaft.

Wie wir von Betroffenen wissen, führen leicht aktivierbare Bilder und Erinnerungen bei ihnen in der Paarinteraktion zu einer Hypervigilanz gegenüber möglichen Wiederholungen oder Erinnerungen und dem Gefühl, wie gelähmt zu sein, das wir auch aus der Traumaliteratur kennen.

So etwas kann sich in der Erstsitzung zeigen, als Teil des generellen Misstrauens und Schmerzes, oder es taucht plötzlich auf, wenn es darum geht, im Kontakt mit dem Partner ein beträchtliches Risiko einzugehen. Manche dieser Vorfälle erscheinen auf den ersten Blick relativ trivial, andere springen in ihrer Vehemenz geradezu ins Auge. Bei einer Geburt oder Fehlgeburt im Stich gelassen zu werden ist eine sehr nachvollziehbare Verletzung. In der Aktentasche des Ehemannes ein provokantes Foto seiner Kollegin zu finden scheint für die Frau zwar verletzend, aber nicht notwendigerweise verheerend zu sein, es sei denn, es geschieht just zu einem Zeitpunkt, da sie ausdrücklich dazu aufgefordert wird zu „beweisen", dass sie eine zufriedenstellende Sexpartnerin ist, und es wagt, ihren Mann zu erregen und ihm zu gefallen. So kann eine Affäre die Bindung verletzen oder auch nicht, je nach Kontext und der ihr beigemessenen Bindungsbedeutung. Letztere ist entscheidender als das, was passiert ist. Eine Rolle spielt auch, ob Wunden heilen oder aber mit jedem neuen Lösungsversuch tiefer einreißen. Unabhängig davon, ob die Bedeutung dieser Ereignisse sofort klar ist oder nicht – die Verletzten sprechen darüber, als stünde ihr Leben auf dem Spiel. Daher begeben sie sich in eine schützende „Nie-wieder"-Haltung, doch anstatt sich zur Bannung der Gefahr mit ihren Partner*innen zu verbinden, nutzen sie die Verletzung als Prüfstein für deren Verlässlichkeit. Meist ziehen sie sich in eine defensive Position zurück, indem sie den Vorfall bagatellisieren, wenn er zur Sprache kommt, oder sich davon distanzieren. Und so kann er nicht vollständig verarbeitet werden.

Fast alle Paare haben die eine oder andere unspezifische Wunde davongetragen, doch manch eine ist traumatisch. Damit die Betreffenden sie verstehen, müssen wir herausfinden, was sie bedeutet, und sie validieren. Will das Paar weniger leiden und sicherer gebunden sein, müssen seine Wunden behandelt werden (Johnson 2002). Denn zu erleben, wie der geliebte Mensch die Verletzung trivialisiert, obwohl man in äußerster Not um Hilfe schreit, erschüttert das Urvertrauen in ihn und stellt das wichtigste Kernelement der Bindung infrage, nämlich die Erwartung, dass er Mitgefühl zeigt und sich liebevoll kümmert. Indem wir die Vorfälle aus der Bindungsperspektive betrachten und als Beziehungstraumata benennen, können wir sie verstehen und dem Paar bei der Überwindung helfen. Wie eine Studie an Paaren mit dieser Art von Verletzungen und erheblichem Beziehungsstress ergab, waren 66 % der Teilnehmenden nach einem 14 Sitzungen umfassenden EFT-Prozess insgesamt zufriedener (Makinen & Johnson, 2006). Sie konnten ihre Situation deeskalieren und ihre Verletzungen überwinden. Auch die Werte für Beziehungszufriedenheit, Vertrauen und Vergebung hatten sich signifikant verbessert. Diese Ergebnisse blieben bei einer

Nachuntersuchung drei Jahre später stabil (Halchuk, Makinen & Johnson 2010). Alle Paare, denen die Überwindung nicht gelang, wiesen zu Beginn der Therapie mehr als eine Verletzung auf und hatten weniger Vertrauen. Die Verletzenden neigten des Weiteren eher zu Vermeidung. Trotzdem hatten selbst diese Paare nach der Therapie weniger Angst und litten seltener unter Schmerzen. In Bezug auf Vergebung gab es lediglich eine minimale Verbesserung und die Beziehungszufriedenheit war nicht nennenswert höher. In Abschlussgesprächen behaupteten sie, die Ziele aufgrund der geringen Anzahl der Sitzungen nicht erreicht zu haben.

Im Vorfeld dieser Studie wurde eine Reihe von Fällen beobachtet und daraus eine logische Schrittfolge des Veränderungsprozesses abgleitet. Da sich dieser im Zuge der 2. Phase entfaltet, muss die Deeskalationsphase bereits abgeschlossen sein. Sobald die Verletzung überwunden ist, kommt es wie von selbst zu den Veränderungsereignissen der Phase 2, Wiedereinbindung und Erweichung, und das Paar kann zur Konsolidierung übergehen. Die Vergebung und die Heilung einer Bindungsverletzung verlaufen wie folgt:

1. Eine Verletzung wird in der Regel in Phase 1 erwähnt und dem Teufelskreis des Paares zugeordnet, sie wird sich dann jedoch in den Vordergrund drängen, entweder während der Emotionsvertiefung in Phase 2 oder in riskanten Schlüsselmomenten von Tango-Move 3, wenn wir die Rückzügler*innen zu einer Annäherung ermutigen oder, häufiger, wenn die Verletzten die Kontaktaufnahme zu ihren jetzt zugänglicheren Partner*innen wagen. Sie erzählen dann, wie sie sich im Stich gelassen und schutzlos ausgeliefert fühlten – ein Vertrauensbruch, der ihren Glauben an die Beziehung als sichere Bindung beschädigt hat. Da das Ereignis mit einem Kontrollverlust einhergeht, geschieht die Erinnerung daran gewaltsam, sie bricht plötzlich hervor, sehr präsent und lebendig. Deshalb ist die Erzählweise meist hochemotional, chaotisch und unzusammenhängend. Die Verletzenden gehen in eine defensive Haltung und entwerten den Vorfall selbst und den Schmerz des / der anderen, indem sie beides verdrängen, abstreiten oder bagatellisieren.
2. Mit unserer Hilfe bleiben die Klient*innen mit ihrer erlittenen Verletzung in Kontakt und sprechen über deren Folgen und Bedeutung für die Bindung. Wut und Empörung kommen nun verändert als Kränkung, Hilflosigkeit, Angst und Scham zum Ausdruck, und es zeigt sich ein Zusammenhang mit dem gegenwärtigen Beziehungsteufelskreis. So sagt eine Frau zum Beispiel: „Ich fühle mich noch immer so wund und habe jede Hoffnung verloren. Ich schreie hysterisch, nur damit er irgendwie mal reagiert, will ihm zu verstehen geben, dass er meine Verletzung nicht einfach so abtun darf. Aber er tut es trotzdem, genau wie jetzt gerade auch, während ich versuche, mit ihm darüber zu sprechen!“

3. Von uns unterstützt beginnen die Verletzenden, sich in das schmerzhafte Ereignis einzufühlen und dessen Bedeutung im Sinne der Bindung zu verstehen, nämlich dass es nicht um ihre persönliche Unzulänglichkeit oder Gefühllosigkeit geht, sondern um das, was den Verletzten wichtig ist. So können sie den Schmerz und das Leiden anerkennen und dann über ihre eigene Seite des Geschehens sprechen. Dabei handelt es sich weniger um eine logische, ausführliche Erklärung des Ereignisses als vielmehr um eine Darstellung, die ihre Handlungen für die Verletzten vorhersehbar macht.

4. Da die Verletzten nun ihre Angst und Trauer über den erlittenen Verlust, insbesondere den Verlust ihrer Bindung, zum Ausdruck bringen und damit die Partner*innen an ihrer Verletzlichkeit teilhaben lassen können, bewegen sie sich hin zu einer integrierteren und vollständigeren Artikulation der Verletzung.

5. Die Verletzenden engagieren sich emotional stärker, übernehmen Verantwortung für ihren Anteil an der Bindungsverletzung und zeigen Empathie, Bedauern und / oder Reue.

6. Mit unserer Hilfe können die Verletzten riskieren, um den Trost und die Zuwendung zu bitten, die ihnen zum Zeitpunkt des schmerzhaften Ereignisses verwehrt wurden.

7. Die behutsamere Reaktion der Verletzenden wirkt wie Balsam für die traumatische Wunde. Auf diese Weise kann das Paar nun gemeinsam ein neues Narrativ des Vorfalls entwickeln. Durch diese konsistente Erzählung können die Verletzten die damalige qualvolle Reaktion ihrer Partner*innen genauer verstehen und akzeptieren.

Sobald die Bindungsverletzung aufgearbeitet ist, können wir das Vertrauen stärken und positive, von Bindung und Versöhnung geprägte Kreisläufe initiieren. Dadurch wird die Beziehung zu einem sicheren Ort, der die Lösung weiterer Probleme ermöglicht. Dies ist in der Tat eine besondere Art Halt-mich-fest-Bindungsgespräch.

Bindungsverletzungen als Beziehungstraumata zu verstehen ist für uns Paartherapeut*innen folgenreich, denn so wird klar, warum manche Paare weniger gut auf die Therapie ansprechen. Es erscheint logisch, dass auch solche Ereignisse angesprochen und gelöst werden müssen, um einen späteren Rückfall zu verhindern. Je detaillierter ihre Beschreibung, desto systematischer können wir hilfreiche Interventionen zusammenstellen. Um herauszufinden, was bei einem Trauma genau notwendig ist, orientieren wir uns am Bindungsrahmen. So ist zum Beispiel klar, dass unter den vielen Formen von Entschuldigungen nur eine zu Vergebung führt, nämlich wenn die Betreffenden sichtbar zum Ausdruck bringen (etwa auch mimisch), dass es ihnen wirklich leidtut, dem oder der anderen Schmerz zugefügt zu haben (wer sich Aufnahmen von

Therapiesitzungen anschaut, weiß, was ich meine.) „Ich muss sehen – ich muss wissen, dass dir mein Schmerz leidtut", sagte ein Klient. Dass die Partnerin ihr Bedauern darüber, dass sie einen solchen Schmerz verursacht hat, tief emotional zeigen musste, leuchtet ein. Denn die Heilung des traumatischen Mangels an stimmiger Responsivität in der Vergangenheit erfordert eine neue Erfahrung klarer, kohärenter und überzeugender Responsivität, damit sich das Paar in emotionaler Synchronizität bewegt. Aber nicht alle lassen sich bei der Aufarbeitung ihrer Verletzungen so einfach helfen. Mit Vertrauensverletzungen in der Beziehung kommen diejenigen mit einem sichereren Bindungsstil meist besser zurecht (Mikulincer 1998).

Eine Momentaufnahme eines typischen Aufarbeitungsprozesses könnte wie folgt aussehen:

1. Helena, die Ehefrau, sagt: „Nein, nein. Ich glaube nicht, dass ich ihn um Zuwendung bitten kann. Es funktioniert jetzt besser zwischen uns, aber ... *(Sie senkt den Blick und die Hand über ihre Augen.)* Also ich würde nie – vielleicht reicht das jetzt – es ist doch schon besser. *(Sie errötet, ihre Stimme wird monoton und leise.)* Da lag ich nun in den Wehen. Ich lag in den Wehen, und er fragte den Arzt, wie lange die wohl dauern. Und der Arzt sagte, die ganze Nacht, wahrscheinlich die ganze Nacht. Dann sagte er, er werde mal eben zur Curling-Meisterschaft gehen – er sei schließlich der Kapitän. Und er käme gleich wieder zurück. Und ich weinte. Ich wollte nicht, dass er geht. Aber er ging, und dann kam das Baby. Keine Ahnung, warum ich immer noch daran denke. Zurzeit fällt mir das oft ein, wo wir kurz davor sind, auf's Land zu ziehen, weit weg von all meinen Freunden und meiner Familie. *(Dann verändert sich ihre Stimme, klingt scharf, als sie sich an ihren Mann wendet.)* Aber wenigstens habt ihr das Spiel gewonnen – darauf kam es dir doch an, nicht wahr?" Darauf der Therapeut: „Das war so schmerzhaft für Sie – es schmerzt noch immer. Und Sie haben gelernt, nicht auf Ted zu zählen, sich nicht auf ihn zu verlassen, stimmt's?" Helena sagt: „Darauf können Sie wetten." Ted sagt: „Kannst du das nicht mal hinter dir lassen? Das ist ewig her, und außerdem ist alles gut gegangen. Der Arzt sagte, es war eine leichte Geburt, und bei der nächsten war ich ja dabei." Helena: „Nur, weil kein wichtiges Spiel stattfand."
2. Mithilfe des Therapeuten bleibt Helena in Kontakt mit ihrer lang gehegten Empörung und wird auf die Trauer und Verzweiflung aufmerksam, die noch „lebendig" sind und sie daran erinnern, dass sie nicht auf ihren Mann zählen darf. Sie kann ihm erzählen, wie sie um des ehelichen Friedens willen die ganze Zeit „auf Nummer sicher gegangen" ist und sich lieber an andere Familienangehörige gewandt hat als an ihn. Aber jetzt, seit sie dieses Häuschen für den Vorruhestand gekauft haben, fühle sie sich entfremdet und gereizt. Langsam, Schritt für Schritt, bekommt sie Zugang zu dem Gefühl, das sie beim Gedanken daran überkommt,

wie sehr sie Ted in ihrem neuen Leben brauchen wird, als würde ihr „schwindlig", als würde sie „fallen". Sie kann nun über ihren großen „Verzicht" sprechen, damals in der einsamen Geburtsnacht, und über das verlorene Vertrauen weinen, den Verlust ihrer Verbindung und über die jahrelangen Kompromisse. Dass sie mit seiner tollen Karriere und seinem aufregenden Sportleben nicht „mithalten" konnte. Jetzt kann sie ihm sagen: „Ich will dich nicht brauchen – ich hatte solche Angst damals." Der Therapeut: „Und haben Sie jetzt auch Angst, Helena? Angst, sich auf Ted zu verlassen?" „Ja", antwortet sie unter Tränen.

3. Ted, der den Vorfall zunächst als „ewig lange her" abtut, nimmt langsam wahr, dass seine Frau sich all die Jahre im Stich gelassen gefühlt hat und auf der Hut gewesen ist. Er fühlt sich immer mehr in die Trauer seiner Frau ein und äußert sein Bedauern darüber, „vielleicht kein sehr sensibler Ehemann gewesen" zu sein. Er kann ihr sagen, wie sehr er von den Erwartungen an einen Familienvater „eingeschüchtert" war – und noch immer ist. Kompetent fühle er sich nur auf dem Eis und im Büro. Er betrachte seine Frau als „Expertin in Gefühls- und Liebessachen" und fühle sich in der Familie „oft überflüssig – wie eine Randfigur", heute wie damals, in der Nacht der Geburt seines ersten Kindes, als er nicht wusste, wie er seine Frau im Krankenhaus trösten und unterstützen konnte und deshalb seiner „Pflicht" als Mannschaftskapitän nachkam, seine vertraute Rolle. In Wahrheit hatte er immer „Angst", Helena könnte seine Mängel „aufdecken" und ihn verlassen.

4. Helena beginnt nun, ihre Enttäuschung über ihre Ehe und den Verlust ihrer Hoffnung auf einen sicheren Ort zu betrauern, auch die vielen Jahre, in denen sie nie um Verbundenheit mit Ted bat, sondern „erstarrte" und „jedes Anzeichen, dass ich nicht zu seinen Prioritäten gehörte" wahrnahm. Sie sagt Ted, wie sehr sie sich eigentlich danach sehnt, in seinen Armen zu ruhen, wie sehr sie seine Nähe und Fürsorge braucht und wie sehr sie sich jetzt davor fürchtet, überhaupt darüber zu sprechen.

5. Dann öffnet sich Ted und weint vor Reue und Bedauern darüber, dass er seine Frau enttäuscht hat, über all die Jahre verpasster Gelegenheiten, einander nahe zu sein. Der Therapeut fokussiert auf ihn und hebt sein emotionales Engagement hervor. Dadurch kann Ted Helenas Schmerz bei dem Vorfall damals und ihre Entscheidung, sich niemals an ihn zu wenden oder echte Verbundenheit zu erwarten, ernst nehmen. Er räumt ein, nicht reagiert zu haben, wenn sie ihm zu erklären versuchte, wie einsam sie in dieser entscheidenden Nacht war und wie sehr sie ihn brauchte. Er kann zu ihr sagen: „Ich habe dich im Stich gelassen, dich enttäuscht. Und dann bin ich abgehauen und wollte mich nicht damit befassen. Ich bin immer abgehauen, habe mich lieber beruflich profiliert. Aber jetzt – jetzt möchte ich dir geben, was du brauchst – möchte, dass du mir nahe bist und mir vertraust."

6. Helena riskiert dann, Ted von ihrer Angst vor dem einsamen Landleben zu erzählen und von ihrem Wunsch, beruhigt und getröstet zu werden. Sie sagt: „Ich brauche die Gewissheit, dass du das nächste Mal, wenn du unsicher oder nervös wirst, trotzdem bleibst und lernst, mit mir zusammen zu sein. Ich brauche die Gewissheit, dass ich dir wichtig bin. Halt mich bitte fest."
7. Erleichtert und liebevoll geht Ted darauf ein und beteuert, er werde sich von nun an bemühen, seiner Frau nah zu sein. Er spricht auch über seine eigenen Bedürfnisse nach Bestätigung und Unterstützung. Das Paar entwirft ein zusammenhängendes Narrativ seiner Ehe, der Bindungsverletzung und ihrer Folgen, dazu ein klares Bild seiner künftigen Interaktion und den Reaktionen, die die Bindung stärken und sichern. Der Prozess endet dann nicht nur mit Vergebung, sondern mit Versöhnung und einer sichereren Bindung.

Paar- und Familientherapeut*innen müssen versiert darin sein, beschädigte Bindungen zu verstehen und Interventionen zu nutzen, die zuverlässig Vertrauen aufbauen und Versöhnung ermöglichen. Unser Ziel ist nicht nur Vergebung, sondern die Bereitschaft, wieder zu vertrauen. Das Paar braucht das Selbstvertrauen, dass die tiefe Zerrüttung und die schweren Mängel an Responsivität noch behoben werden können und dass es aus seiner Sackgasse herausfindet, um eine sichere Bindung zu gestalten und aufrechtzuerhalten.

Damit der bisher beschriebene Prozess im wahrsten Sinne des Wortes „anschaulich" wird, können Sie in den nächsten beiden Kapiteln zwei EFT-Sitzungen komplett miterleben.

14. Fallbeispiel: Phase 1 auf einem EFT-Basistraining

„Wir können uns richtig gut reinsteigern.“

„Ich werde gemein – richtig fies.“

Dies ist das unbearbeitete Transkript der Aufnahme einer EFT-Sitzung, die vor einiger Zeit im Rahmen eines EFT-Basistrainings mit Einverständnis des Paares vor ca. 200 Therapeut*innen stattfand. Der Mann und die Frau kannten mich nicht persönlich, hatten sich aber mein Buch *Halt mich fest* als Hörbuch angehört und sich daraufhin für eine EFT entschieden. Von ihrer Therapeutin wusste ich nur, dass beide berufstätig sind und aus unterschiedlichen Kulturen stammen. Er hatte mich gebeten, mich besonders mit der Reizbarkeit und dem Zorn der Frau zu befassen, weil ihre „Wutanfälle“ für die Beziehung problematisch seien. Sie hatte mit Beziehungsabbruch gedroht.

Zur Verallgemeinerung des Prozesses und der Interventionen habe ich auch nachträglich kaum Informationen, sondern nur Prozesskommentare hinzugefügt und am Ende des Kapitels Vorschläge zur Verwendung des Transkripts zu Übungszwecken gemacht.

SUE: Hallo, guten Tag. Vielen Dank, dass Sie hier mitmachen. Ich weiß das wohl zu schätzen, dass Sie Therapeut*innen helfen, Beziehungen besser zu verstehen und dieses Modell hier zu erlernen, es ist ein Geschenk an all die Paare, die etwas über ihre Beziehung lernen wollen. Natürlich erfordert es Mut, herzukommen und eine völlig Fremde wie mich in Ihr Leben eintauchen zu lassen. Das ist schon seltsam, sich so unter Beobachtung zu wissen, noch dazu mit Scheinwerfer und Kamera, also möchte ich dafür sorgen, dass Sie sich geschützt fühlen. Mein Anliegen ist, Ihnen in dieser Sitzung Halt und Schutz zu geben. Dazu werde ich Ihnen persönliche Fragen stellen. Wollen vielleicht auch Sie mich etwas fragen, damit das Ganze etwas weniger seltsam oder fremd für Sie ist und Sie sich wohler fühlen?

MEL: Wendy hat sich ja viel mehr erkundigt als ich, aber ich weiß genug, um mich in der Sitzung gut aufgehoben zu fühlen, also – alles gut.

WENDY: Ihre Stimme klingt so beruhigend *(kichert, senkt den Kopf)*. So vertraut – Sie haben mir mindestens vier Stunden lang Ihr Buch vorgelesen *(lacht)*.

SUE: Wie schön. Es tut gut zu hören, dass meine Stimme beruhigend klingt. Also, wie ich weiß, waren Sie nur zweimal bei Ihrem Therapeuten, oder? *(Sie nicken.)* Dann helfen Sie mir doch bitte weiter: Ich würde gerne ein Gefühl dafür bekommen, was in Ihrer Beziehung passiert. Wieso haben Sie beschlossen, sich Hilfe zu holen? Ich würde gerne beide Sichtweisen über die Beziehung kennenlernen und erfahren, welche Verbesserungen Sie sich wünschen. Welches Ergebnis wünschen Sie sich von der Therapie? Was meinen Sie, ist das ein guter Anfangspunkt?

WENDY: Ich denke, Kommunikation ist uns beiden schon immer wichtig für die Beziehung gewesen. Wir sind seit elf Jahren zusammen, verheiratet seit acht. Wir haben zwei Kinder, vier und ein Jahr alt, und weil sich dieses Jahr so viel verändert hat, hatte ich das Gefühl, dass wir es beide schwer hatten. Ganz ehrlich, ich war irgendwie besorgt um unsere Ehe, weil wir ständig aneinandergeraten. Mir war, als könnten wir Konflikte nicht mehr so gut deeskalieren wie früher.

SUE: Gut, ich werde Ihnen sagen, was ich höre, und es wäre schön, wenn Sie mir dabei auf die Sprünge helfen und mich korrigieren, wenn ich falschliege, okay? Ihren Worten entnehme ich eine gewisse Anspannung ... Sie standen immer kurz vor einem Streit, und wenn Sie dann miteinander stritten, konnten Sie nicht so einfach wieder ins Gleichgewicht kommen. Ist das richtig?

WENDY: Ja. Ich glaube, wir sind einfach viel mehr und schneller zum Äußersten gegangen, von null auf hundert, sind aggressiv geworden, haben einander angebrüllt und beleidigt.

SUE: Und so ist es zwischen Ihnen schneller eskaliert, und das ist beunruhigend, nicht wahr?

WENDY: Ja, für uns beide. Ich weiß nicht, ob wir das früher besser konnten oder ob die Umstände anders waren oder was auch immer, aber wir haben es jetzt schwerer – ich hatte das Gefühl, diese Art von Hilfe würde uns guttun.

SUE: Sie haben also irgendwie das Gleichgewicht verloren. Ihr Verhältnis ist jetzt anders, angespannter. *(Wendy nickt.)* Es spitzt sich also mehr zu. Es fühlt sich gefährlicher an, wenn Sie streiten?

WENDY: Allerdings. Wir haben wohl lange Zeit auf die eine oder andere Art im Krisenmodus funktioniert und können das gut. Das ging dann immer so: Kannst du mal das für mich tun, kannst du mal jenes für mich tun. Meine Mutter ist krank, mein Job ist stressig, wir bekommen ein Baby ... Als unsere erste Tochter geboren wurde, gab es ganz sicher Konflikte. Danach kamen wir irgendwie in einen Rhythmus, aber dieses Jahr hatten wir einige heftige Veränderungen *(Umzug, Kündigung ihres Jobs, um zu Hause zu bleiben, ein weiteres Kind).*

SUE: Sie hatten eine Vollzeitstelle als Anwältin – und sind jetzt mit zwei kleinen Kindern zu Hause? Wirklich, eine enorme Veränderung.

WENDY: Ja. Und mein Beruf ist – war – sehr wichtig für meine Identität, ich war sehr frustriert ... vielleicht aus Trauer über den Verlust oder weil ich gemerkt habe – nun, wer bin ich denn überhaupt ohne Beruf? *(Neigt den Kopf.)*

SUE: Verstehe ... wirklich schwierig.

WENDY: O ja. Und dann kam diese Auseinandersetzung vor dem Umzug, da haben wir uns gefragt: „Das war ja heftig. Wo kam das denn her?“ Und seit wir dann hierher gezogen sind, liegen wir uns ständig in den Haaren. Unsere Tochter ist gerade ein Jahr alt geworden, also denke ich, wir wollen mehr Kommunikation – mehr Verbundenheit.

SUE: Sie finden, dieser Tanz darf nicht die Oberhand gewinnen ... dieser Stresstanz. Irgendwie höre ich, dass Sie das Gefühl hatten, Ihre gemeinsame Sicherheit zu verlieren – Ihr Gleichgewicht.

WENDY: Ich glaube, wir finden beide – das geht langsam den Bach runter, da wollen wir rechtzeitig ...

SUE: Gut gemacht. Sie sind fähig, sich Ihre Beziehung anzuschauen. Sie haben viele Veränderungen durchgemacht, Sie haben sich von Ihrem Beruf verabschiedet. *(Sie nickt.)* Und aus dem, wie Sie darüber reden, schließe ich, dass es Ihnen schwerfällt – das ist ein Verlust, oder? *(Wendy nickt, ihr Kinn zittert.)* Und Sie haben zwei kleine Kinder – das ist stressig. Es hat sich also viel verändert, und all das hat zu einem Verlust von Gleichgewicht, von Sicherheit geführt. Stress von allen Seiten, das ist wahrscheinlich sehr belastend für Sie. *(Wendys Kopf ist geneigt, die Augen sind feucht, sie lächelt, schluckt, nickt.)* Ja, das höre ich ... ja ... *(Wendy weint.)* Sie sagten: „Mein Beruf war sehr wichtig für meine Identität.“ Was ich höre, ist, dass Sie in Ihrem Beruf das Gefühl hatten, die Kontrolle zu haben und kompetent zu sein, richtig? Und das haben Sie losgelassen. Das haben Sie losgelassen, weil Sie wegen der neuen Stelle Ihres Mannes umziehen wollten, richtig? *(Wendy nickt.)* Genau, und jetzt verändert sich irgendwie die Beziehung, und das – helfen Sie mir – jagt Ihnen Angst ein – klingt das richtig?

WENDY: Ja ... es jagt mir Angst ein. Vielleicht, aber eigentlich *(seufzt)* fühle ich mich größtenteils einsam.

SUE: *(beuge mich vor)* Einsam? Okay.

WENDY: Weil er es war, der mir so etwas wie Stabilität gegeben hat, und so – mit all diesen Veränderungen, ohne mich einfach in die Arbeit stürzen zu können – mich abzulenken. Wir sind nicht mehr so eng miteinander wie früher, das war als ob – es fühlte sich an ... Sie wissen schon ... Ich mag das nicht. Ich werde dann total abhängig – und dann habe ich fast nichts mehr, woran ich mich halten kann.

SUE: Was ich höre – Sie haben also all diese Veränderungen durchgemacht. Das ist emotional sehr turbulent, und plötzlich gerät Ihre stabile Beziehung mit Mel ins Wanken, Sie fühlen sich bedroht und dann auch noch einsam. Ja, das verstehe ich. *(Zu Mel)* Was ist bei Ihnen, Mel? Wie erleben Sie die Beziehung?

MEL: Ich finde, Wendy hat das ziemlich gut getroffen. Mit zwei Kindern umzuziehen, für sie in eine fremde Stadt, für mich dorthin zurück, wo ich herkomme. Die berufliche Veränderung – bei ihr der Abschied, der sich meiner Meinung nach sehr stark auf sie ausgewirkt hat, während es bei mir ja weitergeht. Wissen Sie, wir sind jetzt seit elf Jahren zusammen, als Liebespaar und auch freundschaftlich, wir haben schon immer viele starke Seiten gehabt, natürlich auch in Sachen Beziehung, in Krisen sind wir gut.

SUE: Sie sind ein gutes Team. *(Es ist die 13. Sitzungsminute. Ich bin immer noch dabei, ein Bündnis aufzubauen und die Lage zu sondieren.)*

MEL: Normalerweise ziehen wir an einem Strang, aber ich denke, es gibt da gewisse Unterschiede, was die Einstellung zu Veränderungen betrifft, die uns ein wenig aus dem Takt gebracht haben und ... *(blickt zu Wendy).* Darunter hat unsere Beziehung, glaube ich, auch gelitten, es war nicht nur der Umzugsstress. Aber über das, was in ihrem Leben vor sich ging – also ich für meinen Teil habe sicherlich einige Unterschiede im Verhalten und in der allgemeinen Stimmung festgestellt *(blickt zu Wendy).* Ich denke, unsere Beziehung hat gelitten, nicht nur wegen des Umzugs.

SUE: Darf ich Sie ein wenig verlangsamen? Falls es Ihnen nichts ausmacht? Helfen Sie mir mal. Sie sagen: „Ja, es hat sich jede Menge verändert, und früher konnten wir an einem Strang ziehen, aber irgendwie fühlt es sich dieses Mal so an, als würden wir auf unterschiedliche Weise mit Veränderungen umgehen. Für mich war das nicht so schlimm, und nun befinden wir uns emotional nicht mehr am gleichen Ort." Wollen Sie das damit sagen?

MEL: Ja, das passt. Und das zeigt sich in unseren Gesprächen, wenn wir schon beim kleinsten Konflikt an die Decke gehen. Keiner weicht so richtig von seinem Standpunkt ab. Dabei sind wir früher viel behutsamer, freundlicher miteinander umgegangen, aber schon vor dem Umzug sind unsere Kämpfe hässlicher geworden, und wir erholen uns auch nicht mehr so schnell davon. Wir erleben in unseren Gesprächen manchmal Momente, die mir leidtun, und das macht mir Sorgen.

SUE: Können Sie mir helfen? Wie wäre so ein Moment, in dem Sie zu mir sagen würden: „Sue, das macht mir Sorgen, und ich frage mich: Was passiert hier? Wo ist unsere Stabilität geblieben? Sind wir nicht mehr freundlich zueinander, nicht mehr stark?" Wie würde das aussehen?

MEL: Ich denke ganz konkret an den letzten großen Streit in San Francisco, vor unserem Umzug. Irgendwas hat uns in Rage gebracht ... Dann ging es die Spirale runter, und am Ende habe ich eine Tasche gepackt und mehr oder weniger gesagt, dass ich gehe, ins Hotel, absichtlich, als leere Drohung, nur damit meine Frau mir sagt ... *(blickt Wendy an, beide lachen).*

SUE: Sie hatten gehofft, sie würde sagen: „Nein – nein, nein, nein, bleib doch hier, Schatz ..."

MEL: *(lächelnd)* Aber leider hat sie noch nicht einmal mit der Wimper gezuckt, also – eins zu null für sie.

WENDY: Nein, aber das war eigentlich ... *(zeigt lächelnd auf Mel).* Tut mir leid, dass ich unterbreche, aber hier kommen interessante Aspekte zum Vorschein, die neu für unsere Auseinandersetzungen sind.

MEL: Es ging auch diesmal um nichts, worüber wir uns sonst immer wieder streiten, nichts, was für unsere Beziehung wichtig wäre – es war sogar recht belanglos.

SUE: Sie greifen zu extremeren Mitteln?

MEL: Zu sehr extremen sogar – völlig unverhältnismäßig.

SUE: Plötzlich drohen Sie. Sie sagen: „Ich haue ab, ich geh ins Hotel."

MEL: Und dass ich das Bedürfnis habe zu sagen: „Ich gehe", obwohl sie weint und ich sie eigentlich nicht verletzen will. Auch wenn es nur eine leere Drohung war. Woher kommt das?

SUE: Also, ich wüsste gerne, wie das weiterging. Sie habe Ihre Drohung nicht wahrgemacht.

MEL: Nein. *(Blickt zu Wendy.)* Ich bin gegangen, die ganze Zeit das Bild von meiner weinenden Frau vor Augen, da konnte ich nicht anders, bin umgedreht, und wir haben uns wieder vertragen. *(Die beiden schauen sich lange an.)* Wir kamen überein, dass wir dies nicht noch einmal erleben wollten, aber einige Vorfälle hat es doch gegeben.

SUE: Das ist interessant, Mel, nicht wahr? Was Sie gerade gesagt haben, ist wirklich interessant.

MEL: Was denn genau? *(Er kichert.)*

SUE: Was ich höre, ist: „Sue, wissen Sie, wir sind irgendwie aus dem Gleichgewicht geraten – haben unsere Stabilität verloren, und dann kam dieser Streit und auf einmal bin ich im Begriff, etwas zu tun, das ich noch nie getan habe, werde extrem, drohe wegzugehen. Aber ich habe das Machtspiel nicht zu Ende gespielt, sondern bin geblieben, weil mir das Bild von meiner weinenden Frau durch den Kopf ging – ich will sie ja nicht verletzen." Meinten Sie das so? *(Er nickt.)* Bei dem, was Sie mir über die Stärken Ihrer Beziehung erzählt haben, erstaunt mich das. Wenn ich Sie richtig verstehe, sagen Sie im Grunde: „Sogar auf dem Höhepunkt unseres Streits war mir meine Frau so wichtig, dass ich sie nicht verletzen wollte, und deshalb habe ich kehrtgemacht und bin wieder runtergekommen." War das so?

MEL: Ja, sie hat doch ein besseres Verhalten verdient als das – erst recht von mir. Also habe ich mich entschuldigt.

SUE: Dazu muss man enorm stark sein, nicht wahr? Das sagt viel über Ihre Beziehung aus. Wenn es hart auf hart kommt, können Sie also sagen: Stopp, Moment mal, das ist meine Liebste: Das ist die Frau, die ich liebe. Sie leidet – warum will ich ausgerechnet von der Person, die ich liebe, weggehen, zumal wenn es ihr schlecht geht? Und Sie haben es nicht getan ... Sie haben kehrtgemacht und sind auf sie zugegangen. *(Mel blinzelt und nickt.)* Wow – gut gemacht, wirklich spitze! *(Mel lächelt, Wendy lacht herzlich.)*

MEL: Es war nicht gerade leicht, aber –

SUE: – klasse! Dass es nicht leicht war, glaube ich Ihnen aufs Wort. Es erfordert viel Mut und Geistesgegenwart, aber Sie haben genial reagiert. Wendy, was passiert mit Ihnen, wenn ich ihm sage, dass er toll reagiert hat?

WENDY: Das hört er natürlich gerne. *(Kichert und klopft Mel auf die Schulter.)* Ich klopfe dir auf die Schulter. *(Mel lächelt.)*

SUE: Er ist auf Sie zugegangen – ja – und konnten Sie das zulassen? Haben Sie in diesem Streit –

WENDY: *(nickend)* In dem Moment? Doch, ja.

SUE: Aha – also, was ich in dieser kurzen Zeit hier mit Ihnen beiden und auch aus Ihrer Geschichte mitbekommen habe, ist, dass Ihre Beziehung echte Stärken aufweist. Als er den Schmerz in Ihrem Gesicht sah, umdrehte und auf Sie zuging, konnten Sie reagieren. Das haben Sie wirklich gut gemacht. *(Bestätigen, stärken fokussieren, Hoffnung machen. Diese Fähigkeit, auf andere zuzugehen und auf sie einzugehen, ist der Schlüssel zu Bindung und zur Heilung von Rissen.)*

WENDY: Ich glaube, da war die Möglichkeit einer Trennung für uns vom Tisch.

SUE: Und sind Sie bei dieser Entscheidung geblieben? *(Sie nickt zustimmend.)* Also noch eine Stärke, das werden ja immer mehr. *(Auch in schweren Zeiten zueinander zu stehen ist eine Stärke.)*

WENDY: Wenn die Stimmung positiv ist – wenn die Sonne scheint und wir gut drauf sind – dann weiß ich gar nicht mehr, worüber wir gestritten haben.

SUE: Schauen wir mal ... Ich lerne Sie immer besser kennen, das freut mich. Also schauen wir uns mal die andere Seite an: die Momente, wenn die Sonne nicht scheint, wenn es negativ wird, wenn Sie sich einen Kopf um Ihre Beziehung machen und sich sagen: „Wir verlieren unsere Stabilität, wo ist unsere Zärtlichkeit, was ist hier los? Wo soll das denn hinführen!" Und Sie sprachen von Einsamkeit, richtig? *(Sie nickt.)* Was passiert für Sie in dem Moment, wenn die Einsamkeit über Sie kommt? Wie sieht es aus, wenn alles schiefgeht?

WENDY: *(schaut seufzend nach oben)* Meinen Sie die Situation oder was emotional in mir vorgeht?

SUE: Was immer für Sie stimmt – was für Sie passt. Sie haben einen Streit ... Die Dinge beginnen zu eskalieren. Wie läuft das normalerweise ab?

WENDY: *(kräuselt die Lippen, schüttelt den Kopf)* Ich weiß nicht. Manchmal ist es banal, manchmal nicht. Wir haben kürzlich eine Reise nach Belgien unternommen, um seine Familie zu besuchen. Es war die schrecklichste Reise aller Zeiten. Mir ging es gar nicht gut dort, und er war müde. Er hatte Stress mit unserem Vierjährigen und sagte dann solche Sachen wie: „Ihr ähnelt euch wie ein Ei dem anderen." Ich weiß nicht mehr, was es war – irgend so ein verletzender Spruch.

MEL: Red ruhig weiter. Ich habe meine eigene Version.

SUE: *(zu Wendy)* Etwas hat Sie verletzt. Und dann?

WENDY: Ja, und dann habe ich einfach ... Also manchmal *(wedelt mit der Hand durch die Luft)* explodiere ich halt und fange an zu schreien. Aber in diesem Fall habe ich einfach dichtgemacht und gedacht: Ich gehe nicht mit, ich bring die Kinder noch zur Tür hinaus und bleibe hier – sonst werde ich noch verrückt.

SUE: Okay, kann ich Sie ein wenig bremsen? Sie sagen: „Wenn hier wirklich etwas schiefläuft, und ich verletzt werde, dann habe ich zwei Möglichkeiten." Ja? *(Sie nickt.) (Beginn Tango-Move 1: Den gegenwärtigen Prozess spiegeln und reflektieren.)*

SUE: Bei der einen explodieren Sie, und bei der anderen machen Sie dicht, schotten sich ab, weil Sie sich selbst beruhigen wollen – habe ich das richtig verstanden?

WENDY: Ich weiß gar nicht, ob ich mir darüber im Klaren bin, was ich tue. Ihre Erklärung klingt jedenfalls sehr wohlwollend.

SUE: Wie würde sie denn weniger wohlwollend klingen? Vielleicht so? „Denen werde ich es zeigen. Ich tanz doch nicht nach deren Pfeife."

WENDY: Genau, ich spiele da nicht mehr mit *(boshaft)*. Macht doch, was ihr wollt.

SUE: Eine Art Trotz?

WENDY: Ja, sozusagen: Leck mich doch am Arsch!

SUE: Sie explodieren also. Sie sagen: „Sieh doch zu, wie du allein zurechtkommst. Ich tanze nicht nach deiner Pfeife, leck mich am Arsch, ich mach jetzt mein eigenes Ding." Richtig? *(Sie stimmt zu.)* Sie sind gekränkt und explodieren oder ... Und wie hört sich das an? Was machen Sie, wenn Sie explodieren?

WENDY: Ich werde gemein – richtig fies.

SUE: Sie benutzen Schimpfworte? *(Wendy stimmt zu.)* So? „Du hast mich verletzt – zack!" „Ich hau dir etwas Gemeines an den Kopf – bumm!" Oder Sie sagen: „Na, wie schmeckt dir das? Jetzt kannst du alleine weitertanzen!" ... Sie lassen ihn abblitzen – machen dicht – ist es das? *(Zu Mel)* Und Sie, was machen Sie dann?

MEL: Ach wissen Sie, wir gehen ja beide schnell an die Decke. Wir sind supergut darin, in kürzester Zeit mit dem richtigen Schimpfwort maximalen Schaden anzurichten.

SUE: Also, wenn sie explodiert oder sich von Ihnen abschottet – was machen Sie dann?

MEL: Wenn sie explodiert, kontere ich normalerweise.

SUE: Sie schlagen zurück?

MEL: Ja, das geht Schlag auf Schlag. Es beginnt mit einem leichten Schimpfwort, dann kommt ein schlimmeres, wir halten einander unsere Lieblingsausdrücke vor – wie grenzüberschreitend das war. *(Dass er sogar dann die „Wir"-Perspektive beibehält, wenn er von einem Streit erzählt, indem er sagt: „Beide sind wir verantwortlich, beide haben wir Schuld", zeugt von Stärke.)*

SUE: Sie wissen also, wie man sich einen Zweikampf liefert.

MEL: O ja, hundertpro. Wir haben beide den schwarzen Gürtel.

SUE: Okay, also sie explodiert, und Sie sagen: „Nein, das lasse ich mir nicht bieten. Dir zeig ich's!" Und Sie schlagen zurück. Und was passiert dann?

MEL: An einem bestimmten Punkt ... Entweder wir reden gleich darüber und vertragen uns wieder, oder wir lassen eine Weile vergehen und setzen uns dann zusammen.

SUE: Großartig, dass Sie das durcharbeiten und sich wieder vertragen, aber was passiert, wenn Sie das nicht können? Sie explodiert, schlägt zu oder schottet sich ab. Und wenn sie sich abschottet, was ist dann mit Ihnen, Mel, explodieren Sie dann trotzdem und schlagen zurück?

MEL: Nein, ich staue den Ärger in mir auf.

WENDY: Weil ja immer ich anfange – anderes Thema.

MEL: Ein wiederkehrendes Thema in unseren Auseinandersetzungen. Wir haben beide unsere persönlichen Trigger. Ich kann dich ein bisschen mehr verletzen.

SUE: „Ich haue zurück – damit nicht nur ich verletzt bin." So eine Art Schmerz für Schmerz, ja?

MEL: Dass sie sich aus der Familienfeier ausgeklinkt hat, wegen der wir extra nach Belgien geflogen sind, das war die Krönung und für mich natürlich sehr verletzend. Ein Teil von mir war wirklich wütend, dass sie das einfach sausen gelassen hat. Aber ein anderer Teil von mir hat den Abend ohne sie sogar mehr genossen, und ich glaube, ich habe sie das spüren lassen. *(Blickt zu Wendy.)* Wenn Wendy unglücklich ist, hält sie das nicht zurück. Alle um sie herum kriegen es mit, und das kann ganz schön unangenehm sein. Aber weil sie nicht da war, blieb es mir erspart, mich mit ihrer schlechten Laune auseinanderzusetzen. Ich war mit den Kindern allein, und das war letztendlich in Ordnung.

SUE: Ich hätte gerne gewusst, was passiert ist, als Sie beide wieder zu Hause waren.

WENDY: Es ging weiter, vielleicht noch zwei Tage. Direkt danach haben wir so gut wie nicht mehr miteinander gesprochen. Wir haben uns beide zurückgezogen. Auch am nächsten Morgen sind wir einander aus dem Weg gegangen. Ich sagte nur: „Ich lasse mir das nicht gefallen, dass du so mit mir redest", oder so etwas in der Art. Dann sind wir wieder aneinandergeraten, und ich bin einfach allein spazieren gegangen, habe geweint und mich selbst bemitleidet.

SUE: Soweit ich höre, bleiben Sie aber nicht in der Sackgasse stecken. Es kommt zwar zum Schlagabtausch, Sie greifen einander an, ziehen sich zurück und machen dicht, kommen aber trotz allem immer wieder zurück, oder? *(Mel nickt Wendy zu.)* Und wenn Sie sich zurückziehen, sagen Sie: „Das wirst du mir nicht antun, ich werde es dir zeigen – ich mache dicht."

WENDY: Oder ich weiß gar nicht, wie ich mit dir reden soll, ohne dass wir uns wieder ... Als hätte ich nicht die Energie, um –

SUE: Oder so: „Ich weiß nicht, was ich tun soll. Da ist all diese Wut, dieser Schmerz – und weil ich darin gefangen bin, kann ich genauso gut die Schotten dicht machen und dann ..." *(zu Mel)* Sie schlagen zurück, und dann gehen Sie schließlich weg, weil Sie sich sagen: „Sie lässt all ihre Emotionen raus, und eigentlich weiß ich nicht, was ich damit anfangen soll, es ist zum Heulen. Am Ende haue ich wirklich einfach ab. Und hoffe, dass sich etwas ändert.“ *(Stellvertretend für ihn zu sprechen schafft Unmittelbarkeit.)*

MEL: Das ist eine sehr wohlwollende Interpretation. Ich würde noch einen Schritt weiter gehen. Ich glaube, ich schotte mich auch aktiv von ihr ab, um ihr meinen Schmerz heimzuzahlen. Wenn ich ihr zeigen will, dass ich verletzt bin, kann ich im Gespräch sehr distanziert und kalt und einsilbig sein.

SUE: Sie können distanziert und kalt sein? *(Die Therapeutin hatte ihn interessanterweise als Rückzügler dargestellt. Dabei sind beide sehr offen und ehrlich miteinander – eine weitere Stärke).*

MEL: Ja, in der Tat. Eigentlich bin ich nicht so, aber im Streit schlüpfe ich in diese Rolle. Meine normale Strategie ist das aber nicht.

SUE: Klar. Sie sind also beide dazu fähig? Sie können beide diese Rollen übernehmen: beleidigen und explodieren oder dichtmachen. Aber was mich am meisten berührt hat, war das Wort „einsam“. Wendy hat gesagt: „Am Ende fühle ich mich einsam.“ Was erleben Sie bei all diesen Konflikten? *(Ich wechsle in den emotionalen Kanal über – jetzt ist Tango-Move 2 an der Reihe.)*

MEL: Ich tu nur so kalt. Aber innerlich bin ich's nicht.

SUE: Was spüren Sie denn da?

MEL: Ich bin mehr oder minder wütend über die Art, wie sie mit mir umgeht oder dass wir gestritten haben.

SUE: Können Sie nach einem Streit auf sie zugehen und sagen: „Dieses hat mich echt verletzt“ oder „Jenes hat mich wütend gemacht“?

MEL: Ja, ich meine, ich habe das Gefühl, dass wir nach einem Streit darüber sprechen, offen miteinander reden, um nachvollziehen zu können, was passiert ist.

SUE: *(zu Wendy)* Verstehen Sie, was in ihm vorgeht, wenn Sie streiten? Er sagt: „Ja, wir reden hinterher miteinander, und ich kann ihr sagen, was passiert ist.“ Und Sie haben vorhin gesagt: „Ich fühle mich im Streit einsam, wenn wir in Fahrt kommen, es zu einem Schlagabtausch kommt und wir uns voneinander abschotten.“ Verstehen Sie, wie Mel diese Konflikte erlebt? Was in ihm vorgeht, wenn Sie sich einsam fühlen?

WENDY: Nicht immer, wir vertragen uns halt und reden miteinander. Nachdem ich mir Ihr Buch angehört habe, ist mir aber eines klar geworden: Das Wesentliche lassen wir aus, nämlich unsere Gefühle. Meist geht es um logistische Dinge, wie bei dem Vorfall in Belgien, wir sagen, na ja, nächstes Mal werden wir einfach … Und ich *(kneift die Augen zusammen)* sage: „Du merkst nicht, worum es geht.“

SUE: Ich verstehe, wenn Sie sich wieder vertragen, geschieht das auf der logistischen Ebene. Nicht unbedingt auf der emotionalen.

WENDY: Genau, aber ich möchte dem, was er gesagt hat, noch eines hinzufügen, nämlich dass es im Moment ein Thema gibt, das wir, wie ich finde, noch nicht vollständig besprochen haben. Angeblich steigt und fällt nach Mels Ansicht alles mit meiner Stimmung, nach dem Motto: Bin ich gut gelaunt, dann ist es ein toller Tag, und bin ich's nicht, dann halt nicht.

SUE: Sie sagen: „Ich glaube, mein Mann glaubt, dass ich die Musik an- und ausschalte. *(Sie nickt entschieden.)* Und davon hängt ab, wie wir miteinander tanzen, nur von mir, weil ich die emotionale Musik an- und ausschalte.

WENDY: Absolut.

MEL: Ich würde das etwas anders formulieren, aber im Kern glaube ich das tatsächlich. Meines Erachtens verhält sie sich anderen gegenüber, die ihr nahestehen, ganz ähnlich. (*Zu Wendy*) Deine aggressive Art, so, wie du auf mich losgehst, ist vom Muster her die gleiche wie im Umgang mit deiner Mutter oder deinem Vater oder – manchmal auch mit deiner Schwester.

SUE: Sie sagen also: „Ja, ich glaube wirklich, dass ich meistens nach Wendys Musik tanze, mich ihren Gefühlsausbrüchen anpasse." Richtig?

MEL: Und meiner Meinung nach ist es kein Zufall, dass wir seit zwei oder drei Wochen, seit du etwas gelassener bist, seltener streiten.

SUE: Mel, kann ich Sie kurz bremsen? Ich möchte wissen, was mit Ihnen geschieht, wenn Ihre Frau explodiert – wenn die Dinge schiefgehen, denn darum geht es hier ja. Und darum, zu welchen Strategien Sie beide greifen. Da Sie beide ziemlich flexible, intelligente, achtsame Menschen sind, bleiben Sie nicht in einer bestimmten Position stecken, wie viele andere Paare. Sie können sich beide zurückziehen, Sie können sich beide voneinander abschotten, Sie können sich gegenseitig beleidigen, nicht wahr? Aber für die emotionale Musik, die in Ihrer Sackgasse spielt, ist Ihrer Meinung nach nur Wendy verantwortlich, stimmt's? *(Mel nickt.)* Sie explodiert, sagten Sie. Mich würde interessieren, was mit Ihnen geschieht, wenn sie das tut.

MEL: Ich bin eher ein Problemlöser, also schaue ich, wo ich praktisch helfen kann, bringe Dinge in Ordnung.

SUE: Okay, also helfen Sie mir auf die Sprünge. Sie sagen mir: „Sue, wenn meine Frau explodiert, versuche ich im Gleichgewicht und vernünftig zu bleiben und betrachte es als ein Problem, das ich zu lösen versuche."

MEL: Das ist meine übliche Strategie, und genau wie sie zu Beginn der Sitzung sagte, bin ich für sie die Schulter, an die sie sich anlehnen kann, also versuche ich, diese Schulter zu sein und nicht in die Situation hineingezerrt zu werden.

SUE: Sie versuchen sich um die Dinge zu kümmern, sie in Ordnung zu bringen. *(Beide nicken zustimmend.)* Aber ich möchte wissen, wie es für Sie ist, wenn der Problemlöser Mel zum Vorschein kommt und versucht, mit allem fertigzuwerden – was übrigens typisch männlich ist: Männer werden dazu erzogen, sollen alles lösen, reparieren, bewältigen, ja – aber Mel, ich möchte wissen, wie Sie das emotional empfinden, wenn Wendy auf Sie losgeht. Sie ist eine starke Frau. Das erkenne ich schon daran, wie sie vor mir sitzt, und wie Sie ja sagten, ist sie gut im Explodieren, mit allen möglichen Leuten.

MEL: Sie kann ziemlich furchteinflößend sein. Im Moment fürchte ich mich sogar ein bisschen vor ihr *(lächelt Wendy an).*

SUE: Furchteinflößend – sie kann furchteinflößend sein. Was ich gerne wissen würde – ich verstehe, dass Ihre Reaktion darin besteht, zu bewältigen und Probleme zu lösen, rational zu bleiben und sich zu entscheiden, Dinge in Ordnung zu bringen, aber ich möchte wissen, wie es für Sie ist, wenn Ihre Frau explodiert? Wie ist das?

MEL: Frustrierend. Verletzend.

SUE: Frustrierend. Verletzend. Verletzend. *(Er nickt.)* Sie sagten, sie sei furchterregend? Genau, ich sehe es Ihrem Gesicht an, ich spüre, dass es für Sie sehr schwierig ist, weil Sie es gewohnt sind, im Bewältigungskanal zu bleiben – die Kontrolle zu behalten, zu reparieren –, und plötzlich kommt Ihre Frau und setzt in der Beziehung emotional noch eins drauf. Sie dreht die Musik richtig laut *(knopfdrehende Geste).* Nicht wahr? Sie kooperiert nicht, sabotiert das „Wir sind doch ein Team". Meinem Gefühl nach fällt Ihnen das bestimmt sehr schwer. Verstehe ich das richtig?

MEL: *(hebt die Augenbrauen)* Ja, es ist sehr schwierig, besonders wenn ich ein logistisches Problem logistisch gelöst habe – die sind meistens ganz gut lösbar – und sich emotional aber nichts ändert. Es macht sie nicht glücklicher oder unseren Umgang miteinander besser.

SUE: Sie sagen mir also: „Ich kann die Dinge in Ordnung bringen, aber irgendwie scheint das hier nicht die Lösung zu sein, weil sich die Emotionen nicht ändern. Meine Frau explodiert, faucht mich an, ist furchterregend und plötzlich – geht alles schief." *(Er nickt.)* Wie ist das für Sie? Bestimmt sehr, sehr schwierig. *(Tango-Move 2: Affektelemente zusammenfügen und vertiefen)*

MEL: Sehr schwierig, sehr frustrierend, und obwohl uns wohl klar ist, dass unsere Beziehung auf einem stabilen Fundament steht, stellt sich mir manchmal einfach die Frage, was wir sonst noch tun können. Ich meine die äußeren Faktoren, all die Belastungen, die ihr jahrelang zu schaffen gemacht haben, wir sind sie angegangen, aber ...

SUE: Was Sie mir vielleicht sagen – und manchmal rate ich nur, weil wir nur wenig Zeit miteinander haben, wenn ich mich also irre, sagen Sie es mir bitte. Was ich höre, ist: „Ich gehe das Repertoire meiner Fähigkeiten durch. Ich bringe Dinge in Ordnung, aber wenn Wendy explodiert, dann weiß ich nicht, was ich tun soll. Das kann ich nicht in Ordnung bringen. Es scheint nicht zu funktionieren. Irgendwie habe ich das Gefühl, überfordert zu sein. Wir befinden uns auf unterschiedlichen Kanälen, ich weiß nicht, was ich tun soll, und das ist wirklich schwer für mich." *(Trigger, Wahrnehmung und Handlungstendenz hin zu Ärger und Rückzug)*

MEL: Ein Fass ohne Boden. Ich stecke ständig meine Energie da rein und werde mit Wut und Frustration belohnt. *(Bedeutungszuschreibung)*

SUE: Es ist also wie: „Ich bin nicht in der Lage – ich weiß nicht, wie ich das lösen soll. Ich weiß nicht, wie das geht. Ich weiß nicht, wie ich dich glücklich machen kann. Ich kann es nicht in Ordnung bringen." Ja? Habe ich das so einigermaßen hinbekommen? *(Er nickt.)* Das ist ganz schön schwierig, nicht wahr?

MEL: In der Tat.

SUE: *(seufze)* Ja, weil Sie sehr kompetent sind. Sie lieben Ihre Frau, Sie stehen zu ihr. Sie sind es gewohnt, Dinge in Ordnung bringen zu können. Sich auf eine bestimmte Art und Weise darum kümmern zu können. Plötzlich setzt sie emotional noch eins drauf, und Sie sind mit Ihrem Latein am Ende. Was auch immer Sie tun, Sie können nichts ändern. Nichts was Sie tun, funktioniert. Verstehe ich das richtig?

MEL: Ja, nicht nur, dass es nicht funktioniert, es wird auch nicht geschätzt.

SUE: „Ich weiß nicht, wie ich es besser machen kann, und ich habe das Gefühl, du bemerkst noch nicht einmal, dass ich es versuche. *(Mel nickt.)* Du hältst mich für den Feind." Ja? Das tut weh, nicht wahr? Sie haben das Wort „verletzt" benutzt. Glauben Sie, sie bekommt das mit, in diesen Momenten? *(Mel kneift die Augen zusammen, schüttelt den Kopf.)* Wenn Sie mit dem Problemlösen beschäftigt sind und versuchen, stark zu sein, es nicht klappt und sie noch eins draufsetzt?

MEL: Nein, nicht in diesen Momenten – da kann sie sich nicht in mich hineinversetzen.

SUE: Wenn nichts von dem, was Sie wissen, funktioniert – wenn Ihnen keine Optionen mehr offenstehen – und Ihre Frau furchterregende emotionale Musik spielt und Sie keine Option mehr haben. Und nicht mehr wissen, was Sie tun sollen – ja – dann bleibt Ihnen nur noch die Wut. Sie können sich streiten – Sie sind ziemlich stark –, aber darunter liegt: „Ich weiß nicht, was ich tun soll", oder? *(Mel hebt die Brauen, neigt den Kopf.)* „Ich weiß nicht, was ich tun soll, und nichts, was ich tue, funktioniert. *(Er stimmt zu.)* Und irgendwie weiß ich nicht, wie ich dich glücklich machen kann." *(Mel schluckt hörbar und nickt.)* Das ist beängstigend, nicht wahr? Wenn Sie diese Frau lieben, dann ist das beängstigend, nicht wahr? *(Er nickt.)* Ist das das passende Wort?

MEL: *(blickt kopfschüttelnd zur Decke)* Ich will sie nicht glücklich machen. Das macht man glaube ich selber. Ich will aber ihrem Glück nicht in die Quere kommen, möchte sie unterstützen und ihr die Mittel geben, die dazu beitragen. *(Weicht aus ins Intellektualisieren.)*

SUE: *(wende mich ihm zu)* Sie wollen, dass sie mit Ihnen glücklich ist. *(Er stimmt zu.)* Als ihr Ehemann. *(Er stimmt zu.)* Genau, Sie sind verletzt, Wendy wirkt furchterregend. Sie sind mit Ihrem Latein am Ende, wissen nicht, was Sie tun sollen, damit diese Beziehung funktioniert. Keins Ihrer Mittel scheint zu funktionieren, richtig? *(Mel nickt.)* Es wird immer schlimmer, mag sein, dass „furchterregend" nicht das richtige Wort ist. Aber irgendetwas gerät hier aus dem Gleichgewicht. Sie wissen nicht, was Sie in diesem Moment tun sollen – als hätten Sie nicht mehr viel Macht. *(Mel nickt.)* Da fühlen Sie sich irgendwie hilflos. Vielleicht ist das ein besseres Wort?

MEL: Doch, ja.

SUE: Glauben Sie, sie versteht, was Sie empfinden, wenn sie noch eins draufsetzt? Glauben Sie, sie versteht, was in Ihnen vorgeht, wenn Sie das empfinden?

MEL: Nein, nicht in diesem Moment. Eher nicht.

SUE: Können Sie ihr denn helfen, es jetzt zu verstehen? Könnten Sie ihr helfen, sie an dem, was jetzt gerade passiert, teilhaben zu lassen, wenigstens ein bisschen? Könnten Sie ihr dabei helfen? *(Tango-Move 3: Engagierte Begegnungen choreografieren)*

MEL: *(starrt über Wendys Kopf hinweg ins Leere)* Ich meine, wir haben doch verschiedentlich darüber gesprochen, aber – ich habe dir noch nie eine Bitte abgeschlagen, es gab nichts, wozu ich nicht bereit gewesen wäre, und – dieses Gefühl, dass ich deinem Glück wie einem Schmetterling nachjage, das ist extrem frustrierend und anstrengend, und obendrein ist es sehr, sehr einsam, wenn die Anstrengung gar nicht geschätzt wird. *(Die Emotion ist differenziert, schlüssig und stimmig.)*

SUE: Sie fühlen sich auch einsam?

MEL: Es *ist* einsam.

SUE: Aha. Wie ich höre, sagen Sie zu Wendy: „Ich gebe mir solche Mühe ... Ich bemühe mich so sehr, genau das zu tun, was ich für notwendig halte, um das, was schiefläuft, in Ordnung zu bringen. Ich bemühe mich so sehr um unser Miteinander, darum, ein guter Ehemann zu sein. Und wenn du explodierst, verstehe ich, okay, es klappt nicht. Ich weiß nicht, was ich tun soll. Ich bin überfordert – nichts von dem, was ich tue, hilft. Ich bin erschöpft, und das ist – ich verwende jetzt ein Wort, sagen Sie ruhig, wenn es falsch ist – ganz furchtbar für mich, weil ich dir nichts recht machen kann und mir nichts mehr einfällt, was ich noch tun könnte. Und dann habe ich das Gefühl, du merkst das nicht einmal, du glaubst mir nicht. Du hältst mich für den Feind, und da bin ich einsam, das ist beängstigend, das ist schwierig." Das ist es, was ich höre. Stimmt das so? *(Wer sich zurückzieht, spricht meist über das lähmende Gefühl zu versagen, hilflos zu sein und abgelehnt zu werden.)*

MEL: *(nachdrücklich nickend)* Ja. *(Schaut Wendy an.)*

SUE: *(beuge mich zu Wendy hinüber)* Können Sie ihn hören? Was geschieht mit Ihnen, wenn er das sagt? *(Tango-Move 4: Die Begegnung prozessieren)*

WENDY: Ich fühle mich schlecht. Und möchte ihm sagen, dass es nicht wahr ist. Aber solange er es so erlebt, spielt das wohl keine Rolle, denn ich merke das schon, wenn er –

SUE: Warten Sie. Ich habe ihn vorhin gebremst und jetzt bremse ich Sie, wenn Sie nichts dagegen haben. *(Sie nickt.)* Sie sagten: „Ich fühle mich schlecht."

WENDY: Hm-hm. Ich möchte nicht, dass er meinetwegen leidet.

SUE: Also, wenn er Ihnen so etwas sagt ... Ich meine, für jemanden, der sagt: „Mehr als Dinge in Ordnung zu bringen kann ich eigentlich nicht", war das doch geradezu genial. Als ich ihn bat, nach innen zu schauen und seine Emotionen auseinanderzuklamüsern und wieder zusammenzusetzen, hat er das wirklich gut gemacht, oder? *(Sie nickt.)* War das nicht ehrlich und überaus mutig? *(Damit validiere ich Mel.)* Und Sie konnten ihn hören. Ihre erste Reaktion: „Ich fühle mich schlecht – ich will nicht, dass er meinetwegen leidet." Und wenn er das sagt, genau hier und jetzt, da Sie sich sicher fühlen, können Sie sich davon berühren lassen, Sie können es hören. Sie lassen zu, dass Sie das berührt, und sagen: „Ich will dich nicht mit meiner Wut alleinlassen." Sie haben gesagt: „Ich bin wütend, weil ich mich manchmal einsam fühle. Aber ich will nicht, dass du wegen meiner Wut das Gefühl bekommst, mir nichts recht machen oder mir kein guter Ehemann sein zu können." *(Wendy nickt.)* Aber sagen Sie nicht eigentlich zu ihm: „Ich will nicht, dass du an diesem beängstigenden Ort bist, wo du so verletzt bist"?

WENDY: *(nickt)* Hm hm. *(54 Minuten der Sitzung sind um.)*

SUE: *(an Mel gewandt)* Gut ... Wie war das für Sie, ihr das zu sagen? Sie hat Sie gehört. *(Mel erwidert Wendys Blick.)* War es in Ordnung?

MEL: Ja, wir sprechen tatsächlich über unsere Emotionen, also – es tut gut, gehört zu werden. *(Wendy lächelt Mel an.)*

SUE: Das ist wichtig für Sie. Weil nicht wahrgenommen zu werden erst recht verletzt. Dass sie nicht einmal merkt, wenn sie versuchen, ihr entgegenzukommen – das Beste zu tun. Wenn Sie ihr das jetzt sagen, kann sie es hören und auf Sie eingehen, und dann fühlen Sie sich gehört, nicht wahr? *(Wendy reicht Mel die Hand, er ergreift sie, ihre Finger verschränken sich.)*

SUE: Ist Ihnen bewusst, was Sie gerade tun? Interessant, nicht wahr? Sie reden viel, Sie verwenden starke Worte wie explodieren, abschotten, sich zurückziehen, drohen, aber Sie sprechen auch darüber, dass Sie voll und ganz zueinander stehen, und ich brauche nur zu fragen, und schon erzählen Sie mir alles über Ihre zärtlichen Gefühle füreinander. Und dann bitte ich Mel, es zu riskieren, Ihnen zu sagen, was in ihm vorgeht, wenn Sie wütend werden, und er ist dazu in der Lage. Er kann offen und ehrlich sein, und wenn er Ihnen erzählt, wie er leidet, lassen Sie sich davon berühren und gehen auf ihn ein, indem Sie ihn tatsächlich berühren und seine Hand halten. Sie wissen also, wie es geht – Sie wissen, wie man wieder zusammenkommt und sich wieder verbindet, nicht wahr? *(Tango-Move 5: Integrieren und validieren, um Vertrauen und Kompetenz aufzubauen) (Sie nicken.)* Und das ist das Wichtigste von allem in einer Beziehung, denn wenn Sie wissen, wie Sie das Gleichgewicht verlieren, Grenzen überschreiten, einander emotional verletzen, sich streiten, schreien, brüllen, davonzulaufen vortäuschen, dann aber umkehren und erkennen können: „Das ist doch mein Schatz, und ich will nicht, dass er verletzt wird", und Mel dann auf Sie zugeht und Sie darauf eingehen – also, wenn Sie DAS füreinander tun können – dann sind Sie auf dem besten Weg.

WENDY: Aber wie kommen wir um das Gewitter herum? Beziehungsweise was können wir tun, damit es nicht so schlimm wird?

SUE: Wir tun das, was wir gerade tun: Wir schauen es uns an. Und ich bin beeindruckt, wie gut Sie das hinkriegen. Ich möchte gern, dass Sie sehen, dass das großartig ist. Sie zeigen mir gerade, was für eine starke Bindung Sie zueinander haben, dass Sie das schaffen können. Aber Sie fragen: „Wie kommen wir um das Gewitter herum?" *(Ich beuge mich zu Wendy hinüber.)* Denn wie ich höre, bringt es Mel aus dem Gleichgewicht, wenn Sie wirklich wütend werden. *(Sie nickt.)* Vielleicht wollten Sie eigentlich fragen: „Wie kommt es, dass ich so ausraste?" Kann das sein?

WENDY: *(neigt den Kopf zur Seite, blickt nach oben)* Ja ... Wie kommen wir um das Gewitter herum? Weil wir das ja sozusagen gemeinsam verursacht haben.

SUE: Dann nehmen wir uns Ihre Frage vor (*beuge mich wieder zu ihr hinüber).* Wenn Sie anfangen, wütend zu werden, wie kann er Ihnen helfen? Sie sagten, dass sich unter all dieser Wut ein Gefühl der Einsamkeit verbirgt. *(Sie nickt.)* Was ich höre: „Ich habe mich von meiner Berufstätigkeit verabschiedet und damit auch mein Gleichgewicht verloren, ich habe zwei kleine Kinder, ich habe mit all diesen Emotionen zu tun, mit all diesen Veränderungen, ich habe meine Stabilität verloren." Und bei all dem kommt dieses Gefühl der Einsamkeit auf, alles zwischen Ihnen läuft langsam aus dem Ruder und Sie werden wütend. Wie könnte er Ihnen in diesem Moment helfen? Übrigens streiten sich alle Paare. Man tritt sich halt gegenseitig auf die Füße. *(Normalisieren)*

WENDY: Weniger Turbulenz wäre schön. In dem Moment weiß ich nicht immer, was er tun könnte. Dass er einiges an der Oberfläche tut, also logistisch, das weiß ich. Gestern Abend fiel es mir schwer, das Baby zum Schlafen zu bringen, und ich brauchte noch nicht einmal um Hilfe zu bitten – was mir wirklich schwerfällt –, da hat er sie schon von sich aus angeboten, was mir wirklich viel bedeutet. Dann habe ich das Gefühl, wir ziehen an einem Strang, und dann kommt bei mir so eine gewisse Zärtlichkeit auf.

SUE: Also ..., wenn Ihnen all das Neue langsam über den Kopf wächst – sich um ein Baby zu kümmern kann wirklich ziemlich anstrengend sein – und sich Ärger in Ihnen staut, Sie sich zunehmend einsam fühlen, dann ist Mels Hilfsangebot Ihre Rettung. Denn wie Sie ja sagten, fällt es Ihnen schwer, darum zu bitten. Aber wenn er sieht, wie Sie sich abmühen und er auf Sie zugeht, das berührt Sie, beruhigt Sie, und dann werden Sie nicht wütend, richtig? *(Sie nickt.)* Das beruhigt Sie. Das ist doch großartig. Aber wenn die Wut in Ihnen aufsteigt, wenn Sie durchdrehen, dann ist alles zu spät, oder? Dann kann er nicht mehr viel tun?

Wendy: Normalerweise nicht – manchmal möchte er mich umarmen oder so, und ich sage: „Fass mich nicht an!“ So aufgewühlt bin ich. *(Lächelnd tastet sie nach Mel.)* In dieser Beziehung ist er der Liebe.

Sue: Er versucht, auf Sie zuzugehen und Sie zu beruhigen, aber das können Sie nicht zulassen.

Wendy: Es fällt mir sehr schwer. Ich bitte nicht gerne um Hilfe *(Stimmlage sinkt),* ich arbeite aber daran.

Sue: Kaum zu glauben – wirklich? *(Alle kichern.)*

Mel: Sie hasst es geradezu.

Sue: Ach. Was ich höre: Wenn Sie sich in einem gelassenen Zustand befinden, wollen Sie Ihren Mann nicht verletzen und erkennen seine Bemühungen, Ihnen ein guter Ehemann zu sein. Aber dann kommt der Punkt, da sind Sie – *(Tango-Move 1 mit Wendy: Den gegenwärtigen Prozess spiegeln).*

Wendy: Wütend. Da gibt es kein Zurück mehr.

Sue: Da kann Mel tun, was er will, es ist egal. Die emotionale Musik gewinnt die Oberhand, und in diesem Wutzustand sehen Sie ihn tatsächlich nicht, wie er vorhin gesagt hat.

Wendy: Stimmt. Was immer er dann tut – nichts ist mir recht.

Sue: Wenn Sie sich im Wutzustand befinden, kann er Ihnen nichts recht machen. Dann ist es egal, ob er auf Sie zugeht, Sie können es nicht zulassen und können auch nicht um Hilfe bitten. *(Er lehnt sich zu Wendy hinüber, sie nickt.)* Genau, und dann sind Sie ganz allein, nicht wahr?

Wendy: *(nickt)* Hm, hm ...

Sue: Aha. Genau was geht jetzt gerade, während wir darüber sprechen, in Ihnen vor? Ihr Gesicht sieht jetzt ganz anders aus. *(Übergang zu Tango-Move 2: Affektelemente zusammenfügen und vertiefen)*

Wendy: *(mit feuchten Augen, belegter Stimme und nach oben gerichtetem Blick)* Es stimmt ja, was er sagt. Bei meiner Mutter verhalte ich mich auch so. Wenn ich von ihr getriggert werde und in Wut gerate, dann kotzt mich hinterher alles an, und dann mache ich dasselbe mit Mel. Ich will mich aus diesem Gefühl herauszwängen *(Greifbewegungen mit beiden Händen).* Aber ich weiß nicht, wie.

Sue: Hören wir uns diese Wut mal an – diesen Ort, an den Sie sich begeben. Es klingt, als hätten Sie das schon als Kind gelernt – von Ihrer Mutter gelernt – etwas Altes also. *(Sie nickt.)* Ein vertrauter Ort für Sie – er heißt Wut. Und wenn Sie einmal da drinstecken, kommen Sie nicht mehr raus. *(Sie stimmt zu.)* Sie sind darin gefangen ... In diesem Wutzustand können Sie sich nicht beruhigen und keine Hilfe annehmen. *(Sie nickt und murmelt zustimmend.)* Wir reden über Wut – aber wenn Sie darüber sprechen und ich in Ihr Gesicht schaue, sehe ich keine. Was sehe ich stattdessen? Eine unglaubliche Traurigkeit. *(Ihr Kopf neigt sich leicht zitternd, ihre Augen werden feucht, ihr Kinn zittert.)* Sehe ich recht? *(Sie nickt.)* Also unter dieser ganzen Wut *(ich beuge mich vor, spreche langsam und ruhig)* ist unglaublich viel Traurigkeit, ja? *(Sie nickt, ich greife ihre Hand.)* O ja ... Kann ich Ihre Hand halten? Darf ich Ihre Hand halten? (*Wendy nickt und hält meine Hand.*) Ja ... *(Die Tränen laufen über ihre Wangen; Mel reicht ihr ein Taschentuch.)* Aber Sie zeigen die Traurigkeit nicht – nicht einmal Mel. Sie legen Ihre Rüstung an, steigen auf Ihr Pferd und zeigen der Welt ein kämpferisches Gesicht? *(Wendy schluckt und nickt.)* Aber innerlich fühlen Sie sich nicht so stark – oder so sicher, da fühlen Sie sich vielleicht ganz allein und traurig. Verstehe ich das richtig? *(Wendy nickt.)* Mit diesen Gefühlen sind Sie ganz allein, nicht wahr? *(Spreche leise.)* Und diese Gefühle sind alt, nicht wahr? *(Sie nickt schniefend.)* Erkennen Sie sie, wenn Sie ihnen lauschen?

WENDY: Ich arbeite daran ...

SUE: Wissen Sie, was ... dieses Gefühl triggert? *(Sie seufzt.)* Vielleicht das Gefühl, nicht wichtig zu sein oder nicht wahrgenommen zu werden oder – helfen Sie mir – so etwas in der Art? Bin ich auf der richtigen Spur?

WENDY: Verurteilt – äh – *(kneift die Augen zusammen)* kritisiert – angezweifelt – missachtet, nicht offen, sondern unterschwellig – Sie wissen schon –

SUE: Abgelehnt, missachtet?

WENDY: Nicht wahrgenommen.

SUE: Nicht wahrgenommen ... Verstehe ... Nicht wahrgenommen.

WENDY: Nicht eben vernachlässigt, aber unbeachtet – das ist nicht dasselbe.

SUE: Unbeachtet – ja, das trifft es. Und was geht dann in Ihrem Körper vor, wenn Sie darüber nachdenken? Tatsächlich sind Ihnen direkt die Tränen gekommen. Weil der Schmerz nicht in der fernen Vergangenheit oder ganz tief unten liegt, sondern direkt unter der Haut. Da ist etwas, der Schmerz, und sofort schauen Sie verunsichert und weinen. Das tut weh, das ist schmerzhaft, das ist traurig.

WENDY: Hm, hm ... *(Ihre Augen schwimmen in Tränen.)*

SUE: Und Ihre Art damit umzugehen, ist, in Wut zu geraten. Als wollten Sie sagen: „Das wirst du mir nicht antun!" Oder: „Das darf nicht passieren!" Sie bewältigen den Schmerz mit Wut. *(Sie nickt.)* Aber innerlich – da ist ein kleiner Teil von Wendy, der ganz allein und traurig ist, mutterseelenallein, und nicht beachtet wird? Der sagen möchte: „Du beachtest mich nicht. Siehst du nicht, wie sehr es mir wehtut, wenn du mich kritisierst oder wenn du mich zurückweist? Bin ich dir nicht wichtig?" Läuft das so ab? Helfen Sie mir: Was für eine Traurigkeit ist das?

WENDY: Wie Einsamkeit ...

SUE: Nach dem Motto: „Du beachtest mich nicht – also bleibt mir nichts anders übrig, als immer größer und immer wütender zu werden, damit du mich wahrnimmst"?

WENDY: Oder ich brauche dich nicht.

SUE: Oder „Ich brauche dich nicht – leck mich doch am Arsch!" *(Wendy nickt lächelnd.)* Ja? Ich hab's! Also entweder: „Ich zeige dir, dass ich dich nicht brauche. Ich habe die Kontrolle. Ich werde mich nicht so verletzlich und ganz allein fühlen. Dir zeig ich's. Ich schotte mich ab oder werde immer größer und wütender, bis du mich endlich wahrnimmst." Ja? *(Wendy nickt lächelnd.)* Das verstehe ich. Unter all der Wut fühlt sich jemand unbeachtet und allein? *(Wendy nickt, ich berühre ihr Knie.)* Ja – geht es Ihnen gut? Das ging ja ganz schön schnell. Sind Sie okay? *(Sie nickt.)* Danke, dass Sie mir gefolgt sind. (*Sie nickt lächelnd.*) Würden Sie jetzt ein Risiko eingehen? (*Tango-Move 3*) Können Sie sich Ihrem Mann zuwenden und ihm Folgendes sagen: „Ich werde so schnell wütend, aber direkt unter der ganzen Wut liegt all diese Einsamkeit und das Gefühl, klein und unbeachtet zu sein." Wären Sie dazu bereit?

WENDY: *(seufzt, schluckt; Mel greift ihre Hand)* Ich werde wütend und möchte mich von dir abschotten *(Stimme zittert)*, weil ich innerlich sehr traurig und einsam bin.

SUE: Hm, hm ... richtig. *(Ich berühre sie am Knie und wende mich dann an Mel.)* Können Sie sie hören? *(Er nickt.)* Okay, was geschieht mit Ihnen, wenn sie Ihnen das sagt?

MEL: *(lächelt Wendy an)* Ich möchte sie einfach nur umarmen, sie festhalten.

SUE: Ja, Sie wollen nicht, dass sie sich so fühlt. Sie wollen sich um sie kümmern, nicht wahr? *(Zu Wendy)* Das war ein ziemlicher Schritt, oder? *(Sie nickt.)* Ist es okay, dass Sie ihm das gesagt haben? *(Tango-Move 4)*

WENDY: Ja, schon – halt ungewohnt.

SUE: Klar ist das ungewohnt. Ich habe Sie zwar eben erst kennengelernt, aber ich habe das Gefühl, der wütenden Wendy geht das gegen den Strich. Es entspricht nicht Ihrer Regel, die darin besteht, sich abzuschotten, zu zeigen, dass man Macht hat, wütend ist, wichtig ist. Aber was Sie auf gar keinen Fall tun, ist zu –

WENDY: *(lächelt)* weinen.

SUE: Weinen, auf ihn zugehen und ihm sagen, wie einsam und traurig Sie sind. Das tut man nicht, denn damit öffnet man dem Schmerz Tür und Tor, nicht wahr – das geht nicht. Aber Sie sind dieses unglaubliche Risiko mit Ihrem Mann eingegangen, ja? *(Wendy nickt.)* Hm, denn er ist es wert, oder? *(Wendy nickt.)* Ja. Ich fühle mich wirklich geehrt, dass Sie das getan haben. *(Lächelnd beuge ich mich zu Wendy hinüber.)* Schauen Sie, was Sie in meinem geschützten Raum und mit ein wenig Anleitung von mir in dieser Sitzung geschafft haben *(Tango-Move 5)*. Ihre Beziehung hat so viele starke Seiten, so eine starke Bindung. Ich glaube Ihnen, wenn Sie sagen, Sie kennen die Stellen, an denen Sie stecken bleiben, wo Ihre Beziehung aus der Bahn gerät, aber schauen Sie sich an: Sie arbeiten daran. Sie kümmern sich darum und Sie kümmern sich umeinander. *(Zu Mel)* Wenn es hart auf hart kommt und Sie den Streit beenden wollen, dann denken Sie an ihr Gesicht und ihren Schmerz und wissen, wie viel sie Ihnen bedeutet. Sie kehren um und riskieren, auf Sie zuzugehen. *(Zu Wendy)* Und wenn ich Sie bitte, Ihre unglaublich schmerzhaften Wunden aufzusuchen, den Ort, an dem Sie sich verletzt, so allein und traurig fühlen und niemand Sie beachtet, sodass Sie gelernt haben, sich mit Wut und Distanz zu verteidigen – dann tauchen Sie hinein in dieses Gefühl und trauen sich, ihm das zu sagen. Und er geht auf Sie ein. *(Wendy lacht, Mel lächelt.)* Sie können das, oder? Sie können das. *(In der EFT kommt es immer wieder zu Erfolgsmomenten in Form von wohldosierten Risiken und korrigierenden emotionalen Ereignissen, die das Vertrauen in sich selbst und die Beziehung stärken.)*

WENDY: Ja.

SUE: Sie werden das sicherlich schaffen. *(Wendy nickt lächelnd.)* Merken Sie, wozu Sie fähig sind? Verstehen Sie, dass das etwas Besonderes ist? *(Beide nicken.)* Ich hoffe, ja. Kleine Kinder bringen alles aus dem Gleichgewicht. Das ist normal – das geht allen Leuten so, aber es selbst zu erleben ist natürlich etwas ganz anderes, es bringt einen aus dem Gleichgewicht, nicht wahr? Und zu begreifen, wie man seine Verletzungen, die man seit der Kindheit hat, auf den Partner oder die Partnerin überträgt, die dann Verständnis dafür zeigt und sie zu heilen hilft – das ist wirklich großartig – Sie machen das wirklich gut, um nicht zu sagen: klasse. Sie brauchen nur ein wenig Zeit, um mit Ihrer Therapeutin zu sprechen, zu lernen, zu üben, sich daran zu gewöhnen. Mehr brauchen Sie nicht, und weil Sie eine so starke Bindung und so viel Mut haben, werden Sie das hervorragend hinkriegen.

WENDY: Juhu! *(Sie lächeln einander an, ich lache.)*

MEL: Gewonnen. *(Er kichert.)*

SUE: Was hat er gesagt?

WENDY: *(lachend)* Gewonnen.

Dieses Paar hat sich trotz seiner Stärken in eine Lage manövriert, in der der Wut-Distanz-Teufelskreis die Oberhand gewonnen und die Sicherheit ihrer Verbindung gefährdet hat. In weiteren Sitzungen fokussierte die EFT-Therapeutin sich darauf, dass beide zugänglicher, responsiver und engagierter wurden und in einem Halt-mich-fest-Gespräch ihre Verletzlichkeiten offenbarten. Mithilfe der bindungstheoretischen und emotionsfokussierten Landkarte ihrer Emotionen und Erfahrungen konnte ihre Therapeutin sich gut auf die beiden einstimmen. Auch im Hinblick auf die gesunde Beziehung – d. h. die für eine sichere Bindung angemessenen und notwendigen Reaktionen – liefert die Bindungstheorie eine Richtschnur dafür, worauf es ankommt, was zu würdigen und was umzustrukturieren ist.

Als Übung schlage ich Ihnen vor, das Transkript durchzugehen, die Stellen zu finden, an denen Sie vielleicht anders vorgegangen wären als ich, und dies zu begründen.

Trotz der herausfordernden Situation war die Arbeit mit diesem Paar recht einfach, da beide Verantwortung für ihre negativen Verhaltensweisen im Beziehungstanz übernommen haben. Nun könnten Sie beispielsweise überlegen, was Sie tun würden, wenn es nicht so glatt liefe. Beantworten Sie folgende Fragen:

1. Was hätten Sie getan, wenn Mels neue Gefühle bei Wendy auf Ablehnung gestoßen wären und sie folgendermaßen reagiert hätte: „Du versuchst, ein guter Ehemann

zu sein? Das merke ich nicht. Du zeigst mir doch die kalte Schulter. Aber natürlich ist meine Wut das Problem! Echt!“ *(Tipp: Die Kugel abfangen)*

2. Was hätten Sie getan, wenn Wendy sich geweigert hätte, Mel an ihren unterschwelligen Gefühlen teilhaben zu lassen? *(Tipp: Das Risiko reduzieren)*
3. Worum könnte Mel bitten? Über welche Ängste würde er vielleicht reden wollen, und wie würde er seine Bedürfnisse in einem klassischen Rückzügler*innen-Wiedereinbinden-Gespräch offenbaren?
4. Welche Bedürfnisse könnte Wendy in einem klassischen Erweichungsgespräch offenbaren?

15. Fallbeispiel: Phase 2 einer emotionsfokussierten Paartherapie

„Jeder geht eigene Wege – durch eine Mauer getrennt – oder ist es Krieg?“

„Wir liegen miteinander im Bett und sterben doch an Einsamkeit.“

Jon kam zu mir mit einer ärztlichen Überweisung, die ihm eine starke Depression aufgrund beruflicher Überlastung und einer Ehekrise bestätigte. Über Letztere wollte er mit mir sprechen. Er erzählte mir, seine Frau Bea und er hätten jung geheiratet und seien vor zehn Jahren aus Europa nach Kanada eingewandert. Er hatte eine Stelle in einem hochspezialisierten Sektor des Bankwesens gefunden, die er hasste, die dem Paar aber das Leben mit zwei Kindern finanzierte, von denen das jüngere nun zwei Jahre alt war. Er erklärte, er fühle sich in seiner Ehe „völlig allein“ und auch „wie im Gefängnis“, da seine Frau seinen Wunsch, zu kündigen, kategorisch ablehnte. Sie sei zu einer Paartherapie bereit. Da ich mit ihm bereits eine Einzelsitzung durchgeführt hatte, machte ich auch mit ihr einen Termin, an den sich die Paarsitzungen anschließen sollten. Bea war sichtlich wütend auf ihren Mann und erklärte, seit der Geburt ihres zweiten Kindes habe es kaum Zuneigung oder Sex gegeben. Sie nahm ihm übel, dass er von ihr erwartete, „ihn glücklich zu machen“. Sie hatte in den letzten Monaten „aufgegeben“ und zeigte ihm die „kalte Schulter“, wenn er sich ihr näherte. Sie sagte: „Es fällt mir schwer, Gefühle zu zeigen. Er findet mich streng und betrachtet mich als Feindin. Aber ich wünsche mir auch Liebe.“

Sie vermisse ihre Familie in Europa, habe Angst vor der Depression ihres Mannes und seinem Wunsch, zu kündigen, da sie selbst nur einen Teilzeitjob in einer Anwaltskanzlei habe. Beide erklärten, sie wollten ihre Beziehung nach Möglichkeit kitten, und machten es mir leicht, ein Bündnis mit ihnen aufzubauen.

Der Teufelskreis von Bea und Jon war weniger einfach. Er schwankte zwischen Rückzug / Rückzug und einem Muster aus Schuldzuweisungen / Angriffen, gefolgt von Verteidigung / Rückzug, wobei Jon der defensive Rückzügler war. Dieses beidseitige Rückzugsmuster passte zu Beas Beschreibung, sie habe „aufgegeben“ und „eine Mauer errichtet“. Das kommt häufig vor, wenn die kritische Verfolgerin über die Beziehung zu trauern beginnt und sich langsam aus ihr löst. Der Kreislauf des Paares wurde durch Jons medikamentös behandelte Depression verschlimmert. Er sei sich nie sicher, was sie für ihn empfand, und traute sich deshalb nicht, um Aufmerksamkeit zu bitten, sagte er, und sie, dass sie äußerst ungern abhängig sei und sich lieber nicht binden wolle, gleichzeitig aber das Gefühl habe, Jon nicht viel zu bedeuten. In Bezug auf den Bindungsstil stufte ich Jon als ängstlich ein – was allerdings von seiner Depression überlagert wurde – und Bea als ängstlich-vermeidend. Sie hatte mir anvertraut, dass jedes Zeichen der „Schwäche" oder Abhängigkeit in ihrer Herkunftsfamilie bestraft und verspottet wurde. Um ein Gefühl für den Ausgangspunkt des Therapieprozesses zu vermitteln, folgt zunächst ein Ausschnitt aus einem Gespräch, das wir in einer Sitzung zu Beginn der 1. Phase führten.

BEA: Also, ich bin völlig entmutigt. Er wirft mir doch glatt vor, ich sei die ganze Zeit wütend! Dabei soll ich mich um ihn kümmern, als wäre ich seine Mutter oder so.

JON: *(sehr leise)* Du bist doch aber die ganze Zeit wütend. Neulich erst hast du mich einen Vollidioten genannt.

BEA: Du lässt mich fallen wie ein Stück Dreck – das ist es – ich bin dir einfach nicht wichtig.

JON: Nach der letzten Sitzung bat ich dich, mich in den Arm zu nehmen – erinnerst du dich nicht daran?

BEA: Jaja, schon – wurde ja auch Zeit, nach all den Monaten – aber ich traue dem einfach nicht. Dafür stecken wir zu sehr in unseren alten Mustern fest.

JON: Ich fühle mich halt wie geprügelt, verurteilt und geprügelt – egal, was ich tue. Verstehst du nicht, dass ich depressiv bin? Kannst du nicht ab und zu freundlich zu mir sein?

BEA: Ha! Von wegen depressiv – du bist doch nur schlecht gelaunt – oder verschanzt dich hinter einer Mauer. Du lässt mich hängen.

JON: Neulich Abend habe ich es versucht. Ich habe dein Knie mit meinem berührt. *(Ihm kommen die Tränen.)* Aber dann ... *(Er wirft die Hände hoch.)* Du hast deins weggezogen.

BEA: *(auf den Boden starrend mit flacher Stimme)* Stimmt, ich zieh mich auch jetzt zurück – meinst du, ich sollte jederzeit bereit brav abwarten, bis du mich mal anfasst? *(Jon schüttelt den Kopf und wendet sich ab.)*

JON: Du reagierst ja sowieso nicht, wenn ich dir zeige, dass ich dich brauche. Was soll das also bringen?

BEA: Aber du zeigst das ja nie – nicht richtig. Ich bin unwichtig. Ich bin deine Dienstmagd. Ich bin Luft.

Wie sich in der 1. Therapiephase herausstellte, fühlten sich beide allein und waren am Verzweifeln, weil sie das Aus ihrer Ehe befürchteten. Sie gaben zu, immer wieder sensibel auf Verurteilungen zu reagieren, sich gegenseitig zu kritisieren und einander die Schuld an der Krise zuzuschieben. Jon offenbarte seine Angst und die Vorsicht, mit der er Beas Wut und „Ablehnung" aus dem Weg zu gehen versuchte. Ihr Rückzug würde Gefühle der Einsamkeit und der Vernachlässigung auslösen. Beide fanden, dass Jons Depression und seine berufliche Zwangssituation die Ehe belasteten. Bea erkannte ihren Ärger als Teil ihrer Gefangenschaft in dem Kreislauf an und verstand, dass ihre „kalte Schulter" gegenüber Jons winzigen Annäherungsversuchen beide verletzte und erschreckte. Sie waren unfähig, eine wirklich sichere Verbindung einzugehen. Nachdem ich erklärt hatte, was eine sichere Bindung ist, stellte sich heraus, dass Bea nie eine erfahren hatte. Sie beschrieb ihre Eltern als distanziert und strafend. „Zu vertrauen ist schwierig", darin waren sich beide einig. In einer Sitzung bekam Bea Zugang zu den Gefühlen der Trauer und Scham über ihre scheinbare „Wertlosigkeit", die sich in den Reaktionen ihrer Lieben widerspiegelten. Jon versuchte dann, sie zu trösten. Beide fanden: „Zärtlichkeit und Zuwendung zu brauchen macht Angst." Jon konnte seiner Frau sagen: „Ich bin wie erschlagen von deiner Wut, aber ich will dich nicht verlieren – ich werde um dich kämpfen", und sie begann, ihn zu hören. Die Situation entspannte sich, und die Beziehung wurde besser.

Nach sieben Sitzungen fühlte sich das Paar „stärker verbunden". Als Jon einmal mit Bea über seine Depression sprach, konnte sie ihn dabei unterstützen. Am Übergang zu Phase 2 brauchten beide Hilfe: Jon, um sich stärker zu engagieren, und Bea, um ihre Angst weiter zu verarbeiten und seinem zunehmenden Engagement zu vertrauen. Mutig, bereitwillig und ehrlich setzten sie sich mit der Frage auseinander, wie sie in den Kreislauf gegenseitiger Schuldzuweisung und Distanzierung hineingerieten und ihn aufrechterhielten.

15.1 Eine EFT-Sitzung während der 2. Phase

Es folgt das unbearbeitete Transkript einer im Rahmen eines EFT-Basistrainings beobachteten und mitgeschnittenen Sitzung mit Jon und Bea, die bei mir bereits in Therapie sind. Meine Ziele: Jon zu mehr Engagement ermutigen und Bea weiterhin dabei helfen, sich für ihre Bindungsbedürfnisse und -ängste zu öffnen, dadurch weicher zu werden und sich auf ihren Mann einzulassen.

Nach dem einleitenden Austausch in der Ankommensphase erzählte Jon, wie er Bea am Abend zuvor anvertraut hatte, seine Schwierigkeiten bei der Arbeit könnten unter anderem auch daher stammen, dass er wie seine Tochter womöglich eine Lernschwäche habe, und Bea würdigte, dass er zu diesem Eingeständnis fähig und bereit war.

SUE: So konnten Sie aus Ihren alten Mustern: „Jeder hinter seiner Mauer verschanzt" beziehungsweise „Angriff und Verteidigung" ausbrechen und richtig miteinander reden. *(Beide nicken zustimmend.)* Sie haben es geschafft, vorübergehend aus Ihrem Beziehungsthema auszusteigen. Das Muster – wie Sie es beschrieben haben – läuft darauf hinaus, dass Sie, Jon, sich überwältigt fühlen und die Hoffnung verlieren, reizbar sind oder dichtmachen und erstarren – ja? *(Er nickt.)* Dabei wollen Sie eigentlich beruhigt und getröstet werden, aber es fällt Ihnen so schwer, Bea darum zu bitten. Und Bea – Sie fassen das so auf, dass Jon sich nichts aus Ihnen macht. Sie werden wütend und versuchen, eine Antwort aus ihm „herauszuprügeln". *(Sie nickt zustimmend.)* Aber in letzter Zeit tendieren Sie außerdem zum Abschalten – weil jemanden zu brauchen, der so distanziert ist – das ist ganz schön mühsam, oder? *(Sie stimmt zu.)* Dann fühlen Sie beide sich allein und haben Angst. Obwohl Sie miteinander im Bett liegen, sterben Sie an Einsamkeit, wie Sie in der letzten Sitzung sagten *(Zusammenfassung des Kreislaufs und der bereits erschlossenen primären Emotionen).*

JON: Ja – und wenn ich dann meinen Mut zusammennehme und versuche – nur einen kleinen, winzigen Schritt auf sie zuzugehen ... *(Er wirft seine Hände hoch.)*

SUE: Bea ist unsicher – sie traut Ihnen und Ihren Annäherungsversuchen nicht und weicht zurück.

BEA: Es fehlt die emotionale Nähe – wenn er also etwas riskiert – dann ist da keine Reaktion.

SUE: *(Tango-Move 1: Den gegenwärtigen Prozess spiegeln)* Sie reagieren nicht, weil Sie verunsichert sind, also gehen Sie auf Nummer sicher und verschanzen sich? *(Sie stimmt zu.)* Aber letzte Nacht hat sich die Lage ein wenig geändert, weil Jon Ihnen anvertrauen konnte, wie schwer ihm seine Arbeit fällt. Er ist ein Risiko eingegangen – und Sie hatten das Gefühl, dass er sich Ihnen geöffnet hat, und das haben Sie zu schätzen gewusst.

BEA: Ja – es war ein Risiko. In der Tat. Ich hätte ihn ja für seine Schwäche kritisieren können – sein Lernproblem.

SUE: Er hat sich Ihnen geöffnet, Sie haben es wahrgenommen und konnten darauf eingehen. Sie schätzen ihn dafür, dass er sich getraut hat *(Hervorhebung der Responsivität als Ausnahme vom Kreislauf).*

JON: *(zu Bea)* Ja. Du hast zugehört, du hast mich nicht kritisiert und mir keine Vorwürfe gemacht.

BEA: Warum sollte ich dir denn Vorwürfe machen? *(Heftig schluchzend schlägt Jon die Hände vors Gesicht.)*

SUE: *(halte inne, reiche Jon ein Taschentuch und warte, dann sage ich leise)* Das hat Sie ganz stark beunruhigt, nicht wahr? Sie hatten wirklich Angst. *(Tango-Move 2: Vertiefung)* Sie fühlen sich schlecht, weil Sie sich nie richtig in Ihren Beruf eingearbeitet haben, und haben solche Angst, dass Bea Sie verurteilen und Ihnen sagen würde, wie enttäuscht sie von Ihnen ist, nicht? *(Er nickt, immer noch weinend.)* Bea, ist Ihnen klar, wie groß das Risiko für Jon war – sich so anzuvertrauen?

BEA: *(mit Tränen in den Augen)* Nun ja, irgendwie schon – er hatte wohl Angst.

SUE: Jon? Was war Ihre schlimmste Befürchtung? Die schlimmste Katastrophe, die Sie sich vorstellen können? Dass sie – was sagen könnte? *(Angst evozierende Frage)*

JON: *(schreit)* „Kein Wunder, dass unser Kind nicht lesen kann – mit dir stimmt doch was nicht!" *(Er nennt seine primäre Angst und bekommt Zugang zu seinem Kernmodell von sich selbst).*

SUE: *(validiere)* Solch eine Angst – Sie sind wirklich mutig.

JON: Ich konnte gar nicht anders.

SUE: *(validiere)* Doch, doch – Sie hätten auch abschalten können oder abweisend oder reizbar werden. Aber Sie haben Ihren Mut zusammengenommen und ihn in den Kontakt zu Ihrer Frau investiert. Trotz Ihrer Angst haben Sie sich um das bemüht, was Sie brauchten.

BEA: *(achselzuckend)* Wir haben ja Kontakt, nämlich immer dann, wenn wir über die Kinder sprechen.

SUE: *(fokussiere weiterhin seine Annäherungsversuche und seine Angst, hebe diese hervor und validiere seinen Mut)* Ja – über die Kinder zu sprechen ist einfacher. Aber Jon – Sie waren auf der Hut, darauf gefasst – Sie haben befürchtet, eine furchtbare Angst davor gehabt, von Bea zu hören, dass sie Sie missbilligt – als unzulänglich empfindet – und sind trotzdem auf Sie zugegangen, obwohl Sie Angst hatten vor ihrer …?

JON: Verachtung – ja *(sehr leise, kaum hörbar, dann lange Pause)* … Verachtung oder so etwas in der Art.

SUE: Die Angst, wenn Sie die Hand nach ihr ausstrecken, könnte sie Sie verachten, Ihnen zu verstehen geben, dass Sie bei ihr versagen – irgendwie nicht gut genug sind. *(Er nickt, und wieder steigen Tränen in seinen Augen auf.)* Dadurch drehen Sie sich im Kreis *(sein Bild, sein emotionaler Anker aus der letzten Sitzung).* Es gehört zur Depression – nicht akzeptieren zu können, dass Sie Probleme mit Ihrer Arbeit haben – vielleicht nicht dafür geeignet sind. Jeden Tag kämpfen Sie dort, nicht zu versagen – und haben Angst, dass Bea das nicht akzeptiert, und wenn Sie nach Hause kommen und sich ihr nähern wollen – fürchten Sie ihr Urteil – ihre Verachtung. *(Ich integriere sein berufliches Dilemma, seine Depression und seine Angst vor der Verachtung seiner Frau zu einem kohärenten Bild, das sich durch die gemeinsame Rekapitulation weiterentwickelt.)*

BEA: *(zu Jon)* Nun stecke ich also in der Rolle deines tyrannischen Vaters. Damit das klar ist: Der bin ich nicht!

JON: Warum kommt denn mein Vater jetzt plötzlich ins Spiel?

SUE: *(fokussiere weiter den emotionalen Kanal)* Wir sprachen darüber, dass Sie beide in verschiedenen Kulturen aufgewachsen sind und wunde Punkte haben – die vor allem damit zu tun haben, dass Sie verurteilt und als nicht liebenswert bezeichnet wurden. *(Beide nicken.)* Und diese wunden Punkte entzünden sich aneinander – genau hier *(fokussiere wieder auf die wunden Punkte, Jons starke Bedürftigkeit und gegenwärtige Sensibilität).* Und dann – wenn Sie Trost brauchen – können

Sie kaum füreinander da sein. Und zudem quälen Sie sich mit Ihrem Job ab und brauchen so dringend Beas Unterstützung, nicht? *(Er nickt.)* Es fällt Ihnen schwer, mit ihr zu kommunizieren – ihr näher zu kommen. Sie haben solche Angst, Enttäuschung in ihrem Gesicht zu sehen – dass sie Sie nicht wertschätzt. *(Er weint.)* Und das zwingt Sie in den Rückzug, in die Erstarrung *(Angst im Kontext der Position im Beziehungstanz)*. Aber so kommt Bea nicht an Sie heran, und – das sagte sie in der letzten Sitzung, sie findet nicht zu Ihnen – sie glaubt immer mehr, dass sie „Ihnen nicht wichtig ist – der Mühe nicht wert" *(Angst und Rückzug im Kontext des Kreislaufs)*.

BEA: Der reinste Teufelskreis.

JON: Ja, wir drehen uns nur noch im Kreis.

SUE: Aber langsam schaffen Sie es raus. Es ist riskant – schwierig. Doch Sie wissen sich zu wehren *(validieren)*. Sie sind gemeinsam nach Kanada gezogen – haben alles, was Sie kannten, hinter sich gelassen und sich hier mit Mühe eine Existenz aufgebaut. Und Sie brauchen einander, oder? *(Beide nicken.)* Jon, glauben Sie, Bea ist klar, wie viel Angst Sie davor haben, mit ihr über diese Dinge zu sprechen? Und wie Sie abschalten und erstarren? *(Wiederholung von Bildern der letzten Sitzungen)* Wenn Sie solche Angst vor ihrer Verurteilung, ihrer Verachtung haben? *(einen Schritt zurück, refokussieren, wiederholen) (Er weint.)* Und das hält Sie davon ab, sich ihr zu nähern. Und Bea, wie Sie letztes Mal erzählt haben, sagen Sie sich selbst: „Ich bin ihm überhaupt nicht wichtig – ich bin die Mühe nicht wert." *(Bea nickt nachdrücklich.)* Aber in Wirklichkeit hält er sich zurück, weil er sich so sehr fürchtet, sich Ihnen zu nähern – sich Ihnen anzuvertrauen –, weil Sie und was Sie von ihm halten ihm so ungeheuer wichtig sind *(Neurahmen)*.

BEA: Oh – oh *(Schaut Jon an, dreht sich um, runzelt überrascht die Stirn und legt den Kopf schief, wie man das tut, wenn man etwas Neues „probiert". Wir nennen das „dem Plattenspieler lauschenden Hund".)* Äh – ja – äh – so habe ich das noch nie betrachtet. Den Teufelskreis.

SUE: Aber Sie kommen da raus – geben Sie sich noch nicht geschlagen. Jon, glauben Sie, Bea hat wirklich begriffen, wie viel Angst Sie davor haben, auf Sie zuzugehen, mit ihr zu sprechen, ihr von Ihren Problemen, Ängsten und Sehnsüchten zu erzählen?

JON: Nun – neulich Nacht und Sitzungen wie diese hier, das sind Meilensteine *(dreht sich aufgeregt zu Bea)*. Wenn ich darüber reden wollte, hast du es einfach weggewischt *(ausladende Wischgeste)*. Und gesagt: „Nun, dann streng dich halt mehr an auf der Arbeit, krieg das endlich mal auf die Reihe – und dich selbst gleich mit. Aber ich kann es nicht „einfach auf die Reihe kriegen". Ich kann es nicht. *(Er bricht wieder in Tränen aus.)*

BEA: *(sanft)* Ich glaube nicht, dass ich das so gesagt habe. Aber es war mir nicht klar, Jon, ich hatte ja keine Ahnung. Du hast nur genervt ausgesehen und –

SUE: *(zu Bea)* Sie sagen: „Vielleicht war mir das nicht klar, aber vielleicht hast du mich auch nicht miteinbezogen. *(Sie stimmt zu.)* Also habe ich deinen Schmerz nicht wahrgenommen." Richtig?

BEA: Ja, ich wollte ihm einen praktischen Ratschlag geben, den ich für nützlich hielt.

SUE: Dabei hat Jon sich wohl eher nach emotionaler Nähe, Trost und Geborgenheit gesehnt.

JON: *(sehr leise)* Das war einfach nicht da – es hat total gefehlt. *(Hier zeigt sich, wie Momente sicherer Bindung typischerweise blockiert werden: nicht auf innere Modelle oder Erfahrungen von Annäherung und Kontakt zugreifen können; ein Mangel an emotionaler Ausgeglichenheit, weil die Regulation extremer Ängste in Bezug auf das Selbst und die anderen alle Energie in Anspruch nimmt; Emotionen und Bedürfnisse bleiben diffus, es können keine klare Bindungssignale gesendet werden; die anderen nehmen die Bedürftigkeit nicht wahr und gehen nicht darauf ein, was die Ängste bestätigt; traumatisches Alleinsein wird als unvermeidliche Norm betrachtet.)*

SUE: *(zu Jon)* Und Sie wussten nicht, wie Sie um Unterstützung bitten sollten. Sie brauchten einen sicheren Ort, und es war so schwer für Sie, Bea zu sagen, wie ausweglos die Situation auf der Arbeit war und wie hilflos Sie sich dabei vorkamen. Dass Sie nirgendwo selbstbewusst und souverän handeln konnten.

JON: Na ja – sie versucht jetzt, zuzuhören, aber ...

SUE: Können Sie Ihren Stuhl umdrehen und sie direkt anschauen? *(Tango-Move 3)* Können Sie ihr helfen zu verstehen, wie Sie sich jetzt gerade fühlen – wie sich diese Angst anfühlt – Ihre Angst vor ihrem Urteil – wie die Angst Sie zurückhält und lähmt? *(Enactment strukturieren – Bilder evozieren.)*

JON: *(dreht sich zu ihr um)* Es fällt mir so schwer, dir das zu sagen ... *(lange Pause, dann sehr leise)* Stell dir vor – auf dem Weg zur Arbeit bekomme ich seit einigen Jahren Bauchschmerzen, Schüttelfrost, mir wird übel, ich brauche für meine Aufgaben mehr Zeit als alle anderen ... Es ist – es ist – demütigend.

BEA: *(beugt sich vor)* Demütigend?

JON *(weint laut auf)*: Ich komme mir so dumm vor!

SUE: Sie verurteilen sich selbst, Jon, nicht wahr? Sie denken, Sie sollten dazu in der Lage sein – und Sie fürchten auch ihr Urteil?

JON: Ich gehöre da wirklich nicht hin – ich passe nicht dazu.

SUE: Aha – und wenn Sie sich klein und „gedemütigt" fühlen – als würden Sie versagen –, ist es wahrscheinlich erst recht schwer, Ihre Frau um Hilfe und Trost zu bitten?

JON: Jaja, wie kann ich denn fragen, wenn – wenn –

SUE: „Wenn ich es noch nicht mal verdiene, wenn ich doch versage." *(Er nickt und weint.)*

BEA: Aber dann – ich weiß nicht – dann lässt du mich außen vor. Ich habe gar keine Chance, dir zu helfen.

SUE: Sie würden gerne helfen. *(Bea nickt.)* Hören Sie das, Jon? Es ist so schwer, Bea zu bitten, dass sie Ihren Schmerz wahrnimmt, wenn Sie selbst kaum akzeptieren können, dass diese Arbeit Sie immer mehr belastet *(das Gefühl, nichts zu verdienen, und die Selbstvorwürfe spiegeln).*

JON: Ja, ich kann das nicht *(lange Pause).* Also zähle ich allerhand Lösungsmöglichkeiten auf – Ideen für einen neuen Job –, und sie wird einfach wütend. Ich höre die Verachtung in ihrer Stimme – und werde kleiner, immer kleiner.

BEA: Ich bin nur wütend geworden, als du sagtest, du wolltest Verkäufer werden.

SUE: *(bleibe fokussiert)* Gerade sagen Sie Bea, dass Sie dichtmachen, weil es schrecklich ist, darüber zu reden und ihre Verachtung zu riskieren – die Sie vielleicht sogar verdient haben, so wie ein Teil von Ihnen das denkt? *(Er nickt.)* Sie glauben, nicht das Recht zu haben, sie um etwas zu bitten? *(Er nickt.)* Und dabei bräuchten Sie sie so dringend *(spiegeln, empathisch vermuten).*

JON: Ohne sie kann ich es nicht – ich kann es nicht. *(Er weint.)*

SUE: Können Sie ihr das sagen? *(Enactment vorbereiten)*
(Jon starrt kopfschüttelnd zu Boden.) Es fällt Ihnen so schwer, ihr das zu sagen. Sie brauchen ihre Hilfe so sehr – Sie haben Schmerzen – Sie stehen mit dem Rücken zur Wand, und Ihre Frau soll kommen und Ihnen zur Seite stehen, ja? *(Er nickt und schaut sie flehend an.)* Und Sie haben Angst zu fragen *(nonverbales RISSSC zur Hervorhebung).* Bea, können Sie ihn hören? Wie fühlen Sie sich, wenn er sagt, dass er Ihre Hilfe braucht?

BEA: Ich … Ich fühle *(zögert, schaut zur Wand)* … mich ermutigt – weil wir uns auf diese Weise wieder näherkommen – wieder miteinander kommunizieren – ja – ich fühle mich jetzt schon so lange abgemeldet bei ihm.

SUE: Es bestärkt – beruhigt Sie, zu wissen, dass Sie ihm wichtig sind – dass er auch dann ein Risiko eingehen kann, wenn er Angst hat – dass er Sie braucht?

JON: *(hebt den Blick und schaut Bea an)* Ich möchte auf dich zugehen – brauche deine Zuwendung – vielleicht können wir dann …

SUE: Hey, Jon – obwohl es so schwer ist – wagen Sie es, auf Ihre Frau zuzugehen *(Validieren)* Wie ist es für Sie, ihr das zu sagen?

JON: *(lächelt)* Ermutigend.

SUE: Bea – ich glaube, ich höre Sie zu Jon sagen: „Ich möchte für dich da sein“, ist das richtig? *(Sie nickt.)* Also, Jon, können Sie ihr sagen: „Was würde dir helfen – was brauchst du?“ *(evokatives Spiegeln und Vorbereitung des Enactment)*

BEA: *(zu Jon)* Ich fühle mich dir näher, wenn du mich an deinen Gefühlen teilhaben lässt.

SUE: Das ist kostbar für Sie, weil Sie dann das Gefühl haben, ihm wichtig zu sein – und nicht so allein – ja? *(empathisches Vermuten und Hervorheben)*

BEA: In unseren Familien wurde nie über Gefühle gesprochen. Das ist uns ziemlich fremd.

SUE: Jon, beruhigt Sie das – so etwas zu riskieren, und trotzdem werden Ihre schlimmsten Vorstellungen nicht wahr? Bea verurteilt Sie nicht – stattdessen entspannt sich ihr Gesicht, und sie sagt, dass sie sich Ihnen näher fühlt und für Sie da sein möchte. *(Sie nickt heftig.)* Hören Sie das, Jon? Was geschieht da mit Ihnen? *(evokatives Nachfragen, Tango-Move 1: Den gegenwärtigen Prozess spiegeln, hervorheben).*

JON: *(zu Bea gebeugt, sehr leise)* Ja – wunderbar – genau das brauche ich. Das macht total viel aus – wir waren beide allein – ich auch.

BEA: Ja – unsere Eltern hätten das missbilligt – bei uns macht man so etwas nun einmal nicht. Mit deiner Mutter könntest du nicht so reden – und ich denke, wenn du eine andere Erziehung gehabt hättest –

SUE: *(unterbreche und refokussiere)* Darf ich Sie für einen Moment unterbrechen, Bea – ich würde gerne bei dem bleiben, worum es gerade ging – also Jon – können Sie Bea sagen, was Sie von ihr brauchen? Wir haben darüber gesprochen, wie verletzlich Sie sich fühlen, wenn Sie nach Hause kommen, und wie Sie erstarren – und dann sieht Bea nur noch einen distanzierten, gereizten Mann – und macht dann ebenfalls dicht *(Spiegeln des Kreislaufs, neue Vorbereitung eines Enactments).* Können Sie ihr das sagen?

JON: Ja *(dreht sich zu ihr um).* Ich habe Angst, mit dir zu reden – ich könnte abstürzen – also baue ich eine Mauer um die negativen Gefühle herum, um damit fertigzuwerden.

SUE: Und dann sieht sie nur noch die Mauer. *(Er nickt.)* Aber wenn Sie nach Hause kommen und sie trotzdem um Hilfe bitten würden – um ihre Unterstützung – wie könnte sie Ihnen denn helfen? Wonach sehnen Sie sich in diesem Moment, Jon? *(Die Sehnsucht als Gegenmittel, als Balsam gegen die Angst.)* Wenn Sie Bea zeigen könnten, wie viel sie Ihnen bedeutet, wie sehr Sie sie brauchen? *(evokatives Fragen, hervorheben)* Sie kämpfen an so vielen Fronten – auf der Arbeit, die Sie krank macht – mit Ihrer Depression – um Ihre Beziehung – das ist wahnsinnig anstrengend. *(Ich zeige auf Bea.)* Worum könnten Sie bitten? *(Validieren, Vorbereitung eines Enactments)*

JON: *(sehr langsam)* Vielleicht – eine richtige Umarmung – das könnte mir guttun.

SUE: Gehalten zu werden?

JON: Ja genau. Wir umarmen uns zurzeit eher flüchtig, aber eine echte Umarmung – wo ich das Gefühl habe, dass sie das wirklich möchte – es ehrlich meint – das würde mich tatsächlich trösten – ja *(die häufigste und simpelste Bindungssehnsucht: im Arm gehalten zu werden).*

BEA: Aber ich bin nicht Superwoman, keine Frau, die andere bemuttert – das liegt nicht in meiner Natur – dafür braucht es doch eine gewisse Nähe – ohne Hilfe kann ich das nicht.

SUE: Ja, genau. Er soll Sie fragen und Ihnen sagen, was er braucht.

BEA: Manche Frauen strahlen so etwas Mütterliches aus.

SUE: Ach wirklich? Na ja, vielleicht – aber ich gehe immer davon aus, dass Partner sich trauen sollten, um Zuwendung zu bitten, und zwar klar – nicht auf versteckte oder mehrdeutige Art und Weise. Sonst weiß man nicht, wie das gemeint ist und muss raten – deswegen haben Sie sich abgemeldet gefühlt *(Validieren). (Sie nickt und weint.)* Jon, Sie sagen also, Sie würden sich geborgen und getröstet fühlen, wenn Ihre Frau Sie umarmen würde, weil Sie dann wissen, dass sie für Sie da ist – ja?

JON: Ja – aber wir haben so viel um die Ohren – sie arbeitet abends – sie müsste mir signalisieren, wenn Sie Zeit für mich hat – aber ich bin in letzter Zeit ziemlich distanziert.

SUE: *(refokussiere)* Wenn es Ihnen recht ist, würde ich gerne beim Thema bleiben. Können Sie Bea um eine Umarmung bitten, Jon? *(Auf sie zuzugehen, weckt seine primären Ängste, aber – mittendurch ist der einzige Ausweg.)*

JON: Es fällt mir schwer. Was ist, wenn sie keine Lust dazu hat? *(Er wirft seine Hände hoch.)*

SUE: Können Sie ihr sagen *(zur Hervorhebung dopple ich, spreche stellvertretend für ihn, was unter Umständen sehr wirksam ist)*: „Es fällt mir total schwer, auf dich zuzugehen und dich um eine Umarmung zu bitten – zu fühlen, dass ich das verdiene – es zu wagen – zu riskieren, dass du mit Verachtung reagierst *(evokatives Spiegeln / Integrieren seiner Position – Vorbereitung eines Enactments)*.

JON: *(wendet sich ihr zu)* Es fällt mir so schwer zu fragen *(klingt selbstbewusster)* – bestimmt zeigst du mir deine kalte Schulter, und ich kriege wieder einen Korb – das macht mir große Angst. Mir wäre lieber, es würde einfach passieren.

SUE: *(sanft)* Wenn ich nur nicht bitten müsste! *(Alle lachen.)* Wer hätte das nicht am liebsten, aber … *(Pause)*. Wie war es, ihr das zu sagen? *(Tango-Move 4: Die Begegnung prozessieren, evokatives Fragen)*

JON: *(lächelnd)* Nun – so schlimm auch wieder nicht.

SUE: *(zu Bea)* Glauben Sie ihm? Ich frage, weil Jon ja schon öfters etwas riskiert hat und Sie dann sagten: „Ich glaube dir nicht."

BEA: Doch, ja, ich glaube ihm. Er hat Angst vor einer Abfuhr. Das verstehe ich – und ich habe ihm ja auch die kalte Schulter gezeigt.

JON: Ja, genau, dann sage ich mir: „Warum es überhaupt versuchen? Warum ihr etwas signalisieren?" Sogar jetzt sagt mein Kopf: „Vergiss es!"

SUE: Aha – denn wenn man verletzlich ist und die Hand nach jemandem ausstreckt und diese Person nicht darauf eingeht – dann ist das noch schlimmer. *(Jon stimmt zu.)* Also ist es einfacher, dichtzumachen, sich zu schützen, und schwerer, wagemutig zu bitten, mit einer Umarmung begrüßt zu werden *(Validieren)*. Beruhigt und getröstet zu werden.

JON: Ich kann es aber versuchen, jetzt vielleicht schon.

SUE: Aha – was geschieht denn mit Ihnen, Bea, wenn Sie das hören? Was geschieht mit Ihnen, wenn Jon Ihnen sagt, er würde gerne auf Sie zugehen und sagen *(dopple erneut das Bindungssignal)*: „Bea, ich habe solche Angst, auf dich zuzugehen – es war den ganzen Tag wie auf dem Schlachtfeld, und jetzt hätte ich gern, dass du mich einfach in den Arm nimmst und mich festhältst." Was passiert bei Ihnen, wenn Sie hören, wie sehr er Sie braucht und dass er sich so sehr fürchtet, darum zu bitten? *(Mit Tränen in den Augen starrt er sie gespannt an, während sie zu Boden schaut.)* Können Sie ihn jetzt anschauen, Bea? *(Hervorheben, Evozieren von Jons Kontaktaufnahme – Engagement; evokative Frage).*

BEA: *(sieht ihn an – lange Pause)* Es ist traurig – es ist so traurig.

JON: *(äußerst behutsam)* Diese Angst beruht auf Erfahrung, Bea – immer und immer und immer wieder habe ich eine Abfuhr bekommen.

BEA: *(mit Tränen in den Augen und sehr sanft)* Ja, ich weiß – aber ich habe mich so vernachlässigt gefühlt – halt abgemeldet. Ich war wütend – ich habe aufgegeben *(die klassische Aussage einer ausgebrannten Verfolgerin).*

JON: *(greift nach ihrer Hand)* Ich weiß – ich weiß – ich habe es nicht verstanden.

SUE: Bea – natürlich hatten Sie am Ende das Gefühl, unwichtig zu sein – nicht in sein Leben einbezogen zu werden – und wenn er dann vorsichtig signalisierte, dass er Sie brauchte, waren Sie verletzt und wütend – Sie konnten es nicht verstehen – konnten ihm nicht trauen – nicht auf ihn eingehen. – Und Jon – natürlich fühlten Sie sich dann abgelehnt *(Validieren, Spiegeln des Ablehnungskreislaufs – wie bereits in früheren Sitzungen).* Bittet er Sie aber jetzt und hier, werden Sie traurig. Fänden Sie es denn gut, wenn er fähig wäre, Sie zu bitten? *(Spiegeln, evokative Frage)*

BEA: Ja, ich möchte, dass er offen ist, sich nicht einigelt.

SUE: Sie sagen: „Wenn du dich traust, offen zu sein, hilft mir das, auf dich einzugehen, aber wenn ich mich bei dir wie abgemeldet fühle, dann schütze ich mich und werde „kalt" *(Spiegeln des Prozesses, der Bindungstanzschritte).*

BEA: Ja – genau das beobachte ich bei mir selbst.

SUE: Können Sie ihm von Ihrer Traurigkeit erzählen, wenn er Ihnen sagt: „Ich habe solche Angst, auf dich zuzugehen, wenn ich dich brauche? *(Evokative Antwort – Vorbereitung des Enactment)*

BEA: *(wendet sich Jon zu)* Es ist traurig – es ist so traurig. Dass du Angst hast, auf mich zuzugehen – und ich dich so nicht trösten kann – das brauche ich doch auch.

JON: *(lächelt sie an und beugt sich vor)* Nun – wir waren nicht dazu fähig – jetzt aber vielleicht schon.

SUE: Bea, Sie würden ihn gerne trösten? *(Sie stimmt zu.)* Und sich gerne auch von ihm Trost holen? *(Sie stimmt zu.)* Ja? *(Sie stimmt zu und lächelt ihn an.)* Für einen Moment haben Sie einander verloren, in diesem Tanz um die Depression, die nicht mehr passende Arbeit und die Beziehungsunsicherheit – ja – Sie haben beide Angst bekommen – haben gekämpft – sich dann abgeschottet und verschanzt *(Spiegeln, Integrieren in eine kohärente Realität, Zusammenfassen der Problemsituation, der emotionalen Resonanz).*

BEA: Ja, ich fühle mich wie ein Käfer, der strampelnd auf dem Rücken liegt und nicht mehr vorwärtskommt. Ich weiß nicht, wie ich vorwärtskommen soll.

SUE: *(greife das Bild auf, um die Dramatik des Tanzes zu verstärken)* Ähm – ja – und Jon, Sie stupsen sie an – mit Ihrer Bitte – trauen sich – nähern sich ihr – versuchen, sie umzudrehen – versuchen, ihr beim Umdrehen zu helfen, damit sie vorwärtskommt, ja? *(Beide lachen.)* Das ist ein sehr treffendes Bild, wie Sie sich in diesem Kreislauf gefühlt haben: machtlos, festgefahren.

BEA: Doch – ich brauche einen Stups.

SUE: Es geht also darum, wie Sie einander aus diesem Kreislauf heraushelfen können – diesem Kreislauf, der Sie so traurig und einsam macht. Bea, Sie sagen: „Lass mich nicht allein und hilflos zurück – kalt auf dem Rücken liegend – in der Klemme – gib mir die Hand und hilf mir hoch." Und Jon, Sie sagen: „Wenn ich ertrinke, möchte ich dich um Hilfe bitten." *(Sie stimmen zu.)* Sie beide brauchen Bestätigung und Trost. *(Evokative Zusammenfassung der Positionen, sobald die primären Emotionen gehört wurden)*

BEA: Ja, ja, ja. Ich habe so sehr dichtgemacht, dass ich mich nicht getraut habe, eine Frage zu stellen. Dachte, er würde das als Angriff auffassen, auch wenn es keiner war. Also hörte ich auf zu fragen. Auf diese Weise waren wir wohl beide allein.

SUE: Genau – und auf der Hut. Was Sie Jon zu verstehen geben, ist: Könnte er Ihnen sagen: „Ich hatte heute einen harten Tag und brauche dich – brauche eine Umarmung", dann würde das helfen. Sie geben ihm zu verstehen, dass es sich gut anfühlen würde, wenn er Sie fragen würde, weil Sie dann die Bestätigung haben, dass Sie ihm etwas bedeuten, ja? *(Mögliches Szenario einer sicheren Bindung, Spiegeln und Validieren der Gefühle)*

BEA: Ja, ich möchte mehr – Offenheit. Ich brauche die emotionale Nähe.

JON: Vielleicht kommen wir da langsam hin.

SUE: *(Tango-Move 5: Integrieren und Validieren)* Sie sind doch schon mittendrin. Seit den ersten Sitzungen sind Sie schon richtig weit gekommen. Sie gehen viel offener und viel behutsamer miteinander um.

JON: Sie lächelt viel öfter.

BEA: *(lächelt)* Ja – mit mehr Nähe fallen mir Umarmungen leichter. Für Männer kommt erst die Umarmung und dann die Nähe, aber …

JON: Dann lass uns doch in der Mitte treffen.

SUE: Wir sprechen hier über eine ganz besondere Art der Umarmung – eine Umarmung, die Ihnen beiden hilft, sich sicherer zu fühlen und wieder Vertrauen zu bekommen – Jon sagt Ihnen, er möchte von Ihren Armen umschlungen werden.

JON: Ja – wenn ich mich ganz allein fühle – dann geht die Depression die Wände hoch. *(Dem würden Bowlby und die moderne Bindungsforschung in der Tat zustimmen.)*

SUE: Also, Jon, Sie sagen Ihrer Frau: „Wenn ich nach Hause komme, brauche ich deine Umarmung und deine Nähe." *(Er nickt.)* Können Sie ihr das bitte sagen? *(Wieder-*

holen und nochmals wiederholen, damit das Fremde vertraut und machbar wird; Vorbereitung des Enactments)

JON: *(zu Bea)* Wenn ich nach Hause komme, brauche ich deine Nähe. Ich sehne mich danach *(weinend)* – das würde mir sehr helfen. *(Je öfter dies geschieht, desto ruhiger wird seine aufgewühlte Amygdala.)*

SUE: Können Sie ihn hören, Bea?

BEA: Ja. Das ist, als würde man eine Nuss knacken. Er öffnet sich mir und sich selbst gegenüber. *(Sie benutzt schöne Bilder – ich notiere sie zur späteren Verwendung.)*

SUE: Und das erfordert so viel Mut *(Validieren)*.

BEA: Ja – das hilft ihm bei seinen beruflichen Problemen – und uns auch.

SUE: Sie respektieren also seine Offenheit und seinen Mut? Können Sie es ihm sagen?

BEA: Ja: Ich respektiere das sehr. Wie du bereit bist, in dich zu gehen und etwas mit mir zu riskieren. Es ist wichtig, fragen zu können – und ich respektiere dich dafür, wie du mit deinen Minderwertigkeitsgefühlen ringst und mit deinen Anpassungsschwierigkeiten auf der Arbeit. *(Ihr Respekt ist die beste Arznei gegen seine ungeheure Angst vor ihrer Verachtung.)*

SUE: Sie kommen wirklich gut voran. Wir müssen jetzt leider aufhören. Ich möchte, dass Sie mindestens zweimal in der Woche über die Sitzung sprechen – 20 Minuten lang oder so, wenn möglich. Ich weiß es zu schätzen, wie hart Sie gearbeitet haben und wie sehr Sie mich in dieser Sitzung einbezogen haben. Sie beide zeigen so viel Engagement und Mut. Ich danke Ihnen für Ihre harte Arbeit.

Veränderungsereignisse, wie diese Wiedereinbindung des Rückzüglers, sind für gewöhnlich die am meisten fokussierten und angeleiteten. In den betreffenden Sitzungen finden auch mehr Enactments statt, die zudem mehr Bedeutung haben. Das Paar war anfangs verzweifelt, aber höchst motiviert, seine Ehe zu retten, und das therapeutische Bündnis mit ihm war stark.

Trotzdem entschied Bea nach der Sitzung, dass sie Jon nicht wirklich vertrauen konnte: „Sicher werde ich wütend und knalle ihm die Tür vor der Nase zu und wenn er anklopft, reagiere ich nicht. Aber ich nehme ihm seine Annäherungsversuche nicht ab." Jon gab zu, er weiche „wieder ihren Pfeilen aus", konnte seiner Frau aber sagen: „Gib nicht auf, Bea – ich kämpfe für unsere Beziehung!" Daraufhin begann Bea mit der Arbeit an ihrer Vertrauenskrise. In Phase 2 erkundete sie die Erfahrung, dass Verletzlichkeit von ihrer Herkunftsfamilie verachtet und sofort geahndet wurde, und konnte schließlich das Risiko eingehen, erneut verletzt zu werden und ihren Mann um Zuspruch zu bitten.

Aufgrund der Verbesserung ihrer Beziehung konnte Jon auch bezüglich seiner Arbeit Optionen für eine angenehmere Gestaltung erwägen und einige Entscheidungen treffen. Bea setzte sich mit ihrer Herkunftsfamilie auseinander, wo es Liebe nur gegen

Leistung gegeben und es ihr an einer sicheren Bindung gefehlt hatte, womit auch ihre Neigung, zu urteilen und hohe Erwartungen an sich selbst und Jon zu stellen, zusammenhing. Als sie den Mangel an fürsorglicher Bindung in ihrer Kindheit und Jugend beklagte, wollte Jon sie beruhigen und trösten, doch sie konnte es kaum zulassen. Er war dennoch in der Lage, einfache, aber prägnante und überzeugende Bindungsbotschaften zu vermitteln (die er mit meiner Hilfe destilliert hatte), wie z. B.: „Dein Schmerz ist mein Schmerz – ich möchte, dass du dich von mir unterstützen und trösten lässt – erlaube mir, dir nahezukommen, und ich werde für dich da sein." Worauf sie dann antwortete: „Aber wie schaffe ich es, meine Rüstung abzulegen – ich weiß nicht, wie ich ohne sie leben soll. *(Wer ohne diesen Schutz leben will, braucht tatsächlich eine neuartige emotionale Erfahrung, die eine positive Korrektur der Selbstberuhigung bewirkt. Einen anderen Weg gibt es nicht.)* Es war ein Schlüsselmoment in ihrem „Erweichungsprozess", als sie von ihrer „warnenden Stimme" erzählte, die ihr riet, Jon auf Distanz zu halten. Auf meine Frage, ob sie jemals eine liebevolle, sichere Bindung erlebt hatte, so, wie ich sie ihr beschrieben hatte, erzählte sie von ihrer Beziehung zu ihrer Großmutter – „ihrem Engel", wie sie sie nannte. Darauf ging ich vertiefend ein, und wir sprachen einige Minuten darüber, um die Beziehung zur Großmutter greifbar und präsent zu machen. Dann fragte ich sie, was diese über ihr Vertrauensdilemma sagen würde. *(Dies ist eine klassische Intervention, die im Rahmen von EFT-Einzelsitzungen häufig eingesetzt wird [Johnson 2020]. Wir nutzen die Begegnung mit dem verinnerlichten Modell / Bild einer Bezugsperson, um Zugang zu positiven Ressourcen zu bekommen und das emotionale Gleichgewicht zu erhalten.)* Ich fragte, ob diese Stimme ihr raten würde, sich ihrem Mann zu nähern und sich entgegen allen familiären und kulturellen Zwängen von ihm abhängig zu machen. „Sie würde sagen: ‚Vertrau ihm – versuch es – er ist ein Lieber – er wird dich nicht verletzen oder ausnutzen'", antwortete sie hochemotional. Damit hatte ihr Erweichungsprozess eine Wende erreicht.

Am Anfang der nächsten Sitzung beschrieben die beiden, wie sie sich nachts gegenseitig im Arm halten konnten und sich viel „sicherer miteinander und näher" fühlten. Sie sprachen auch von ihrer Zuversicht, aufeinander zugehen und um Nähe bitten zu können. Als sie von einem „negativen Zwischenfall" erzählten, wusste ich, dass sie nun die Konsolidierungsphase erreicht hatten. Als Jon seine Frau plötzlich als „kalt und anstrengend" wahrnahm, zog er sich nicht zurück, sondern gab entschieden zum Ausdruck, dass er sich beschuldigt fühlte und Angst hatte, es „mal wieder vermasselt" zu haben und es „nie richtig hinzubekommen", erst schriftlich per E-Mail und dann im persönlichen Gespräch. Für Bea war dies ein „Machtkampf": „Er will das Recht, zu gehen und sich einfach eine Auszeit zu gönnen. Was aus mir wird, ist ihm egal – ich bin wie immer unwichtig." Doch dann änderte sie ihre Meinung: Als sie seine Bestürzung und Hilflosigkeit wahrnahm und erkannte, dass sie das sehr beunruhigte, konnte sie sich überwinden und ihm ausgiebiger von ihrer „Angst" erzählen, von ihrer Befürchtung, er könnte wieder depressiv werden, sich von ihr zurückziehen und die Beziehung als gescheitert erklären.

Dieser Moment der Offenbarung („Ich sagte ihm, dass mir vor Angst die Knie schlotterten.“) veränderte alles. Es war, als habe jemand „den Schalter umgelegt“. Jon konnte sie trösten und beruhigen, und als sie über das Geschehene sprachen, kamen sie einander sehr nahe. Ein „Wunder“, so hatte sie das erlebt: „Ohne seine Rüstung war er ganz sanft.“ Auch Jon fand, dass seine Unsicherheit sich beim Anblick ihrer Angst „abschaltete“ und bei ihm den Wunsch hervorrief, sie zu trösten und zu umsorgen. All das, was sie jetzt täten, würde gegen die Regel ihres kulturellen Hintergrunds verstoßen, niemals die eigenen Schwächen preiszugeben. Dabei, so kamen wir überein, sei es doch ein Zeichen von Stärke, wenn man sich verletzlich zeigen und den Partner näher an sich heranlassen kann.

Wir sprachen darüber, wie sich eine Lappalie – der „negative Zwischenfall“ – geschürt von ihren Ängsten, ihrer Wachsamkeit gegenüber Gefahrenzeichen und der „Sackgasse“ ihres Kreislaufs zum Gesamtbild ausweitet. Ich validierte ihre Fähigkeit, mit ihren Bindungsängsten auf eine neue Art und Weise umzugehen, aufeinander zuzugehen, Kontakt herzustellen und so die Momente der Entfremdung und Angst zu überwinden und schließlich aus dem gewohnten Kreislauf auszusteigen. Die beiden erklärten sich bereit, weiterhin aktiv an der Sicherheit ihrer Beziehung zu arbeiten, einander festzuhalten und zu offenbaren, wenn sie sich im Lauf des Tages miteinander verbunden fühlten oder aber Angst hatten. Die wachsende Sicherheit und Verbundenheit zwischen ihnen waren greifbar und wuchsen in der Konsolidierungsphase weiter.

Trotz ihrer Verzweiflung zu Beginn der Therapie waren beide sehr engagiert und fokussiert dabei. Nicht alle Paare kommen, wie dieses hier, mit 12 Sitzungen aus – manche brauchen mehr Zeit und sind weniger fokussiert. Wahrscheinlich wirkte es motivierend, dass ihre Beziehung am Rand des Abgrunds stand und die Eheprobleme von Jons Depressionen und beruflichen Probleme noch verschärft wurden. So schwer das alles auch war – sie wollten sich damit auseinandersetzen. Dieses Paar war auch wegen seines sehr traditionellen und autoritären kulturellen Hintergrunds interessant, dessen Werte dem Bemühen um eine sichere Bindung zuwiderlaufen. Dies musste erkannt und in der Therapie verarbeitet werden. Obwohl eine sichere Bindung (bis auf Beas Beziehung zur Großmutter) Neuland war, bezeichneten sie sich selbst als zugänglich und ansprechbar für ihre eigenen Kinder. Indem sie sich ihrer eigenen, durch die Evolution verankerten Bindungssehnsüchte und -ängste, bewusst wurden, konnten sie sich daran orientieren und ihre Beziehung erneuern, wodurch sich dann auch Jons Depression verbesserte. Das obige Transkript ist ein besonders gutes Beispiel für eine sehr fokussierte Sitzung und für den Einsatz von Enactments bei Veränderungsereignissen im Rahmen einer EFT.

Übung für Ihre „EFT-Muskeln“:

1. Finden Sie zwei oder drei Stellen im Transkript, an denen Sie anders reagiert hätten. Was hätten Sie getan und warum?
2. Nennen Sie drei Interventionen, die Ihrem Verständnis der in diesem Buch dargelegten Veränderungsprinzipien entsprechen oder sie veranschaulichen, und drei Stellen, an denen Bindungsängste und -bedürfnisse im Vordergrund stehen.
3. Wenn Sie dieses Paar in einer Konsultationssitzung gesehen hätten, was wäre Ihnen am schwersten gefallen? Wo wären Sie vielleicht stecken geblieben?

Falls Sie Ihre EFT-Muskeln noch mehr trainieren möchten, machen Sie folgende Übung:

15.2 Der Tsunami der Missbilligung

Vorfall

Dan macht seiner Ex-Frau Fern (mit der er immer noch in Verbindung ist) Vorwürfe, weil sie sich weigert, an einem Treffen mit seiner Familie teilzunehmen. Fern sagt der Therapeutin, sie würde bei solchen Veranstaltungen sicher als „egoistische Ehebrecherin“ und „schlechte Ehefrau“ stigmatisiert. Es sei die reinste „Löwengrube“. Doch dann sagt sie: „Aber vielleicht hat er recht, und ich habe es verdient. Bin halt ein Scheusal.“ Sie verzieht schmerzlich das Gesicht, wirkt aufgewühlt, wechselt schnell das Thema, erzählt, dass auch andere in dieser Familie Affären haben, und kommt vom Hölzchen zum Stöckchen.

Tango-Move 1: Den gegenwärtigen Prozess spiegeln

Was geschieht hier? Was würden Sie sagen? Spiegeln Sie, validieren Sie usw.

Tango-Move 2: Affektelemente zusammenfügen und vertiefen

Fern fährt fort: „Anscheinend habe ich alle vor den Kopf gestoßen, meine Familie, seine Familie, seine Kinder. Keiner redete mit mir, als ich dort wohnte – mit ihrem

Vater sprachen sie immer in ihrer Muttersprache. Ich bat sie, Englisch zu sprechen, aber … Jetzt sagt er mir, ich würde mich der Familie verweigern – er zeigt mit dem Finger auf mich! Ich war dumm. Aber er hat recht. Ich habe andere verletzt. Wahrscheinlich will ich mich wirklich drücken. Aber wenn wir darüber reden, wird mir komisch – irgendwie schwindelig. Es ist mir zu viel. Niemand versteht das. Ich auch nicht. Wie konnte ich nur? Sie werden alle dort sein – und mich anfeinden. Alle zusammen. Aber ich bin auch noch da! Und Dan wird sich bestens mit ihnen unterhalten, das ist immer so. Der Mann, mit dem ich die Affäre hatte, war ein Widerling. Aber er hat so getan, als würde er mich gut finden, wissen Sie? Er hat mich angelächelt. Was soll ich mit denen überhaupt reden? Die wollen mich nicht dort haben. Wenn ich an den Besuch denke, geht's mir nicht gut (berührt ihren Bauch). Dan hält mir also einen Vortrag, und ich dampfe ab. Wenn sie sich das Maul über mich zerreißen wollen – bitte, aber ohne mich. Damit ich mich nicht durch ihre Brille betrachte, wie Sie das sagten. Keine Ahnung, wie das kommt, aber es geht schon seit Jahren so."

Suchen Sie die Elemente und fügen Sie sie zusammen.

Trigger – Wahrnehmung – Körperreaktion – Bedeutung – Handlungstendenz. Finden Sie Ferns empfindliche Stellen, besonders jene, die mit Traurigkeit, Ängsten, Scham oder Unsicherheit zu tun haben. Wie ist ihre existenzielle Realität beschaffen?

Tango-Move 3: Neue Begegnungen choreografieren

Mit Dan, mit der Therapeutin, mit einem Teil des Selbst, mit einer anderen wichtigen Bezugsperson, die Trigger oder Ressource ist.

Die Therapeutin sagt: „Können Sie ihm bitte sagen: ________."

Was würden Sie als Nächstes sagen?

Versuchen Sie, ihre Verletzlichkeit aus einer einfachen Äußerung herauszufiltern, die ihren Schmerz widerspiegelt und bei anderen eine Reaktion hervorrufen würde.

Stellen Sie sich eine positive Begegnung vor, die in dieser choreografierten Interaktion stattfindet.

Tango-Move 4: Die Begegnung prozessieren

Wie würden Sie Fern dazu bringen, über dieses Drama nachzudenken, das sich gerade abgespielt hat?

Tango-Move 5: Integrieren und validieren

Was würden Sie sagen, um Fern zu validieren – um ihr Selbstvertrauen und Kompetenz zu vermitteln?

Nachwort

Die erste Ausgabe dieses Buches wurde in der Hoffnung geschrieben, die EFT möge dazu beitragen, dass sich die Ehe- und Familientherapie weiterentwickelt, was – wie man an dem enormen Anstieg der Therapien und der Zahl der sie anbietenden Therapeut*innen sehen kann – tatsächlich geschehen ist. Gerade im Bereich Paartherapie hat sich die EFT zur führenden Methode profiliert, sowohl in Bezug auf ihre hochkarätige und systematische Ausbildung als auch im Hinblick auf die für die Erforschung von Veränderungen wichtigen Prozesse und Ergebnisse. Durch den gezielten Einsatz des Veränderungsfaktors Emotionen und mit der Bindungstheorie als Rahmen zum Verständnis und zur Gestaltung von Liebesbeziehungen an vorderster Front (Johnson 2019b, 2020) hat sie den Horizont der Paartherapie erheblich erweitert. Meine Hoffnung hat sich also mehr als erfüllt.

In den 15 Jahren seit der zweiten Auflage haben sich die Bindungswissenschaft, die Erforschung des Phänomens Emotionen und EFT als Interventionsmodell rasend schnell weiterentwickelt. Daher erscheint es sinnvoll, einige dieser Wachstumsfaktoren aufzulisten:

- Mit zunehmender Erforschung der Erwachsenenbindung ist es mehr und mehr zu einer Integration von EFT und Bindungstheorie gekommen. Ein Therapiemodell, das Veränderungen bewirkt, weil es auf eine umfassende und vielseitige Entwicklungstheorie der Persönlichkeit basiert, welche die innere mit der zwischenmenschlichen Realität verbindet, kann nicht hoch genug eingeschätzt werden. Wenn wir unsere klinische Vision und unsere Veränderungstechniken auf ein kohärentes und empirisch fundiertes Verständnis davon gründen, wer wir sind und wie wir miteinander in Beziehung stehen, sind zielgerichtete und zwangsläufig relevante Interventionen möglich. Wer Liebesbeziehungen verändern will, muss verstehen, was Liebe ist. Meine viel gelesenen Bücher *Halt mich fest* (2019a) und *Liebe macht Sinn* (2014) zeugen von der Weiterentwicklung der EFT und haben gleichzeitig dazu beigetragen. Wie ich an anderer Stelle dargelegt habe (Johnson 2020), ist die Auffassung von der Bindungswissenschaft als heiliger Gral der gesamten Psychotherapie für mich offenkundig. Sicherlich verändert sie aber jene Paartherapierichtungen, die sich jahrelang gegen einen Fokus auf die Förderung des partnerschaftlichen Zusammenhalts, der emotionalen Bindung und der gegenseitigen liebevollen Zuwendung ausgesprochen haben. Sie bietet Paar- und Familientherapeut*innen eine Landkarte der Emotionen – der Musik und der interpersonellen Muster des Tanzes enger Beziehungen. Sie sagt uns, was in diesen Beziehungen schiefläuft und was für eine Korrektur nötig ist. Sie definiert auch ein klares Therapieziel, das gleichbedeutend ist mit der Gesundheit und dem Wohlbefinden von Menschen, Paaren und Familien.

- Die EFT hat ihre Forschungsbasis weiter ausgebaut. Inzwischen liegen mehr als 20 Ergebnisstudien vor, die ihr positive Wirkungen nachweisen, z. B. auf die Bindungssicherheit und die sexuelle Befriedigung, sowie eine fMRI-Studie, die zeigt, dass das Gehirn durch veränderte Interaktionen lernt, anders auf Bedrohungen zu reagieren. Laut positiver Folgestudien können Paare, wenn es ihnen gelingt, Bindungsereignisse zu gestalten, die sich durch emotionale Zugänglichkeit, Responsivität und Engagement auszeichnen, die in der Therapie vorgenommenen Veränderungen auch später beibehalten. Dies spricht für die existenzielle und überlebenswichtige Bedeutung solcher Ereignisse. Außerdem sind Studien eine Bestätigung, dass wir tatsächlich wissen, wie wir solche durchweg positiven Ergebnisse erzielen. Nicht genug, dass unsere EFT-Interventionen von jedem Forschungsergebnis untermauert werden – indem wir daraus lernen, können wir sie immer weiter ausarbeiten.

- Was die Verallgemeinerbarkeit betrifft, so wird EFT bei immer mehr und unterschiedliche Bevölkerungsgruppen und Problemen angewandt. Sie hat sich bei Paaren, die unter Depressionen (Wittenborn et al. 2018) und Angstzuständen sowie unter PTBS leiden, als wirksam erwiesen. Seit jeher wird EFT bei traumatisierten Paaren angewandt, deren Probleme mit einer mangelnden Affektregulation und dem Verlust der zwischenmenschlichen Bindung zu tun haben (Rheem & Campbell 2019). Immer häufiger wird sie auch zur Behandlung von sexuellen Störungen eingesetzt, wobei die Kombination des für die Sexualtherapie typischen Fokus auf die körperliche und erotische Verbundenheit mit dem Fokus auf die emotionale Verbundenheit und die sichere Bindung für mehr Aufgeschlossenheit und Verspieltheit in der Erotik sorgt (Johnson, Simakhodskaya & Moran 2018; Johnson 2017a). Des Weiteren wird EFT zur Unterstützung der physischen Heilung und der Bewältigung von Krankheiten (s. u.) und auch zur Unterstützung von Paaren eingesetzt, bei denen eine Person im Sterben liegt (Mclean, Rodin, Esplen & Jones 2013). Da ihre Interventionen auf dem Bindungsmodell aufbauen, fördern sie naturgemäß Wachstum und Gesundheit. Keine andere psychologisch definierte Variable hat jemals mit so vielen Prädiktoren für eine positive Funktionsweise korreliert wie ein sicherer Bindungsstil.
  Mit ihrem Fokus auf die Universalität von Emotionen und Bindung profitieren verschiedene Bevölkerungsgruppen und Kulturen von der Anwendung der EFT, z. B. konservative und progressive, lesbische, schwule und Heteropaare, christliche, jüdische und muslimische Paare, ja, jede Art von Paar, das Hilfe braucht. In der Tat ist die EFT in so unterschiedlichen Ländern wie Finnland, China und Iran

erfolgreich. Das erinnert mich an eine Bemerkung von Mutter Teresa, laut der unsere moderne Welt dazu neigt, die Familie zu eng zu definieren.
Die EFT ist nicht nur in der sicheren Basis der Bindungswissenschaft verankert, sondern auch integrativ in Bezug auf die Verwendung von Interventionen experientieller und systemischer Methoden der Veränderung. Diese Interventionen wurden im Lauf der Jahre ergänzt und immer weiter ausgearbeitet. Wie bereits erwähnt, kommen darin sowohl die Erkenntnisse aus der Bindungswissenschaft und neuer Forschungsergebnisse zum Thema Emotionen und Beziehungsstress zum Ausdruck. EFT-Interventionen sind klar strukturiert und exakt reproduzierbar (bei allen Studien wurden Implementierungskontrollen durchgeführt). In ihnen kommt die Tradition der humanistischen Psychotherapie zum Ausdruck, die uns Therapeut*innen dazu ermutigt, nicht zu pathologisieren, sondern an das natürliche Streben des Menschen nach Wachstum und Gesundheit zu glauben und dessen existenzielle Dilemmata zu respektieren. (Bowlby und Rogers hätten sich sicher als Seelenverwandte empfunden.) Eine solche integrative Therapie bietet Therapeut*innen wie Klient*innen deutlich mehr als Bewältigungsstrategien und Symptomlinderung, die im Bereich der Psychotherapie einen so großen Raum einnehmen.

- Die EFT-Ausbildung hat mittlerweile ein hohes Niveau erreicht, mit ICEEFT-zertifizierten Trainer*innen, standardisierten und hochqualitativen Trainings und einem klaren Zertifizierungsverfahren für Therapeut*innen und Supervisor*innen (siehe ↗ www.iceeft.com). Dazu gibt es zahlreiche Ressourcen wie Schulungs-DVDs sowie EFT-Communities und -Centers, wo Fachkräfte die Methode in einer kooperativen Teamatmosphäre erlernen können.

- Seit einiger Zeit wird EFT auf der Grundlage des Bestsellers *Halt mich fest* (Johnson 2019a) auch im Bereich des Beziehungstrainings eingesetzt (eine Liste dieser Programme folgt im Abschnitt „Lernressourcen“). Diese Programme, die alle mit Anleitungen und dazugehörigen DVDs ausgestattet sind, werden meist von Therapeut*innen angeboten, die ein EFT-Basistraining absolviert haben. Besonders interessant ist die Anwendung von Bildungsprogrammen, die eine sichere Bindung für Paare mit Gesundheitsproblemen fördern (siehe *Healing Hearts Together* im Abschnitt Lernressourcen) und die Online-Version des Hold Me Tight Programms „Conversations for Connections“ (↗ www.holdmetightonline.com). In einer Welt, in der Einsamkeit inzwischen ein verbreitetes gesundheitliches Problem ist und Beziehungen so oft an den Rand eines beschäftigten Lebens gedrängt werden, scheint mir die Publikmachung und Umsetzung solcher Programme eine Schlüsselmöglichkeit zu sein, wie Therapeut*innen zur Gesundheit der Gesellschaft insgesamt beitragen und ihren Klient*innen zusätzliche Ressourcen anbieten können.

Für diese Neuauflage habe ich nun die Hoffnung, dass sie Therapeut*innen zur leidenschaftlichen und enthusiastischen Arbeit mit Paaren und Familien ermutigen möge. Wir lesen in diesen Tagen viel über Therapeut*innen-Burnout und das schwierige Setting der Paar- und Familientherapie. Dieses Buch richtet sich an junge Therapeut*innen, die gerade am Anfang ihrer Reise stehen, aber auch an die erfahrenen, die nach einem Modell suchen, in dem sie sich zu Hause fühlen und an dem sie auch selbst wachsen können. Aufgrund unserer Erfahrung mit dem ICEEFT und den EFT-Trainer*innen halten wir die Bindungstheorie und das EFT-Modell für eine sichere Basis, die Auszubildende wie alte Hasen gleichermaßen inspiriert, insbesondere diejenigen, die in ihren Sitzungen Kunst und Wissenschaft miteinander verbinden wollen, die ein Modell suchen, das es ihnen wirklich erlaubt, sich mit ihren Klient*innen als Mitmenschen zu beschäftigen, sie zu beraten und ihnen den Weg zu zeigen, der sie „nach Hause" führt. Nicht riesige Summen an Forschungsgeldern oder Marketingexpertise haben die EFT als Modell groß gemacht, sondern die Leidenschaft derer, die sie anwenden. Dies scheint immer noch und von Jahr zu Jahr mehr der Fall zu sein.

In der Vorgängerauflage dieses Buches stellte ich am Ende die Frage, was die EFT zu einer solch wirksamen Methode mache. Hat sich dies in den letzten 15 Jahren geändert? Ganz und gar nicht! 2004 erschien es mir logisch, dass eine Therapierichtung, die sich auf die Probleme in den stärksten emotionalen Bindungen fokussiert, über korrigierende emotionale Erlebnisse primäre, direkte und markante Veränderungen bewirkt. In der Tat – so glaube ich damals wie heute – ist dies oft der einzige Weg zu dauerhafter Veränderung: Unterschiede zu ermöglichen, die einen Unterschied machen. Nach 35 Jahren Praxis überrascht und fesselt es mich noch immer, wie man durch die Nutzbarmachung der Kraft, die in emotionalen Prozessen steckt, neue innere Realitäten und Wege der Auseinandersetzung mit geliebten Menschen gestalten kann. In der Tat wird mir immer klarer, dass die Fähigkeit, Emotionen zu regulieren, mit ihnen zu arbeiten und sie vor allem systematisch zu nutzen, die offenkundigste und letztlich sinnvollste Art ist, Dinge zu verändern. Dieser emotionale Fokus ist jedoch für diejenigen problematisch, die dazu neigen, Emotionen nur als gefährlichen oder sogar iatrogenen Faktor zu sehen. Doch glücklicherweise sind Psychiater*innen und Therapeut*innen zunehmend fasziniert von der transformierenden positiven Kraft der Emotionen und aufgeschlossen für die damit verbundenen Erkenntnisse.

Die EFT wird weiter wachsen; tatsächlich gibt es immer mehr Bestrebungen, EFFT (für Familien) und EFIT (für Einzelne) zu lehren und zu erforschen, Beziehungstrainingsprogramme zu entwickeln und EFT in der Sexual- und Paartherapie einzusetzen (Johnson 2017a). Ich hoffe, dass Sie die Lektüre dieses Buches als nützlich und anregend empfunden haben, dass es Sie dazu ermutigt, sich mit neuem Selbstvertrauen und Enthusiasmus an die Arbeit mit Paaren und Familien zu machen und dass Sie sich der EFT-Gemeinschaft anschließen. Denn gemeinsam geht es uns immer besser.

Anhang

Lernressourcen für EFT

Auf ↗ www.iceeft.com finden Sie Informationen über alle EFT-Trainings, die Zertifizierung zum EFT-Therapeuten, Kontakte der EFT-Communities und -Center, zertifizierten Trainer*innen und Supervisor*innen, Schulungs-DVDs sowie umfangreiche Listen mit Forschungsstudien, Büchern und Artikeln.

Informative Videos zu Bindung und verschiedenen therapeutischen Themen sind auch auf ↗ www.drsuejohnson.com verfügbar.

Programme zur Beziehungsedukation

Für Fachleute

Fachleute können sich folgender Gruppenprogramme bedienen und damit den Therapieprozess ihrer Klient*innen bereichern und erleichtern.

1. Hold Me Tight®: Conversations for Connection
2. Created for Connection: The Hold Me Tight® Program for Christian Couples
3. Healing Hearts Together: The Hold Me Tight® Program for Couples Facing Heart Disease
4. Hold Me Tight®: Let Me Go – For Families With Teens

(weitere Informationen auf ↗ www.iceeft.com)

Für die Öffentlichkeit

Das Online-Hold Me Tight®-Programm mit Dr. Susan Johnson umfasst 8–12 Stunden zielgerichteter Beziehungsedukation, einschließlich Videoclips von Paaren, Expertenkommentare, Cartoons, Unterricht und Übungen.

Weitere Informationen finden Sie unter ↗ www.holdmetightonline.com.

Deutschsprachige Ressourcen

- ↗ www.eftcd.de
- ↗ www.holdmetight.de

Bibliografie

Ainsworth, M. D. S., Blehar, M. C., Waters, E. & Wall, S. (1978). *Patterns of attachment: A study of the strange situation.* Hillsdale, NJ: Erlbaum.

Alexander, P. C. (1993). Application of attachment theory to the study of sexual abuse. *Journal of Consulting and Clinical Psychology*, 60, S. 185–195.

Allen, J. P. (2008). The attachment system in adolescence. In J. Cassidy & P. Shaver (Hrsg.), *Handbook of attachment: Theory, research and clinical applications* (S. 419–435). New York: Guilford Press.

Allen, R. & Johnson, S. M. (2016). Conceptual and applications issues: Emotionally focused therapy with gay male couples. *Journal of Couple & Relationship Therapy: Innovations in Clinical and Educational Interventions*, 16, S. 286–305.

Anderson, H. (1999). *Das therapeutische Gespräch: der gleichberechtigte Dialog als Perspektive der Veränderung.* Stuttgart: Klett-Cotta.

Appell, E. (a.k.a. Lassie Benton) (1979). John F. Kennedy University Class Schedule.

Armstrong, J. G. & Roth, D. M. (1989). Attachment and separation difficulties: A preliminary investigation. *International Journal of Eating Disorders*, 8, S. 141–155.

Arnold, M. B. (1960). *Emotion and personality.* New York: Columbia Press.

Baker Miller, J. & Pierce Stiver, I. (1997). *The healing connection: How women form relationships in therapy and in life.* Boston: Beacon Press.

Barlow, D. H., Farshione, T., Fairholme, C., Ellard, K., Boisseau, C., Allen, L. et al. (2011). *Unified protocol for transdiagnostic treatment of emotional disorders.* New York: Oxford University Press.

Barrett, L. F. (2004). Feelings or words? Understanding the content in selfreported ratings of experienced emotion. *Journal of Personality and Social Psychology*, 87, S. 266–281.

Bartholomew, K. & Horowitz, L. (1991). Attachment styles among young adults. *Journal of Personality and Social Psychology*, 61, S. 226–244.

Baucom, D., Shoham, V., Mueser, K., Daiuto, A. & Stickle, T. (1998). Empirically supported couple and family interventions for marital distress and adult mental health problems. *Journal of Consulting and Clinical Psychology*, 66, S. 53–88.

Berger, P. & Luckmann, T. (1987). *Die gesellschaftliche Konstruktion der Wirklichkeit.* Frankfurt a. M.: Fischer.

Berscheid, E. (1999). The greening of relationship science. *American Psychologist*, 54, S. 260–266.

Bertalanffy, L. (1968). *General system theory.* New York: George Braziller.

Beutler, L. (2002). The dodo bird is extinct. *Clinical Psychology: Science and Practice*, 9, S. 30–34.

Bograd, M. & Mederos, F. (1999). Battering and couples therapy: Universal screening and selection of treatment modality. *Journal of Marital and Family Therapy*, 25, S. 291–312.

Bordin, E. (1994). Theory and research on the therapeutic working alliance: New directions. In A. O. Horvath & L. S. Greenberg (Hrsg.), *The working alliance: Theory research and practice* (S. 13–37). New York: Wiley.

Bowlby, J. (1944). Forty-four juvenile thieves: Their characteristics and home life. *International Journal of Psychoanalysis*, 25, S. 19–52.

Bowlby, J. (2001). *Das Glück und die Trauer: Herstellung und Lösung affektiver Bindungen.* Stuttgart: Klett-Cotta.

Bowlby, J. (2006a). *Bindung.* München: Ernst Reinhardt.

Bowlby, J. (2006b). *Trennung – Angst und Zorn.* München: Ernst Reinhardt.

Bowlby, J. (2006c). *Verlust – Trauer und Depression.* München: Ernst Reinhardt.

Bowlby, J. (2018). *Bindung als sichere Basis: Grundlagen und Anwendung der Bindungstheorie.* München: Ernst Reinhardt.

Bradley, B. & Furrow, J. (2004). Toward a mini-theory of the blamer softening event: Tracking the moment by moment process. *Journal of Marital and Family Therapy*, 30, S. 233–246.

Bradley, J. M. & Palmer, G. (2003). Attachment in later life: Implications for intervention with older adults. In S. M. Johnson & V. Whiffen (Hrsg.), *Attachment processes in couple and family therapy* (S. 281–299). New York: Guilford Press.

Brassad, A. & Johnson, S. (2016). Couple and family therapy: An attachment perspective. In J. Cassidy & P. Shaver (Hrsg.), *Handbook of attachment: Theory, research and clinical applications.* New York: Guilford Press.

Brennen, K. A. & Shaver, P. R. (1995). Dimensions of adult attachment, affect regulation and romantic relationship functioning. *Personality and Social Psychology Bulletin*, 21, S. 267–283.

Bretherton, I. & Munholland, K. A. (1999). Internal working models in attachment relationships. In J. Cassidy & P. Shaver (Hrsg.), *Handbook of attachment: Theory, research and clinical applications* (S. 89–111). New York: Guilford Press.

Brubacher, L. (2018). Attachment injury resolution model in emotionally focused couple therapy. In J. Lebow, A. Chambers & D. Breunlin (Hrsg.), *Encyclopedia of couple and family therapy.* Cham: Springer.

Bruner, J. (1990). *Acts of meaning.* Cambridge, MA: Harvard University Press.

Burgess-Moser, M., Johnson, S. M., Dalgleish, T., LaFontaine, M., Wiebe, S. & Tasca, G. (2015). Changes in relationship specific attachment in emotionally focused couple therapy. *Journal of Marital and Family Therapy*, 42, S. 231–245.

Cain, D. (2002). Defining characteristics, history and evolution of humanistic psychotherapies. In D. Cain & J. Seeman (Hrsg.), *Humanistic psychotherapies* (S. 3–54). Washington, DC: APA Press.

Cain, D. & Seeman, J. (2002). *Humanistic psychotherapies.* Washington, DC: APA Press.

Cassidy, J. & Shaver, P. R. (2016). *Handbook of attachment: Theory, research & clinical applications.* New York: Guilford Press.

Castonguay, L. G., Goldfried, M. R., Wiser, S., Raue, P. & Hayes, A. (1996). Predicting the effect of cognitive therapy for depression: A study of unique and common factors. *Journal of Consulting and Clinical Psychology*, 64, S. 497–504.

Chang, J. (1993). Commentary. In S. Gilligan & R. Price (Hrsg.), *Therapeutic conversations* (S. 304–306). New York: Norton.

Christensen, A., Atkins, D. C., Berns, S., Wheeler, J., Baucom, D. H. & Simpson, L. E. (2004). Traditional versus integrative behavioral couple therapy for significantly and chronically distressed married couples. *Journal of Consulting & Clinical Psychology*, 72, S. 176–191.

Christensen, A. & Heavey, C. L. (1990). Gender and social structure in the demand/withdraw pattern of marital conflict. *Journal of Personality and Social Psychology*, 59, S. 73–81.

Clothier, P., Manion, I., Gordon Walker, J. & Johnson, S. (2002). Emotionally focused interventions for couples with chronically ill children: A two year follow-up. *Journal of Marital and Family Therapy*, 28, S. 391–399.

COHEN, N. J., MUIR, E. & LOJKASEK, M. (2003). The first couple: Using wait, watch and wonder to change troubled infant-mother relationships. In S. M. Johnson & V. Whiffen (Hrsg.), *Attachment processes in couple and family therapy* (S. 215–233). New York: Guilford Press.

COLLINS, N. & READ, S. (1994). Cognitive representations of attachment: The structure and function of working models. In K. Bartholomew & D. Perlman (Hrsg.), *Attachment processes in adulthood* (S. 53–92). London, PA: Jessica Kingsley.

CONRADI, H. J., DINGEMANSE, P., NOORDHOF, A., FINKENHAUER, C. & KAMPHUIS, J. H. (2017). Effectiveness of the "Hold Me Tight" relationship enhancement program in a self-referred and a clinician-referred sample: An emotionallyfocused couples therapy-based approach. Family Process. Published online September. doi: 10.1111/famp.12305/full.

COOP GORDON, K., BAUCOM, D. S. & SNYDER, D. K. (2000). The use of forgiveness in marital therapy. In M. McCullough, K. I. Pargament & C. E. Thoresen (Hrsg.), *Forgiveness: Theory, research and practice* (S. 203–227). New York: Guilford Press.

CORDOVA, J. V., JACOBSON, N. S. & CHRISTENSEN, A. (1998). Acceptance versus change interventions in behavioral couple therapy: Impact on couples in-session communication. *Journal of Marital and Family Therapy*, 24, S. 437–455.

COSTELLO, P. (2013). *Attachment-based psychotherapy: Helping clients develop adaptive capacities.* Washington, DC: American Psychological Association.

CUMMINGS, E. M. & DAVIS, P. (1994). *Children and marital conflict.* New York: Guilford Press.

DAMASIO, A. R. (1994). *Decartes' error: Emotion, reason and the human brain.* New York: Putnam.

DAVILA, J. (2001). Paths to unhappiness: Overlapping courses of depression and romantic dysfunction. In S. R. H. Beach (Hrsg.), *Marital and family processes in depression: A scientific foundation for clinical practice* (S. 71–87). Washington, DC: APA Press.

DAVILA, J., KARNEY, B. & BRADBURY, T. N. (1999). Attachment change processes in the early years of marriage. *Journal of Personality and Social Psychology*, 76, S. 783–802.

DENTON, W., BURLESON, B. R., CLARK, T. E., RODRIGUEZ, C. P. & HOBBS, B. V. (2000). A randomized trial of emotion-focused therapy for couples in a training clinic. *Journal of Marital and Family Therapy*, 26 (1), S. 65–78.

DENTON, W. H., WITTENBORN, A. K. & GOLDEN, R. N. (2012). Augmenting anti-depressant medication treatment of depressed women with emotionally focused therapy for couples: A randomized pilot study. *Journal of Marital and Family Therapy*, 38, S. 23–38.

DESSAULLES, A., JOHNSON, S. M. & DENTON, W. H. (2003). Emotion focused therapy for couples in the treatment of depression: A pilot study. *American Journal of Family Therapy*, 31, S. 345–353.

DE WAAL, F. (2011). *Das Prinzip Empathie: was wir von der Natur für eine bessere Gesellschaft lernen können.* München: Hanser.

DIAMOND, G., RUSSON, J. & LEVY, S. (2016). Attachment based family therapy: A review of empirical support. *Family Process*, 55, S. 595–610.

DOUHERTY, W. J. (2001). *Take back your marriage.* New York: Guilford Press.

EINSTEIN, A. (2005). *Mein Weltbild.* Berlin: Ullstein.

EISENBERGER, N. & LIEBERMAN, M. (2004). Why rejection hurts: A common neural alarm system for physical and emotional pain. *Trends in Cognitive Science*, 8, S. 294–300.

EKMAN, P. (1992). An argument for basic emotions. *Cognition and Emotion*, 6, S. 169–200.

EKMAN, P. & FRIESEN, W. (1975). *Unmasking the face.* Englewood Cliffs, NJ: Prentice Hall.

Elliot, R. (2002). The effectiveness of humanistic therapies: A meta-analysis. In D. Cain & J. Seeman (Hrsg.), *Humanistic psychotherapies: Handbook of research and practice* (S. 57–82). Washington, DC: APA Press.

Erdman, P. & Caffery, T. (Hrsg.) (2002). *Attachment and family systems: Conceptual, empirical and therapeutic relatedness.* New York: Brunner-Routledge.

Farber, B., Brink, D. & Raskin, P. (1996). *The psychotherapy of Carl Rogers: Cases and commentary.* New York: Guilford Press.

Feeney, J. A. (1994). Attachment style, communication patterns and satisfaction across the life cycle of marriage. *Personal Relationships*, 4, S. 333–348.

Fincham, F. & Beach, S. (1999). Conflict in marriage. *Annual Review of Psychology,* 50, S. 47–78.

Fishbane, M. (2001). Relational narratives of the self. *Family Process*, 40, S. 273–291.

Fisher, L., Nakell, L. L., Terry Howard, E. & Ransom, D. C. (1992). The California family health project: III. *Family Emotion Management and Adult Health Family Process*, 31, S. 269–287.

Fonagy, P. & Target, M. (1997). Attachment and reflective function: Their role in self-organization. *Development and Psychopathology*, 9, S. 679–700.

Fraley, R. C. & Waller, N. G. (1998). Adult attachment patterns: A test of the typographical model. In J. A. Simpson & W. S. Rholes (Hrsg.), *Attachment theory and close relationships* (S. 77–114). New York: Guilford Press.

Fraley, R. C., Waller, N. G. & Brennan, K. A. (2000). An item response theory analysis of self-report measures of adult attachment. *Journal of Personality and Social Psychology*, 78, S. 350–365.

Frederickson, B. L. & Branigan, C. (2005). Positive emotions broaden the scope of attention and thought action repertoires. *Cognition and Emotion*, 19, S. 313–332.

Freud, S. (1930). *Das Unbehagen in der Kultur.* Wien: Internationaler Psychoanalytischer Verlag.

Frijda, N. H. (1986). *The emotions.* Cambridge, UK: Cambridge University Press.

Funk, J. L. & Rogge, R. D. (2007). Testing the ruler with item response theory: Increasing precision of measurement for relationship satisfaction with the Couples Satisfaction Index. *Journal of Family Psychology*, 21, S. 572–583.

Furrow, J., Palmer, G., Johnson, S. M., Faller, G. & Palmer-Olsen, L. (2019). *Emotionally focused family therapy, restoring connection and promoting resilience.* New York: Brunner-Routledge.

Gendlin, E. T. (1996). *Focusing oriented psychotherapy.* New York: Guilford Press.

Goleman, D. (1997). *Emotionale Intelligenz.* München: dtv.

Gottman, J. M. (1979). *Marital interaction: Experimental investigations.* New York: Academic Press.

Gottman, J. M. (1991). Predicting the longitudinal course of marriages. *Journal of Marital and Family Therapy*, 17, S. 3–7.

Gottman, J. M. (1994). An agenda for marital therapy. In S. M. Johnson & L. S. Greenberg (Hrsg.), *The heart of the matter: Perspectives on emotion in marital therapy* (S. 256–296). New York: Brunner-Mazel.

Gottman, J. M. & Silver, Nan (2000). *Die 7 Geheimnisse der glücklichen Ehe.* Düsseldorf: von Schröder.

Gottman, J., Coan, J., Carrere, S. & Swanson, C. (1998). Predicting marital happiness and stability from newlywed interactions. *Journal of Marriage and the Family*, 60, S. 5–22.

Green, R. & Werner, P. D. (1996). Intrusiveness and closeness-caregiving: Rethinking the concept of family enmeshment. *Family Process*, 35, S. 115–136.

Greenberg, L. S. & Safran, J. D. (1987). *Emotion in psychotherapy: Affect and cognition in the process of change.* New York: Guilford Press.

Greenman, P. & Johnson, S. M. (2012). United we stand: Emotionally focused therapy for couples in the treatment of post-traumatic stress disorder. *Journal of Clinical Psychology: In Session*, 68, S. 561–569.

Greenman, P. & Johnson, S. M. (2013). Process research on EFT for couples: Linking theory to practice. *Family Process, Special Issue, Couple Therapy*, 52, S. 46–61.

Gross, J. J. (1998). Antecedent and response focused emotion regulation: Divergent consequences for experience, expression and physiology. *Journal of Personality and Social Psychology*, 74, S. 224–237.

Gross, J. L. & Levenson, R. W. (1993). Emotional suppression. *Journal of Personality and Social Psychology*, 64, S. 970–986.

Gross, J. J., Richards, J. M. & John, O. P. (2006). Emotion regulation in everyday life. In D. K. Snyder, J. A. Simpson & J. N. Hughes (Hrsg.), *Emotion regulation in couples and families: Pathways to dysfunction and health* (S. 13–35). Washington, DC: American Psychological Association.

Guerney, B. G. (1994). The role of emotion in relationship enhancement marital/family therapy. In S. M. Johnson & L. S. Greenberg (Hrsg.), *The heart of the matter: Perspectives on emotion in marital therapy* (S. 124–150). New York: Brunner-Mazel.

Guidano, V. F. (1991). Affective change events in a cognitive therapy system approach. In J. D. Safran & L. S. Greenberg (Hrsg.), *Emotion, psychotherapy, and change* (S. 50–82). New York: Guilford Press.

Gurman, A. S. & Fraenkel, P. (2002). The history of couple therapy: A millennial review. *Family Process*, 41 (2), S. 199–260.

Haddock, S., Schindler Zimmerman, T. & MacPhee, D. (2000). The power equity guide: Attending to gender in family therapy. *Journal of Marital and Family Therapy*, 26, S. 153–170.

Halchuk, R., Makinen, J. & Johnson, S. M. (2010). The resolution of attachment injuries in couples using emotionally focused therapy: A 3 year followup. *Journal of Couple and Relationship Therapy*, 9, S. 31–47.

Hammen, C. (1995). The social context of risk for depression. In K. Craig & K. Dobson (Hrsg.), *Anxiety and depression in adults and children* (S. 82–96). Los Angeles: Sage.

Hardtke, K. K., Armstrong, M. S. & Johnson, S. M. (2010). Emotionally focused couple therapy: A full treatment model well suited to the specific needs of lesbian couples. *Journal of Couple and Relationship Therapy*, 9, S. 312–326.

Herman, J. L. (2018). *Die Narben der Gewalt.* Paderborn: Junfermann.

Hesse, E. (1999). The adult attachment interview. In J. Cassidy & P. Shaver (Hrsg.), *Handbook of attachment* (S. 395–433). New York: Guilford Press.

Hetherington, M. E. & Kelly, J. (2002). *For better or for worse: Divorce reconsidered.* New York: Norton.

Hoffman, L. (1995). *Grundlagen der Familientherapie.* Salzhausen: Isicopress.

Holmes, J. (1996). *Attachment, intimacy and autonomy: Using attachment theory in adult psychotherapy.* Northdale, NJ: Jason Aronson.

Holt-Lunstad, J., Robles, T. F. & Sbarra, D. A. (2017). Advancing social connection as a public health priority in the United States. *American Psychologist*, 72, S. 517–530.

House, J. S., Landis, K. R. & Umberson, D. (1988). Social relationships and health. *Science*, 241 (4865), S. 540–545.

Hughes, D. (2007). *Attachment focused family therapy.* New York: Norton.

Huston, T. L., Caughlin, J. P., Houts, R. M., Smith, S. E. & George, L. J. (2001). The connubial crucible: Newlywed years as predictors of marital delight, distress and divorce. *Journal of Personality and Social Psychology*, 80, S. 237–252.

Izard, C. E. (1981). *Die Emotionen des Menschen.* Weinheim: Beltz.

Izard, C. E. (1992). Basic emotions, relations among emotions and emotioncognition relations. *Psychological Review*, 99, S. 561–564.

Izard, C. E. & Youngstrom, E. A. (1996). The activation and regulation of fear. In D. A. Hope (Hrsg.), *Perspectives on anxiety, panic and fear: Current theory and research in motivation* (S. 1–59). Lincoln: University of Nebraska Press.

Jacobson, N. S. & Addis, M. E. (1993). Research on couples and couples therapy: What do we know? Where are we going? *Journal of Consulting and Clinical Psychology*, 61, S. 85–93.

Jacobson, N. S., Christensen, A., Prince, S., Cordova, J. & Eldridge, K. (2000). Integrative behavioral couples therapy. *Journal of Consulting and Clinical Psychology*, 68, S. 351–355.

Jacobson, N. S., Follette, W. C. & Pagel, M. (1986). Predicting who will benefit from behavioral marital therapy. *Journal of Consulting and Clinical Psychology*, 54 (4), S. 518–522.

Jacobson, N. S., Holtzworth-Munroe, A. & Schmaling, K. B. (1989). Marital therapy and spouse involvement in the treatment of depression, agoraphobia, and alcoholism. *Journal of Consulting and Clinical Psychology*, 57, S. 5–10.

James, P. (1991). Effects of a communication training component added to an emotionally focused couples therapy. *Journal of Marital and Family Therapy*, 17, S. 263–276.

Johnson, M. D. & Bradbury, T. N. (1999). Marital satisfaction and topographical assessment of marital interaction: A longitudinal analysis of newlywed couples. *Personal Relationships*, 6, S. 19–40.

Johnson, S. M. (1998). Listening to the music: Emotion as a natural part of systems theory. *Journal of Systemic Therapies*, 17, S. 1–17.

Johnson, S. M. (2002). *Emotionally focused couple therapy with trauma survivors: Strengthening attachment bonds.* New York: Guilford Press.

Johnson, S. M. (2003a). The revolution in couple therapy: A practitioner-scientist perspective. *Journal of Marital and Family Therapy*, 29, S. 365–384.

Johnson, S. M. (2003b). Attachment theory: A guide for couples therapy. In S. M. Johnson & V. Whiffen (Hrsg.), *Attachment processes in couple and family* therapy (S. 103–123). New York: Guilford Press.

Johnson, S. M. (2003c). Introduction to attachment: A therapist's guide to primary relationships and their renewal. In S. M. Johnson & V. Whiffen (Hrsg.), *Attachment processes in couple and family therapy* (S. 3–17). New York: Guilford Press.

Johnson, S. M. (2003d). Emotionally focused therapy: Empiricism and art. In T. L. Sexton, G. Weeks & M. Robbins (Hrsg.), *Handbook of family therapy* (S. 263–280). New York: Brunner-Routledge.

Johnson, S. M. (2008). Attachment theory and emotionally focused therapy for individuals and couples: Perfect partners. In J. Obegi & Berant (Hrsg.), *Attachment theory and research in clinical work with adults* (S. 410–433). New York: Guilford Press.

Johnson, S. M. (2014). *Liebe macht Sinn: revolutionäre neue Erkenntnisse über das, was Paare zusammenhält.* München: btb.

Johnson, S. M. (2017a). An emotionally focused approach to sex therapy. In Z. Peterson (Hrsg.), *The Wiley-Blackwell handbook of sex therapy* (S. 250–266). Oxford, UK: Wiley-Blackwell.

Johnson, S. M. (2017b). Training emotionally focused couples therapists. In J. Lebow, A. Chambers & D. Breunlin (Hrsg.), *Encyclopedia of couple and family therapy.* Cham: Springer Science and Business Media.

Johnson, S. M. (2019a). *Halt mich fest. Sieben Gespräche über lebenslange Liebe.* Paderborn: Junfermann.

Johnson, S. M. (2019b). Attachment in action – Changing the face of 21st century couple therapy. *Current Opinion in Psychotherapy*, 25, S. 101–104.

Johnson, S. M. (2020). *Bindungstheorie in der Praxis: Emotionsfokussierte Therapie mit Einzelnen, Paaren und Familien.* Paderborn: Junfermann.

Johnson, S. M. & Best, M. (2003). A systemic approach to restructuring adult attachment: The EFT model of couples therapy. In P. Erdman & T. Caffery (Hrsg.), *Attachment and family systems: Conceptual, empirical and therapeutic relatedness* (S. 165–192). New York: Brunner-Routledge.

Johnson, S. M. & Boisvert, C. (2002). Treating couples and families from the humanistic perspective: More than symptoms—more than solutions. In D. Cain & J. Seeman (Hrsg.), *Humanistic psychotherapies* (S. 309–338). Washington, DC: APA Press.

Johnson, S. M., Bradley, B., Furrow, J., Lee, A., Palmer, G., Tilley, D. & Woolley, S. (2005). *Becoming an emotionally focused therapist: The workbook.* New York: Brunner-Routledge.

Johnson, S. M., Burgess-Moser, M., Becker, L., Smith, A., Dalgeish, T., Halchuck, R., Hasselmo, K., Greenman, P., Merali, Z. & Coan, J. (2013). Soothing the threatened brain: Leveraging contact comfort with emotionally focused therapy. *Plos One*, 8, e79314.

Johnson, S. M. & Denton, W. (2002). Emotionally focused couples therapy: Creating secure connections. In A. S. Gurman & N. Jacobson (Hrsg.), *Clinical handbook of marital therapy* (S. 221–250). New York: Guilford Press.

Johnson, S. M. & Greenberg, L. S. (1985). The differential effects of experiential and problem solving interventions in resolving marital conflicts. *Journal of Consulting and Clinical Psychology*, 53, S. 175–184.

Johnson, S. M., Hunsley, J., Greenberg, L. S. & Schlinder, D. (1999). Emotionally focused couples therapy: Status and challenges. *Clinical Psychology Science and Practice*, 6, S. 67–79.

Johnson, S. M., LaFontaine, M. & Dalgleish, T. (2015). Attachment: A guide to a new era of couple interventions. In J. Simpson & W. S. Rholes (Hrsg.), *Attachment theory and research: New directions and emerging themes* (S. 393–421). New York: Guilford Press.

Johnson, S. M. & Lebow, J. (2000). The coming of age of couple therapy: A decade review. *Journal of Marital and Family Therapy*, 26 (1), S. 23–38.

Johnson, S. M. & Lee, A. (2000). Emotionally focused family therapy: Restructuring attachment. In C. E. Bailey (Hrsg.), *Children in therapy: Using the family as a resource* (S. 112–136). New York: Guilford Press.

Johnson, S. M., Maddeaux, C. & Blouin, J. (1998). Emotionally focused family therapy for bulimia: Changing attachment patterns. *Psychotherapy*, 35, S. 238–247.

Johnson, S. M., Makinen, J. & Millikin, J. (2001). Attachment injuries in couple relationships: A new perspective on impasses in couples therapy. *Journal of Marital and Family Therapy*, 27 (2), 145–155.

Johnson, S. M. & Sanderfer, K. (2016). *Created for connection: The Hold Me Tight guide for Christian couples.* New York: Brunner/Routledge.

Johnson, S. M., Simakhodskaya, Z. & Moran, M. (2018). Addressing issues of sexuality in couple therapy: EFT meets sex therapy. *Current Sexual Health Reports*, 10, S. 65–71.

Johnson, S. M. & Talitman, E. (1997). Predictors of success in emotionally focused couple therapy. *Journal of Marital and Family Therapy*, 23, S. 135–152.

Johnson, S. M. & Whiffen, V. (2003). *Attachment processes in couple and family therapy.* New York: Guilford Press.

Jong, E. (1973). *The fear of flying.* New York: Penguin Books.

Josephson, G. (2003). Using an attachment based intervention for same sex couples. In S. M. Johnson & V. Whiffen (Hrsg.), *Attachment processes in couple and family therapy* (S. 300–320). New York: Guilford Press.

Keltner, D. & Haidt, J. (2001). Social functions of emotions. In T. Mayne & G. A. Bonanno (Hrsg.), *Emotions: Current issues and future directions* (S. 192–213). New York: Guilford Press.

Kennedy, N. W., Johnson, S. M., Wiebe, S. A. & Tasca, G. A. (2018). Conversations for Connection: An outcome assessment of the Hold Me Tight relationship education program for couples, and recommendations for improving future research methodology in relationship education. *Journal of Marital and Family Therapy*. doi:10.1111/jmft12356.

Kiecolt-Glaser, J. K. & Newton, T. L. (2001). Marriage & health: His and hers. *Psychological Bulletin*, 127, S. 472–503.

Kobak, R. & Duemmler, S. (1994). Attachment and conversation: Towards a discourse analysis of adolescent and adult security. In K. Bartholomew & D. Perlman (Hrsg.), *Attachment processes in adulthood* (S. 121–150). London, PA: Jessica Kingsley.

Kobak, R., Ruckdeschel, K. & Hazan, C. (1994). From symptom to signal: An attachment view of emotion in marital therapy. In S. M. Johnson & L. S. Greenberg (Hrsg.), *The heart of the matter: Perspectives on emotion in marital therapy* (S. 46–74). New York: Brunner-Mazel.

Kowal, J., Johnson, S. M. & Lee, A. (2003). Chronic illness in couples: A case for emotionally focused therapy. *Journal of Marital and Family Therapy*, 29, S. 299–310.

Krause, I. (1993). Family therapy and anthropology: A case for emotions. *Journal of Family Therapy*, 15, S. 35–56.

Lazarus, R. S. & Lazarus, B. N. (1994). *Passion and reason.* New York: Oxford University Press.

Lewis, J. M., Beavers, W. R., Gossett, J. T. & Phillips, V. A. (1976). *No single thread: Psychological health in families.* New York: Brunner-Mazel.

Lewis, M. & Haviland-Jones, J. M. (2000). *Handbook of emotions.* New York: Guilford Press.

Lewis, T., Amini, F. & Lannon, R. (2000). *A general theory of love.* New York: Random House.

Liddle, H., Dakof, G. & Diamond, G. (1991). Multidimensional family therapy with adolescent substance abuse. In E. Kaufman & P. Kaufman (Hrsg.), *Family therapy with drug and alcohol abuse* (S. 120–178). Boston: Allyn & Bacon.

Lussier, Y., Sabourin, S. & Turgeon, C. (1997). Coping strategies as moderators of the relationship between attachment and marital adjustment. *Journal of Social and Personal Relationships*, 14, S. 777–791.

Mackay, S. K. (1996). Nurturance: A neglected dimension in family therapy with adolescents. *Journal of Marital and Family Therapy*, 22, S. 489–508.

Magnavita, J. J. & Anchin, J. C. (2014). *Unifying psychotherapy: Principles methods and evidence from clinical science.* New York. Springer.

Mahoney, M. J. (1991). *Human change processes: The scientific foundations of psychotherapy.* New York: Basic Books.

MAIN, M., KAPLAN, N. & CASSIDY, J. (1985). Security in infancy, childhood and adulthood: A move to the level of representation. In I. Bretherton & E. Waters (Hrsg.), *Growing points in attachment theory and research. Monographs of the Society for Research in Child Development* (Vol. 50, S. 66–104). Chicago: University Of Chicago Press.

MAKINEN, J. & JOHNSON, S. M. (2006). Resolving attachment injuries in couples using EFT: Steps towards forgiveness and reconciliation. *Journal of Consulting and Clinical Psychology*, 74, S. 1055–1064.

MCFARLANE, A. C. & VAN DER KOLK, B. (2000). Trauma und seine Herausforderung für die Gesellschaft. In B. A. van der Kolk, A. C. McFarlane & L. Weisaeth (Hrsg.), *Traumatic Stress: Grundlagen und Behandlungsansätze* (S. 47–69). Paderborn: Junfermann.

MCLEAN, L. M., RODIN, G., ESPLEN, M. & JONES, J. M. (2013). A couple based intervention for patients and care-givers facing end stage cancer: Outcomes of a randomized control trial. *Psycho-Oncology*, 22, S. 28–38.

MERKEL, W. T. & SEARIGHT, H. R. (1992). Why families are not like swamps, solar systems or thermostats: Some limits of systems theory as applied to family therapy. *Contemporary Family Therapy*, 14, S. 33–50.

MIKULINCER, M. (1995). Attachment style and the mental representation of self. *Journal of Personality and Social Psychology*, 69, S. 1203–1215.

MIKULINCER, M. (1997). Adult attachment style and information processing: Individual differences in curiosity and cognitive closure. *Journal of Personality and Social Psychology*, 72, S. 1217–1230.

MIKULINCER, M. (1998). Attachment working models and the sense of trust: An exploration of interaction goals and affect regulation. *Journal of Personality and Social Psychology*, 74, S. 1209–1224.

MIKULINCER, M., FLORIAN, V. & WESLER, A. (1993). Attachment styles, coping strategies and post traumatic psychological distress. *Journal of Personality and Social Psychology*, 64, S. 817–826.

MIKULINCER, M. & SHAVER, P. R. (2007). *Adult attachment: Structure, dynamics and change.* New York. Guilford Press.

MILLON, T. (1994). Personality disorders and the 5 factor model of personality. In P. Costa & A. Widiger (Hrsg.), *Personality disorders* (S. 279–301). Washington, DC: APA Press.

MINUCHIN, S. & FISHMAN, H. C. (1992). *Praxis der strukturellen Familientherapie: Strategien und Techniken.* Freiburg i. Br.: Lambertus.

MINUCHIN, S. & NICHOLS, M. P. (1995). *Familie – die Kraft der positiven Bindung: Hilfe und Heilung durch Familientherapie.* München: Droemer.

MONTAGNO, M., SVATOVIC, M. & LEVENSON, H. (2011). Short-term and long-term effects of training in emotionally focused couple therapy: Professional and personal aspects. *Journal of Marital & Family Therapy*, 37, S. 380–392.

MORETTI, M. M. & HOLLAND, R. (2003). The journey of adolescence: Transitions in self within the context of attachment relationships. In S. M. Johnson & V. Whiffen (Hrsg.), *Attachment processes in couple and family therapy* (S. 234–257). New York: Guilford Press.

NICHOLS, M. (1987). *The self in the system.* New York. Brunner-Mazel.

PALMER, G. & JOHNSON, S. M. (2002). Becoming an emotionally focused therapist. *Journal of Couple & Relationship Therapy*, 1 (3), S. 1–20.

PANKSEPP, J. (2009). Brain emotion systems and qualities of mental life: From animal models of affect to implications for therapeutics. In D. Fosha, D. Siegel & M. Solomon (Hrsg.), *The healing power of emotion: Affective neuroscience, development and clinical practice* (S. 1–26). New York: W.W. Norton.

Parra-Cardona, J. R., Cordova, D. & Holtrop, K. (2009). Culturally informed emotionally focused therapy with Latino/immigrant couples. In M. Rastogi & V. Thomas (Hrsg.), *Multicultural couple therapy.* New York: Sage.

Pierce, R. A. (1994). Helping couples make authentic emotional contact. In S. M. Johnson & L. S. Greenberg, *The heart of the matter: Perspectives on emotion in marital therapy* (S. 207–226, 75–107). New York: Brunner-Mazel.

Pietromonaco, P. R. & Collins, N. L. (2017). Interpersonal mechanisms linking close relationships to health. *American Psychologist*, 72, S. 531–542.

Plutchik, R. (2000). *Emotions in the practice of psychotherapy.* Washington, DC: APA Press.

Priest, J. B. (2013). Emotionally focused therapy as treatment for couples with generalized anxiety disorder and relationship distress. *Journal of Couple and Relationship Therapy*, 12, S. 22–37.

Putnam, R. D. (2000). *Bowling alone: The collapse and revival of American community.* New York: Simon & Schuster.

Rheem, K. & Campbell, L. (2019). Emotionally focused couple therapy and trauma. In J. Lebow, A Chambers & D. Breunlin (Hrsg.), *Encyclopedia of couple and family therapy.* Cham: Springer.

Roberts, L. J. & Krokoff, L. J. (1990). A time-series analysis of withdrawal, hostility, and displeasure in satisfied and dissatisfied marriages. *Journal of Marriage and the Family*, 52, S. 95–105.

Roberts, L. J. & Greenberg, D. R. (2002). Observational "windows" to intimacy processes in marriage. In P. Noller & J. A. Feeney (Hrsg.), *Understanding marriage: Developments in the study of marital interaction* (S. 118–149). New York: Cambridge University Press.

Roberts, T. W. (1992). Sexual attraction and romantic love: Forgotten variables in marital therapy. *Journal of Marital and Family Therapy*, 18, S. 357–364.

Rogers, C. (1951). *Client-centered therapy.* Boston: Houghton-Mifflin.

Rogers, C. (1981). *Der neue Mensch.* Stuttgart: Klett-Cotta.

Rogers, C. (2005). Empathie: eine unterschätzte Seinsweise. In C. G. Rogers & R. L Rosenberg, *Die Person als Mittelpunkt der Wirklichkeit* (S. 75-93). Stuttgart: Klett-Cotta.

Rogers, C. (2006). *Entwicklung der Persönlichkeit. Stuttgart: Klett-Cotta.*

Ruvolo, A. P. & Jobson Brennen, C. (1997). What's love got to do with it? Close relationships and perceived growth. *Personality and Social Psychology Bulletin*, 23, S. 814–823.

Salovey, P., Hsee, C. & Mayer, J. D. (1993). Emotional intelligence and the self regulation of affect. In D. Wegner & J. W. Pennebaker (Hrsg.), *Handbook of mental control.* Englewood Cliffs, NJ: Prentice Hall.

Sandberg, J., Knestel, A. & Cluff-Schade, L. (2013). From head to heart: A report on clinicians perceptions of the impact of learning emotionally focused couple therapy on their personal and professional lives. *Journal of Couple and Relationship Therapy*, 12, S. 38–57.

Sartre, J.-P. (2010). Skizze einer Theorie der Emotionen. In J.-P. Sartre, *Die Transzendenz des Egos. Philosophische Essays 1931–1939* (S. 269–321). Reinbeck bei Hamburg: Rowohlt.

Sbarra, D. A. & Coan, J. A. (2018). Relationships and health: The critical role of affective science. *Emotion Review*, S. 1–15.

Schore, A. (1994). *Affect regulation and the organization of self.* Hillsdale, NJ: Erlbaum.

SEXTON, T., COOP-GORDON, K., GURMAN, A., LEBOW, J., HOLTZWORTH-MUNROE, A. & JOHNSON, S. M. (2011). Guidelines for classifying evidence based treatments in couple and family therapy. *Family Process*, 50, S. 377–392.

SHAVER, P. & CLARKE, C. L. (1994). The psychodynamics of adult romantic attachment. In J. Masling & R. Borstein (Hrsg.), *Empirical perspectives on object relations theory* (S. 105–156). Washington, DC: American Psychological Association.

SHAVER, P., HAZAN, C. & BRADSHAW, D. (1988). Love as attachment: The integration of three behavioral systems. In R. J. Pope (Hrsg.), *On love and loving* (S. 68–99). New Haven: Yale University Press.

SHAVER, P. R. & MIKULINCER, M. (2002). Attachment-related psychodynamics. *Attachment and Human Development*, 4, S. 133–161.

SIEGEL, D. J. (2010). *Wie wir werden, die wir sind: Neurobiologische Grundlagen subjektiven Erlebens und die Entwicklung des Menschen in Beziehungen.* Paderborn: Junfermann.

SIEGEL, D. & HARTZELL, M. (2003). *Parenting from the inside out.* New York: Penguin Putnam.

SIMPSON, J. A., RHOLES, W. S. & NELLIGAN, J. S. (1992). Support seeking and support giving within couples in an anxiety provoking situation: The role of attachment styles. *Journal of Personality and Social Psychology*, 62, S. 434–446.

SNYDER, D. K. & WILLS, R. M. (1989). Behavioral versus insight oriented marital therapy: Effects on individual and interspousal functioning. *Journal of Consulting and Clinical Psychology*, 57, S. 39–46.

SPANIER, G. (1976). Measuring dyadic adjustment. *Journal of Marriage and Family*, 13, S. 113–126.

SROUFE, L. A. (1996). *Emotional development: The organization of emotional life in the early years.* New York: Cambridge University Press.

STERN, D. N. (1992). *Die Lebenserfahrung des Säuglings.* Stuttgart: Klett-Cotta.

TAYLOR, S. E. (2002). *The tending instinct.* New York: Times Books: Holt & Co.

TAYLOR, S. E., COUSINO KLEIN, L., LEWIS, B. P., GRUENEWALD, T., REGAN, A., GURUNG, R. & UPDEGRAFF, J. A. (2000). Biobehavioral responses to stress in females: Tend and befriend, not fight and flight. *Psychological Review*, 107, S. 411–429.

TULLOCH, H., GREENMAN, P., DIMIDENKO, N. & JOHNSON, S. M. (2017). *Healing hearts together relationship education program.* Ottawa, Canada: ICEEFT. ↗ www.iceeft.com.

TWENGE, J. M. (2000). The age of anxiety? Birth cohort change in anxiety and neuroticism. *Journal of Personality and Social Psychology*, 79, S. 1007–1021.

UCHINO, B. J., CACIOPPO, J. & KIECOLT-GLASER, J. (1996). The relationship between social support and psychological processes. *Psychological Bulletin*, 119, S. 488–531.

VANAERSCHOT, G. (2001). Empathic resonance as a source of experiencing enhancing interventions. In A. Bohart & L. S. Greenberg (Hrsg.), *Empathy reconsidered* (S. 141–166). Washington, DC: APA Press.

VAN DER KOLK, B. A., MCFARLANE, A. C. & WEISAETH, L. (Hrsg.) (2000). *Traumatic stress. Grundlagen und Behandlungsansätze.* Paderborn: Junfermann.

Van Ijzendoorn, M. H. & Sagi, A. (1999). Cross cultural patterns of attachment: Universal and contextual dimensions. In J. Cassidy & P. Shaver (Hrsg.), *Handbook of attachment: Theory, research and clinical applications* (S. 713–734). New York: Guilford Press.

VATCHER, C. A. & BOGO, M. (2001). The feminist/emotionally focused practice model: An integrated approach for couples therapy. *Journal of Marital and Family Therapy*, 27, S. 69–84.

Walker, J., Johnson, S., Manion, I. & Cloutier, P. (1996). Emotionally focused marital intervention for couples with chronically ill children. *Journal of Consulting and Clinical Psychology*, 64 (5), S. 1029–1036.

Warner, M. S. (1997). Does empathy cure? A theoretical consideration of empathy, processing and personal narrative. In A. Bohart & L. S. Greenberg (Hrsg.), *Empathy reconsidered* (S. 125–140). Washington, DC: APA Press.

Watson, J. C. (2002). Revisioning empathy. In D. Cain & J. Seeman (Hrsg.), *Humanistic psychotherapies: Handbook of research and practice* (S. 445–472). Washington, DC: APA Press.

Watzlawick, P., Weakland, J. H. & Fisch, R. (2013). *Lösungen: zur Theorie und Praxis menschlichen Wandels.* Bern: Huber.

Whiffen, V. & Johnson, S. M. (1998). An attachment theory framework for the treatment of childbearing depression. *Clinical Psychology: Science and Practice*, 5, S. 478–493.

Whisman, M. A. (1999). Martial dissatisfaction and psychiatric disorders: Results from the national co-morbidity study. *Journal of Abnormal Psychology*, 108, 701–706.

White, M. & Epston, D. (2013). *Die Zähmung der Monster – Der narrative Ansatz in der Familientherapie.* Heidelberg: Carl Auer.

Wiebe, S. A., Elliott, C., Johnson, S. M., Burgess Moser, M., Dalgleish, T. L., LaFontaine, M-F. & Tasca, G. A. (2019). Attachment change in emotionally focused couple therapy and sexual satisfaction outcomes in a twoyear follow-up study. *Journal of Couple and Relationship Therapy*, 18 (1), S. 1–21.

Wiebe, S. & Johnson, S. M. (2016). A review of research in emotionally focused therapy for couples. *Family Process*, 55, S. 390–407.

Wile, D. (1981). *Couples therapy: A non-traditional approach.* New York: Wiley.

Wile, D. (2002). Collaborative couple therapy. In A. S. Gurman & N. S. Jacobson (Hrsg.), *Clinical handbook of couple therapy* (S. 281–307). New York: Guilford Press.

Wile, D. B. (1994). The ego-analytic approach to emotion in couples therapy. In S. M. Johnson & L. S. Greenberg (Hrsg.), *The heart of the matter: Perspectives on emotion in marital therapy* (S. 27–45). New York: Brunner-Mazel.

Wittenborn, A., Liu, T., Ridenour, T., Lachmar, E., Rouleau, E. & Seedall, R. B. (2018). Randomized control trial of emotionally focused couple therapy compared to therapy as usual for depression: Outcomes and mechanisms of change. *Journal of Marital and Family Therapy*, doi: 10.1111/jmft12350.

Wong, T. Y., Greenman, P. S. & Beaudoin, V. (2017). „Hold Me Tight": The generalizability of an attachment based group intervention to Chinese Canadian couples. *Journal of Couple and Relationship Therapy – Innovations in Clinical and Educational Interventions*, 17, S. 42–60.

Worthington, E. & DiBlasio, F. A. (1990). Promoting mutual forgiveness within the fractured relationship. *Psychotherapy*, 27, S. 2219–2223.

Yalom, I. D. (1989). *Existentielle Psychotherapie.* Köln: Edition Humanistische Psychologie.

Yalom, I. D. (2002). *Der Panama-Hut oder was einen guten Therapeuten ausmacht.* München: Goldmann.

Yalom, I. D. (2013). *Die Liebe und ihr Henker & andere Geschichten aus der Psychotherapie.* München: btb.

Zuccarini, D., Johnson, S. M., Dalgleish, T. & Makinen, J. (2013). Forgiveness and reconciliation in emotionally focused couple therapy: The client change process and therapist interventions. *Journal of Marital and Family*
Therapy, 39, S. 148–162.

Literaturempfehlungen

Bücher/Artikel

1. Johnson, S. M. (2020). *Bindungstheorie in der Praxis: Emotionsfokussierte Therapie mit Einzelnen, Paaren und Familien.* Paderborn: Junfermann.
2. Furrow, J., Palmer, G., Johnson, S. M., Faller, G. & Palmer-Olsen, L. (2019). *Emotionally focused family therapy: Restoring connection and promoting resilience.* New York: Brunner-Routledge.
3. Furrow, J. & Palmer, G. (2018). Emotionally focused family therapy. In J. Lebow, A. Chambers & D. Breunlin (Hrsg.), *Encyclopedia of couple and family therapy.* Cham,: Springer Science and Business Media.
4. Cassidy, J. & Shaver, P. R. (Hrsg.). (2016). *Handbook of attachment: Theory, research, and clinical applications.* New York, NY: Guilford Press.
5. Mikulincer, M. & Shaver, P. R. (2016). *Attachment in adulthood: Structure, dynamics, and change.* New York, NY: Guilford Press.
6. Brubacher, L.L. (2020). *Wegweiser Emotionsfokussierte Paartherapie. Paare prozess- und bindungsorientiert durch den Dschungel der Gefühle begleiten.* Göttingen: Vandenhoeck & Ruprecht.

Die wichtigsten Ergebnis- und Folgestudien zur EFT der letzten zehn Jahre

Ergebnisforschung

1. Meagan, C., Alder, W., Dyer, J., Sandberg, J. G., Davis, S. Y. & Holt-Lundstad, J. (2019). Emotionally-focused therapy and treatment as usual comparison groups in decreasing depression: A clinical pilot study. *The American Journal of Family Therapy*, 46 (5), S. 541–555.
2. Wiebe, S. A., Elliott, C., Johnson, S. M., Burgess Moser, M., Dalgleish, T. L., LaFontaine, M-F. & Tasca, G. A. (2019). Attachment change in Emotionally Focused Couple Therapy and sexual satisfaction outcomes in a two-year follow-up study. *Journal of Couple and Relationship Therapy*, 18 (1), S. 1–21.
3. Wittenborn, A. K., Liu, T., Ridenour, T. A., Lachmar, E. M., Rouleau, E. & Seedall, R. B. (2018). Randomized controlled trial of Emotionally Focused Couple Therapy compared to treatment as usual for depression: Outcomes and mechanisms of change. *Journal of Marital and Family Therapy*, doi:10.1111/jmft.12350.
4. Weissman, N., Batten, S. V., Rheem, K. D., Wiebe, S. A., Pasillas, R. M., Potts, W., Dixon, L. B. (2017). The effectiveness of Emotionally Focused Couples Therapy with veterans with PTSD: A pilot study. *Journal of Couple & Relationship Therapy*, 17 (1), S. 25–41.
5. Lee, N. A., Furrow, J. L. & Bradley, B. A. (2017). Emotionally Focused Couple Therapy for parents raising a child with an autism spectrum disorder: A pilot study. *Journal of Marital and Family Therapy*, 43 (4), S. 662–673.

6. Wiebe, S., Johnson, S. M., Burgess-Moser, M., Dalgleish, T., LaFontaine, M. & Tasca, G. (2017). Predicting follow-up outcomes in Emotionally Focused Couple Therapy: The role of change in trust, relationshipspecific attachment, and emotional engagement. *Journal of Marital and Family Therapy,* 43 (2), S. 213–226.
7. Wiebe, S., Johnson, S. M., Burgess-Moser, M., Dalgleish, T., LaFontaine, M. & Tasca, G. (2016). Two-year follow-up outcomes in Emotionally Focused Couple Therapy: An investigation of relationship satisfaction and attachment trajectories. *Journal of Marital and Family Therapy*, 43 (2), S. 227–244.
8. Burgess-Moser, M., Johnson, S. M., Dalgleish, T., LaFontaine, M., Wiebe, S. & Tasca, G. (2015). Changes in relationship-specific attachment in Emotionally Focused Couple Therapy. *Journal of Marital and Family Therapy*, 42 (2), S. 231–245.
9. Dalgleish, T. L., Johnson, S. M., Burgess Moser, M., LaFontaine, M. F., Wiebe, S. A. & Tasca, G. A. (2015). Predicting change in marital satisfaction throughout Emotionally Focused Couple Therapy. *Journal of Marital and Family Therapy*, 41 (3), S. 276–291.
10. Johnson, S. M., Burgess Moser, M., Beckes, L., Smith, A., Dalgleish, T., Halchuk, R., Coan, J. A. (2013). Soothing the threatened brain: Leveraging contact comfort with Emotionally Focused Therapy. *PLOS ONE*, 8 (11), e79314.
11. Dalton, J., Greeman, P., Classen, C. & Johnson, S. M. (2013). Nurturing connections in the aftermath of childhood trauma: A randomized controlled trial of Emotionally Focused Couple Therapy (EFT) for female survivors of childhood abuse. *Couple and Family Psychology: Research and Practice*, 2 (3), S. 209–221.
12. McLean, L. M., Walton, T., Rodin, G., Esplen, M. J. & Jones, J. M. (2013). A couple-based intervention for patients and caregivers facing end-stage cancer: Outcomes of a randomized controlled trial. *Psycho-Oncology*, 22 (1), S. 28–38.
13. Denton, W. H., Wittenborn, A. K. & Golden, R. N. (2012). Augmenting antidepressant medication treatment of depressed women with emotionally focused therapy for couples: A randomized pilot study. *Journal of Marital and Family Therapy*, 38 (S1), S. 23–38.
14. Halchuk, R., Makinen, J. & Johnson, S. M. (2010). Resolving attachment injuries in couples using Emotionally Focused Therapy: A 3 year follow-up. *Journal of Couple and Relationship Therapy*, 9, S. 31–47.
15. Honarparvaran, N., Tabrizy, M. & Navabinejad, S. (2010). The efficacy of Emotionally Focused Couple Therapy (EFT-C) training with regard to reducing sexual dissatisfaction among couples. *European Journal of Scientific Research*, 43 (4), S. 538–545.

Prozess- und Prädiktorenforschung

1. Burgess Moser, M., Johnson, S. M., Dalgleish, T. L., Wiebe, S. A. & Tasca, G. (2017). The impact of blamer-softening on romantic attachment in Emotionally Focused Couples Therapy. *Journal of Marital and Family Therapy*, 44 (4), S. 640–654.
2. Dalgleish, T. L., Johnson, S. M., Burgess Moser, M., Wiebe, S. A. & Tasca, G. A. (2015). Predicting key change events in Emotionally Focused Couple Therapy. *Journal of Marital and Family Therapy*, 41 (3), S. 260–275.
3. Sandberg, J. G., Brown, A. P., Schade, L. C., Novak, J. R., Denton, W. H. & Holt-Lundstad, J. (2015). Measuring fidelity in Emotionally Focused Couples Therapy (EFT): A pilot test of the EFT therapist fidelity scale. *The American Journal of Family Therapy*, 43 (3), S. 251–268.

4. SCHADE, L. C., SANDBERG, J. G., BRADFORD, A., HARPER, J. M., HOLT-LUNSTAD, J. & MILLER, R. B. (2015). A longitudinal view of the association between therapist warmth and couples in-session process: An observational pilot study of Emotionally Focused Couples Therapy. *Journal of Marital and Family Therapy*, 41 (3), S. 292–307.
5. MCRAE, T. R., DALGLEISH, T. L., JOHNSON, S. M., BURGESS-MOSER, M. & KILLIAN, K. D. (2014). Emotion regulation and key change events in Emotionally Focused Couple Therapy. *Journal of Couple & Relationship Therapy*, 13 (1), S. 1–24.
6. GREENMAN, P. & JOHNSON, S. (2013). Process research on EFT for couples: Linking theory to practice. *Family Process, Special Issue on Couple Therapy*, 52 (1), 46–61.
7. ZUCCARINI, D. J., JOHNSON, S. M., DALGLEISH, T. & MAKINEN, J. (2013). Forgiveness and reconciliation in Emotionally Focused Therapy for couples: The client change process and therapist interventions. *Journal of Marriage and Family Therapy*, 39 (2), S. 148–162.
8. SWANK, L. E. & WITTENBORN, A. K. (2013). Repairing alliance ruptures in Emotionally Focused Couple Therapy: A preliminary task analysis. *The American Journal of Family Therapy*, 41 (5), S. 389–402.
9. FURROW, J. L., EDWARDS, S. A., CHOI, Y. & BRADLEY, B. (2012). Therapist presence in Emotionally Focused Couple Therapy blamer softening events: Promoting change through emotional experience. *Journal of Marital and Family Therapy*, 38 (Suppl 1), S. 39–49.
10. WITTENBORN, A. K. (2012). Exploring the influence of the attachment organizations of novice therapists on their delivery of Emotionally Focused Therapy for Couples. *Journal of Marital and Family Therapy*, 38 (Suppl 1), S. 50–62.
11. DENTON, W., JOHNSON, S. & BURLESON, B. (2009). Emotion-Focused Therapy-Therapist Fidelity Scale (EFT-TFS): Conceptual development and content validity. *Journal of Couple and Relationship Therapy*, 8 (3), S. 226–246.

Forschungen zum EFT-Beziehungsedukationsprogramm

1. KENNEDY, N. W., JOHNSON, S. M., WIEBE, S. A. & TASCA, G. A. (2018). Conversations for connection: An outcome assessment of the hold-me-tight relationship-education program for couples, and recommendations for improving future research methodology in relationship education. *Journal of Marital and Family Therapy*. doi:10.1111/jmft12356.
2. LESCH, E., DE BRUIN, K. & ANDERSON, C. (2018). A pilot implementation of the Emotionally Focused Couple Therapy group psychoeducation program in a South African setting. *Journal of Couple & Relationship Therapy—Innovations in Clinical and Educational Interventions*, 17 (4), S. 313–337.
3. CONRADI, H. J., DINGEMANSE, P., NOORDHOF, A., FINKENAUER, C. & KAMPHUIS, J. H. (2017). Effectiveness of the „Hold Me Tight“ relationship enhancement program in a self-referred and a clinician-referred sample: An Emotionally Focused Couples Therapy-based approach. *Family Process*, 57 (3), S. 613–628.
4. WONG, T. Y., GREENMAN, P. S. & BEAUDOIN, V. (2017). „Hold Me Tight“: The generalizability of an attachment-based group intervention to Chinese Canadian couples. *Journal of Couple & Relationship Therapy – Innovations in Clinical and Educational Interventions*, 17 (1), S. 42–60.

Anmerkung: Einen Überblick über die Forschung enthält auch der Artikel: „Emotionally Focused Therapy for Couples“ von Stephanie Wiebe und Sue Johnson (2016) in *Family Process,* 55 (3), S. 390-407.

Umfassende Listen von EFT-Artikeln, Beiträgen, Büchern und Forschungsstudien finden Sie unter ↗ www.iceeft.com.

Index

A

Abhängigkeit 38
Affekt
- -elemente zusammenfügen 63, 86, 88, 139, 146, 148, 164, 168, 173, 179, 193, 269, 274, 294
- -regulation 22, 47, 196, 211 f., 216 f., 219, 233, 298
- -regulationskreislauf 85
- zusammenfügung 56, 90, 139 f., 150 f., 210

Akzeptanz 18, 30, 32, 53, 67, 69, 141, 151, 164, 167, 236
Amygdala 72, 291
- -flüstern 167

Angriff
- -Angriff-Kreislauf 218
- -Flucht-Reaktion 147

Angststörungen 13, 16, 25, 129, 212, 221
Anklage-Rückzugs-Muster 117
Anklammern 41, 210
Anpassungsfähigkeit 43, 50
Arbeitsdistanz 124
Arbeitsmodelle, innere 39, 42 f., 49, 84, 93, 159, 162, 163, 165, 179, 211, 216 f., 219, 233
A.R.E. (accessible, responsive, engaged) 96, 159
- Fragebogen 129

Assessment 33, 71, 127, 135, 137
Aufrichtigkeit 69, 134, 164
Authentizität 30, 53

B

Barlow, D. 129
Bedeutung
- -srahmen 53, 74, 81, 83, 88
- -sschemata 72
- -szuschreibung 82 f., 136, 139, 161, 270

Begegnung
- choreografieren 86, 92, 164, 166, 169, 176, 271, 295
- prozessieren 169, 180, 271, 288, 296
- verarbeiten 175

Behandlungsabbrüche 67
Bertalanffy, L. 250
Beziehung
- -sinteraktionen 32, 50, 156, 235
- -sklima, emotionales 131
- -sprobleme 29, 61, 129, 138 f., 192, 198, 209
- -sstörungen 15, 45
- -sstress 15, 18, 31, 50, 52, 67, 70, 74, 78, 84, 100, 128, 136, 143, 153, 180, 198, 211, 220, 253, 299
- -sstruktur 34, 58 f., 70, 114
- -stanz 60, 95, 147, 167, 200, 277, 284
- -steufelskreis 177, 254
- -stheorien 19
- -straining 20
- -straumata 252 f., 255

Bindung
- -sängste 19, 76, 112, 162, 178 f., 194, 216, 221, 294
- -sbedürfnisse 32, 33 f., 40, 68, 78, 81, 121, 123, 145, 151, 158, 173, 178, 181, 183, 187, 195, 199, 207, 214, 223 f., 226, 229, 231, 235, 243, 281
- -semotionen 32 f., 60, 79, 81, 126, 178, 199, 224, 227
- -serfahrungen, traumatische 158
- -serlebnisse 80, 178 f., 183
- -sfigur 39 ff., 44 ff., 56, 92, 96, 102, 112, 121, 148, 194
- -sforschung 47, 196, 290
- -sgeschichte 217, 234
- -sprozesse 16
- -sreaktionen 48, 104
- -ssehnsüchte 158, 163, 192, 195, 293
- -ssicherheit 13, 19, 40, 47, 129, 143, 160, 183, 203, 298
- -ssignale, positive 148
- -sstil 42
- -sstrategien 42 f.
- -sstudie 19, 200
- -stheorie 13, 15, 18, 23 f., 30, 37 f., 43 f., 46 ff., 54, 61 f., 64, 78, 82, 84, 148, 160, 165, 173, 204, 219 f., 223, 231 f., 252, 277, 297, 300, 306, 311, 317
- -stheorie, Grundprinzipien 38
- -sumstrukturierung 92
- -sunsicherheit 25, 50, 78, 137, 197 f., 226, 251
- -sverhaltensweisen 33, 40 f., 207

- -sverhalten 15, 19, 39 f., 45, 46, 73, 105, 178, 206, 246
- -sverletzungen 22, 41, 119, 159, 181, 216, 228, 252, 255

Blickkontakt 45 f., 124
Blockaden 16, 23, 86, 91, 93, 114, 119, 129, 173, 177, 179, 188, 202
Bowlby, J. 30, 40, 43 f., 48, 51, 54, 164 f., 214
Bündnis, Qualität 209

C

Castonguay, L.G. 55
Cortisolregulierung 17
Couple Satisfaction Index 129

D

Deeskalation 32 ff., 85, 127, 145, 159 f., 165, 229
- des negativen Kreislaufs 33
- -sphase 91, 137, 183, 254

Depressionen 16, 19, 25, 32, 129, 150, 211, 220 f., 236, 293, 298
Disquisition 106 f.
Diversität 53, 208, 213

E

EFFT 244, 250
EFT 13, 18, 20, 26, 28, 30, 50, 57, 60, 67, 114, 128, 135, 155, 197, 210, 243
- als humanistischer Ansatz 53
- -Basistrainings 25, 229, 259, 281
- Effektivität 198
- Eindämmung von Emotionen 217
- -Interventionen 24, 63, 65, 77, 219, 252, 298 f.
- Kombination mit anderen Ansätzen 208
- kontraindiziert 212
- -Prozess 77, 163, 211, 253
- -Tango 14, 16, 24, 63, 82, 84, 95 ff., 137 f., 148, 156, 168, 228, 232
- -Veränderungsprozess 95, 163
- Wirksamkeit 209

Eheprobleme 46
Einfühlungsvermögen 67, 222
Einzelsitzungen 119, 121 f., 127, 134, 205, 221, 292
Ekman, P. 42
Eltern-Kind-Beziehungen 45
Eltern-Kind-Dyade 45
Emotion 18, 54, 71, 73 f.
- Kategorien 74
- primäre 166
- -sfokussierte Familientherapie (EFFT) 20, 231
- -sregulationsstrategien 42
- -sverleugnung 101
- -swechsel 149
- zusammenfügen 82

emotionale Kernerfahrung 91
emotionale Musik 61, 64, 86, 90, 92, 95 f., 126, 147, 250, 268, 270, 274
emotionale Responsivität 16
Empathie 30, 53, 65 ff., 78, 96, 179, 222, 255, 307, 314
- -blockaden 179

Enactments 29, 84, 92 f., 95, 103, 114, 131, 165, 172, 176, 182, 192, 214, 221, 228 f., 248, 28 ff., 291, 293
Engagement 28, 63, 75, 117
- emotionales 27, 33

Entwicklungstheorie der Bindungsbeziehung 23
Erkundung 76
Erweichen 33, 194
- der Verfolger*innen 33, 36

Erweichung 36, 105, 178, 192, 252, 254
- der Ankläger*innen 105

evokatives Antworten 100
evokatives Reagieren 123
evokativ fragen 141, 170
Experiences in Close Relationship Scale – Revised (ECR-R) 129
experientielle Interventionen 56
experientieller Ansatz 59
Expositionstherapie 92

F

Familien
- -geschichte 130
- -kreisläufe 233

Feindseligkeit 42, 71, 143, 146, 160, 250
Feldman Barretts, L. 77
Felt Sense 19, 55, 66
Fishman, H.C. 57, 98

G

Gendlin, E. 76
Gesundheit 54
Gleichberechtigung 30, 53
Goleman, D. 48
Granularitätstheorie 77
Grenzsetzungsprobleme 237

H

Halt mich fest 20
- -Gespräche 163, 181, 200, 277

Handlungstendenz 82 f., 89 f., 149, 161, 165, 269
Hervorheben 102, 115, 123, 153, 171 f., 191, 241, 286, 289
Hoffman, L. 51
humanistisch experientielle Therapieansätze 53

I

ICEEFT 6, 25, 229, 299 f., 315
Integrieren und validieren 272, 296
Interaktion
- -skreislauf 58, 85, 110, 113, 126, 147, 221
- -skreislauf, negativer 32
- -muster 31, 42 f., 48, 50, 52, 54, 57, 59 f., 86 f., 89, 95, 109, 112, 120, 126, 133, 137 f., 142, 155, 199 f., 220, 232 ff., 239, 242, 245
- -smusterwechsel 166
- -stanz 59, 191
- -stanzschritte 26
- -steufelskreis 31, 47, 147, 197
- umstrukturieren 64, 105, 109, 114, 123, 176, 191, 203, 242

interpersonelle Marker 136
Interpretationen 104
Intrapsychische Marker 135

K

Kernemotionen 74 f., 88, 138, 140, 177
Kohärenz 48, 57, 60
Komfortzone 96
Konsolidierung 199
- -sphase 202, 292 f.

Kontroll- und Erpressungsversuche 41
Körperempfindung 81, 89
korrigierende emotionaler Erfahrungen 55
Kreislauf
- destruktiver 110, 136
- negativer 80

Kugel abfangen 93, 157, 167, 180, 185, 278

L

Liebe als vergessene Variable 37
Liebes-Dyade 45

M

Makrointervention 16, 84, 97, 98, 156, 232, 236
Metaperspektive 48, 70, 94, 113, 145, 158, 202, 206
Mikrointerventionen 14, 16, 84, 140, 144, 151, 170
Minuchin, S. 30, 57, 60, 98, 112
Musik des Paartanzes 145

N

Nachverfolgen 126, 142
Narrative 33, 119 ff., 203
Neokortex 72
Nervensystem 39
Neupositionierung 118
Neurahmen 32, 69, 112 f., 123, 143, 188, 190, 203, 242, 284

O

Oxytocin 17, 46

P

Paar
- -interaktionen 34, 61, 79, 145, 147, 156, 227
- -interventionen 13 f., 18 ff., 220, 250
- -narrativ 106
- -prozess 143, 177, 200, 204
- -therapie 46

Panksepp, J. 95
Persönlichkeitsentwicklung 44
Posttraumatische Belastungsstörung (PTBS) 25, 32, 212

Prozessierung von Informationen 72

R

Regulation 109
Regulation, emotionale 14, 18, 26, 41, 48 f., 82, 89, 179, 198, 204, 225, 285
Repräsentation, innere 45
Responsivität 24, 26, 28, 39 ff., 50, 61, 66, 78, 117, 173, 196, 200, 235 f., 256, 258, 282, 298
Risiko reduzieren 278
RISSSC 124 f., 151, 195, 229, 286
Rogers, C. 30, 53, 65, 98, 214
Rückzug
- -Rückzug-Kreislauf 137, 179
- -smuster 279
- -sposition 148, 223
- -sverhalten 41, 75

Rückzügler 34, 146, 181, 184

S

Sackgassen 14, 16, 115, 119, 144, 205, 208, 214 f.
Scheidungsrisiko 211
Schemata 42 f., 55, 81
Selbstbild 36, 39, 56, 71, 73, 76, 122, 131, 164, 177, 181, 185, 194, 196, 201, 220, 225
Selbstheilungsprozess 30
Selbstoffenbarung 70, 108, 225
Selbstwahrnehmung 58
Selbstwirksamkeit 43, 53, 184, 201, 233, 240
Sex 23, 35, 46, 173, 215, 227, 279
Sitzung als sicherer Ort 96
Spiegeln 69, 98 f., 110 f., 126, 140, 142, 151, 170 f., 180, 202, 228, 286 ff., 294
- evokatives 152

Stabilisierungsphase 87, 94, 127
Stressbewältigungsfähigkeit 44
Systemtheorie 24, 49, 57 ff., 232, 251

T

Tango-Move 1 86 f., 138 ff., 147, 149, 168, 202, 238, 245, 265, 274, 282, 287, 294
Tango-Move 2 88, 92, 139, 146, 149, 163 ff., 168, 173, 179, 181, 183, 186, 193, 238, 246, 267, 269, 274, 282, 294
Tango-Move 3 92, 140, 148, 150, 163, 166, 169, 176, 184 f., 191, 238, 239, 246, 248, 254, 271, 276, 285, 295
Tango-Move 4 93 f., 168 f., 172, 175 f., 180, 238, 271, 276, 288, 296
Tango-Move 5 94 f., 169, 239, 272, 276, 290, 296
Theorie der Liebe 38
therapeutische Marker 135
therapeutische Neutralität 134
therapeutisches Bündnis 21, 63, 67, 97
Therapie
- -raum als sicherer Ort 54
- -ziele 71, 96, 134

Toleranzfenster 90
Transparenz 53, 69
Trauma 16, 44, 212, 218, 252, 255, 313
- -überlebende 180, 212, 218

Trennungsschmerz 39 ff., 50, 112
Trigger 56, 72 f., 80 ff., 89, 139, 149, 161, 266, 269, 295
Türöffner für die Arbeit mit Emotionen 80

U

Umstrukturierung
- der Bindung 33, 85, 160, 162
- interpersonelle 175
- -sphase 94 f.

V

Validieren 30, 54, 65, 69, 70, 79, 86, 100, 102, 105, 108, 122 f., 126, 132, 141, 143 f., 147, 152, 157, 166 f., 170, 176, 180, 184, 196, 200 ff., 217 f., 219, 224, 228, 239, 253, 284, 294, 296
Veränderungsereignisse 50, 114, 163, 182, 192, 197, 252, 291
- choreogafieren 117

Veränderungsprozess 32, 57
- in der EFT 22

Veränderung zweiter Ordnung 57
Verbundenheit
- emotionale 29
- verlässliche 28

Vergangenheit 216
Verletzlichkeit 62, 74, 78, 81, 93, 109, 128, 148, 156, 182 f., 185, 192, 199, 211, 213, 234, 255, 291, 295

Vermutungen, empathische 104, 123, 153, 173, 175, 188 f.
Vertiefungsprozess, emotionaler 81, 179, 185

W

Wiedereinbinden
- der Rückzügler*innen 33, 35, 105, 178, 182, 193
- und Erweichen 182, 186

Z

Zurückweisung 41